U0343405

医学综合护理技术

席 兰 高淑珍 李乐彩 张 新 主 编

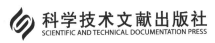
科学技术文献出版社
SCIENTIFIC AND TECHNICAL DOCUMENTATION PRESS

·北京·

图书在版编目（CIP）数据

医学综合护理技术 / 席兰等主编. –北京：科学技术文献出版社，2013.9
ISBN 978-7-5023-8021-2

Ⅰ.①医… Ⅱ.①席… Ⅲ.①护理学 Ⅳ.① R47

中国版本图书馆 CIP 数据核字（2013）第 127171 号

医学综合护理技术

策划编辑：孙江莉　　　责任编辑：孙江莉　　　责任校对：梁桂芬　　　责任出版：张志平

出 版 者　科学技术文献出版社
地　　 址　北京市复兴路15号　邮编 100038
编 务 部　(010) 58882938，58882087 (传真)
发 行 部　(010) 58882868，58882874 (传真)
邮 购 部　(010) 58882873
官 方 网 址　http://www.stdp.com.cn
发 行 者　科学技术文献出版社发行　全国各地新华书店经销
印 刷 者　北京厚诚则铭印刷科技有限公司
版　　 次　2013 年 9 月第 1 版　2013 年 9 月第 1 次印刷
开　　 本　787×1092　1/16
字　　 数　619千
印　　 张　27.5
书　　 号　ISBN 978-7-5023-8021-2
定　　 价　108.00元

编 委 会

主 编 席 兰　高淑珍　李乐彩　张 新
副主编 张兰芳　任艳霞　徐 华　万喜超　孔祥媛　任海霞

编委会成员（按姓氏拼音排序）

杜玉玺　聊城东昌府区妇幼保健院

高淑珍　曲阜市人民医院

孔祥媛　曲阜市中医院

李乐彩　寿光市人民医院

任海霞　曲阜市中医院

任艳霞　滕州市工人医院

万喜超　青岛市黄岛区街道社区卫生服务中心

徐 华　胜利油田中心医院

席 兰　山东中医药大学第二附属医院

张兰芳　淄博市中心医院

张 新　山东中医药大学第二附属医院

前　言

　　护理学是医学科学中的一门独立学科,其范畴、内容与任务涉及影响人类健康的生物、心理、社会等各个方面的因素;其研究方法是应用科学思维的形式、方法和规律对护理研究对象进行整体的认识,揭示护理研究对象的本质及其发展规律,它是在护理实践基础上,对经验材料的概括,是经过护理实践验证的具有客观真理性和逻辑性的科学。

　　随着医学科学技术的发展,临床护理学的基础与临床研究发展迅速,从事临床的护理工作者,无疑也必须随着现代科学技术的进步和医学科学的发展不断丰富和更新自己的知识,众多的变化对护理人员的知识结构和能力结构都提出了新的要求。为了适应当前临床护理学发展的形势,我们组织了工作在临床第一线,具有丰富临床经验的护理专家,在广泛参阅国内外最新文献资料的基础上,结合各自的经验和业务专长编写了《医学综合护理技术》一书。

　　全书共12章,内容丰富,论述全面,内容包括基础护理技术、临床常见症状护理技术、常见护理并发症与处理、内科护理技术、手术室护理技术、常见泌尿外科与骨科护理技术等。编写过程中,查阅了大量相关国内外文献,在此对原作者表示衷心感谢。由于时间仓促,并且各人的写作风格不完全相同,每章节的内容难易程度和格式不尽相同,书中难免有不妥及错误之处,敬请广大读者批评指正。

《医学综合护理技术》编委会

2013 年

目　录

第一章　基础护理技术

第一节　铺床技术

病床是病室的主要设备，是患者睡眠与休息的必须用具。患者，尤其是卧床患者与病床朝夕相伴，因此，床铺的清洁、平整和舒适，可使患者心情舒畅，增强治愈疾病的自信心，并可预防并发症的发生。

铺床总的要求：舒适、平整、安全、实用、节时、节力。常用的病床有：①钢丝床：有的可通过支起床头、床尾（二截或三截摇床）而调节体位。有的床脚下装有小轮，便于移动；②木板床：为骨科患者所用；③电动控制多功能床：患者可自己控制升降或改变体位。病床及被服类规格要求：①一般病床：高60cm，长200cm，宽90cm；②床垫：长宽与床规格同，厚9cm。以棕丝作垫芯为好，也可用橡胶、塑料泡沫作垫芯。垫面选帆布制作；③床褥：长宽同床垫，一般以棉花作褥芯，棉布作褥面；④棉胎：长210cm，宽160cm；⑤大单：长250cm，宽180cm；⑥被套：长230cm，宽170cm，尾端开口缝四对带；⑦枕芯：长60cm，宽40cm，内装木棉或高弹棉、锦纶丝棉，以棉布作枕面；⑧枕套：长65cm，宽45cm；⑨橡胶单：长85cm，宽65cm，两端各加白布40cm；⑩中单：长85cm，宽170cm。以上各类被服均以棉布制作。

一、备用床

（一）目的

铺备用床为准备接受新患者和保持病室整洁美观。

（二）用物准备

床、床垫、床褥、枕芯、棉胎或毛毯、大单、被套或衬单及罩单，枕套。

（三）操作方法

1. 被套法

（1）将上述物品置于护理车上，推至床前。

（2）移开床旁桌，距床20cm，并移开床旁椅置床尾正中，距床15cm。

（3）将用物按铺床操作的顺序放于椅上。

（4）翻床垫，自床尾翻向床头或反之，上缘紧靠床头。床褥铺于床垫上。

（5）铺大单，取折叠好的大单放于床褥上，使中线与床的中线对齐，并展开拉平，先铺床头后铺床尾。①铺床头：一手托起床头的床垫，另一手伸过床的中线将大单塞于床垫下，将大单边缘向上提起呈等边三角形，下半三角平整塞于床垫下，再将上半三角翻下塞于床垫下；②铺床尾：至床尾拉紧大单，一手托起床垫，另一手握住大单，同法铺好床角；③铺中段：沿床沿边拉紧大单中部边沿，然后，双手掌心向上，将大单塞于床垫下；④至对侧：同法铺大单。

（6）套被套：①S形式套被套法：被套正面向外使被套中线与床中线对齐，平铺于床上，开口端的被套上层倒转向上约1/3。棉胎或毛毯竖向三折，再按S形横向三折。将折好的棉胎置于被套开口处，底边与被套开口边平齐。拉棉胎上边至被套封口处，并将竖被套平齐（先近侧后对侧）。盖被上缘距床头15cm，至床尾逐层拉平盖被，系好带子。边缘向内折叠与床沿平齐，尾端掖于床垫下。同上法将另一侧盖被理好；②卷筒式套被套法：被套正面向内平铺于床上，开口端向床尾，棉胎或毛毯平铺在被套上，上缘与被套封口边齐，将棉胎与被套上层一并由床尾卷至床头（也可由床头卷向床尾），自开口处翻转，拉平各层，系带子，其余同S形式。

（7）套枕套，于椅上套枕套，使四角充实，系带子，平放于床头，开口背门。

（8）移回桌、椅，检查床单位，保持整洁。

2. 被单法

（1）移开床旁桌、椅，翻转床垫、铺大单，同被套法。

（2）将反折的大单（衬单）铺于床上，上端反折10cm，与床头齐，床尾按铺大单法铺好床尾。

（3）棉胎或毛毯平铺于衬单上，上端距床头15cm，将床头衬单反折于棉胎或毛毯上，床尾同大单铺法。

（4）铺罩单，正面向上对准床中线，上端与床头齐，床尾处则折成斜角45°，沿床边垂下。转至对侧，先后将衬单、棉胎及罩单同上法铺好。

（5）其余同被套法。

（四）注意事项

1. 铺床前先了解病室情况，若患者进餐或作无菌治疗时暂不铺床。

2. 铺床前要检查床各部分有无损坏，若有则修理后再用。

3. 操作中要使身体靠近床边，上身保持直立，两腿前后分开稍屈膝以扩大支持面增加身体稳定性，既省力又能适应不同方向操作。同时手和臂的动作要协调配合，尽量用连续动作，以节省体力消耗，并缩短铺床时间。

4. 铺床后应整理床单位及周围环境，以保持病室整齐。

二、暂空床

（一）目的

铺暂空床供新入院的患者或暂离床活动的患者使用，保持病室整洁美观。

（二）用物准备

同备用床，必要时备橡胶中单、中单。

（三）操作方法

1. 将备用床的盖被四折叠于床尾。若被单式，在床头将罩单向下包过棉胎上端，再翻上衬单作25cm的反折，包在棉胎及罩单外面。然后将罩单、棉胎、衬单一并四折，叠于床尾。

2. 根据病情需要铺橡胶中单、中单。中单上缘距床头50cm，中线与床中线对齐，床缘的下垂部分一并塞床垫下。至对侧同上法铺好。

三、麻醉床

（一）目的

1. 铺麻醉床便于接受和护理手术后

患者。

2. 使患者安全、舒适和预防并发症。

3. 防止被褥被污染，并便于更换。

（二）用物准备

1. 被服类：同备用床，另加橡胶中单、中单 2 条，弯盘、纱布数块、血压计、听诊器、护理记录单、笔。根据手术情况备麻醉护理盘或急救车上备麻醉护理用物。

2. 麻醉护理盘用物：治疗巾内置张口器、压舌板、舌钳、牙垫、通气导管、治疗碗、镊子、输氧导管、吸痰导管、纱布数块。治疗巾外放电筒、胶布等。必要时备输液架、吸痰器、氧气筒、胃肠减压器等。天冷时无空调设备应备热水袋及布套各 2 只、毯子。

（三）操作方法

1. 拆去原有枕套、被套、大单等。

2. 按使用顺序备齐用物至床边，放于床尾。

3. 移开床旁桌椅等同备用床。

4. 同暂空床铺好一侧大单、中段橡胶中单、中单及上段橡胶中单、中单，上段中单与床头齐。转至对侧，按上法铺大单、橡胶中单、中单。

5. 铺盖被：①被套式：盖被头端两侧同备用床，尾端系带后向内或向上折叠与床尾齐，将向门口一侧的盖被三折叠于对侧床边；②被单式：头端铺法同暂空床，下端向上反折和床尾齐，两侧边缘向上反折同床沿齐，然后将盖被折叠于一侧床边。

6. 套枕套后将枕头横立于床头，以防患者躁动时头部碰撞床栏而受伤。

7. 移回床旁桌，椅子放于接受患者对侧床尾。

8. 麻醉护理盘置于床旁桌上，其他用物放于妥善处。

（四）注意事项

1. 铺麻醉床时，必须更换各类清洁被服。

2. 床头一块橡胶中单、中单可根据病情和手术部位需要铺于床头或床尾。若下肢手术者将单铺于床尾，头胸部手术者铺于床头。全麻手术者为防止呕吐物污染床单则铺于床头。而一般手术者，可只铺床中部中单即可。

3. 患者的盖被根据医院条件增减。冬季必要时可置热水袋 2 只加布套，分别放于床中部及床尾的盖被内。

4. 输液架、胃肠减压器等物放于妥善处。

四、卧有患者床

（一）扫床法

1. 目的

（1）使病床平整无皱褶，患者睡卧舒适，保持病室整洁美观。

（2）随着扫床操作协助患者变换卧位，可预防褥疮及坠积性肺炎。

2. 用物准备

护理车上置浸有消毒液的半湿扫床巾的盆，扫床巾每床 1 块。

3. 操作方法

（1）备齐用物推护理车至患者床旁，向患者解释，以取得合作。

（2）移开床旁桌、椅，半卧位患者，若病情许可，暂将床头、床尾支架放平，以便操作。若床垫已下滑，须上移与床头齐。

（3）松开床尾盖被，助患者翻身侧卧背向护士，枕头随着患者翻身移向对侧。

松开近侧各层被单，取扫床巾分别扫净中单、橡胶中单后搭在患者身上。然后自床头至床尾扫净大单上碎屑，注意枕下及患者身下部分各层应彻底扫净，最后将各单逐层拉平铺好。

（4）助患者翻身侧卧于扫净一侧，枕头也随之移向近侧。转至对侧，以上法逐层扫净拉平铺好。

（5）助患者平卧，整理盖被，将棉胎与被套拉平，掖成被筒，为患者盖好。

（6）取出枕头，揉松，放于患者头下，支起床上支架。

（7）移回床旁桌、椅，整理床单位，保持病室整洁美观，向患者致谢意。

（8）清理用物，归回原处。

（二）更换床单法

1. 目的

同扫床法。

2. 用物准备

清洁的大单、中单、被套、枕套，需要时备患者衣裤，其余同扫床法。

3. 操作方法

（1）适用于卧床不起，病情允许翻身者。

① 同扫床法（1）、（2）。清洁的被服按更换顺序放于床尾椅上。

② 松开床尾盖被，助患者侧卧，背向护士，枕头随之移向对侧。

③ 松开近侧各单，将中单卷入患者身下，用扫床巾扫净橡胶中单上的碎屑，搭在患者身上再将大单卷入患者身下，扫净床上碎屑。

④ 取清洁大单，使中线与床中线对齐。将对侧半幅卷紧塞于患者身下，近侧半幅自床头、床尾、中部先后展平拉紧铺好，放下橡胶中单，铺上中单（另一半卷紧塞于患者身下），两层一并塞入床垫下铺平。移枕头并助患者翻身面向护士。转至对侧，松开各单，将中单卷至床尾大单上，扫净橡胶中单上的碎屑后搭于患者身上，然后将污大单从床头卷至床尾与污中单一并丢入护理车污衣袋或护理车下层。

⑤ 扫净床上碎屑，依次将清洁大单、橡胶中单、中单逐层拉平，同上法铺好。助患者平卧。

⑥ 解开污被套尾端带子，取出棉胎盖在污被套上，并展平。将清洁被套铺于棉胎上（反面在外），两手伸入清洁被套内，抓住棉胎上端两角，翻转清洁被套，整理床头棉被，一手抓棉被下端，另一手将清洁被套往下拉平，同时顺手将污棉套撤出放入护理车污衣袋或护理车下层。棉被上端可压在枕下或请患者抓住，然后至床尾逐层拉平系好带子，掖成被筒为患者盖好。

⑦ 一手托起头颈部，另一手迅速取出枕头，更换枕套，助患者枕好枕头。

⑧ 同扫床法（7）、（8）。

（2）适用于病情不允许翻身的侧卧患者。

① 同允许翻身者（1）。

② 2人操作。一人一手托起患者头颈部，另一人一手迅速取出枕头，放于床尾椅上。松开床尾盖被，大单、中单及橡胶中单。从床头将大单横卷成筒式至肩部。

③ 将清洁大单横卷成筒式铺于床头，大单中线与床中线对齐，铺好床头大单。一人抬起患者上半身（骨科患者可利用牵引架上拉手，自己抬起身躯），将污大单、橡胶中单、中单一起从床头卷至患者臀下，同时另一人将清洁大单也随着污单拉至臀部。

④ 放下上半身，一人托起臀部，一人

迅速撤出污单，同时将清洁大单拉至床尾，橡胶中单放在床尾椅背上，污单丢入护理车污衣袋或护理车下层。展平大单铺好。

⑤ 一人套枕套为患者枕好。一人备橡胶中单、中单，并先铺好一侧，其余半幅塞患者身下至对侧，另一人展平铺好。

⑥ 更换被套、枕套同方法一，2 人合作更换。

（3）盖被为被单式更换衬单和罩单的方法：

① 将床头污衬单反折部分翻至被下，取下污罩单丢入污衣袋或护理车下层。

② 铺大单（衬单）于棉胎上，反面向上，上端反折 10cm，与床头齐。

③ 将棉胎在衬单下由床尾退出，铺于衬单上，上端距床头 15cm。

④ 铺罩单，正面向上，对准中线，上端和床头齐。

⑤ 在床头将罩单向下包过棉胎上端，再翻上衬单作 25cm 的反折，包在棉胎和罩单的外面。

⑥ 盖被上缘压于枕下或请患者抓住，在床尾撤出衬单，并逐层拉平铺好床尾，注意松紧，以防压迫足趾。

4. 注意事项

① 更换床单或扫床前，应先评估患者及病室环境是否适宜操作。需要时应关闭门窗。

② 更换床单时注意保暖，动作敏捷，勿过多翻动和暴露患者，以免患者过劳和受凉。

③ 操作时要随时注意观察病情。

④ 患者若有输液管或引流管，更换床单时可从无管一侧开始，操作较为方便。

⑤ 撤下的污单切勿丢在地上或他人床上。

（席　兰）

第二节　生命体征的观察与测量

生命体征是指体温、脉搏、呼吸及血压，是机体内在活动的一种客观反应。当机体出现异常时，生命体征可发生不同程度的变化，因而生命体征成为衡量患者身体健康状况的基本指标。正确观察生命体征可以为疾病的预防、诊断、治疗及护理提供参考资料和依据。

一、体温的观察与测量

体温（temperature）指身体内部的温度。正常情况下，人的体温保持在相对衡定的状态，通过大脑和丘脑下部的体温调节中枢的调节及神经体液的作用，使产热和散热保持动态平衡。人体产热主要是通过内脏器官尤其是肝脏的代谢和骨骼肌的运动而进行的，散热则是通过辐射、传导、对流、蒸发等方式进行的。

测量体温所采用的单位是摄氏度（℃）或华氏度（℉），一般常用摄氏度。两者换算关系为：

$$℃ = （℉ - 32）\times 75/9$$

$$或 ℉ = ℃ \times 9/5 + 32$$

（一）体温的观察

1. 正常体温

（1）体温的范围：正常体温常以口腔、直肠或腋下温度为标准。这 3 个部位测得的温度与机体深部体温相近。正常人口腔舌下温度在 36.3～37.2℃；直肠温度受外界环境影响小，故比口腔的高出 0.3～0.5℃；腋下温度受体表散热、局部出汗、潮湿等因素影响，又比口腔的低 0.3～0.5℃。同时对这 3 个部位进行测量，其温度差一般不超过 1℃。直肠温度虽然与深部体温更为接近，但由于测试不便，故临床上除小儿外，一般都测口腔温度或腋下温度。

（2）体温的生理性变动：体温可随着年龄、昼夜、运动、情绪等变化而出现生理性变动，但在这些条件下，体温的改变往往在正常范围内或呈一过性改变。

① 年龄的差异：新生儿因体温调节中枢发育不完善，其体温容易受环境温度的影响，并随之波动；儿童由于代谢旺盛，体温可略高于成人；老年人由于代谢低下，体温可在正常范围内的低值。

② 昼夜差异：一般清晨 2：00～6：00 时体温最低，下午 2：00～8：00 时最高，其变动范围不超过平均值±0.5℃。这种昼夜的节律波动，可能与人体活动、代谢、血液循环等的相应周期性变动有关，如长期夜班工作的人员，则可出现夜间体温升高，日间体温下降的情况。

③ 性别差异：女性体温一般较男性的为高。女性的基础体温还随月经周期而出现规律性的变化，即月经期和月经后的前半期体温较低，到排卵日最低，而排卵后到下次月经前体温逐步升高，月经来潮后，体温又逐渐下降，体温升降范围在 0.2～0.5℃。这种体温的周期性变化是与血中孕激素（黄体酮）及其他激素浓度的变化有关。

④ 运动影响的差异：剧烈运动时，骨骼肌紧张并强烈收缩，使产热量激增；同时由于交感神经兴奋，释放肾上腺素和甲状腺素，肾上腺皮质激素增多，代谢率增高而致体温上升。

⑤ 受情绪影响的差异：情绪激动、精神紧张都可使体温升高，这与交感神经兴奋有关。

⑥ 其他：进食、沐浴可使体温升高，睡眠、饥饿可使体温降低。

2. 异常体温

（1）发热：在致热原的作用下或体温调节中枢的功能障碍时，使产热增加，而散热不能相应地随之增加或散热减少，体温升高超过正常范围，称为发热。

发热时，体温升高不超过 38℃ 的为低热；38～38.9℃ 为中等热；39～40.9℃ 为高热；超过 41℃ 为超高热。

发热过程可分为 3 个阶段：

① 体温上升期：患者主要表现为畏寒、皮肤苍白、无汗、甚至寒战。

② 发热持续期：患者主要表现为颜面潮红、皮肤灼热、口唇干燥、呼吸和脉搏加快。

③ 退热期：患者主要表现为大量出汗和皮肤温度降低。

在发热时测得的体温所绘制成的体温曲线，称为热型。常见的热型有稽留热、弛张热、间歇热和不规则热。热型常能提示某种疾病的存在。

（2）体温过低：体温在 35℃ 以下称为体温过低。可见于早产儿及全身衰竭的危重患者。

体温过低，开始时可出现寒战，当体温继续下降时，四肢开始麻木，并丧失知觉，血压下降，呼吸减慢，甚至意识丧失，出现昏迷。

（二）测量体温的方法

1. 体温计

最为常用的是玻璃水银柱式体温计。水银端受热后，水银膨胀沿毛细管上升，所达刻度即为体温的度数。摄氏体温计的刻度为 35～42℃，每一大格为 1℃，每一小格为 0.1℃。测量不同部位体温的体温计，其外形也有所不同，如口表和肛表的玻璃管呈三棱状，腋表的玻璃管呈扁平状；

口表和腋表的水银端细长，肛表水银端粗短。

此外，还有各种电子体温计，采用电子感温探头来测量体温，测量迅速，读数直观，使用方便；化学体温计则是将对特定温度敏感的化学试剂制成点状，在体温计受热45s内，即可从试剂点颜色的改变上来得知被测的体温度数，该体温计为一次性用品，用后即可丢弃，不会引起交叉感染。

2. 测量方法

（1）用物：测量盘内盛体温计、纱布、弯盘、记录本、笔及有秒针的表。

（2）操作方法：检查体温计有无破损、水银柱是否甩到35℃以下，以免影响测量结果。备齐用物，携至床边，向患者解释并交待注意事项，以取得配合，并根据病情需要选择测量体温的部位。

① 口腔测量法：将口表水银端斜放于舌下靠近臼齿处的深部，此处称热袋。系舌动脉经过处，所测出的温度最接近身体深部体温。嘱患者闭目用鼻呼吸，勿咬体温计。3min后取出体温计，用纱布擦净，与视线平行，稍转动看清度数并记录，将水银柱甩至35℃以下，放在弯盘内。

② 腋下测量法：沾干腋下汗液，将体温计的水银端放于腋窝中央，紧贴皮肤，屈臂过胸夹紧。5～10min后取出，其余同口腔测量法。

③ 直肠测量法：患者取侧卧位，小儿可取俯卧位，露出臀部，用石蜡油润滑肛表水银端，分开臀部，看清肛门，轻轻插入肛门内约3～4cm。婴幼儿测量，只需插入肛门即可。3min后取出，用卫生纸擦净，其余同口腔测量法。

（3）填写体温单：将所测体温绘制于体温单上，口腔温度用蓝圆点表示，腋下温度用蓝叉表示，直肠温度用蓝圆圈表示，并以蓝线与前一次的相连。高热患者降温0.5h后，所测体温绘制在降温前体温的同一纵格内，用红圆圈表示，并以红虚线与降温前体温相连，下一次测得的体温仍与降温前体温相连。

（4）注意事项

① 体温计应轻拿轻放，甩动时注意勿触及周围物体，以防损坏。

② 幼儿、精神异常或昏迷患者、口鼻部施行手术者、呼吸困难者，不可采用口腔测温；腹泻、直肠或肛门施行手术者，不可采用直肠测温。

③ 进食或面颊部作冷敷、热敷者，须过30min后再测口腔温度；坐浴或灌肠后须待30min后，方可测直肠温度。

④ 幼儿、精神异常或昏迷患者测量体温时，护士应在旁守护并用手扶托，以防体温计失落或折断。

⑤ 发现体温与病情不符合时，应重新测量，如有异常，应立即通知医生，并采取相应措施。

⑥ 若患者不慎咬碎体温计将水银吞下时，首先应及时清除口腔内玻璃碎屑，以免损伤口腔及消化道组织。再口服蛋清液或牛奶，以延缓汞的吸收。若不影响病情，还可给予粗纤维食物，以加快汞的排出。

3. 体温计的消毒及检查法

（1）体温计的清洁与消毒：目的是保持体温计清洁，防止交叉感染。常用消毒液有1%过氧乙酸、3%碘伏、1%消毒灵等。

① 容器：所有盛消毒液和体温计的容器，均需有盖，消毒液容器内应有网篮。消毒液每天更换1次，容器每周消毒1次。

② 方法：先将体温计全部浸没于1只盛有消毒液的容器内，5min后取出，再放

入另一盛有相同消毒液的容器内浸泡，30min后取出，用冷开水冲洗，再用消毒纱布擦干，存放于清洁盒内备用。肛表应按上述方法另行消毒。

（2）体温计的检查法：为保证体温计的准确性，应定期将所有体温计的水银柱甩至35℃以下，于同一时间内放入已测好的40℃的温水内，3min后取出检视，或将体温计置入40℃的恒温箱内，3min后取出检视。如果体温计误差超过±0.2℃或水银柱有裂隙不能消失者，则不再使用。

二、脉搏的观察与测量

脉搏（pulse）是指在身体浅表动脉上可触摸到的搏动，是由心脏节律性地收缩和舒张引起动脉血管壁的相应扩张及回缩所产生的。正常情况下，脉率和心率是一致的。

（一）脉搏的观察

1. 正常脉搏

正常成人的脉搏为 60～100 次/min。脉搏的节律规则，间隔时间相等，搏动强弱适中。脉搏可随着年龄、性别、活动和情绪等因素而变动。一般幼儿比成人快，同年龄的女性比男性稍快。进食、运动和情绪激动时，脉搏可暂时增快，休息和睡眠时，脉搏会相对减慢。体位亦可影响脉搏的快慢，同一人在卧位时最慢，坐位时其次，立位时最快，但均在正常范围内。

2. 异常脉搏

（1）频率的改变：成人脉率超过 100 次/min，称为速脉。见于发热、甲状腺功能亢进及由于缺血缺氧所致的心脏代偿情况。<60 次/min，称为缓脉。见于颅内压增高、房室传导阻滞。

（2）节律的改变：脉搏间隔时间不等，

称不整脉。有规律的不整脉是在一系列均匀的脉搏中，出现一次提前的搏动，随后有一段补偿性的间歇，称为间歇脉，若每隔一个或两个正常搏动后出现一次提前搏动，称二联脉或三联脉。见于各种原因引起的心肌损害。无规律的不整脉是在单位时间内脉率少于心率，且脉搏节律不等、强弱不同，称绌脉（脉搏短绌）。见于心房纤维性颤动。

（3）强弱的改变：当心输出量大、外周阻力小、动脉充盈度和脉压较大时，脉搏强大，称洪脉。常见于高热、甲状腺功能亢进。当有效循环血量降低、心输出量减少时，脉搏细弱，称丝状脉。常见于大出血、休克、心脏功能衰竭。

（二）测量方法

凡浅表靠近骨骼的大动脉都可以用来测量脉搏。常取的部位有桡动脉，其次是颞动脉、颈动脉、股动脉、足背动脉等。

1. 用物

有秒针的表、记录本、笔。

2. 操作方法

（1）使患者被测部位放在舒适的位置。

（2）以示指、中指、无名指 3 指的指端按在患者动脉上，压力的大小以清楚触到脉搏为宜。计数30s，将测得脉率乘以 2 并记录。心脏病患者应测量 1min。

（3）如患者有脉搏短绌时，应由 2 人测量，1 人数脉率，1 人听心率，2 人同时开始，由听心率者发出"起"、"停"口令，测 1min，以分数式记录，心率为分子，脉率为分母。

（4）将所测脉搏绘制于体温单上，脉率以红圆点表示，心率以红圆圈表示。如果脉搏与体温重叠于一点时，先画体温，再将脉搏用红圈画于其外，若系直肠温度，先以蓝圈表示体温，再在其内以红点表示脉搏。两次脉搏之间，应以红线连接。若须记录脉搏短绌图，则于心率与脉率之间以蓝笔涂布。

3. 注意事项

（1）测量脉搏前，应使患者保持安静，活动后须休息 15～30min 再测。

（2）不可用拇指测量脉搏，因为拇指小动脉搏动容易与患者的脉搏相混淆。

（3）测量时注意力集中，仔细测量脉搏的频率、节律、强弱，如与病情不符，应重新测量。

三、呼吸的观察与测量

呼吸（respiration）是指机体与环境之间进行气体交换的过程。通过呼吸，机体不断地从外界摄取氧和排出二氧化碳，以满足机体新陈代谢的需要和维持内环境的相对衡定。通过观察呼吸运动，可以判断机体内外环境气体交换情况，进而帮助判断病情。

（一）呼吸的观察

1. 正常呼吸

正常呼吸时，胸廓、腹壁呈平稳、有节律的起伏运动，呼气较吸气略长，吸与呼之比为 1∶1.5～1∶2。成人呼吸频率 16～20 次/min，呼吸与脉搏的比例为1∶4。

呼吸频率和深浅度可随着年龄、性别、活动、情绪、意志等因素而改变。一般幼儿呼吸比成人呼吸快，同年龄女性呼吸比男性呼吸稍快，活动和情绪激动时呼吸增快，休息和睡眠时呼吸较慢，意识也能控制呼吸的频率、节律及深浅度。

2. 异常呼吸

（1）频率的改变：成人呼吸超过 24 次/min，为呼吸增快，多见于高热、缺氧；<10 次/min，为呼吸缓慢，多见于颅内压增高、巴比妥类药物中毒。

（2）节律的改变：常表现为周期性呼吸，即呼吸运动与呼吸暂停呈周期性交替出现，有 2 种形式：

① 潮式呼吸，又称陈-施呼吸。其特点为，呼吸由浅慢逐渐加深加快，达高潮后，又逐渐变浅变慢，然后呼吸暂停约 5～30s，之后又重复出现上述呼吸，如此周而复始，犹如潮水涨落，故称潮式呼吸。多见于脑溢血、全身衰竭的患者。

② 间断呼吸，又称毕奥呼吸。其特点为，在几次有规律的呼吸后，突然呼吸停止约 10s，然后又开始呼吸，如此反复交替。常见于颅内压增高症或呼吸中枢衰竭的患者。

周期性呼吸发生的机制是由于呼吸中枢兴奋性减弱，血中正常浓度的二氧化碳不能通过化学感受器引起呼吸中枢兴奋，故呼吸逐渐减弱以至暂停。由于呼吸暂停，血中二氧化碳分压增高，至一定程度后，通过化学感受器反射性地兴奋呼吸中枢，引起呼吸。随着呼吸的进行，二氧化碳排出，血中二氧化碳分压降低，呼吸再次减慢以至暂停，从而形成周期性呼吸。此种呼吸提示病情危重，尤其是间断呼吸，常出现在呼吸停止以前。

（3）深浅度的改变：一般情况下，急促的呼吸常表浅，缓慢的呼吸常深大。呼吸浅快见于肋骨骨折，胸腔积液、气胸、肺实变等；呼吸深慢见于代谢性酸中毒，是机体代偿的表现。

（4）呼吸困难：是呼吸的频率、节律、深浅度改变的总称，患者主观上感到胸闷、气不够用，呼吸费力，客观上伴有烦躁、面色和末梢发绀、出冷汗、不能平卧等征象。

① 吸气性呼吸困难：其特点为吸气费力，吸气时间延长，可出现"三凹征"（胸骨上窝、锁骨上下窝、肋间隙凹陷），亦可出现鼻翼煽动和一种高音调声响。其发生机制为上呼吸道部分梗阻，气流进入不畅。呼吸肌收缩增强所致。常见于气管内异物或肿瘤，喉头水肿或痉挛。

② 呼气性呼吸困难：其特点为呼气费力，呼气时间明显延长，并伴有喘息声。其发生机制为下呼吸道部分梗阻或痉挛，导致气流呼出不畅。常见于哮喘和阻塞性肺气肿。

③ 混合性呼吸困难：其特点为吸气与呼气均费力，呼吸频率增快。其原因为广泛性肺部病变，使气体交换面积减少，从而影响肺换气功能。常见于肺炎、肺不张、急性肺水肿等。

（二）测量呼吸的方法

1. 用物

有秒针的表、记录本、笔。

2. 操作方法及注意事项

（1）在测量脉搏后，仍保持测量脉搏的手势，使患者处于不知不觉的自然状态中，用眼观察患者胸部或腹部的起伏，一起一伏为1次呼吸，计数30s，将所测值乘以2并记录。对呼吸不规则的患者和婴儿，应测1min。

（2）计数同时，观察呼吸节律、深浅度的改变。

（3）重危患者呼吸气息微弱不容易观测时，可用少许棉絮置患者鼻孔前，观察棉絮被吹动的情况并计数1min。

（4）将所测得值记录于体温单上的呼吸一栏内，相邻的2次呼吸应上下错开记录，以便于查看。

四、血压的观察与测量

血压（blood pressure，BP）是指血液在血管内流动时对血管壁产生的侧压力，一般指动脉血压，如无特别注明，是指肱动脉血压。

当心脏收缩时，血液射入主动脉，此时动脉压急剧升高达最高值，称为收缩压（systolic pressure）；当心脏舒张时，动脉管壁弹性回缩，此时动脉压下降至最低值，称为舒张压（diastolic pressure）。收缩压与舒张压之差称为脉压（pulse pressure）。血压的单位是千帕（kPa）。

（一）血压的观察

1. 正常血压

（1）血压的范围：正常成年人在安静时，收缩压为12.0～18.7kPa，舒张压为8.0～12.0kPa，脉压为4.0～5.3kPa。

（2）生理性变化

① 年龄和性别的影响：动脉血压随着年龄的增长而增高。40岁以后，每增加10岁，收缩压升高1.3kPa。中年以前女性血压比男性的低1kPa左右，中年以后差别较小。

② 昼夜和睡眠的影响：一般傍晚高于清晨。过度劳累或睡眠不佳时，血压稍有升高，睡眠与休息后可略有下降。

③ 环境的影响：寒冷环境中血压可上升，高温环境中血压可略下降。

④ 不同部位的影响：约有25%的人右上肢血压比左上肢的高1.3kPa左右，这是由于右侧肱动脉来自主动脉弓的第1大分支无名动脉，而左侧肱动脉来自主动脉弓的第3大分支左锁骨下动脉，在血液运行中能量稍有消耗，压力有所下降，故右上肢血压高于左上肢血压；大多数人下肢血

压比上肢血压高 4kPa 左右,这是由于股动脉的管径大于肱动脉,血流量也较多之缘故。

⑤精神状态的影响:紧张、恐惧、害怕、兴奋及疼痛都可引起收缩压的升高,而舒张压则无变化。

此外,劳动、饮食等均可影响血压值。

2. 异常血压

(1)高血压:根据世界卫生组织的规定,成人收缩压≥21.3kPa 和(或)舒张压≥12.7kPa 者均为高血压;收缩压为 18.7~21.3kPa,舒张压为 12.0~12.7kPa 者为临界高血压。

原发性高血压称为高血压病,继发性高血压则继发于其他疾病,如肾脏疾病、主动脉狭窄、嗜铬细胞瘤及妊娠高血压症等。过高的血压增加心脏负担,容易诱发左心功能衰竭,也容易发生高血压脑病。

(2)低血压:收缩压低于 10.7kPa,舒张压低于 6.7kPa,称为低血压。

各种原因引起的休克可出现血压降低。血压过低可造成身体组织器官缺血缺氧,如不及时发现和处理,就会使身体的重要器官如心、肺、脑、肾脏组织发生变性坏死,甚至脏器功能衰竭,严重者导致死亡。

(3)脉压的变化:脉压增大,常见于主动脉瓣关闭不全、动脉硬化;脉压减小,可见于心包积液。

(二)血压的测量

1. 血压计

(1)血压计

动脉血压可用血压计来进行间接的测量,这是根据血液通过狭窄的血管管道形成涡流时发出声响的原理来设计的。

①普通血压计:由输气球、袖带、血压表这 3 个主要部分组成。成人袖带的宽度为 12cm,长度为 24cm,小儿袖带的宽度则应为其上臂的 2/3,故有各种型号。血压表有汞柱式和弹簧表式 2 种,常用汞柱式。

②电子血压计:在其袖带上有换能器,经过微电脑控制数字处理,在显示板上直接显示收缩压、舒张压和脉搏 3 个参数,并能自动放气。

2. 测量方法

(1)用物:血压计、听诊器、记录本、笔。

(2)测量部位:上肢肱动脉或下肢腘动脉。

(3)操作方法:检查血压计是否有漏气、水银不足、汞柱裂隙等现象,以免影响测量结果的准确性,并根据患者情况选择测量部位,一般用上肢测量法。

①上肢血压测量法:嘱患者取坐位或卧位,伸出一臂,将衣袖卷至肩部,袖口不可太紧,以免影响血流顺利通过。肘部伸直,手掌向上,手臂与心脏保持同一水平,坐位时肱动脉平第 4 肋间,仰卧位时肱动脉平腋中线。放平血压计,打开盒盖呈 90°垂直位置,开启水银槽开关,将袖带平整缠于患者上臂,松紧度以放入一指为宜,袖带下缘距肘窝 2~3cm。戴上听诊器,在肘窝内侧摸到肱动脉搏动点,将听诊器的胸件置于其上,但不能塞在袖带内,用手固定,另一手握气球,关气门,向袖带内充气至肱动脉搏动声消失,再升高 4kPa,然后以每秒钟 0.5kPa 的速度慢慢放开气门使汞柱缓慢下降,注视汞柱所示刻度,听到第 1 搏动声的汞柱刻度为收缩压,此时袖带内压与心室收缩压相等,血液能在心脏收缩时通过被压迫的血管。随后搏动声继续存在,直至袖带内压降至与心室舒张压相等时,搏动声突然变弱或消失,此时汞柱所示刻度为舒张压。测量完毕,

排尽袖带内余气，拧紧气门螺旋，解开袖带，整理妥善，放入盒内，气门螺旋卡在固定架上，关闭水银槽开关，平稳放置。

② 下肢血压测量法：嘱患者取仰卧稍屈膝位或俯卧位，露出下肢。用袖带（宽度比被测肢体直径宽 20%）缠于患者大腿下部，其下缘在腘窝上 3～5cm 处，如肢体较粗，可加用宽布带包于袖带外面，缠于肢体上，听诊器胸件置于腘动脉搏动点上。其余测量方法同上肢测量法。

（4）记录：测得的血压值以分式记录在体温单的血压一栏内或指定的表格内，即收缩压/舒张压，可免记计量单位，但下肢血压应注明"下"，以免发生误会。

（5）注意事项

① 测量血压前，应使患者安静休息 15min，或者在清晨时测量，以消除疲劳和精神紧张对血压的影响。

② 袖带的宽度要符合规定的标准，如使用的袖带太窄，须用较高的空气压力才能阻断动脉血流，使测得的血压值偏高；如果袖带过宽，大段血管受压，增加血流阻力，使搏动在到达袖带下缘之前已消失，测得的血压值偏低。

③ 袖带缠裹要松紧适度，如果袖带过松，充气时呈球状，不能有效阻断动脉血流，使测得的血压值偏高；如果袖带过紧，可使血管在袖带未充气前已受压，致使测得的血压值偏低。

④ 为了避免血液重力作用的影响，测量血压时，肱动脉与心脏应处于同一水平。如果肢体位置高于心脏位置，测得的血压值偏低；反之，血压值偏高。

⑤ 出现血压听不清或异常时，应重新测量。先驱尽袖带内气体，水银柱降至"0"点，稍待片刻，再进行测量，直到测准为止。不可连续反复加压，避免影响血

压值和引起患者不适。

⑥ 为有助于测量的准确性和对照的可比性，对须密切观察血压者，应做到"四定"，即定时间、定部位、定体位、定血压计。

⑦ 血压计要定期进行检查和维修，防止血压计本身造成误差，如充气时，水银柱不能上升至顶部，即表示水银量不足或漏气，应及时维修。

（高淑珍）

第三节　清洁、消毒与灭菌

在医疗护理工作中正确的清洁、消毒、灭菌是预防医疗场所感染的重要措施。清洁是指清除物品上的一切污秽，如尘埃、污迹有机物等；消毒为消除或杀灭外环境中除细菌芽胞外的各种病原微生物的过程，称为消毒。灭菌即清除或杀灭外环境中一切微生物包括芽孢的过程。

一、清洁法

清洁是将物品用清水冲洗，再用肥皂水或洗洁精等刷洗，除去物品上的有机物，最后用清水冲净，常用于家具、地面、墙壁、医疗器械等物品消毒前的处理。清洁是消毒灭菌的必要准备工作，必须在消毒和灭菌前进行。

二、消毒、灭菌的方法

（一）物理消毒灭菌法

物理消毒灭菌法是利用热或光等物理因子作用，使菌体蛋白凝固变性，酶失去活性，结构破坏而死亡，方法有自然净化、机械除菌、热力消毒灭菌（干热或湿热）、辐射消毒灭菌、微波消毒灭菌、超声消毒

灭菌等。

1. 自然净化消毒灭菌

大自然通过日晒、雨淋、风吹、干燥、温湿度变化，空气中杀菌性化合物的作用，水的稀释 pH 值的变化，水中生物的拮抗作用等使自然净化。这种不经过人工消毒逐步达到无害的现象称为大自然的净化作用。常用的方法为日光暴晒和通风换气。

2. 机械除菌

机械除菌是用机械方法，如冲洗、刷、擦、扫、抹、铲除和过滤等，除去物品表面、空气中、水中、人畜体表的有害微生物，虽然不能将病原微生物杀死，但可大大减少其数量，减少感染的机会，如空气洁净技术是通过三级过滤除掉空气中的微粒、尘埃（直径 $0.5 \sim 5 \mu m$），选用合理的气流方式达到空气洁净的目的。

3. 热力消毒灭菌

主要是利用热力破坏微生物的蛋白质、核酸、细胞膜，促使其死亡的机制，从而达到消毒灭菌的目的。热力灭菌可分为干热和湿热 2 种。

（1）干热灭菌法：一般物品在 160℃ 的干热下，经 24h 可杀死细菌繁殖体及芽孢。一般细菌繁殖体在 80～100℃ 的干热下，经 1h 可被杀灭。

① 焚烧法：简单、彻底、迅速的灭菌法，常用于污染的废弃物，病标本，特殊感染的敷料的处理，如破伤风杆菌、绿脓杆菌、气性坏疽感染的敷料等。

② 烧灼法：是直接用火焰灭菌，常用于培养器皿开启和关闭前瓶口的消毒，也可用于金属器械、搪瓷物品的紧急消毒，但此法对器械有一定的破坏作用。

③ 干烧法：将器械放入干烤箱内灭菌，适用于高温下不损坏、不变质、不蒸发的物品，如油剂、粉剂、玻璃器皿、金属和陶瓷制品等的灭菌。

④ 红外线辐射灭菌：红外线的杀菌作用与干烤相似，多用于医疗器械的消毒灭菌。

（2）湿热灭菌法：主要是通过凝固病原体的蛋白质达到杀死该微生物的目的。

① 煮沸消毒法：是一种简单、方便、经济的消毒法，但此法对芽孢的消灭不可靠，不能用于外科器械的灭菌。煮沸消毒法常用于食具、食物、棉织品、金属及玻璃器皿等消毒，煮沸消毒时间在水温达到 100° 后再煮 5～15min，即可达到消毒的目的。

在煮沸消毒时，要注意下列事项：a. 消毒物品应先清洁再煮沸；b. 水量自始至终必须淹没所有消毒物品；c. 根据消毒物品的性质决定其放入水中的时间：玻璃类在温水或冷水中放入，橡胶类物品在沸水中放入；d. 比较轻的物品要用纱垫或铁丝罩压住，有空腔的物品要将空腔内灌满水再放入，较小的物品要用纱布包好，将其浸入水中；e. 消毒时间由水沸时间开始计算，中途加入其他物品时，应重新计算时间；f. 锅盖要关闭紧密；g. 消毒后应将物品及时取出，放置于无菌容器内。

② 压力蒸汽灭菌法：是医院使用最普遍，效果最可靠的一种首选灭菌法。优点是穿透力强，能达物品深部，灭菌效果可靠，能杀灭所有的微生物。无味、无毒性。常用于各类器械、敷料、搪瓷、橡胶、耐高温玻璃用品及溶液等的灭菌，对布类尤为适用，而尼龙与毛织品则不能应用。

压力蒸汽灭菌可分为下排气压力灭菌器和预真空式压力灭菌器，下排气式压力灭菌器常用温度为 121℃，压力为 1.1～1.7kg/cm²，时间为 30min，预真空式压力灭菌器常用于温度为 132℃，压力为 2kg/cm²，时间为 16～8min。

4. 巴斯德消毒法：简称巴氏消毒法，是将水或蒸汽加热至 65～80℃，消毒 10～15min，能有效的杀死各种细菌繁殖体和一般细菌，用于碗盆及搪瓷用品、牛奶的消毒。

（二）辐射消毒法

1. 紫外线消毒法：紫外线属于电磁波辐射，杀菌最强的波长范围在 250～270nm。紫外线所释放的能量较低，穿透力较弱。紫外线照射可以破坏菌体蛋白质，使之光解变性，降低细菌体内的氧化活性，使其丧失氧化能力，还可使微生物的 DNA 失去转化能力，同时使空气中的氧电离产生具有极强杀菌作用的臭氧。因此，具有较好的杀菌作用，可杀灭包括杆菌、病毒、真菌、细菌繁殖体和芽孢等多种微生物。

（1）紫外线消毒法主要用于

① 空气消毒：将紫外线灯固定在天花板或墙壁上离地 2.5m 左右。一般室温下紫外线灯的输出温度最大，湿度在 40%～60% 时紫外线的杀菌效果最好，湿度超过 70% 杀菌效果急剧下降。

② 水消毒：水的厚度和水质都会影响消毒效果，被消毒的水的厚度不应超过 2cm。

③ 物品表面的消毒：紫外线穿透力弱，不能透过物体，只能作物体表面的消毒，消毒时紫外线必须直接照射在被消毒物品的表面，距离不超过 1m，时间为 60min。

（2）使用紫外线的注意事项

① 紫外线灯管表面应常用 70% 酒精棉球擦拭，除去表面的灰尘与油垢，以减少对紫外线穿透力的影响。

② 紫外线灯管应定期用紫外线光敏涂料指示卡测定灯管的输出强度，方法是将

指示卡置于离紫外线灯管 1m 处中央位置，照射 1min，根据照射后指示卡变色与标准色块比较，可知紫外线灯管辐射强度是否达到要求。

③ 紫外线消毒的适宜温度为 20～40℃，相对湿度为 40%～60%，不适宜的温湿度会影响消毒效果。

④ 紫外线穿透力弱，要根据有效的消毒时间翻动消毒物品，使各个方面都受到一定剂量的辐射。

⑤ 使用紫外线灯注意保护眼睛和皮肤，使其不受紫外线直接照射，防止电光性眼炎和皮炎的发生。

2. 电离辐射灭菌法：电离辐射灭菌法是利用 γ 射线、伦琴射线和其他电子射线的穿透力来杀死有害微生物的低温灭菌法。优点：穿透力强，不受包装限制，保持物品干燥，灭菌速度快，效果可靠，适用于不耐高温的物品，缺点：基本费用高，需要经过培训的技术人员进行操作管理，多在大规模的工厂使用。

3. 微波消毒灭菌：微波是一种波长 0.001～1μm、频率为 300～3 000 000MHz 的超高频电磁波。其工作原理是在波长为 0.001 电磁波的高频电场中，物品中的有机物，如细胞中的蛋白质、脂肪、碳水化合物和许多组织在电场的作用下，都具有极性分子的性质。极性分子高速运动引起互相摩擦，使温度迅速升高而达到消毒的目的。微波消毒多用于食品的加热或烹调，在医院中可用于检验室用品、小手术器械、无菌病室的食品、食具、药杯及其他物品的消毒。微波用于牛奶消毒时在 72℃ 照射 15s 即可。微波消毒的优点在于作用时间短，普通加热只需要数分钟，被消毒的物品是由外向内同时加热。对包装较厚或导热性能差的物品也可进行消毒。

（三）化学消毒灭菌法

化学消毒灭菌法是利用液体或气体的化学药物抑制微生物的生长繁殖或杀死微生物的方法。凡不宜物理消毒灭菌的物品，都可以选用化学消毒灭菌法。

1. 使用原则

（1）根据物品的性能及不同的微生物，选择使用的化学药品。

（2）严格掌握药品的浓度、使用时间及方法。

（3）浸泡前，要将物品洗净擦干，以免影响有效浓度，降低灭菌效果。

（4）挥发性较强的药物要加盖，如过氧乙酸。浸泡时，物品要全部浸没在消毒液内，并将器械的轴节打开。

（5）物品在浸泡消毒后，于使用前需用灭菌生理盐水冲净，以免药物刺激组织。

（6）按消毒灭菌剂的性能妥善保管。

2. 使用方法

（1）擦拭法：选用容易溶于水、穿透力强的消毒剂，在规定的浓度内，蘸取化学药液擦拭被污染的物体，达到消毒的方法。

（2）浸泡法：将被污染的物品洗净擦干后，浸泡于一定浓度的消毒液中，在一定的时间内达到消毒作用的方法。

（3）喷雾法：用喷雾器将化学消毒剂均匀地喷射在空间，在规定的时间内达到消毒作用的方法。

（4）熏蒸法：将消毒剂加热或加入氧化剂，使消毒剂成气体，在规定的时间和浓度内利用消毒剂所产生的气体达到消毒作用的方法，常用的如过氧乙酸、甲醛、乙酸等。

（张　新）

第四节　给药技术

药物在防治疾病和诊断疾病中起着重要的作用。护士是给药的直接执行者，为防止药物的某些不良反应，应熟悉药物的性能、作用及副反应。要掌握正确的给药技术，注意患者的精神状态，个体差异，使药物发挥应有的作用。

一、口服给药法

药物经口服后，被胃肠道吸收和利用，起到局部治疗或全身治疗的作用。

（一）摆药

1. 用物

药柜（内有各种药品）、药盘（发药车）、小药卡、药杯、量杯（10～20ml）、滴管、药匙、纱布或小毛巾、小水壶内盛温开水、服药单。

2. 操作方法

（1）准备：洗净双手，戴口罩，备齐用物，依床号顺序将小药卡（床号、姓名）插于药盘上，并放好药杯。

（2）按服药单摆药：一个患者的药摆好后，再摆第二个患者的药，先摆固体药再摆水剂药。

①固体药（片、丸、胶囊）：左手持药瓶（标签在外）、右手掌心及小指夹住瓶盖，拇指、示指和中指持药匙取药，不可用手取药。

②水剂：先将药水摇匀，左手持量杯，拇指指在所需刻度，使与视线处于同一水平，右手持药瓶，标签向上，然后缓缓倒出所需药液。应以药液低面的刻度为准。同时有几种水剂时，应分别倒入另一药杯内。更换药液时，应用温开水冲洗量杯。倒毕，瓶口用湿纱布擦净，然后放回原处。

（3）其他

① 药液不足 1ml 须用滴管吸取计量。1ml＝15 滴，滴管须稍倾斜。为使药量准确，应滴入已盛好少许冷开水药杯内，或直接滴于面包上或饼干上服用。

② 患者的个人专用药，应注明姓名、床号、药名、剂量，以防差错。专用药不可借给他人用。

③ 摆完药后，应根据服药单查对 1 次，再由第二人核对无误后，方可发药。如需磨碎的药，可用乳钵研碎。用清洁巾盖好药盘待发。清洗滴管、乳钵等，清理药柜。

（二）发药

1. 用物

温度适宜的开水、服药单、发药车。

2. 操作方法

（1）准备发药前先了解患者情况，暂不能服药者，应作交班。

（2）发药查对，督促服药按规定时间，携服药单送药到患者处，核对服药单及床头牌的床号、姓名，并呼唤患者姓名，准确听到回答后再发药，待患者服下后方可离开。

（3）合理掌握给药时间

① 抗生素、磺胺类药物应准时给药，以保持在血液中的有效浓度。

② 健胃、助消化药物宜在饭前或饭间服。对胃黏膜有刺激的药宜在饭后服。

③ 对呼吸道黏膜有安抚作用的保护性止咳剂，服舌不宜立即饮水，以免稀释药液降低药效。

④ 某些由肾脏排出的药物，如磺胺类，尿少时可析出结晶，引起肾小管堵塞，故应鼓励多饮水。

⑤ 对牙齿有腐蚀作用和使牙齿染色的药物，如铁剂，可用饮水管吸取，服后

漱口。

⑥ 服用强心甙类药物应先测脉率、心率及节律，若脉率低于 60 次/min 或节律不齐时不可服用。

⑦ 有配伍禁忌的药物，不宜在短时间内先后服用，如呋喃坦丁与碳酸氢钠溶液等碱性药液。

⑧ 安眠药应就寝前服用。

发药完毕，再次与服药单核对一遍，看有无遗漏或差错。药杯集中处理。清洁药盘放回原处。需要时作好记录。

3. 注意事项

（1）严格遵守三查七对制度（操作前、中、后查，对床号、姓名、药名、剂量、浓度、时间、方法），防止发生差错。

（2）老、弱、小儿及危重患者应协助服药，鼻饲者应先注入少量温开水，后将研碎溶解的药物由胃管注入，再注入少量温开水冲胃管。更换或停止药物，应及时告诉患者，若患者提出疑问，应重新核对清楚后再给患者服下。

（3）发药后，要密切观察服药后效果及有无不良反应，若有反应的情况应及时与医生联系，给予必要的处理。

（三）中心药站

有些医院设有中心药站，一般设在距各病房中心的位置，以便全院各病区领取住院患者用药。

病区护士每日上午于查房后把药盘、长期医嘱单、送至中心药站，由药站专人处理医嘱、摆药、核对。口服药摆 3 次/d 量，注射药物按 1 日总量备齐。然后由病区护士当面核对无误后，取回病区，按规定时间发药，发药前须经另一人核对。

各病区另设一药柜，备有少量常用药、贵重药、针剂等，作为临时应急用。所备

之药须有固定基数，用后及时补充，交接班时按数点清。

二、注射给药法

注射给药是将无菌溶液经皮内、皮下、肌内、静脉途径注入体内，发挥治疗效能的方法。

（一）药液吸取法

1. 从安瓿内吸取药液

将安瓿尖端药液弹至体部，用乙醇消毒安瓿颈部及砂锯，用砂锯锯出痕迹，然后重新消毒安瓿颈部，以拭去细屑，掰断安瓿。将针尖的斜面向下放入安瓿内的液面中，手持活塞柄抽动活塞吸取所需药量。吸毕将安瓿套于针头上或套上针帽备用。

2. 从密封瓶内吸取药液

除去铅盖的中央部分，用碘酒、乙醇消毒瓶盖、待干。往瓶内注入与所需药液等量空气（以增加瓶内压，避免瓶内负压，无法吸取），倒转药瓶及注射器，使针尖斜面在液面下，轻拉活塞柄吸取药液至所需量，再以示指固定针栓，拔出针头，套上针帽备用。

若密封瓶或安瓿内系粉剂或结晶时，应先注入所需量的溶剂，使药物溶化，然后吸取药液（密封瓶内注入稀释液后，必须抽出等量空气，以免瓶内压力过高，当再次抽吸药液时，会将注射器活塞顶出而脱屑）。

黏稠、油剂可先加温（遇热变质的药物除外），或将药瓶用双手搓后再抽吸；混悬液应摇匀后再吸取。

3. 注射器内空气驱出术

一手指固定于针栓上，拇指、中指扶持注射器，针头垂直向上，另一手抽动活塞柄吸入少量空气，然后摆动针筒，并使气泡聚集于针头口，稍推动活塞将气泡驱出。若针头偏于一侧则驱气时，应使针头朝上倾斜，使气泡集中于针头根部，如上法驱出气泡。

（二）皮内注射法

皮内注射法是指将少量药液注入表皮与真皮之间的方法。

1. 目的

（1）各种药物过敏试验。

（2）预防接种。

（3）局部麻醉。

2. 用物

（1）注射盘或治疗盘内盛 2％碘酒、70％乙醇、无菌镊（浸泡于消毒液瓶内）、砂锯、无菌棉签、开瓶器、弯盘。

（2）1ml 注射器、4½号针头，药液按医嘱。

3. 注射部位

（1）药物过敏试验在前臂掌侧中、下段。

（2）预防接种常选三角肌下缘。

4. 操作方法

（1）备齐用物至患者处，核对无误，说明情况以取得合作。

（2）患者取坐位或卧位，选择注射部位，以 70％乙醇消毒皮肤、待干。

（3）排尽注射器内空气，示指和拇指绷紧注射部位皮肤，右手持注射器，针尖斜面向上，与皮肤呈 5°刺入皮内，放平注射器平行将针尖斜面全部进入皮内，左手拇指固定针栓，右手快速推注药液 0.1ml。也可右手持注射器左手推注药液，使局部可见半球形隆起的皮丘，皮肤变白，毛孔变大。

（4）注射毕，快速拔出针头。对患者的配合致以谢意。

（5）清理用物，归还原处，按时观察。

5. 注意事项

忌用碘酒消毒皮肤，并避免用力反复涂擦。注射后不可用力按揉，以免影响结果的观察。

（三）皮下注射法

皮下注射法是将少量药液注入皮下组织的方法。

1. 目的

（1）需迅速达到药效和此药不能或不宜口服时采用。

（2）局部供药，如局部麻醉用药。

（3）预防接种，如各种疫苗的预防接种。

2. 用物

注射盘，1～2ml 注射器，5～6 号针头，药液按医嘱。

3. 注射部位

上臂三角肌下缘、上臂外侧、股外侧、腹部、后背、前臂内侧中段。

4. 操作方法

（1）备齐用物携至患者处，核对无误，向患者解释以取得合作。

（2）助患者取坐位或卧位，选择注射部位，皮肤作常规消毒（用 2% 碘酒以注射点为中心，呈螺旋形向外涂擦，直径在 5cm 以上，待干，然后用 70% 乙醇以同法脱碘 2 次，待干）。

（3）持注射器排尽空气。

（4）左手示指与拇指绷紧皮肤，右手持注射器、示指固定针栓，针尖斜面向上，与皮肤呈 30°～40°，过瘦者可捏起注射部位皮肤快速刺入针头 2/3，左手抽动活塞观察无回血后缓缓推注药液。

（5）推完药液，用干棉签放于针刺处，快速拔出针头后，轻轻按压。并对患者致

以谢意。

（6）清理用物、归原处。

5. 注意事项

（1）持针时，右手示指固定针栓，切勿触及针柄，以免污染。

（2）针头刺入角度不宜超过 45°，以免刺入肌层。

（3）对皮肤有刺激作用的药物，一般不作皮下注射。

（4）少于 1ml 药液时，必须用 1ml 注射器，以保证注入药量准确无误。

（5）需经常作皮下注射者，应建立轮流交替注射部位的计划，以达到在有限的注射部位吸收最大药量的效果。

（四）肌内注射法

肌内注射法是将少量药液注入肌内组织的方法。

1. 目的

（1）与皮下注射同，注射刺激性较强或药量较多的药液。

（2）不宜或不能作静脉注射，而要求比皮下注射发挥疗效更迅速。

2. 用物

注射盘、2～5ml 或 10ml 注射器，6½～7 号针头，药液按医嘱。

3. 注射部位

一般选肌肉较丰厚、离大神经、大血管较远的部位，其中以臀大肌、臀中肌、臀小肌最为常选，其次为股外侧肌及上臂三角肌。

（1）臀大肌注射区定位法

① 十字法：从臀裂顶点向左或向右侧，引一水平线，然后从该侧髂嵴最高点作一垂直平分线，其外上 1/4 处为注射区，但应避开内角（即髂后上棘与大转子连线）。

② 连线法：取髂前上棘和尾骨连线的

外上 1/3 交界处为注射区。

（2）臀中肌、臀小肌注射区定位法

① 构角法：以示指尖与中指尖分别置于髂前上棘和髂嵴下缘处，由髂嵴、示指、中指所构成的三角区内为注射区。

② 三横指法：髂前上棘外侧三横指处（以患者自己手指宽度为标准）。

（3）股外侧肌注射区定位法

在大腿中部外侧，位于膝上 10cm，髋关节下 10cm，此处血管少，范围较大，约 7.5cm，适用于多次注射。

（4）上臂三角肌注射区定位法

上臂外侧、自肩峰下 2～3 横指，但切忌向前或向后，以免损伤臂丛神经或桡神经，向后下方则可损伤腋神经，故此只能作小剂量注射。

4. 患者体位

为使患者的注射部位肌肉松弛，应尽量使患者体位舒适。

（1）侧卧位：下腿稍屈膝，上腿伸直。

（2）俯卧位：足尖相对，足跟分开。

（3）仰卧位：适用于病情危重不能翻身的患者。

（4）坐位：座位稍高，便于操作。非注射侧臀部坐于座位上，注射侧腿伸直。一般多为门诊患者所取。

5. 操作方法

（1）备齐用物携至患者处，核对无误后，向患者解释，以取得合作。

（2）助患者取合适卧位，选注射部位，按常规消毒皮肤。

（3）排尽空气，左手拇指、示指分开并绷紧皮肤，右手执笔式持注射器，中指固定针栓，以前臂带动腕部的力量，将针头垂直快速刺入肌肉内。一般进针 2.5～3cm，瘦者或小儿酌减，固定针栓。

（4）松左手，抽动活塞，观察无回血

后，缓慢推药液。如有回血，可拔出少许再行试抽，无回血方可推药，仍有回血，须另行注射。

（5）推完药用干棉签放于针刺处，快速拔出针头后，即轻压片刻。并对患者的配合致以谢意。

（6）清理用物、归还原处。

6. 肌内注射引起疼痛的原因

（1）注射针头不锐利或有钩，致使进针或拔针受阻。

（2）患者体位不良，致使注射部位肌肉处于紧张状态。

（3）注射点选择不当，未避开神经或注射部位肌肉不丰厚。

（4）操作不熟练，进针不稳，固定不牢，针头在组织内摆动，推药过快等。

（5）药物刺激性强，如硫酸阿托品，青霉素钾盐等。

7. 注意事项

（1）切勿将针柄全部刺入，以防从根部衔接处折断。万一折断，应保持局部与肢体不动，速用止血钳夹住断端取出。若全部埋入肌肉内，即请外科医生诊治。

（2）臀部注射，部位要选择正确，偏内下方容易伤及神经、血管，偏外上方容易刺及髋骨，引起剧痛及断针。

（3）推药液时必须固定针栓，推速要慢，同时注意患者的表情及反应。如系油剂药液更应持牢针栓，以防用力过大针栓与针头脱开，药液外溢；若为混悬剂，进针前要摇匀药液，进针后持牢针栓，快速推药，以免药液沉淀造成堵塞或因用力过猛使药液外溢。

（4）需长期注射者，应经常更换注射部位，并用细长针头，以避免或减少硬结的发生。若一旦发生硬结，可采用理疗、热敷或外敷活血化瘀的中药，如蒲公英、金黄散等。

（5）2岁以下婴幼儿不宜在臀大肌处注射，因幼儿尚未能独立行走，其臀部肌肉一般发育不好，有可能伤及坐骨神经，应选臀中肌、臀小肌处注射。

（6）2种药液同时注射又无配伍禁忌时，常采用分层注射法。当第一针药液注射完，随即拧下针筒，接上第二副注射器，并将针头拔出少许后向另一方向刺入拭抽无回血后，即可缓慢推药。

（五）静脉注射法

1. 目的

（1）药物不宜口服、皮下或肌内注射时，需要迅速发生疗效者。

（2）作诊断性检查，由静脉注入药物，如肝、肾、胆囊等检查须注射造影剂或染料等。

2. 用物

注射盘、注射器（根据药液量准备）7～9号针头或头皮针头、止血带、胶布，药液按医嘱。

3. 注射部位

（1）四肢浅静脉肘部的贵要静脉、正中静脉、头静脉；腕部、手背及踝部或足背浅静脉等。

（2）小儿头皮静脉额静脉、颞静脉。

（3）股静脉：位于股三角区股鞘内，在腹股沟韧带下方，紧靠股动脉内侧，如在髂前上棘和耻骨结节之间划一连线，股动脉走向和该线的中点相交。

4. 操作方法

（1）四肢浅表静脉注射术

① 备齐用物携至患者处，核对无误后，说明情况，以取得合作。

② 选静脉，在注射部位上方 6cm 处扎止血带，止血带末端向上。皮肤常规消毒，

同时嘱患者握拳，使静脉显露。备胶布2～3条。

③ 注射器接上头皮针头，排尽空气，在注射部位下方，绷紧静脉下端皮肤并使其固定。右手持针头使其针尖斜面向上，与皮肤呈15°～30°，由静脉上方或侧方刺入皮下，再沿静脉走向刺入静脉，见回血后将针头与静脉的角度调整好，顺静脉走向推进 0.5～1cm 后固定。

④ 松止血带，嘱患者松拳，用胶布固定针头。若采血标本者，则止血带不放松，直接抽取血标本所需量，也不必胶布固定。

⑤ 推完药液，以干棉签放于穿刺点上方，快速拔出针头后按压片刻，无出血为止。对患者的配合致以谢意。

⑥ 清理用物，归原处。

（2）股静脉注射术：常用于急救时作加压输液、输血或采集血标本。

① 患者仰卧，下肢伸直略外展（小儿应有人扶助固定），局部常规消毒皮肤，同时消毒术者左手示指和中指。

② 于股三角区扪股动脉搏动最明显处，予以固定。

③ 右手持注射器，排尽空气，在腹股沟韧带下一横指、股动脉搏动内侧 0.5cm 垂直或呈 45°刺入，抽动活塞见暗红色回血，提示已进入股静脉，固定针头，根据需要推注药液或采集血标本。

④ 注射或采血毕，拔出针头，用无菌纱布加压止血 3～5min，以防出血或形成血肿。对患者或家属的配合致以谢意。

⑤ 清理用物，归原处，血标本则及时送检。

5. 注意事项

① 严格执行无菌操作规则，防止感染。

② 穿刺时务必沉着，切勿乱刺。一旦出现血肿，应立即拔出，按压局部，另选

它处注射。

③ 注射时应选粗直、弹性好、不容易滑动而容易固定的静脉，并避开关节及静脉瓣。

④ 需长期静脉给药者，为保护静脉，应有计划地由小到大，由远心端到近心端选血管进行注射。

⑤ 对组织有强烈刺激的药物，最好用一副等渗生理盐水注射器先行试穿，证实针头确在血管内后，再换注射器推药。在推注过程中，应试抽有无回血，检查针梗是否仍在血管内，经常听取患者的主诉，观察局部体征，如局部疼痛、肿胀或无回血时，表示针梗脱出静脉，应立即拔出，更换部位重新注射，以免药液外溢而致组织坏死。

⑥ 药液推注的速度，根据患者的年龄、病情及药物的性质而定，并随时听取患者的主诉和观察病情变化，以便调节。

⑦ 股静脉穿刺时，若抽出鲜红色血，提示穿入股动脉，应立即拔出针头，压迫穿刺点 5～10min，直至无出血为止。一旦穿刺失败，切勿再穿刺，以免引起血肿，有出血倾向的患者，忌用此法。

6. 静脉注射失败的常见原因

（1）穿刺未及静脉，在皮下及脂肪层留针过多。

（2）针头刺入过深，穿过对侧血管壁，可见回血，如只推注少量药液时，患者有痛感，局部不一定隆起。

（3）针尖斜面刺入太少，一半在管腔外，虽可见回血，但当推注药液时局部隆起，患者诉胀痛。

（4）外观血管很清楚，触之很硬，针头刺入深度及方向皆正确，但始终无回血。大多因该血管注射次数过多，或药液的刺激，使血管壁增厚，管腔变窄，而难以

刺入。

（5）皮下脂肪少，皮肤松弛，血管容易滑动，针头不容易刺入。

7. 特殊情况下静脉穿刺法

（1）肥胖患者静脉较深，不明显，但较固定不滑动，可摸准后再行穿刺。

（2）消瘦患者，皮下脂肪少，静脉较滑动，穿刺时须固定静脉上下端。

（3）水肿患者可按静脉走向的解剖位置，用手指压迫局部，以暂时驱散皮下水分，显露静脉后再穿刺。

（4）脱水患者静脉塌陷，可局部热敷、按摩，待血管扩张显露后再穿刺。

三、吸入给药法

（一）雾化吸入法

雾化吸入法是利用氧气或压缩空气的压力，使药液形成雾状，使患者吸入呼吸道，以达到治疗目的。

1. 目的

（1）治疗呼吸道感染，消除炎症和水肿。

（2）解除支气管痉挛。

（3）稀释痰液，帮助祛痰。

2. 用物

（1）雾化吸入器。

（2）氧气吸入装置一套（不用湿化瓶）或压缩空气机一套。

（3）药物根据病情而定。要求药液为水溶性、黏稠度低、对黏膜无刺激性、pH 呈中性、对患者无过敏反应时方可作雾化吸入用。

3. 操作方法

（1）按医嘱抽取药液，并用生理盐水或蒸馏水稀释至 3～5ml 后注入雾化器。

（2）能起床者可在治疗室内进行。不

能下床者则将用物携至患者处，核对无误后向患者解释，以取得合作。

（3）助患者取舒适卧位，半卧位或坐位，助患者漱口，以清洁口腔。

（4）将雾化器 A 管口与氧气胶管相连接，调节氧流量达 6～10L/min，使药液喷成雾状，即可使用。

（5）助患者持雾化器，将喷气 E 管口放入口中，并嘱紧闭口唇，吸气时以手指按住 B 管口，呼气时松开 B 管口。如此反复进行，若患者感到疲劳，可松开手指，休息片刻再进行吸入，直到药液全部雾化为止。一般 10～15min 即可将 5ml 药液雾化完。

（6）治疗结束，取下雾化器，关闭氧气，助患者漱口，询问患者有无需要，对患者的配合致以谢意。

（7）清理用物，按要求消毒、清洁雾化器，待干后备用。

（二）超声波雾化吸入法

超声波雾化吸入是应用超声波声能，将药液变成细微的气雾，随着患者的吸气而进入呼吸道及肺泡。超声波雾化的特点是雾量大小可以调节、雾滴小而均匀，直径在 5μm 以下。药液随着患者深而慢的呼吸可到达终末支气管及肺泡。

1. 目的
（1）消炎、镇咳、祛痰。

（2）解除支气管痉挛，使气道通畅，从而改善通气功能。

（3）呼吸道烧伤或胸部手术者，可预防呼吸道感染。

（4）配合人工呼吸器，湿化呼吸道或间歇雾化吸入药液。

（5）应用抗癌药物治疗肺癌。

2. 用物
治疗车上放超声波雾化器一套，药液，蒸馏水。

3. 超声波雾化的原理
超声波雾化器通电后超声波发生器输出高频电能，使水槽底部晶体换能器发生超声波声能，声能振动雾化罐底部的透声膜，作用于雾化罐内的液体，破坏了药液表面的张力和惯性，成为微细的雾粒，随着患者吸气而进入呼吸道，吸入肺泡。

4. 操作方法
（1）水槽内放冷蒸馏水 250ml。水要浸没雾化罐底部的透声膜。

（2）按医嘱将药液 30～50ml 放入雾化水槽盖盖紧。

（3）备齐用物携至患者处，核对无误后说明情况，以取得合作。

（4）接通电源，先开电源开关，指示灯亮，预热 3min，再开雾化开关，指示灯亮，根据需要调节雾量（高挡 3ml/min、中挡 2ml/min、低挡 1ml/min），一般用中挡。

（5）患者吸气时，将面罩置于口鼻上，呼气时启开，或将口含嘴放口中，闭口作深吸气，呼气时张口。

（6）治疗毕，先关雾化开关，再关电源开关，否则电子管容易损坏。若有定时装置则到"OFF"位雾化自动停止，这时要关上电源开关。助患者取舒适卧位，对患者配合致以谢意。

（7）整理用物，放掉水槽内水，按要求消毒清洗雾化罐、送风管、面罩或吸气管等，并擦干备用。

5. 注意事项
（1）水槽内无水切勿开机，否则会烧毁机芯。

（2）若需要连续使用时，须间歇

30min，并更换水槽内蒸馏水，保证水温不超过60℃。

（3）水槽底部的压电晶体片和雾化罐的透声膜，质脆且薄易破损，操作中不可用力按压，操作结束只能用纱布轻轻吸水。

（4）每次用毕切断电源开关，雾量调节应旋至"0"位。

四、滴入给药法

（一）眼滴药法

1. 目的

（1）防治眼病。

（2）眼部检查：如散瞳验光或查眼底。

（3）用于诊断性染色，如滴荧光素检查结膜、角膜上皮有无缺损或泪道通畅试验。

2. 用物

治疗盘内按医嘱备眼药水或眼药膏、消毒干棉球罐、弯盘，治疗碗内置浸有消毒液的小毛巾。

3. 操作方法

（1）洗净双手。备齐用物携至患者处，核对无误后向患者解释，以取得合作。

（2）助患者取仰卧位或坐位，头略后仰，用干棉球拭去眼分泌物、眼泪。

（3）嘱患者眼向上视，左手取一干棉球置于下眼睑处，并轻轻拉下，以露出下穹隆部，右手滴一滴眼药于下穹隆部结膜囊内后，轻提上眼睑覆盖眼球，使药液充满整个结膜囊内。

（4）以干棉球拭去溢出的眼药水，嘱患者闭眼1～2min。

4. 注意事项

（1）用药前严格遵守查对制度，尤其对散瞳、缩瞳及腐蚀性药物更要谨慎。每次为每位患者用药前，均须用消毒液消毒

手指，以免交叉感染。

（2）药液不可直接滴在角膜上，并嘱患者滴药后勿用力闭眼，以防药液外溢。

（3）若用滴管吸药，每次吸入不可太多，亦不可倒置，滴药时不可距眼太近，应距眼睑2～3cm。勿使滴管口碰及眼睑或睫毛，以免污染。

（4）若滴阿托品、依色林、青光胺等有一定毒性的药液，滴药后应用棉球压迫泪囊区2～3min，以免药液经泪道流入泪囊和鼻腔，被吸收后引起中毒反应，对儿童用药时应特别注意。

（5）容易沉淀的混悬液，如可的松眼药水，滴药前要充分摇匀后再用，以免影响药效。

（6）正常结膜囊容量为0.02ml，滴眼药每次1滴即够用，不宜太多，以免药液外溢。

（7）一般先右眼后左眼，以免用错药，如左眼病较轻，应先左后右，以免交叉感染。角膜有溃疡或眼部有外伤或眼球手术后，滴药后不可压迫眼球，也不可拉高上眼睑。

（8）数种药物同时用，前后2种药之间必须稍有间歇，不可同时滴入，如滴眼药水与涂眼膏同时用，应先滴药水，后涂眼膏。

（二）鼻滴药法

1. 目的

治疗鼻部疾病或术前用药。

2. 用物

治疗盘内按医嘱备滴鼻药水或药膏、无菌干棉球罐、弯盘。

3. 操作方法

（1）备齐用物至患者处，说明情况，以取得合作。嘱患者先排出鼻腔内分泌物，或先行洗鼻。

（2）仰头位：适用于后组鼻窦炎或鼻炎患者。助患者仰卧，肩下垫枕头垂直后仰或将头垂直后仰悬于床缘，前鼻孔向上，手持一棉球以手指轻轻拉开鼻尖，使鼻孔扩张。一手持药液向鼻孔滴入每侧 2～3 滴，棉球轻轻塞于前鼻孔。

（3）侧头位：适用于前组鼻炎患者。卧向患侧，肩下垫枕，使头偏患侧并下垂，将药液滴入下方鼻孔 2～3 滴，棉球轻轻塞入前鼻孔。

4. 注意事项

（1）滴药时，滴瓶或滴管应置于鼻孔上方，勿触及鼻孔，以免污染药液。

（2）为使药液分布均匀和到达鼻窦的窦口，滴药后可将头部略向两侧轻轻转动，保持仰卧或侧卧 3～5min，然后捏鼻起立。

（三）耳滴药法

1. 目的

（1）治疗中耳炎、外耳道炎或软化耵聍。

（2）麻醉或杀死昆虫类异物。

2. 用物

治疗盘内按医嘱备滴耳药无菌干棉球罐、弯盘、小棉签。

3. 操作方法

（1）备齐用物至患者处，说明情况，以取得合作。

（2）助患者侧卧，患耳向上或坐位偏向一侧肩部，使患耳向上。先用小棉签清洁耳道。

（3）手持棉球，然后轻提患者耳郭（成人向上方，小儿则向下方）以拉直外耳道。

（4）顺外耳道后壁缓缓滴入 3～5 滴药液，并轻提耳郭或在耳屏上加压，使气体排出，药液容易流入。然后用棉球塞入外

耳道口。

（5）滴药后保持原位片刻再起身，以免药液外流。

4. 注意事项

（1）若系软化耵聍，每次滴药量可稍多些。以不溢出外耳道为度。滴药前也不必清洁耳道。每天滴 5～6 次，3d 后予以洗出或取出。并向患者说明滴药后耵聍软化，可能引起耳部发胀不适。若两侧均有耵聍，不宜两侧同时进行。

（2）若系昆虫类异物，滴药的目的在于使之麻醉或窒息死亡便于取出，可滴乙醚（有鼓膜穿孔者忌用，因为可引起眩晕）或乙醇。也可用各种油类，如 2% 酚甘油、各种植物油、甘油等。使其翅或足粘着以限制活动，并因空气隔绝使之窒息死亡。滴后 2～3min 便可取出。

五、栓剂给药法

1. 目的

（1）全身或局部用药，如治疗哮喘、阴道炎、宫颈炎及肛肠疾患。

（2）刺激肠蠕动促进排便。

2. 用物

治疗盘内盛：消毒手套、手纸、弯盘、药栓按医嘱。

3. 操作方法

（1）备齐用物至患者处，核对无误后，说明情况，以取得合作。

（2）给药前助患者清洗肛门周围或会阴部，然后助其屈膝左侧卧位或俯卧位，脱裤露出臀部，若为妇科用药者，则屈膝仰卧露出会阴部。

（3）右手戴手套，左手用手纸分开臀部露出肛门，右手持药栓底部将尖端置入肛门 6～7cm，置入后嘱患者夹紧肛门防止栓剂滑出。妇科给药者，必须看清阴道口，

可利用置入器或戴手套，将栓剂以向下、向前的方向置入阴道内。置入栓剂后患者应平卧 15min。

（4）清理用物，归还原处。

4. 注意事项

（1）应予入睡前给药，以便药物充分吸收，并可防止药栓遇热溶解后外流。

（2）治疗妇科疾病者，经期停用。有过敏史者慎用。

（3）需要多次使用栓剂而愿意自己操作者，可教其方法，以便自行操作。

（席　兰）

第五节　鼻饲管的使用技术

对于不能吞咽进食、严重口腔或咽部损伤及昏迷患者，可由医院医护人员从患者鼻腔插入一鼻饲管，通过管道以保持患者食物营养供给。

（一）用品

在家庭护理下鼻饲管的患者应准备：纱布、不锈钢饭盒、别针、食用漏斗、冲洗器或 50～100ml 注射器空筒。

（二）方法

医院给患者由鼻腔插入胃管后，在家中使用方法如下。

1. 平时保证胃管清洁，胃管头部用消毒纱布包裹后结扎，用别针别在患者胸前或肩部衣服上。

2. 使用时将胃管取出，用食用漏斗或注射器放入胃管口内，大小适宜，以免过小食物外漏，过大撕裂管口。将温度适宜的流食缓慢灌入。

3. 灌完食物或药物后应注入少许温开水，以免食物堵塞胃管。

4. 灌食可根据医生要求或病情给予：豆浆、牛奶、米汤、水果汁、蔬菜汁、肉汤等流食。食物要温度适宜，一般在 38～40℃ 左右，以手背试之不烫手即可。

5. 灌食完毕用蒸过的纱布包好胃管并结扎好、固定。

6. 一般成人 1d 需要 10 450kJ（2500kcal）热量，故要保证患者热量供给。如有糖尿病或肾病、心脏病等要注意控制糖和盐的摄入。

7. 2000～3000ml 混合奶要分 5～6 次注入胃内，每次不可太多、太快。

（李乐彩）

第六节　冷敷、热敷法

一、冷敷法

冷敷可以使血管收缩，对局部有止痛、止血、制止化脓的作用，一般用于全身降温和镇痛、止血作用。

（一）冰袋冷敷

1. 用品冰袋、或冰囊、冰帽、冰块、布套或毛巾、盆。

2. 方法

（1）将冰块或适量冰砸成核桃大小的碎块，放入盆中，用水冲一下溶掉锐利的棱角，以防损坏冰袋及患者不适。

（2）将冰块装入冰袋内至一半，再加入适量冷水，充填冰块间隙，将冰袋放平，用手压出气体将盖拧紧或扎紧。外边用布套或毛巾包裹好。

（3）放入患者需要处，一般降温放在头部、腋下、腹股沟处等。放后要经常观察局部皮肤颜色有无改变，询问患者有无麻木感觉或不适，如有应停用防止冻伤等。

（二）温水擦浴（或酒精擦浴）

1. 用品

（1）面盆内盛 32～34℃温水至 2/3 满。或 25%～35% 酒精 200ml，温度 30℃。

（2）小方毛巾 2 条，浴巾 1 条。

（3）冰袋、热水袋各 1 个。

（4）必要的内衣、裤。

2. 方法

（1）将物品放置患者床旁，关闭门窗，调节室温至 22～24℃。

（2）将患者头部放一冰袋，以减轻头部充血，热水袋放置患者脚底。

（3）将小方毛巾浸温水或酒精，依次擦拭颈部两侧、两上臂、背、两下肢，每部位约擦拭 3min。

（4）擦拭至腋下、肘部、腹股沟及膝下腘窝处等大血管附近时，要擦拭至皮肤发红，才能达到散热目的。

（5）擦拭时注意避免过多暴露患者，以免受凉；如患者突然寒战，面色苍白，呼吸、脉搏不正常要立即停止，并给饮热饮料。

（6）禁擦拭患者胸前区、腹部、后颈等刺激敏感部位，以免引起不良反应。

（7）擦拭浴后 30min 测量体温。

（三）冷湿敷

1. 用品

面盆、小毛巾或干净软布折叠数层、冰水或冷水。

2. 方法

（1）将小毛巾或软布放入冰水或冷水中浸湿，拧成半干以不滴水为度，敷于局部。

（2）最好有 2 块敷布交替使用，每隔 1～3min 更换 1 次，连续 15～20min。

（3）如用于降温时，除头部冷敷外，还可在腋窝、肘窝、腹股沟处同时使用冷湿敷。

二、热敷法

热敷可使患者温暖舒适，肌肉松弛，血管扩张而减轻疼痛，促进血液循环及加速渗出物的吸收。有消肿、消炎的作用，并有保暖，减轻深部组织充血的功效。

（一）热水袋热敷

1. 用品

热水袋、毛巾或布套、水温计，盛水器皿内装 60～70℃热水；若给昏迷、老人、小儿、局部知觉迟钝者时，水温应调节至 50℃。

2. 方法

（1）将调节好温度的热水灌入热水袋中约 1/2 或 2/3 满，放平热水袋，排尽袋内空气，拧紧塞子，并倒提热水袋检查是否有漏水现象。

（2）擦拭干热水袋表面后将其装入布袋中或用毛巾包裹，放置患者所需要部位。

（3）给患者放置热水袋后，要观察局部皮肤有无发红等异常改变，如有应暂停使用，以防烫伤等情况。

（二）热湿敷

1. 用品

小面盆，凡士林或润肤油，小毛巾或软布数块。

2. 方法

（1）将面盆内倒入热水，小毛巾或软布浸湿。

（2）患者需要热敷局部皮肤上涂些润滑油，盖上一层薄布，将热毛巾或软布拧干敷在患处，上面加盖毛巾，以保持热度。

（3）敷布温度以患者能耐受不觉烫为原则，约 3～5min 要换 1 次，连续湿敷 20～30min。

也可在湿敷布上放置热水袋保持温度。

（4）眼鼻等部疖肿可用热水杯蒸气熏敷；时间 15～20min。

（三）热水坐浴

常用于减轻或消除会阴部及肛门部的充血、水肿、疼痛，保持清洁舒适，预防伤口感染，促进伤口愈合。

1. 用品

（1）座浴盆、毛巾、水温计。

（2）备 38～40℃温开水或 0.02％高锰酸钾温溶液。另备一壶 70℃开水作为加温用。

2. 方法

（1）嘱患者排空大小便，洗手、准备坐浴。

（2）将准备好的温开水倒入坐浴盆内，让患者坐入盆内，随时调节水温，坐浴时间为 10～20min。

（3）坐浴完毕，用毛巾擦拭干臀部，有伤口时用无菌纱布包扎。

（4）坐浴时注意保温，注意水温及药液温度，防止烫伤。

（5）注意观察患者反应，如有异常，停止坐浴。妇女月经期、阴道出血、产褥期、盆腔器官急性炎症期，不宜坐浴，以免引起上行感染。

（高淑珍）

第七节　排泄护理技术

一、便秘简易通便法

（一）肥皂法

1. 用品　普通洗衣肥皂、手纸、便盆。

2. 方法

（1）先将肛门外阴处洗净。

（2）将洗衣皂削成圆锥形，长约 3～5cm，直径 1cm，蘸少许温水，慢慢将其塞入肛门，外垫 2 块手纸，轻轻按摩。

（3）由于肥皂的机械，化学刺激，而引起自动排便。

（二）开塞露法

1. 用品　开塞露 1 支、手纸、便盆。

2. 方法

（1）先将肛门外阴处洗净。

（2）将开塞露的尖端剪断，将开塞露内少许甘油挤出，润滑开塞露的细长管，然后慢慢插入肛门，将开塞露内甘油挤压进直肠保留片刻，利用甘油将硬结粪块软化排出体外。

（三）按摩通便法

用示指、中指和无名指，在腹部左侧与肚脐平行部位，开始向下、向右、向上做环行顺时针按摩，促使存在于降结肠内的大便下移至直肠，可帮助排便。长久卧床不能下地行走的患者可多次按摩，每次 5～10min，有助于排便。

（四）饮食调解法

对于习惯性便秘者，又无胃肠道疾病的患者，应每天保证足够的水分摄入，还可在饮食上增加富含粗纤维的食品，如水果类：香蕉、带皮梨、苹果；蔬菜类：芹菜、豆芽、韭菜、萝卜、圆白菜等。也可在晚上睡前喝 10～15ml（2～3 勺）香油，以促进肠蠕动和增加排便能力。

二、大便失禁护理

1. 用品　橡皮或塑料布、大尿布和小布单、方手纸、棉花或纱布。

2. 方法

（1）大便失禁的患者，应在床上先铺

上橡皮布或较厚一点的塑料布，大小为上至患者腰部，下至患者大腿中部，两边能压在褥子下面固定。上面铺上小布单和大尿布，防止橡皮布（塑料布）直接接触患者皮肤，在肛门下可垫上方手纸，以便大便失禁时可以不直接流在小布单上。

（2）现有市场上销售尿不湿，可垫于床上，上面放手纸，以便清洁。

3. 肛门护理

大便失禁患者，肛门周围因为大便及尿液浸泡，最容易感染发红，形成红臀或褥疮，因此，对大便失禁患者，要注意肛周清洁及肛门护理。

（1）每次大便失禁后，要及时将粪便处理，保持肛周清洁，用温水清洗肛门周围，或用棉花纱布或软布等擦净肛门周围，臀下所铺垫小布单及尿布保持清洁干燥。

（2）肛门周围可涂点麻油、凡士林、四环素药膏、松花粉、爽身粉等，如果肛门周围发红或有轻度糜烂时，可用 60W 灯泡照烤 15～20min，每日 2 次。注意勿烫伤患者。

4. 注意事项

（1）大便失禁患者一般为截瘫或昏迷后，肛门括约肌，不受大脑控制所至，也多因患者饮食不洁或不适，造成消化道功能紊乱或肠炎所至，所以首先要保证患者饮食卫生，不宜食生、冷、油腻的食品。

（2）肛门要注意保持干燥和清洁，定时翻身，防止褥疮。

（3）注意患者大便的色、量、次数，必要时留取少量大便化验，以便对症处理。

三、尿闭简易处理法

（一）常用几种方法

1. 听水声

患者排尿困难时，可将便盆或尿壶放于患者会阴处，另提一壶水和一空脸盆，将壶中水少量慢慢地倒入盆内，让患者听见滴滴哒哒的流水音，以诱导方法，使患者排尿。

2. 按摩加压法

对膀胱胀满的患者，可将便盆或尿壶放于会阴处后，先轻轻按摩患者耻骨联合上方（脐下 3～4 指），然后轻轻按压胀满的膀胱，使尿液在被动压力下排出。注意过于胀满的膀胱在按压时不能用力过猛、过大，以防膀胱壁过薄而破裂。

3. 温水冲洗法

将便盆放入患者臀下，让患者双手指尖垂于水中，同时用温水反复冲洗会阴部或下腹部热敷，可使患者肌肉松弛以促进排尿。

（二）注意事项

1. 注意患者排尿的次数及量，不宜使膀胱过分充盈，引起收缩无力。

2. 一般的方法无法解除患者排尿困难或尿闭时，应及时去医院采取措施或在医院内插留置导尿管。

四、小便失禁护理法

（一）用品

橡皮或塑料布、大尿布和小布单、尿壶或接尿袋、便盆、尿不湿。

（二）常用简易方法

1. 尿壶法

昏迷患者或截瘫患者，可用软布将尿壶包裹，放入患者两大腿内侧，使尿壶自两腿间夹稳，患者尿液可自行流入尿壶内。注意要及时倒掉尿液，以免溢出，并观察大腿内侧有否压伤。

2. 尿袋法

可用塑料袋自制尿袋，将患者会阴部扣紧，尿袋下方留一口，可与尿管或塑料管相通，将尿液引流至尿壶或接尿袋。

3. 阴茎套法

可用阴茎套在下端处剪一小口接橡皮管装置，使尿液引流入瓶中。具体方法为：将阴茎套的下端剪一小孔，将橡皮管插入约1cm，用线绳扎住后再用胶布粘固。使用前最好将患者剃除阴毛，洗净擦干阴茎，套上阴茎套用胶布固定好，橡皮管下端插入吊床边的瓶中或一次性尿袋。

注意固定阴茎上的胶布要松紧适宜，过紧影响血液循环，过松容易脱则使尿液外溢。同时引流皮管不要被压折叠或扭转，以免引流不畅使尿液浸泡龟头引起糜烂。每日可取下阴茎套更换，冲净擦净会阴部，隔1～2h后再套上，以预防阴茎湿疹。

对昏迷女患者，可用市售婴儿奶嘴剪孔，接橡皮管引流尿液。或用尿布兜住，下边垫塑料布。

（三）会阴清洁护理

最好是经常观察掌握患者排尿规律时间，每次快排尿时接上尿壶或便盆，等待自然排尿。尿失禁的患者要注意会阴清洁护理，每天清洁会阴1～2次，并在腹股沟周围扑些爽身粉或松花粉，以防湿疹。如果会阴部红肿，则停止使用尿袋或阴茎套等法，用温水肥皂或高锰酸钾（1：5000）液清洁，保持局部干燥。

五、呕吐护理法

（一）呕吐观察

呕吐是将胃内容物或部分小肠内容物不由自主地由贲门、食道从口腔呕出的一种反射性动作。呕吐是一种生理性反射动作，刺激舌根，咽喉都可引起恶心呕吐。但有时却又是一种病理表现，是某些疾病最先出现的症状。因此，观察呕吐必须注意：呕吐的时间、方式、次数、规律、呕吐物的色、量，以及所伴随的症状。

呕吐物常为消化液和食物，如有大量胆汁混合呈绿色；混合时间较久，经胃酸混合作用后的血液呈咖啡色；混合时间短血量多时呈鲜红色；一般的呕吐物有酸臭味，在胃内滞留过久的食物有腐臭味；肠梗阻时有粪臭味。注意伴随症状，如呕吐伴有眩晕、眼球震颤、恶心、面色苍白、冷汗、心悸、血压下降等应及时送医院或请医生处理。

（二）呕吐后处理

1. 口腔清洁

患者呕吐时，应注意不要误吸入气管，卧床不能行动或昏迷患者，头应侧向一边。呕吐后应用清水漱口，把口腔清理干净，并饮少量温开水，以利胃部舒适，正向蠕动。

2. 呕吐物处理

呕吐物应尽快处理，如呕吐物异常，应用小盒留取标本，以便送医院检验或备医生观察。如为传染病患者，呕吐物应用消毒液处理后再倒入下水道冲净（常用消毒液为1：1000 新洁尔灭、2%过氧乙酸、3%碘伏等，加入呕吐物内放置2h后，就可达消毒目的）。最好记录呕吐物的色、质、量。

（三）注意事项

1. 呕吐时患者一般比较紧张，应予以安慰，缓解紧张心情，协助患者吐出，并及时处理呕吐物。呕吐时注意体位，病情轻，体力尚可者，可取坐位。病情重，体力差及昏迷者，身体稍向前倾或侧位，防止呕吐物呛入气管。保持呼吸道通畅。

2. 呕吐后需协助给予口鼻清洁，给予温热水洗脸、漱口，小儿干口昏迷患者要注意检查耳内，清洁耳内残留物。

3. 若呕吐物为大量鲜血或咖啡样物，应注意患者是否出冷汗、脉细快等，要及时请医生或送医院处理。

（徐 华）

第八节　外伤简易处理技术

一、外伤种类

在日常生活及工作中，人们都可能因为一时不慎而受到皮肉的轻微伤害，如擦伤、割伤、烫伤、扭伤等，具备一定知识就可以及时、恰当的处理。

二、处理方法

（一）擦伤处理

擦伤是表皮被粗糙的东西擦破。

1. 清洁伤口

擦损的伤口可能会沾上污垢，所以必须要清洁伤口，可以用双氧水、蒸馏水、灭菌盐水冲洗，没有条件可用凉开水或清水冲洗。

2. 伤口消毒

一般可用市售医用75%酒精、碘伏、新洁尔灭等溶液来消毒伤口，或用龙胆紫擦涂。

3. 包扎伤口

消毒之后，可用消毒纱布包盖好。如果伤口范围大，每1～2天可换药1次。

（二）割伤处理

割伤是刀剪、玻璃片或锋利的器具造

成的损伤。

1. 立即止血

当伤口流血不止，就要用直接压迫法止血，用手指或者手掌直接压住伤口，压力阻止血流，使伤口血凝成块。或用干净纱布压迫伤口止血。如手指割伤伤口流血较多，应紧压手指两侧动脉，大约施压5～15min后，便可以止血。如果是其他部位割伤，均要加压止血。实在止不住的血，可用橡皮筋在出血上部扎紧，阻断血流，并立即上医院处理。每次橡皮筋止血扎紧时间不宜超过15min，不然会因为血流阻断时间过长，而造成肢体坏死。

2. 消毒

周围皮肤血止住后，用75%酒精或碘伏消毒伤口周围皮肤。

3. 包扎伤口

用消毒过的纱布或伤口贴遮盖，再用绷带包扎固定。注意较深、较大的伤口或面部伤口，应去医院处理，必要时缝合，以免留下过大瘢痕。

（三）刺伤处理

刺伤多由于针、锥、钉、木刺等刺破皮肤引起，伤口一般小而深。

1. 将刺拔出

若刺入物较干净刺入又不深时，可立即拔除，并使伤口自然流血（少量），可以起到冲洗伤口的作用。若刺小不容易拔出时，可用75%的酒精、碘伏、2.5%碘酒或白酒涂擦伤口周围，并用缝针在开水中烫一下或酒精棉擦拭后，进行拔刺。最后再涂些碘酒。

2. 包扎

用消毒纱布或伤口贴包扎，2～3d可自愈。如果刺伤很深，又为生锈钉子或不容易拔出时，则不要勉强拔除，以免折断留下残根。应立即用干净布覆盖伤处，送医院处理，必要时注射破伤风抗毒素，预防感染破伤风。

（四）扭伤处理

扭伤是由于关节部位的猛烈扭转，而撕裂拉伤了韧带、肌腱等。

1. 怎样止痛

扭伤后要排除骨折脱位损伤，局部减少活动，必要时制动。尤其疼痛剧烈难忍，应怀疑骨折，必须制动或用简易木板棍棒等物结扎制动固定，急送医院处理。疼痛不缓解，要在医务人员指导下，口服止痛药。

2. 消炎

消肿扭伤早期（24h 内）要用凉水或冰水浸泡伤处 30min，外涂解痉镇痛酊以防皮下瘀血。第 3 天开始用温水浸泡或热敷，每次 30min，每日 2 次。外用消炎活血药或理疗扭伤的部位，以利消炎消肿。如肿胀严重，应抬高受伤肢体，卧床休息。

（任艳霞）

第九节 烧烫伤简易处理技术

一、烧烫伤处理

日常生活中，因为开水、热汤菜、火炉、或煤气使用意外及儿童玩火等，引起烫伤或烧伤。在医学上常根据烫伤或烧伤对人体皮肤及器官的损害程度来分度，一般分为Ⅲ度，并根据不同的程度来进行处理。

（一）Ⅰ度烧烫伤

1. 表现

局部皮肤发红、感觉烧灼样疼痛。

2. 处理

应立即用凉开水或自来水冲洗、浸泡受伤部位，能止痛和减轻肿胀并防止起泡。泡在冷淡盐水中效果更好。伤口可涂上"烫伤膏"、"好的快"等外用药，也可在伤处涂上鸡蛋清或清凉油，但不能用紫药水，也不必包扎，一般 3～5d 后可见少量脱皮而愈，不留瘢痕。

（二）Ⅱ度烧烫伤

1. 表现

不但损害表皮，也伤及皮肤中层，局部可出现红肿和大小不等的水泡，感觉剧烈的疼痛。

2. 处理

如表皮无破损，伤的面积不大并在四肢，可先用自来水或冷开水冲洗，起到止痛和清洁皮肤的作用；然后在局部涂獾油、烫伤膏（油）或植物油等。可将局部用干净纱布或绷带加压力包扎，注意包扎时将手指、脚趾暴露，以便观察肤色是否发紫，温度是否变化或有无麻木感。如发生上述症状，为包扎过紧应及时松解重新包扎。1～2d后应解开包扎查看，如果水泡逐渐变小变瘪，周围没有出现红肿现象，可继续涂獾油或烫伤膏（油）再行包扎。2周左右可脱皮痊愈，也可以不留瘢痕。如果烫烧伤面积大，同时有水泡，不要弄破，应上医院治疗。如果患者疼痛剧烈，伤口周围有红肿，分泌液增多，说明出现感染，应立即去医院治疗。

（三）Ⅲ度烧烫伤

1. 表现

不仅皮肤备层都受到损伤，而且皮下组织、脂肪、肌肉等也受到损伤。伤及部位可出现灰白色或红褐色，甚至变黑、变焦。此时可因神经也受损伤，反而不觉疼痛。严重者可因受伤面积广泛而出现全身症状甚至休克等。

2. 处理

这样的患者应用干净布覆盖伤面或暴露，迅速送医院急救。

二、注意事项

1. 家庭要注意防止烫烧伤发生，热水瓶、热汤等要防止小儿触摸。教育儿童不要玩火。使用煤气要注意安全操作等。

2. 烫伤后如果没有自来水冲洗可以用牛奶、啤酒代替；水泡不要穿破，以免细菌感染，应待水泡自行吸收消退。

（万喜超）

第十节　食物中毒简易处理

一、食物中毒常见类型

在日常生活中，因为误服污染食物或食用不当，常可引起食物中毒。食物中毒是由于进食被细菌、细菌毒素、毒物等污染或含有毒性物质的食物后，引起机体损害而发生中毒症状的。常见中毒物如下。

1. 非细菌性

（1）扁豆毒：未煮熟的豆角中含有毒物质血球凝聚素，有凝血作用，可危害人的血液循环。

（2）毒蕈（毒蘑菇）：毒蕈多数色泽与形态特异，其中含有毒素。捕蝇蕈：可引起多汗、流泪、吐泻、幻觉、谵妄、瞳孔缩小等。绿帽蕈：可引起腹痛、腹泻、黄疸、出血、肝、肾功能衰竭等。马鞍蕈：可引起贫血、血红蛋白尿等。

（3）发芽马铃薯：发芽的马铃薯（土豆）含龙葵素，对胃肠道有刺激症状，并

对感觉运动神经有损害，严重导致呼吸肌麻痹而死亡。

（4）木薯的根、茎和叶：木薯的根、茎和叶含有生氰苷，分解后游离出氢氰酸，此物质导致中毒。主要作用于血管运动神经中枢，先兴奋后抑制，抢救不及时，可数小时内死亡。

（5）河豚毒素：鲀毒鱼类统称河豚。主要含鲀毒，其肝、肾、卵巢等内脏以及血液、眼睛、腮腺、皮肤都有毒。纯毒为一种氨基过氢喹氮杂茂环化合物，有似箭毒样毒作用，主要对神经中枢和神经末梢发生麻痹。

2. 细菌性

（1）嗜盐菌：常见副溶血性弧菌，多因进食被污染了菌的腌渍的食物引起。

（2）变形杆菌：变形杆菌在食物中能产生肠毒素，使蛋白质中的组织酸脱羧而形成组胺，引起胃肠炎或过敏反应。

（3）葡萄球菌：葡萄球菌仅见于血浆凝固酶阳性的金黄色葡萄球菌，能产生肠毒素，引起胃肠道症状，呕吐伴失水及虚脱。

（4）肉毒杆菌：肉毒杆菌主要产生外毒素，是一种嗜神经毒素，毒力强大，百万分之一毫升就可使体重250g的豚鼠于4d内死亡。

二、中毒表现

（1）胃肠道：恶心、呕吐、腹痛、腹泻、流涎等。

（2）循环系统：出冷汗、心律异常、严重血压下降、面色改变、流汗等。

（3）神经系统：精神不振、头痛、头晕、嗜睡或烦躁、严重昏迷等。

（4）呼吸系统：呼吸困难、黏膜充血等。

（5）其他：发热、眼睑下垂、瞳孔缩小或散大等。

三、处理方法

1. 食物中毒处理原则

（1）终止接触毒物。

（2）清除毒物，如催吐、洗胃、导泻、中和毒物。

（3）促进已吸收毒物排泄。

2. 家庭处理

（1）中止接触毒物，一旦发现可疑食物中毒，立即停止食用，必要时留取少量食物，以备医生用于诊断。

（2）催吐，可用手指抠会厌部，引起恶心反射而吐出；也可先饮用大量开水后立即用筷子或勺子抠会厌部催吐。

（3）送医院，若中毒症状重，不能催吐者，立即送医院洗胃、急救。

（张兰芳）

第十一节　患者的体位与变换

卧位就是患者卧床的姿势。临床上常根据患者的病情与治疗的需要为之调整相应的卧位，对减轻症状、治疗疾病、预防并发症，均能起到一定的作用。如妇科检查可采取截石位，灌肠时可采取侧卧位，呼吸困难时可采取半坐卧位等，护士应根据患者的病情需要，协助和指导患者采取正确卧位。正确卧位应符合人体生理解剖功能，如关节应维持轻度的弯曲，不过度伸张等，可使患者舒适、安静。

一、卧位的性质

（一）主动卧位

患者身体活动自如，体位可随意变动，称主动卧位。

（二）被动卧位

患者自身无变换体位能力，躺在被安置的体位，称被动卧位，如极度衰弱或意识丧失的患者。

（三）被迫卧位

患者意识存在，也有变换体位的能力，由于疾病的影响被迫采取的卧位，称为被迫卧位，如支气管哮喘发作时，由于呼吸困难而采取端坐卧位。

二、患者的各种体位

临床上为患者安置各种不同的体位是便于检查、治疗和护理。

（一）站立位

当患者站立时，重心高，支撑面小身体稳定性差。故要求头部不可太向前，下颌收进不可上翘，胸部挺起，下腹部内收而平坦，脊柱保持其正常曲线。即颈椎前凸，胸椎后凸，腰椎前凸，骶椎后凸。而不宜加大或减少这些凸度，可适当地将两脚前后或左右分开，扩大支撑面，增加稳定度。

（二）仰卧位

仰卧位患者重心低，支撑面大，为稳定卧位。病床以板床加厚垫为宜，因仰卧位时，能保持腰椎生理前凸，侧位时不使之侧弯，故脊柱受的压力最小。软床垫虽能使身体表面的皮肤肌肉受力均匀，但因仰卧时，腰椎后凸增加，容易使腰部劳损。

1. 去枕仰卧位

（1）适应证

① 昏迷或全身麻醉未清醒患者。采用

此卧位可以防止呕吐物流入气管而引起窒息及肺部并发症。

② 施行脊椎麻醉或脊髓腔穿刺后的患者，采用此卧位4～8d，可避免因术后脑压降低而引起的头痛及脑疝形成。

（2）要求：去枕仰卧，头偏向一侧，两臂放在身体两侧，两腿自然放平。需要时将枕头横立置于床头。

2. 休克卧位

（1）适应证：休克患者。抬高下肢有利于静脉血回流，抬高头胸部有利于呼吸。

（2）要求：患者仰卧，抬高下肢20°～30°，或抬高头胸部及下肢各20°～30°。

3. 屈膝仰卧位

（1）适应证

① 胸腹部检查：放松腹肌，便于检查。

② 妇科检查或行导尿术。

（2）要求：患者仰卧，头下放枕，两臂放于身体两侧，两腿屈曲或稍向外分开。

（三）侧卧位

1. 适应证

侧卧位常用于变换受压部位，或作肛门检查。

（1）灌肠、肛门检查、臀部肌内注射、配合胃镜检查等。

（2）侧卧位与仰卧位交替，以减轻尾骶部压力，便于擦洗和按摩受压部位，以预防褥疮等。

（3）对一侧肺部病变的患者，视病情而定患侧卧位或健侧卧位。患侧卧位可阻止患侧肺部的活动度，有利于止血和减轻疼痛。健侧卧位，可改善换气，对咳痰和引流有利。

2. 要求

患者侧卧，头下放枕，臀部后移靠近床沿。两臂屈肘，分别放在前胸与枕旁。

两腿屈髋屈膝，下面髋关节屈度较上面为小。头部垫高与躯干成一直线，并防止脊柱扭曲，上面的手臂用枕垫起，勿使其牵拉肩胛带或妨碍呼吸；上面的腿以枕垫起防止髋内收。这种卧位较仰卧位支撑面扩大，使患者感到舒适安全，对昏迷瘫痪的患者，背部应置一枕，以支撑背部。

（四）半坐卧位

也可称半坐位或半卧位。

1. 适应证

（1）常用于心肺疾病所引起的呼吸困难，这种卧位，因重力作用，使膈肌下降，扩大胸腔容积，可减轻对心肺的压力。

（2）对于腹部手术后有炎症的患者，可使渗出物流入盆腔，使感染局限化，同时可以防止感染向上蔓延而引起膈下脓肿，也可减轻腹部切口缝合处的张力，避免疼痛，有利于伤口愈合。

（3）面部或颈部手术后，此卧位可减少局部出血。

（4）恢复期体质虚弱患者，采用半坐卧位可使患者有一个逐渐适应站立起来的过程。

2. 要求：将患者抬高30°～60°的斜坡位，扶患者坐起，使两腿自然弯曲，上肩垫软枕。抬高床头后，患者卧于倾斜的床面上，这时上身的重力在平行于斜面的方向有一个分力，使患者沿斜面下滑，因此须将患者由双膝所产生的力来抵抗下滑力。根据平行四边形法则，这种姿势便于形成一近乎垂直向下的合力。这样下滑力较小，比较稳定，患者感到舒适省力。

（五）坐位

又名端坐位。

1. 适应证

适用于心力衰竭、心包积液、支气管哮喘发作，以及急性左心衰患者。

2. 要求

扶起患者坐起，床上放一跨床桌，上放软枕，患者可伏桌休息；若用床头支架或靠背架，将床头抬高，患者背部也能向后依靠，适用于心力衰竭、心包积液、支气管哮喘发作患者。当用于急性左心衰患者时，患者两腿向一侧床沿下垂，由于重力作用，使重返心脏的回流血量有所减少，出现呼吸困难时患者身体靠于床上小桌，用枕头支撑，借助压迫胸壁而呼吸。

（六）俯卧位

1. 适应证

（1）腰背部检查或配合胰、胆管造影检查时。

（2）脊椎手术后或腰背、臀部有伤口，不能平卧或侧卧的患者。

（3）胃肠胀气引起腹痛的患者。

2. 要求：患者腹部着床，头及肩下垫一小枕，枕头不宜过高，以免患者头部过度伸张，头偏向一侧，两臂弯曲，放于头旁，腹下以枕头支撑。维持腰椎正常曲度及减除女患者乳房受压。小腿下垫枕，以抬高双足，使其不接触床，避免足下垂，并可维持膝关节的弯曲。俯卧位时，膝关节承受了大部分的压力，故宜在大腿或膝关节下垫一小软枕，以减轻压力。

（七）膝胸卧位

1. 适应证

常用于肛门、直肠、乙状结肠镜检查，以及矫正子宫后倾及胎位不正等。

2. 要求

患者跪卧，两小腿平放于床上，大腿与床面垂直，两腿稍分开，胸及膝着床，头转向一侧，临床上常用于肛门、直肠、乙状结肠镜检查，因为臀部抬起，腹部悬空，由于重力作用，使腹腔脏器前倾，故用在矫正子宫后倾及胎位不正等。采用这种卧位时，要注意患者的保暖及预防患者不安的心理。

（八）膀胱截石位

1. 适应证

此卧位常用于肛门、会阴与阴道手术检查和治疗时，也用于膀胱镜检查女性患者导尿及接生。

2. 要求

患者仰卧于检查台上，两腿分开，放于检查台支架上，支架应垫软垫，以防压伤腓总神经。女性导尿时，则髋与膝关节弯曲，腿外展，露出会阴与阴道，以便插入导尿管。这种卧位会使患者感到不安，在耐心解释疏导的同时，适当地遮盖患者，尽量减少暴露患者身体，并注意保暖。

（九）头低脚高位

1. 适应证

（1）肺部分泌物引流，使痰易于咳出。

（2）十二指肠引流术，有利于胆汁引流。

（3）跟骨牵引或胫骨结节牵引时，利用人体重力作为反牵引力，预防上下滑。

（4）产妇胎膜早破及下肢牵引，可防止脐带脱垂。

2. 要求

患者平卧，头偏向一侧，枕头横立于床头，以免碰伤头部，床尾垫高 15～30cm。如作十二指肠引流者，可采用右侧头低脚高位。这种体位使患者感到不适，因此不可长期使用，颅内压高者禁用。

（十）头高脚低位

1. 适应证

（1）颈椎骨折时，利用人体重力作颅骨牵引的反牵引力。

（2）预防脑水肿，减轻颅内压。

（3）开颅手术后，也常用此卧位。

2. 要求

患者仰卧，床头用支撑物垫高 15～30cm。

三、患者体位的变换

（一）翻身侧卧

患者体弱无力，不能自行变换卧位时，需要护士协助。

1. 目的

（1）协助不能起床的患者变换卧位，使患者感到舒适。

（2）减轻局部组织长期受压，预防褥疮。

（3）减少并发症，如坠积性肺炎。

（4）适应治疗和护理的需要。

2. 操作步骤

（1）一人扶助患者翻身法

① 放平靠背架，取下枕头放于椅上。使患者仰卧，双手放于腹部，屈曲双膝。

② 护士先将患者下肢移向近侧床缘，再将患者肩部移向近侧床缘。

③ 一手扶肩，另一手扶膝。轻轻将患者推转对侧，使患者背向护士。然后按侧卧位法用枕头将患者的背部和肢体垫好。这一方法适用于体重较轻的患者。

（2）两人扶助患者翻身法

① 患者仰卧，两手放于腹部，两腿屈曲。

② 护士两人站在床的同一侧。一人托住患者的颈肩部和腰部，另一人托住臀部

和腘窝部，两人同时将患者抬起移近自己，然后分别扶托肩、背、腰、膝部位，轻推，使患者转向对侧。

③ 按侧卧位法用枕头将患者的背部和肢体垫好，使患者舒适。

（二）移向床头法

1. 目的

协助已滑向床尾而不能自己移动的患者移向床头，使患者感到舒适。

2. 操作步骤

（1）一人扶助患者移向床头法

① 放平靠背架。取下枕头放于椅上，使患者仰卧，屈曲双膝。

② 护士一手伸入患者腰下，另一手放在患者大腿后面，在抬起的同时，嘱患者双手握住床头栏杆，双脚蹬床面，协助患者移向床头。

③ 放回枕头，根据病情再支起靠背架，使患者卧位舒适。

（2）两人扶助患者移向床头法

① 护士两人站立床的两侧。

② 使患者仰卧屈膝，让患者双臂分别勾在两护士的肩部。

③ 护士对称地托起患者的肩部和臀部，两人同时行动，协调地将患者抬起移向床头。也可以一人托住肩部及腰部，另一个人托住背及臀部，同时抬起患者移向床头。

④ 放回枕头，整理床单，协助患者取舒适的卧位。

3. 注意事项

（1）翻身间隔时间，根据患者病情及局部皮肤受压情况而定。

（2）变换卧位时，务必将患者稍抬起后再行翻转或移动，决不可拖、拉、推，以免损伤患者的皮肤，同时应注意保暖和安全，防止着凉或坠床。

（3）变换卧位的同时需要注意患者的病情变化及受压部位的皮肤情况，根据需要进行相应的处理。

（4）患者身上带有多种导管时，应先将导管安置妥当，防止变换卧位后脱落或扭曲受压。

（高淑珍）

第十二节 患者的清洁卫生护理技术

患者的清洁卫生包括头发、口腔、皮肤、指甲等部位的清洁修饰，不仅使患者身体舒适、外表整洁，有利于维护患者的自尊，而且促进血液循环，有利于体内废物的排泄，预防感染和并发症的发生。

一、口腔护理

（一）目的

使患者口腔清洁、湿润、去除口臭，使患者感到舒适，增进食欲，观察患者的舌苔、黏膜等处有无异常情况，预防口腔感染，防止并发症。

（二）用物

1. 治疗盘内盛治疗碗（内有含有漱口溶液的棉球、镊子或血管钳2把）、压舌板、弯盘、棉签、润滑油、治疗巾。

2. 必要时备手电筒、开口器、中药锡类散等。

（三）操作步骤

1. 根据患者的病情备齐用物携至患者处，向患者解释说明。

2. 协助患者侧卧，面向护士，治疗巾铺于颌下，弯盘放口角旁。

3. 口唇干燥者先用湿棉球湿润嘴唇后，再用压舌板轻轻撑开颊部，观察口腔内黏膜、舌、咽部等各部位情况，然后用镊子或止血钳夹取漱口液棉球，由内向外，沿牙齿的纵向擦净牙齿内外面、咬合面、舌、口腔黏膜、硬腭部等。

4. 洗毕，助患者漱口，擦干面部。

5. 口腔黏膜有溃疡时，可用治疗溃疡的药物或药膜，撒布或敷贴于溃疡处，口唇干燥者涂以润唇油。

6. 整理床单位，清理用物，归还原处。

（四）注意事项

1. 对住院患者应根据患者的病情做好口腔护理的卫生指导，一般患者应督促或协助其刷牙。对重患者应做好口腔护理。

2. 口腔须彻底洗净，如昏迷患者口腔分泌物较多时，事前可行抽吸。擦洗时须夹紧棉球（每次1个），防止棉球遗留在口腔内。药液棉球不宜过湿，以防患者将溶液吸入呼吸道。

3. 擦洗时动作要轻巧，防止镊尖碰伤黏膜及牙龈，特别是凝血功能差、容易出血及口腔有溃疡的患者。

4. 如患者有活动性假牙，应助患者取下用冷水刷洗（禁用热水，以免龟裂或变形），让患者漱口后戴上。暂时不用的假牙，可浸泡于清水内备用。

二、皮肤护理

皮肤是身体的第一道防线，皮肤的情况可提供疾病信息及卫生护理需要的线索。皮肤护理即通过对皮肤的评估，根据患者的皮肤状况、生理需要、个人的卫生和个人的舒适与精神方面的需求采取一定的护理措施，使患者清洁舒适，预防皮肤感染及褥疮等并发症，保持患者的皮肤健康。

（一）沐浴

1. 淋浴、盆浴

（1）目的

①清除皮肤污垢，放松肌肉，减轻疼痛，使患者清洁、舒适。

②刺激血液循环，增强皮肤排泄功能，预防皮肤感染及褥疮等并发症的发生。

（2）用物：脸盆、肥皂、面巾、浴巾、大毛巾、清洁衣裤、拖鞋。

（3）操作步骤

① 调节室温至 22～24℃。

② 根据患者的病情做好解释说明。

③ 携带用物，送患者入浴室，交待注意事项。

④ 如为盆浴，事先代为清洁好浴盆，准备好温度合适（40～43℃）的浴水，放好踏板。

⑤ 浴后，整理浴室，取去污衣。

（4）注意事项

① 进餐前后 1h 内避免淋浴。

② 7 个半月以上孕妇禁用盆浴。

③ 患者的贵重物品，如钱包、手表、饰物等代为收藏。

④ 应向患者交待好有关事项，如调节水温的方法、呼叫铃的应用、注意安全等。

⑤ 对体弱的患者给予必要的协助，以免患者过劳。

⑥ 浴室不可闩门，护士随时入内观察，避免发生受凉、烫伤、滑跌等。

2. 床上擦浴

（1）目的

① 使卧床患者清洁舒适。

② 促进血液循环和皮肤排泄功能。

③ 观察患者的一般情况，如精神状态、身体情况等。

（2）用物：清洁衣裤、大毛巾、热水、

水桶、毛巾、肥皂、脸盆。护理篮内放梳子、小剪刀、液体石蜡、松节油、棉签、弯盘、胶布，需要时备清洁被套、大单、屏风等。

（3）操作步骤（以女患者为例）

① 调节室温至 22～24℃。

② 备齐用物至患者处，说明情况，取得合作。将用物分别放于床尾椅上及床旁桌上，先将床旁桌移开，关好门窗，大病室应用屏风遮挡。按需要给便盆。

③ 盛热水 3/4 盆，根据病情放平床头及床尾支架，松开盖被，为患者松开领口，将微湿小毛巾包在右手上，为患者洗眼（从内眦擦到外眦）、洗鼻、脸、耳、颈部等处，注意洗净耳后。

④ 脱去上衣（如患者肢体疼痛或有伤口先脱健侧，后患侧），放在床架上。将大毛巾半垫半盖在擦洗部位，逐个擦洗双臂，注意洗净腋窝部位。协助患者侧卧，面向护士，将脸盆放于床侧的大毛巾上，为患者洗净双手。

⑤ 解开裤带，擦洗胸、腹部，注意洗净女性患者乳房下及肥胖患者的脐部。协助患者翻身后，擦洗背及臀部。凡病情不允许侧卧者（如做牵引的患者），可抬起患者躯干，擦洗背、臀部。必要时叩击患者背部，鼓励患者进行有效的咳嗽，穿好上衣。

⑥ 脱去长裤，床上垫以大毛巾，擦洗双腿、两侧腹股沟、会阴（能动者嘱患者自擦）。最后将盆移于足下或将盆放于床旁椅上，洗净双足，穿好裤子。

⑦ 需要时修剪指甲及趾甲。洗手后为患者梳头。

⑧ 整理床铺，按需要更换床单，清理用物，归还原处。

（4）注意事项

① 注意保暖，避免不必要的暴露，尊重患者。

② 盆内水已脏或变冷时，应立即更换。

③ 防止将棉被、床单弄湿。

④ 动作宜轻、稳、敏捷，均匀而有力，擦洗要彻底（特别是皮肤皱褶处），对不容易擦净的胶布或药膏痕迹，可用松节油擦净。

⑤ 注意观察患者的身心情况，特别注意骨隆突处皮肤有无异常。

⑥ 护士应注意节力，减少不必要的伸屈及活动。

（二）褥疮

褥疮（pressure ulcer/bed sore）是由于局部组织长期受压，血液循环障碍造成的皮肤及皮下组织持续缺血、缺氧、营养不良、组织活力低下所形成的溃疡或组织坏死。

褥疮是对卧床患者威胁较大的主要并发症之一。预防褥疮是一项重要的护理工作。实践证明，只要认真负责，做好重危患者和长期卧床患者的护理，褥疮是完全可以避免的。如果护理不当，一旦发生褥疮，不但给患者增加痛苦，加重病情，甚至可因继发感染，引起败血症而危及生命。因此，护理人员必须加强护理，杜绝褥疮发生。

1. 易于发生褥疮的患者

（1）截瘫、偏瘫、昏迷等失去知觉的患者。

（2）活动能力差的年老卧床患者。

（3）极度瘦弱骨隆突处皮肤菲薄的患者；高度超重增加了持重部位压力的肥胖患者。

（4）高热多汗、大小便失禁等经常受潮湿等刺激的患者。

（5）打石膏、用夹板、上牵引及应用约束带的患者。

（6）蛋白质及维生素缺乏等营养不良的患者。

2. 易发部位

多发生于无肌肉包裹或肌肉层较薄，缺乏脂肪组织保护又经常受压的骨隆突出处，如枕部、耳郭、肩胛、肘部、髋部、骶尾部、股骨内外髁、踝部、足跟等处。

3. 褥疮的分期

（1）第 1 期：瘀血水肿期。局部皮肤受压后，出现暂时性的血液循环障碍，表现为红、肿、热、触痛。短时间内不容易消失。

（2）第 2 期：炎症浸润期。局部红肿部分向外浸润、扩大、变硬，皮肤转为紫红色，疼痛加剧。常有水泡形成，水泡破裂后，呈一潮湿、红润、清洁的创面。

（3）第 3 期：溃疡形成期。轻者，浅层组织感染，脓液流出，溃疡形成。严重者，坏死组织发黑，脓性分泌物增多，有臭味，感染向周围及深部组织扩展，可达骨面，甚至细菌侵入血液循环可引起败血症。

4. 褥疮的预防及处理

（1）预防

① 避免局部长期受压：应经常改换卧位，使骨骼突出部位轮流承受身体重量。鼓励和帮助卧床患者经常翻身，一般 2~3h 翻身 1 次，最长不超过 4h，必要时每 1h 即应翻身 1 次，骨隆突出处可垫气圈、棉圈、海棉垫等。气圈充气 2/3 满，并加布套。对使用夹板或其他矫形器械的患者，应随时进行观察和听取患者的反映，适应调节夹板或器械松紧，并加上松软的衬垫。

② 避免局部刺激：床铺应保持平整无皱褶，清洁干燥无渣屑。对大小便失禁的

患者尤应注意保持皮肤和床褥干燥。使用便盆时，应协助患者抬高臀部将便盆放入，不可使用掉瓷的便盆，防止皮肤擦伤。

③ 促进局部血液循环：经常用温水擦澡、擦背或用热水行局部按摩，可促进循环，改善局部营养状况，对容易发生褥疮的患者，要经常检查受压部位，定期用50％乙醇或红花酒精按摩全背或受压处。按摩时手掌紧贴皮肤，压力由轻到重，再由重到轻，作环形按摩。

（2）处理

① 褥疮早期皮肤出现红肿时，应积极加强护理，增加翻身和按摩次数，防止局部继续受压，同时应注意避免摩擦、潮湿和排泄物的刺激。有条件应将患者换卧气垫床。

② 有水泡时应在无菌条件下吸出水泡内渗液，表面涂以2％碘酒，需要时以无菌敷料覆盖。

③ 创面感染时，处理原则为清洁创面，去腐生新，促其愈合，除全身及局部措施外，伤口可根据情况予以外科换药处理，每周取创面分泌物作细菌培养及药物敏感度测定1次，根据结果，选用药物。

④ 在褥疮治疗护理过程中，可配合理疗，如紫外线或红外线照射，以促使创面干燥，血液循环旺盛。

⑤ 应结合病情，治疗原发疾病，加强营养，改善全身状况，增强机体抵抗力。

三、头发护理

头发的状态可反映出身体的健康情况及精神状态。头发护理是全身卫生护理的一部分，通过头发护理，不仅可以更全面地观察患者的病情，而且可使头发整洁美观，减除痒感，增进患者舒适，增强患者的自尊心和恢复健康的自信心；同时使头皮得到按摩，刺激血液循环，增进毛囊的营养、头发的代谢，预防感染。

（一）床上梳发

1. 目的

①协助不能自理的患者保持头发整洁美观。

②维护患者的自尊，增进患者舒适。

2. 用物

梳子、大毛巾。必要时备橡皮圈或线绳，50％酒精。

3. 操作步骤

① 向患者解释，取得合作。

② 铺大毛巾于枕上，协助患者侧卧或使头偏向一侧，如病情允许，也可采用半坐卧位。

③ 分股梳理。每股由发梢逐渐向上梳，亦可用温水或50％酒精将头发湿润后再梳。

④ 长发梳通后，可编成辫子。

⑤ 整理用物，归还原处。

4. 注意事项

遇有头发打结时，可分绺绕在示指上慢慢梳理，避免因牵拉过紧造成患者疼痛。

（二）床上洗发

1. 目的

① 协助长期卧床患者去除头发、头皮污垢及头皮碎屑，促进头皮的血液循环和毛囊营养，使患者清洁、整齐、舒适、美观，维护患者的自尊。

② 为经过灭虱处理后患者洗净头发。

2. 用物

热水（43～45℃）、大毛巾、橡皮单、纱布、棉球、毛巾、梳子、洗发膏、洗头槽（或脸盆加排水管道）、或橡胶马蹄形垫，电吹风。

3. 操作步骤（以脸盆扣杯法为例）

① 备齐用物至床前，先向患者解释，按需要给予便盆，移开床旁桌椅，关好门窗。

② 患者取仰卧位，将枕头垫在患者肩下，将橡胶单及大毛巾铺于床头及枕头上，床头一边的大毛巾卷起围在患者颈部。患者头下放脸盆，盆内放支头架（如用搪瓷杯时，杯反扣，杯底用小毛巾四折垫好，上盖隔水膜）使患者枕于其上，患者头颈与肩背部呈水平位置。

③ 用纱布遮住患者双眼或嘱患者紧闭双眼，两耳塞棉球。

④ 头发先梳通后，用水将头发湿透，再用洗发膏水搓洗，然后用热水冲洗干净。盆内污水过多时，可利用虹吸原理将污水排出。

⑤ 洗毕，取出脸盆，将肩部的垫枕移至头部，使患者头睡在大毛巾上，取去耳内棉球和遮眼纱布，松开颈部大毛巾，用热毛巾擦干颈部，用大毛巾擦去头发水分，用电吹风吹干头发，将患者的头发梳理整齐。

⑥ 整理床单位，清理用物，归还原处。

4. 注意事项

① 注意保持室温 22～24℃，操作中勿洗湿衣服被单，及时擦干或吹干患者头发，防止患者着凉。

② 洗发时间不宜过长，以免患者疲劳。

③ 洗发过程中随时注意患者的面色、脉搏、呼吸等情况，有异常时应立即停止操作。

（张　新）

第十三节　输液与输血技术

正常人体内，水、电解质、酸碱度都保持。在一定数值，构成机体内在环境的相对稳定，保证机体正常的生理功能。但在疾病和创伤情况下，体液平衡发生紊乱，内环境的稳态不能维持，如不及时纠正，将导致严重后果。输液与输血技术是临床上用于纠正水、电解质平衡失调，恢复内环境稳态的重要措施之一，应及时正确地运用，以保证治疗或急救工作顺利进行。

一、静脉输液法

将大量无菌溶液或药物直接滴入静脉的方法，称为静脉输液法（transfusion）。静脉输液是利用液体静压的物理原理，将液体输入人体的静脉内。

（一）目的

1. 补充水和电解质以预防和纠正体液紊乱。常用于各种原因的失水，或因某些原因不能进食者，如剧烈呕吐、腹泻、大手术后。

2. 纠正血容量不足，维持血压及微循环的灌注量。常用于治疗烧伤、出血、休克等。

3. 输入药液达到解毒、控制感染、利尿和治疗疾病的目的。常用于中毒、各种感染、脑及各种组织水肿，以及各种需要经静脉输入的药物治疗等。

4. 供给营养物质，促进组织修复，增加体重，获得正氮平衡。常用于慢性消耗性疾病，不能进食及胃肠道吸收障碍的患者。

（二）常用溶液

1. 晶体溶液

特点是分子量小，在血管内存留时间短，纠正体液和电解质平衡失调效果显著。

（1）葡萄糖溶液：用于补充热量和水

分，减轻组织分解，防止酮体产生，减少蛋白消耗及促进钾离子进入细胞内。每克葡萄糖热量为 16.480J（4 Cal）。5%～10%葡萄糖溶液进入人体后迅速分解，一般不产生高渗作用，也不引起利尿作用。

（2）等渗电解质溶液：用于补充水和电解质。因为液体的丢失绝大部分并非单纯脱水，常伴有电解质丧失。血液中钠离子的多少关系到血浆容量的多少，缺钠时，血浆容量下降。补液时应注意维持水与电解质的平衡。常用的含钠溶液，包括 0.9%氯化钠、复方氯化钠（林格等渗溶液）、5%葡萄糖氯化钠。

（3）碳酸氢钠溶液：为碱性药物，用于调节酸碱平衡。碳酸氢钠输入人体后，解离成钠离子和碳酸氢根离子，可接收体液中过剩的氢离子生成碳酸。此外，碳酸氢钠还可直接提高血中二氧化碳结合力。其优点为补碱迅速，不容易加重乳酸血症。碳酸氢钠在中和酸以后生成的碳酸以二氧化碳形式经肺呼出。因此，对呼吸功能不全的患者，使用疗效受限。常用的碳酸氢钠溶液浓度为 5%和 1.4%两种，前者为高张液，后者为等张液。

（4）乳酸钠溶液：亦为碱性药物，用于调节酸碱平衡。乳酸钠可解离为钠离子和乳酸根离子，钠在血液中与碳酸氢根结合，形成碳酸氢钠。乳酸根离子可接收氢离子生成乳酸。但休克、肝功能不全、缺氧、右心衰竭的患者或新生儿，由于机体对乳酸的利用差，容易加重乳酸血症，故不宜使用。常用的乳酸钠溶液浓度为 11.2%和 1.84%两种，前者为高张液，后者为等张液。

（5）高渗溶液：用于利尿脱水。常用的高渗溶液有 20%甘露醇、25%山梨醇、25%葡萄糖溶液等。

2. 胶体溶液

特点是分子量大，在血管内存留时间长，对维持血浆胶体渗透压，增加血容量，提高血压有显著效果。

（1）右旋糖酐：是多糖类高分子聚合物，常用的溶液有两种，即中右旋糖酐-70 及右旋糖酐-40。右旋糖酐有提高血浆胶体渗透压和扩充血容量的作用，每克右旋糖酐能增加血浆容量 15ml，500ml 可扩充容量 1200ml。因此，静脉滴注右旋糖酐能增加静脉回心血量和心输出量，降低血液黏稠度，加速血液的流动，改善血液循环，升高血压，并有抗血栓的作用。右旋糖酐-40 还能覆盖于红细胞、血小板及血管内皮细胞表面，在正常情况下，使它们表面的负电荷增加，防止红细胞和血小板聚集，从而预防闪休克引起的小血管血栓形成。

（2）羟乙基淀粉（706 代血浆）：为化学合成的多糖类聚合物，化学结构与右旋糖酐基本相同，其扩容作用良好，输入后使循环血量及心输出量均增加，在体内停留时间较右旋糖酐长，过敏反应少，急性大出血时可与全血共用。

（3）血液制品：有 5%白蛋白和血浆蛋白等。输入后能提高胶体渗透压，扩大和增加循环血容量，补充蛋白质和抗体，有助于组织修复和增强机体免疫力。

3. 高营养溶液

能供给患者热量维持其正氮平衡，并供给各种维生素和矿物质。凡是不能经消化道供给营养或摄入不足者都可用静脉插管输注这种高营养溶液。其成分主要由氨基酸、维生素、电解质、矿物质、高浓度葡萄糖或右旋糖酐以及水分组成。制剂根据患者的不同需要新鲜配制，在配制时必须严格掌握无菌技术操作，同时在溶液内不得添加与营养素无关的内容物。

（三）用物

1. 注射盘内有密闭式输液器或开放式输液器（根据需要选用）。密闭式输液器包括长输液管（粗针头→短管→莫菲滴管→长管→调节器→接管）、短空气管及粗针头。开放式输液器包括带盖输液瓶（常用 500ml，小儿 100ml）并连接短橡胶管→莫菲滴管→长橡胶管→玻璃接管。另有输液头皮针、止血带、止血钳、胶布、纱布 1 块、棉签、弯盘。

2. 药液、加药用注射器及针头。

3. 网套或输液篮、输液架，必要时备小夹板及绷带。

（四）输液途径及方法

静脉输液时，应根据患者的病情缓急，病程长短，身体胖瘦和患者的年龄、性别、神志、体位、即将进行的手术部位等情况选择血管，并根据输入溶液的特性及量选择适当的输液途径。不同的输液途径对应不同的输液方法。常用的输液方法有：

1. 周围静脉输液法

一般患者多选用四肢表浅静脉进行输液，上肢常用肘正中静脉、头静脉、贵要静脉、手背静脉。下肢常用的有大隐静脉、小隐静脉、足背静脉网。

（1）密闭式输液法（close transfusion method）：利用原装密封瓶插入密闭式输液器进行输液，其操作简便，污染机会少，运用广泛。操作方法如下：

① 核对药液瓶签（药名、浓度、剂量和有效期），检查瓶口有无松动、玻璃有无裂缝、将瓶上下轻摇 2 次，对光检查药液有无浑浊、沉淀、絮状物等，确实无误后方可套上网套。

② 撬开液体瓶铝盖中心部分，用碘酊、

乙醇消毒，插入输液导管。如须加入药物则填写药物标签，注明床号、姓名、药名、剂量、浓度、日期等。

③ 备齐用物置床边。核对床号、姓名、药名、剂量、时间、用法、浓度。嘱患者小便，取舒适卧位，同时选择静脉。

④ 倒挂液体瓶于架上，进行排气，倒置莫菲滴管，滴管下导管上举，挤压滴管上部导管，使药液平面达莫菲滴管 1/2～2/3 时，将滴管和滴管下导管随着液平面缓慢放下。排气成功后，止血钳夹住待用，准备胶布 4 条。

⑤ 扎止血带，常规消毒皮肤，嘱患者握拳。

⑥ 取下导管，连接输液针头，排液于弯盘内并检查有无气泡，用止血钳夹紧输液导管，按静脉注射法穿刺，见回血后将针头送入少许，一手扶针头，另一手放止血带，止血钳，待液体输入通畅后，以胶布固定针头，穿刺处盖以消毒纱布或棉球。必要时，用夹板固定肢体。

⑦ 根据情况调节输液速度，一般成人约 60～80 滴/min，小儿 20～30 滴/min，心肺疾病患者，婴幼儿输入宜慢，严重脱水心肺功能良好者可稍快，高渗盐水、含钾药物及血管活性药物等宜慢。

⑧ 需要继续输液者，先除去第 2 瓶上铝盖中心部分，消毒后，拔出第 1 瓶内通气管，输液管插入第 2 瓶内，待滴液通畅，方可离去。

⑨ 输液毕，夹紧输液导管，撤胶布，用干棉球按压穿刺点，拔除针头，按压持续 3～5min，观察穿刺点无出血方可离去。

⑩ 清理用物，一次性输液器及针头应剪开毁形，浸泡消毒后送供应室处理。

（2）开放式输液法（open transfusion method）：此法能灵活变换输入液体种类及

数量，可随时按需要加入各种药物，多用于危重患者、大手术患者或病儿急救时给药。缺点是容易被污染。故操作时须严格遵守无菌原则。操作方法如下：

① 检查、核对药液（同密闭式输液法）。

② 去除液体瓶铝盖，以无菌操作取下橡皮塞，用乙醇消毒瓶口，打开输液吊瓶包，检查装置是否完善，夹紧输液管，一手拿吊瓶并将导管根部折叠夹在手指间，一手取液体瓶，先倒出少量液体于弯盘内冲洗瓶口，倒入少量溶液（约30～50ml）冲洗输液吊瓶和输液管，将液体排入弯盘。然后倒入所需溶液。

③ 其余同密闭式输液法。

2. 头皮静脉输液法

小儿头部表浅静脉极为丰富，较大的有颞浅静脉、额静脉、耳后静脉及枕静脉。头皮静脉分支甚多，互相沟通，交错成网，且静脉表浅易见，不宜滑动，便于固定，适宜小儿输液时运用。操作方法如下：

（1）同周围静脉输液法备好输液导管，用5ml注射器抽取适量生理盐水接上静脉头皮针头。

（2）必要时剃去局部头发，由助手固定病儿肢体及头部，操作者立于病儿头侧选择静脉，用70%乙醇消毒局部皮肤，待干。

（3）仔细寻找适当的静脉作穿刺，注意须和动脉相鉴别，经脉外观呈微蓝色，无波动，管壁薄，易被压瘪，较易固定，不容易滑动，血液多呈向心方向流动。动脉外观呈正常皮肤色或浅红色，有波动，管壁厚，不容易被压瘪，血管易滑动，血液多呈离心方向流动。

（4）用左手拇指、示指分别固定静脉两端，右手持静脉头皮针沿静脉向心方向

平行刺入，边进针边轻轻回抽，如见回血，缓缓推入少许生理盐水，如确定针在血管内即予固定，并接上输液导管。

（5）根据病情和年龄调节滴数，一般每分钟不超过20滴。

3. 颈外静脉穿刺置管输液法

颈外静脉属于颈部最大浅静脉，在下颌角后方垂直下降，越过胸锁乳突肌后缘，于锁骨上方穿过深筋膜，最后进入锁骨下静脉，因其行经表浅，位置较恒定，易于穿刺。长期输液而周围静脉不容易穿刺者，或周围循环衰竭的危重患者，须测中心静脉压，或静脉高营养输液时，均可用此法。

（1）用物

① 无菌穿刺包：带内心的穿刺针2枚（16号、12号）长度5～6cm、硅胶管2根，（与穿刺针内径粗细相同）、平头针头2枚、洞巾1块、小纱布1块、纱布数块、弯盘、注射器2副（5ml、10ml）、小弯刀1把。

② 其他：无菌手套、利多卡因10ml 1支、生理盐水10ml、宽胶布（4cm×4cm）、注射盘、静脉输液装置及备用药液。

（2）穿刺部位：选择下颌角和锁骨上缘中点连线上1/3处为穿刺点。

（3）操作方法

① 备齐用物至床前，核对床号、姓名，向患者解释，取得合作。

② 同周围静脉输液法，备好输液器及药液，挂于输液架上。

③ 去床头架，患者去枕平卧，头偏向对侧，肩下垫薄枕，使头低肩高，充分暴露颈外静脉。

④ 常规消毒皮肤，打开无菌穿刺包，戴手套，铺洞巾。操作者立于床头，取5ml注射器，由助手配合抽取利多卡因4～5ml，在穿刺点上行局部麻醉。

⑤ 用10ml注射器吸满生理盐水，以平

针头连接硅胶管，并排尽空气备用。

⑥ 视静脉粗细，取相应穿刺针，左手拇指绷紧穿刺点上方皮肤，助手以手指按在颈静脉三角处，使静脉充盈。

⑦ 穿刺前先用小弯刀尖端，在穿刺点上刺破皮肤作引导，再手持穿刺针呈45°进针，入皮后呈25°沿静脉方向穿刺，见回血，立即抽出穿刺针内芯，左手拇指用纱布堵住针栓孔，右手快速取硅胶管送入针孔内10cm左右，一边抽回血一边慢慢注入生理盐水，观察导管是否在血管内，同时防止血液在血管内凝固，当确定导管在血管内后，右手轻压于穿刺针尖端，左手缓缓退出穿刺针。退出穿刺针后，再一次抽回血，注入生理盐水，检查导管是否在血管内，检查无误，移去洞巾，接备用液体。

⑧ 用小纱布覆盖在穿刺点上，再取宽胶布固定在小纱布上，导管与输液管接头处以无菌纱布包扎并用胶布固定在颌下，清理用物。

⑨ 停止输液时，拔出硅胶管，用乙醇棉球消毒穿刺口，盖一无菌小纱布。

（五）注意事项

1. 严格无菌操作及查对制度。

2. 加入药物时应注意配伍禁忌，并在瓶签上注明床号、姓名、药名、剂量。

3. 根据病情安排输液顺序，并根据治疗原则，按急、缓及药物半衰期等情况，合理分配用药。

4. 输液前要排尽输液管及针头内空气，药液滴尽前要及时更换输液瓶或拔针，严防造成空气栓塞。

5. 输液过程中应加强巡视，及时处理输液故障，并填写输液巡视卡，保持输液通畅，防止液体滴空和针头堵塞及滑出。

6. 根据病情调节滴速，对患心、肺、肾疾病的患者，或老年患者，婴幼儿以及输注高渗盐水，含钾及升压药液等的患者时，输液务必谨慎，速度宜慢。

7. 密切观察有无输液反应，如有心悸、畏寒、持续咳嗽等情况，应立即减慢或停止输液，并通知医生，及时处理。

8. 长期输液者，注意保护和合理使用静脉，一般从远端小静脉开始穿刺。

9. 颈外静脉穿刺置管时，若插入过深，则较难通过锁骨下静脉与颈外静脉汇合角处，此时可牵拉颈外静脉使汇合角变直，若仍不能通过则应停止送入导管，并轻轻退出少许，在此固定输液，防止盲目插入使导管在血管内打折。如果管质硬，可能会刺破血管发生意外。

10. 当颈外静脉输液暂停时，可用0.5％肝素2ml封管，防止血液凝集在血管内，若已经发生凝血，应先用注射器抽出血凝块，再注入药液，或边抽出边拔管，切忌凝血块推入血管。

11. 每天更换穿刺点敷料，常规消毒穿刺点，观察局部有无红肿。一般导管保留4～7d。

12. 须持续输液者，应每天更换输液管。

（六）常见输液故障的排除

1. 滴液不畅

（1）针头滑出血管外，液体注入皮下组织，局部肿胀、疼痛，应另选血管重新穿刺。

（2）针头斜面紧贴血管壁妨碍液体滴入，可调整针头位置或适当变换肢体位置，直到滴注通畅为止。

（3）压力过低：为患者周围循环不良或输液瓶位置过低所致，可适当抬高输液瓶位置。

（4）静脉痉挛：滴液不畅，但有回血抽出，可局部热敷缓解痉挛。

（5）针头阻塞：滴液不畅，又无回血抽出时，应考虑针头阻塞，此时切忌强行挤压导管或冲洗，应更换针头，另行穿刺。

2. 莫菲滴管内液面过高

可将输液瓶从输液架上取下。倾斜液体面，使输液管插入瓶内的针头露出液面上，必要时用手挤压输液管上端，瓶内。空气即进入输液管内，让液体缓缓流下，直至露出液面，再挂于输液架上，继续进行输液。

3. 莫菲滴管内液面过低

捏紧莫菲滴管下端输液管，同时挤压上端输液管，迫使液体进入莫菲滴管内。

4. 漏气或裂痕

输液过程中如果莫菲滴管内液面自行下降，应检查上端输液管和莫菲滴管有无漏气或裂隙，必要时，予以更换。

（七）输液反应及防治

1. 发热反应

（1）原因：常因输入致热物质（致热源、死菌、游离的菌体蛋白、药物成分不纯等）而引起。多由于输液瓶清洁消毒不完善或污染，输入溶液制品不纯，消毒保存不良所致。

（2）症状：表现为发冷、寒战、发热。轻者发热常在38℃左右，严重者初起寒战，继之高热达40℃以上，并有恶心、呕吐、头痛、脉速等症状。

（3）防治

① 减慢滴数或停止输液，并通知医生。

② 对高热患者给予物理降温，必要时，按医嘱给抗过敏药物或激素治疗。

③ 保留剩余溶液和输液器，必要时送检验室作细菌培养。

2. 循环负荷过重反应

（1）原因：为输液速度过快，短时间内输入过多液体，使循环血容量急剧增加，心脏负担过重而致。

（2）症状：患者突然胸闷、呼吸急促、咳嗽、面色苍白、出冷汗，心前区有压迫感或疼痛、咯泡沫样血性痰，严重时大量泡沫样血性液体可由口鼻涌出，肺部广布湿性啰音，心率快，心律不齐。

（3）防治

① 在输液过程中，注意滴注速度不宜过快，液量不可过多，对心功能不全、老年人、儿童尤需注意。

② 如发现上述肺水肿症状时，应立即停止输液，并通知医生，可能时让患者取端坐位，两腿下垂，以减少下肢静脉回流，减轻心脏负担。

③ 给予高流量氧气吸入，并在湿化瓶内盛20％～30％乙醇溶液，以减低肺泡内泡沫表面的张力，使泡沫破裂消散，从而改善肺部气体交换，减轻缺氧状态。

④ 按医嘱给予镇静剂、扩血管药物、平喘和强心药物。

⑤ 必要时进行四肢轮扎，用橡胶止血带或血压计袖带在四肢适当加压，以阻断静脉血流，但动脉血仍可通过。每5～10min轮流放松一个肢体上的止血带，可有效地减少静脉回心血量。待症状缓解后，止血带应逐渐解除。

3. 静脉炎

（1）原因：为长期输注浓度较高、刺激性较强的药物或静脉内放置刺激性较强的塑料管时间过长，而引起的局部静脉壁化学性反应；或在输液过程中，因无菌操作不严而引起局部静脉的感染。

（2）症状沿静脉走向出现条索状红线，局部组织发红、肿胀、灼热、疼痛，有时伴有畏寒、发热等症状。

(3) 防治

① 严格执行无菌技术操作，对血管壁有刺激性的药物，应充分稀释后应用，并防止药物溢出血管外。同时，要有计划地更换注射部位，以保护静脉。

② 患肢抬高并制动，局部用95%乙醇或50%硫酸镁行热湿敷。

③ 超短波理疗。

④ 如合并感染，根据医嘱给予抗生素治疗。

4. 空气栓塞

(1) 原因：输液时空气未排尽，输液管衔接处连接不紧有漏缝，或加压输液、输血时无人在旁看守，均有发生空气栓塞的危险，进入静脉的空气，首先被带到右心房，然后进入右心室，如空气量少，则被右心室压入肺动脉并分散到肺小动脉内，最后到毛细血管，因而损害较小，如空气量大，则空气在右心室内，阻塞肺动脉的入口，使血液不能进入肺内，引起严重缺氧，可造成立即死亡。

(2) 症状：患者胸部感到异常不适，随即发生呼吸困难和严重发绀，听诊心前区，可闻及一响亮的、持续的"水泡声"。

(3) 防治

① 立即置患者于左侧卧位和头低脚高位置，此位置在吸气时可增加胸内压力，以减少空气进入静脉。左侧位可使肺动脉的位置在右心室的下部，气泡则向上漂移到右心室，避开肺动脉入口。由于心脏跳动，空气被混成泡沫，可分次小量进入肺动脉内。

② 氧气吸入。

③ 加压输液或输血时，应守护患者，严密观察病情，防止发生意外。

二、静脉留置针输液法

静脉留置针又称套管针，其作勾头皮针的换代产品，已于30年前在欧美国家普及使用。10年前在亚洲一些较发达的国家和地区也以套管针取代头皮针，使其成为临床输液的主要工具。静脉留置针可用于静脉输液、输血、动脉及静脉抽血等治疗，目前已在我国推广使用。尤其对长期输液、年老、衰弱、血管穿刺困难的患者，用静脉留置针输液法有其优越性。

(一) 目的

1. 保护患者静脉，避免反复穿刺的痛苦。

2. 随时保持通畅的静脉通道，便于急救和给药。

3. 同静脉输液法。

(二) 用物

1. 静脉留置针一套（代替静脉头皮针）。

2. 其余物品同静脉输液法。

(三) 留置针结构

由针头部与肝素帽2部分组成。

1. 针头部

为软硅胶导管后接硬塑回血室，内有不锈钢针芯，针芯尖端突出于软硅胶导管的针头部。

2. 肝素帽

前端是硬塑活塞，后端有橡胶帽封闭，帽内有腔和中空管道，可容纳肝素。

(四) 操作方法

1. 备齐用物携至床前，核对床号、姓名，向患者解释取得合作。

2. 同静脉输液法备好输液器及药液,挂于输液架上。

3. 选择弹性好、走向清晰的四肢静脉,扎止血带,常规消毒皮肤。

4. 打开静脉留置针包装,去除针套,检查产品的完整性。

5. 旋转松动外套管,以消除套管与针芯的粘连。

6. 左手绷紧皮肤,右手拇指与示指握住留置针回血室两侧,使针尖斜面向上与皮肤呈 40°左行穿刺,同时观察回血室部。

7. 见到回血后,调整穿刺角度至 10°左右,顺静脉走向将留置针推进 0.5～1cm,以保证外套管也在静脉内。

8. 右手握住留置针回血室部,使针芯固定,以针芯为支撑,左手将外套管全部送入静脉内。

9. 松开止血带。可放置纱布(2cm×2cm)于针座下,以左手无名指(或小指)按压导管尖端处静脉(防止溢血),抽出针芯。

10. 右手取肝素帽迅速插入导管内。

11. 常规消毒肝素帽的橡胶塞,将已备好的输液器头皮针插入肝素帽内。

12. 胶布固定留置针,调节滴数同静脉输液法。

13. 如需暂停输液,拔出输液器的头皮针,常规消毒静脉帽的橡胶塞,用注射器向静脉帽内注入稀释肝素溶液 0.4～0.6ml(肝素 100mg 稀释成 4ml),使导管与肝素帽充满,并以边推注边拔针的方法拔出注射器针头。

14. 再次输液时,常规消毒肝素帽的橡胶塞,先推注 5～10ml 等渗盐水冲管,再将头皮针刺入肝素帽内完成输液。

(五)注意事项

1. 每次输液前后检查穿刺部位及静脉走向有无红、肿、热、痛及静脉硬化,询问患者有无不适。发现异常及时拔除导管。

2. 其余各项同静脉输液法。

三、静脉输血法

静脉输血(blood transfusion)是将血液通过静脉输入体内的方法,是战时急救或平时创伤和疾病治疗的重要手段之一。近年来,输血理论与技术进展迅速,成分输血已在临床广泛应用,这不仅节约了大量血源,也显著减少了由输注全血引起的不良反应。

(一)目的与适应证

1. 补充血容量,用于各种原因引起的急性大出血,以增加有效循环血量,提升血压,增加心输出量,预防和治疗休克。

2. 纠正贫血,用于血液系统疾病引起的严重贫血及某些慢性消耗性疾病的患者,以增加血红蛋白含量,提高血液携带氧的能力,改善组织器官的缺氧状况。

3. 补充血浆蛋白,用于低血浆蛋白血症患者以及大出血、大手术的患者,以增加蛋白质,改善营养,维持胶体渗透压,减少组织渗出和水肿,保持有效循环血量。

4. 补充凝血因子和血小板,用于大出血和血友病患者,以改善凝血作用,有助于止血。

5. 补充抗体、补体等血液成分,用于细胞或体液免疫力缺乏的患者,以增加机体抵抗力,提高机体抗感染能力。

6. 排除有害物质,用于一氧化碳、苯酚等化学物质中毒,血红蛋白失去运氧能力或不能释放氧气供组织利用时,以解除中毒症状,改善组织器官的缺氧状况。溶血性输血反应及重症新生儿溶血病时,可采用换血法。为排除血浆中的自身抗体,可采用换血浆法。

（二）禁忌证

对急性肺水肿、肺栓塞、充血性心力衰竭、恶性高血压、真性红细胞增多症等，应禁忌输血。肾功能不全的患者输血也应慎重。

（三）血型和血液制品种类

1. 血型种类及分型依据

（1）ABO血型：在人血液的红细胞内可含2种凝集原，分别称为凝集原A和凝集原B，根据红细胞内所含凝集原的不同，可将人的血液分为4型。红细胞内含凝集原A者，血型为A型；含凝集原B者，为B型；含凝集原A和B者，为AB型；红细胞内不含凝集原者，为O型。而在人的血清中另含2种与A、B凝集原相对抗的凝集素，分别称为抗A和抗B凝集素，A型血的血清中含抗B凝集素，B型的血清中含抗A凝集素，AB型的血清中不含凝集素，O型血的血清中含抗A、抗B2种凝集素。

（2）Rh血型：Rh血型中以D抗原为最强，临床上一般用抗D血清来确定Rh血型。若受检者红细胞被抗D血清凝集，则受检者为Rh阳性。不被凝集者为阴性。

Rh血型的发现，解决了由于Rh因子而引起新生儿溶血的诊断，以及由Rh血型不合引起的溶血反应。

2. 血型鉴定和交叉配血试验

A、B、O、AB血型鉴定，是采用已知的抗A、抗B血清来检查红细胞的抗原，来确定人的血型。也可采用正常人的A型和B型红细胞，作为指示红细胞，检查血清中的抗体来确定血型。同时采肌这2种方法检查，可起到核对作用，并防止用弱

抗原核定血型。

为了确保输血的安全，输血除了作血型鉴定外，用同型血输血，事先须将供血者和受血者血液作交叉试验，即将受血者血清和供血者血细胞混合（称直接交叉试验），再将供血者血清和受血者红细胞混合（称间接交叉试验），观察结果，必须无凝集现象，方可进行输血。交叉配血试验无论直接、间接哪一侧有凝集都表示血型不配合。

从理论上讲，O型血可输给其他各型而不发生凝集，而AB型血可接受其他各型血，但在临床上仍以输同型血为原则。

3. 血液制品种类

血液由血细胞和血浆2大部分组成。随着输血技术的进展，从输全血到输成分血，血液制品的种类大大增加。

（1）全血

① 新鲜血：基本上保留血液原来各种成分，对血液病患者尤其适用。

② 库存血：库存血每袋含全血200ml，保存液50ml，在4℃冰箱内冷藏，可保存2~3周。库存血中的有效成分随着保存时间的延长而发生变化，其中红细胞平均每天损坏率为1%左右，白细胞仅能存活3~5d，而且分叶核粒细胞24h即丧失功能，血小板易凝集破坏，24h后逐渐减少，3d后无治疗价值。含保存液的血液pH值为7.0~7.25，随着保存时间延长，葡萄糖分解，乳酸增高，pH值逐渐下降，保存到21d时，pH值为6.8。另外，由于红、白细胞逐渐破坏，细胞内钾离子外溢，使血浆钾离子浓度升高。因此，大量输库存血时，要警惕酸中毒和高血钾的发生。

③ 自体血：择期手术前采集自体血液并保存，待术中或术后回输；大出血急诊手术时，术中将体腔中积血回收，经过滤、

去泡沫和抗凝处理，并回输。

输自体血，不需要作血型鉴定和交叉配血试验，不会产生免疫反应，既节省血源，又防止发生输血反应。

（2）成分血

① 血浆：是全血经分离后的液体部分，主要成分为血浆蛋白，不含血细胞，无凝集原，可分为下列几种：a. 新鲜血浆：含所有凝血因子，适用于缺乏凝血因子的患者；b. 保存血浆：适用于血容量及血浆蛋白低的患者；c. 冰冻血浆：－30℃低温下保存，有效期5年，应用时放在39℃温水中熔化；d. 干燥血浆：冰冻血浆放在真空装置下加以干燥而成，保存时间为5年，应用时可加适量等渗盐水或0.1％枸橼酸钠溶液溶解。

② 红细胞：分2种，一种是全血去除血浆后余下的部分，为浓缩红细胞，仍含少量血浆，可直接输用，也可加等渗盐水配成红细胞悬液备用。适用于贫血和一氧化碳中毒的患者。另一种是洗涤红细胞，即红细胞经等渗盐水洗涤3次后，再加入适量等渗盐水，含抗体物质少，适用于脏器移植术后患者及溶血性贫血患者。

③ 白细胞：经分离后再添加羟乙基淀粉注射液，可增加粒细胞的获得率，适用于白血病患者。

④ 血小板：分离出的血小板血浆，适用于血小板缺乏的患者。

⑤ 白蛋白制剂：从血浆中提取，临床上常用5％的白蛋白制剂，能提高机体血浆蛋白及胶体渗透压，用于治疗外伤、肾病、肝硬化和烧伤等低蛋白血症。

⑥ 各种凝血制剂：可针对性的补充某些凝血因子的缺乏，如抗血友病球蛋白（AHG）、凝血酶原复合物等。

⑦ 免疫球蛋白和转移因子等：含有多种抗体，可增加机体免疫力。

（3）血液代用品：为具有类似血浆胶体特性的人工胶体溶液，能暂时起到血浆容量的替代作用，临床使用不仅能补充循环血量和周围血管的血容量，还能起到预防和治疗休克的作用。

① 含异体蛋白的血液代用品：临床上常用的是明胶溶液（氧聚明胶和变性液体明胶）。

② 含植物胶体的血液代用品：用玉米淀粉制成，含有植物糖类的羟乙基淀粉（706），价格低廉，性能稳定，能长期保存，无过敏性，增加血容量的作用明显。

③ 含合成胶体的血液代用品。

④ 水解蛋白：即蛋白的水解产物。

目前，国外开展的"人工血"研究，将具有携氧能力的物质作为血液代用品，如"人工血红蛋白"、"人工细胞"等，使输血理论与技术向更纵深的方向发展。

（四）成分输血

1. 一般概念

血液内含有许多功能不同的成分，因此具有多种生理功能。成分输血是根据血液成分比重不同，使用血液分离技术，将新鲜血液快速分离成各种成分，然后根据患者需要，输注一种或数种成分。一份血可分成一种或多种成分，输给不同患者，而一个患者可接受来自不同供血者的同一成分，这样可发挥更大的临床治疗作用。这种现代输血技术，无论从医学生理学理论或从免疫学角度均表现出极大优越性，是输血领域中的新进展。

2. 血液成分分离法

（1）连续自动单采分离法：即连续自动地进行血液分离。血液从供血者的一侧肢体静脉流出，通过自动分离器把所需要的血液成分分离出来，其余部分再从另一侧肢体静脉输回供血者体内，如此反复循环，采集适量成分血保存。这种方法安全可靠、效果好，容易被供血者接受。

（2）非连续手工分离法：采集 200ml 全血后，放于有血液保存液的血袋中，再通过分离器，将血液作成分分离，并各自保存。

3. 成分输血的特点

（1）成分血中单一成分少而浓度高，除红细胞制品以每袋 100ml 为一单位外，其余制品，如白细胞、血小板、凝血因子等每袋规格均以 25ml 为单位。

（2）成分输血每次输入量为 200～300ml，即需要 8～12 单位（袋）的成分血，这意味着 1 次给患者输入 8～12 单位供血者血液。

（3）有的成分血，如白细胞、血小板等，存活期短，为确保成分血的效果，以新鲜血为宜，且在 24h 内必须输入体内。

（五）输血原则和输血前准备

1. 输血原则

（1）无论输全血或输成分血，均应采用同型血。

（2）患者如果需要再次输血，则必须重复做交叉配血试验。以排除机体已产生抗体，有发生不良反应的可能。

（3）在紧急情况下，如无同型血，则可用 O 型血输给他人，AB 型者可接受其他血型血，但直接交叉配血试验应不凝集，而间接交叉配血试验可有凝集。因为输入的量少，输入的血清中的抗体可被受血者体内大量的血浆稀释，而不足以引起受血者的红细胞凝集，故不出现反应。因此，在这种特殊情况下，必须 1 次少量输入，最多不超过 400ml，且输入速度要慢。

2. 输血前准备

（1）认真填写输血申请单，抽血标本后，送血库作血型鉴定和交叉配血试验。

（2）根据输血医嘱，凭提血单取血，并和血库人员共同认真作好三查八对。三查：血的有效期、血的质量、输血装置是否完好。八对：姓名、床号、住院号、血瓶（袋）号、血型、交叉配血试验结果、血的种类、剂量。核对完毕，在交叉配血试验单上签上核对者姓名。

（3）血液从血库取出后，勿剧烈震荡，以免红细胞大量破坏而引起溶血。库血不能加温，以免血浆蛋白凝固而引起反应。如输血量较多时，可在室内放置 15～20min 后再输入。

（六）静脉输血方法

1. 间接输血法

目前均采用密闭式输血法。

（1）用物：一次性输血器一套，其装置和静脉输液器基本相同，只是用滤血器代替莫菲滴管，滤血器的网孔，可去除大的细胞碎屑和纤维蛋白等微粒，而血细胞、血浆等均能通过滤网。其他用物同密闭式静脉输液法。

（2）操作方法：先用等渗盐水进行静脉滴注。护士 2 人仔细进行"三查八对"，确定无误后，以手腕旋转动作将血袋轻轻摇匀，用 2% 碘酒和 70% 乙醇消毒贮血袋上长塑料管上套的一段橡胶管，将等渗盐水瓶上的针头拔出，插入上述已消毒部位。根据病情调节滴速，观察 10min 无不良反应可加快滴速，成人一般为 40～60 滴/min。待血液将输完时，继续滴入少量等渗盐水，力求把输液管内的全部血液输完。

2. 直接输血法

将供血者的血液抽出后，立即输给患

者的一种方法，常用于婴幼儿少量输血或无血库而患者急需输血时。

（1）用物：除静脉注射用物外，治疗盘内铺无菌巾，放50ml注射器数副（根据输血量决定）及针头，4％枸橼酸钠等渗盐水。

（2）操作方法：在无菌注射器内抽取一定量的抗凝剂（每50ml血中加4％枸橼酸钠等渗盐水5ml），从供血者静脉内抽出血液，直接行静脉推注输给患者。操作由3人共同协作，一人抽血，一人传递，另一人作静脉推注。如连续输血可更换注射器而不需要拔出针头，用手指压住穿刺点前端避开针尖处，以减少出血。输血结束后，拔出针头，用棉球按压穿刺点片刻，以纱布和胶布覆盖针眼。

（七）注意事项

1. 在取血和输血过程中，严格执行查对制度和无菌技术。

2. 如用库血，须认真查对库血质量。正常血液分2层，上层血浆呈黄色，下层血细胞呈暗红色，两者间界限清楚，无凝块。如血浆变红，血细胞呈暗紫色，界限不清楚，提示可能有溶血，不能使用。

3. 血液自血库取出后应在30min内输入，避免久放使血液变质或污染。

4. 输注2个以上供血者的血液时，应间隔输入少量等渗盐水，避免产生免疫反应。

5. 血液内不可随意加入其他药品，如钙剂、酸性及碱性药品；高渗或低渗液体，以防血液凝集或溶解。

6. 输血过程中应密切观察患者有无局部疼痛，有无输血反应，如有严重反应，应立即停止输血，并保留余血，以备检查分析原因。

7. 输注成分血时还需要注意

（1）成分血（除红细胞外）必须在24h内输完（从采血开始计时）。

（2）除血浆和白蛋白制剂外，其他各种成分血在输入前均须进行交叉配合试验。

（3）输成分血的全过程应在严密监护下进行，护士不能擅自离开患者，因每25ml一袋的血液，几分钟即可输完。

（4）由于一次输入多个供血者的成分血，故在输血前根据医嘱给抗过敏药物，以减少过敏反应的发生。

（5）如患者在输成分血的同时，还须输全血，在此情况下，应先输成分血，后输全血，以保证成分血新鲜输入。

（八）输血反应及防治

1. 发热反应

（1）原因：可由致热原引起，如保养液或输血用具被致热原污染，或系受血者在输血后产生白细胞抗体和血小板抗体所致的免疫反应；或操作时违反无菌原则，造成污染。

（2）症状：可发生在输血过程中或输血结束后，有畏寒或寒战、发热，体温可达40℃，伴有皮肤潮红、头痛，一般无血压下降，症状持续1～2h后缓解。

（3）护理措施：反应轻者，减慢滴速可使症状减轻，严重者停止输血，密切观察生命体征，给予对症处理，并通知医生。必要时按医嘱给解热镇痛药和抗过敏药，如异丙嗪或肾上腺皮质激素等。

2. 过敏反应

（1）原因

① 患者是过敏体质，平时对某些药物容易引起过敏，血液中的异体蛋白质同过敏机体的蛋白质结合，形成完全抗原而致敏。

② 输入血液中含有致敏物质，而发生抗原抗体结合的免疫反应。

（2）症状：轻度过敏有皮肤瘙痒、荨麻疹、轻度血管水肿（表现为眼睑、口唇水肿）。中度过敏可发生喉头水肿而引起呼吸困难，由于支气管痉挛，两肺可闻及哮鸣音。重度过敏可出现过敏性休克。

（3）护理措施：按反应轻重给予处理，轻者减慢输血速度，给予抗过敏药物。重者应立即停止输血，根据医嘱给0.1%肾上腺素0.5～1ml皮下注射，静注氢化可的松、地塞米松等抗过敏药物。喉头水肿严重者，协助医生作气管内插管或气管切开。如出现休克，按抗休克处理。

3. 溶血反应

（1）原因

① 输血前红细胞已被破坏溶解，如血液贮存过久，输血时加温，震荡过剧，血液内加入高渗或低渗溶液，或影响pH值变化的药物；或受到细菌污染，细菌以枸橼酸钠为营养，消耗枸橼酸钠而使血液凝固，红细胞溶解。

② 输入异型血，即供血者和受血者血型不符而造成血管内溶血，这是输血反应中最严重的一种，反应快，输入10～15ml即出现症状。

③ ABO血型虽系同型，但Rh因子系统不同而引起溶血。在人类红细胞中除含有A、B凝集原外，还有另一种凝集原，称Rh因子。中国人99%为阳性，1%为阴性。Rh阴性者经输入Rh阳性血液后，第一次输入不发生反应，但输血肝2～3周即有抗Rh阳性的抗体产生，下一次再接受Rh阳性血液，即可产生溶血反应。Rh因子不合引起的症状较慢，较少见，一般可几小时至几天后才发生反应。

（2）症状：典型症状是在输血10～

20ml后（约5min）发生，开始阶段，由于红细胞凝集成团，阻塞部分小血管，可引起头胀痛，面部潮红，恶心呕吐，心前区压迫感，四肢麻木，腰背部剧痛。第2阶段，由于凝集的红细胞发生溶解，大量血红蛋白散布到血浆中，以致出现黄疸和血红蛋白尿（尿呈酱油色）。同时伴以寒战、高热、呼吸急促和血压下降等休克症状。最后阶段，由于大量溶解的血红蛋白从血浆进入肾小管，遇酸性物质变成结晶体，使肾小管阻塞。另外，抗原和抗体的相互作用，又引起肾小管内皮缺血、缺氧而坏死脱落，致使肾小管阻塞，而出现急性肾功能衰竭的症状。表现为少尿或无尿，患者常因尿毒症而导致死亡。

溶血反应还可伴有出血倾向。红细胞破坏后，可释放凝血物质，从而引起弥散性血管内凝血（disseminated intravascular coagulation，DIC），消耗血小板和凝血因子以致出血。

（3）护理措施

① 立即停止输血，保留血标本和剩余血送检验室重新鉴定，并通知医生。

② 保持静脉输液通道，供给升压药和其他药物。

③ 双侧腰封，并用热水袋敷双侧腰部，以解除肾血管痉挛而保护肾脏。

④ 严密观察生命体征及尿量，对尿少、尿闭者，按急性肾功能衰竭处理。

⑤ 抗休克，控制感染。

4. 大量快速输血后反应

（1）原因

① 由于输血速度过快，短时间内输入过多血液，使循环血容量急剧增加，心脏负荷过重而引起。

② 长期反复输血或超过患者原血液总量的大量输血，由于库血中的血小板已基

本破坏，凝血因子减少而引起出血。

③ 大量输血也输入了大量枸橼酸钠，如肝功能不全，枸橼酸钠尚未氧化时即和血中游离钙结合而使血钙下降。

（2）症状

① 急性肺水肿症状（同输液反应）。

② 有出血倾向，皮肤出血，穿刺部位大块瘀血，或手术后伤口渗血。

③ 枸橼酸钠中毒反应，出现手足搐搦，心率缓慢，血压下降，心室纤维颤动，甚至发生心跳停止。

（3）护理措施

① 避免快速输入库存冷血，以免心脏突然降温，引起室颤。

② 严格掌握输血量，在输入几个单位的库血时，应间隔输入一个单位的新鲜血。

③ 大量输血在 1000ml 以上时，可加用 10％葡萄糖酸钙 10ml 作静脉注射。

5. 其他

有空气栓塞、细菌污染反应。远期观察还可有因输血传染的疾病，如病毒性肝炎、疟疾、艾滋病等。

（席 兰）

第十四节 导尿技术

导尿是在无菌条件下，将无菌导尿管插入膀胱引出尿液的方法。导尿术常用于尿潴留、尿细菌培养或昏迷、休克、烧伤等危重患者，需要准确记录尿量或做某些化验，以观察病情，如糖尿病昏迷时，观察尿糖变化等。

一、目 的

（1）采集无菌尿标本，作细菌培养。

（2）测量膀胱容量、压力和残余尿量，鉴别尿闭和尿潴留，以助诊断。

（3）为尿潴留患者放出尿液，解除痛苦。

（4）抢救休克及危重患者时，留置尿管，可记录尿量、尿比重，以观察肾功功能。

（5）为膀胱内肿瘤患者进行膀胱内化疗。

二、用物准备

治疗盘内放无菌导尿包（包内有：导尿管 2 根、血管钳 2 把、弯盘、药杯、液状石蜡棉球、洞巾、治疗碗、培养试管、纱布 2 块、棉球 7 个）、治疗碗 1 个、血管钳 1 把、棉球数个、手套、橡胶单、治疗巾等。若为男患者导尿需要另加纱布 2 块。

三、操作方法

（一）女患者导尿术

女性尿道短直，长约 3～5cm，富扩张性。尿道外口在阴蒂下方呈矢状裂。

1. 护士着装整洁、洗手、戴口罩。在治疗室备齐用物放在治疗车上，推至患者床旁，关闭门窗，用屏风遮挡，使其平卧，向患者说明目的，取得合作。

2. 操作者站于患者右侧，松开近侧床尾盖被，帮助患者脱去对侧裤腿，盖于近侧腿上，两腿屈曲外展，暴露外阴部。

3. 垫橡胶单、治疗巾于臀下，弯盘置会阴处。

4. 治疗碗置弯盘后，左手戴一次性手套，右手持血管钳夹紧消毒棉球，按自上而下，由外向内的顺序依次擦洗阴阜、大阴唇，用左手分开大阴唇，擦洗小阴唇，尿道口和肛门。1 个棉球只用 1 次，脱去手套放于弯盘，将治疗碗、弯盘放于治疗车下层。

5. 置导尿包于患者两腿间并打开，夹

0.5%碘伏棉球于药杯内,戴无菌手套,铺洞巾,使其与导尿包形成一无菌区。用液状石蜡棉球润滑导尿管前端放于碗内备用。

6. 弯盘置于会阴处,左手拇指、示指分开小阴唇,右手用血管钳夹 0.5%碘伏棉球由内向外、由上向下分别消毒尿道口、小阴唇,每个棉球只用 1 次,弯盘移至床尾。

7. 将治疗碗放于洞巾旁,右手持血管钳夹导尿管,对准尿道口轻轻插入 4～6cm,见尿液出后,再插入 1cm,然后用左手距尿道口 2cm 处固定尿管,使尿液流入碗内。

8. 需要做尿培养时,用无菌试管接取尿液约 5ml,放于适当处。

9. 导尿完毕,拔出导尿管置弯盘内,撤下洞巾,擦净外阴,脱去手套为患者穿裤,取合适的卧位。整理床单位,清理用物、做好记录,将尿标本贴好标签后送验。

10. 如需要留置导尿管时,用胶布固定牢固,或使用双腔导尿管向囊腔内注入无菌生理盐水 10～15ml,导尿管的管端连接无菌尿袋并固定于床旁。

11. 撤去屏风,开窗通风。

(二)男患者导尿术

男性尿道约 18～20cm,有 2 个弯曲:即耻骨前弯和耻骨下弯,前弯能活动,下弯是固定的。有 3 个狭窄部:即尿道内口、膜部和尿道外口。导尿时必须掌握这些特点,才能使导尿顺利进行。

1. 备齐用物,携至患者床旁,向患者说明目的,取得合作,查对患者。关闭门窗,遮挡患者。

2. 患者仰卧,两腿平放分开,脱下裤子至膝部,露出会阴部,用毛毯及棉被盖好上身及腿部。

3. 操作者站于患者右侧,垫橡胶单、治疗巾于臀下,弯盘置会阴处。左手戴一次性手套,用纱布裹住阴茎提起并将包皮向后推,露出尿道口。

4. 右手持血管钳夹 0.5%碘伏棉球自尿道口向外旋转擦拭消毒数次,注意擦净包皮及冠状沟,1 个棉球只用 1 次。脱手套放于弯盘内,将弯盘放于治疗车下层。

5. 将导尿包置患者两腿之间打开,夹取 0.5%碘伏棉球于药杯内,戴手套、铺洞巾,润滑导尿管前端。左手用无菌纱布包裹阴茎并提起与腹壁呈 60°角,将包皮后推,露出尿道口,用消毒棉球消毒尿道口及龟头。

6. 右手持血管钳夹导尿管,轻轻插入 20～22cm,见尿液流出,再插入 1～2cm,左手固定尿管,尿液流入治疗碗内。

7. 如插管过程中有阻力,可稍停片刻,嘱患者深呼吸,徐徐插入,避免暴力,以免损伤尿道黏膜。

8. 如做尿培养,取 5ml 尿液于无菌试管内,放于稳妥处。

9. 尿导完毕,将导尿管慢慢拔出并置于弯盘中,倒掉尿液、撤下洞巾,用纱布擦净外尿道口及外阴部。

10. 如需要留置导尿管时,用胶布固定牢固,或使用双腔导尿管向囊腔内注入无菌生理盐水 10～15ml。导尿管的管端连接无菌尿袋并固定于床旁。

11. 脱手套,整理用物,撤去橡胶单、治疗巾,帮助患者穿好裤子,取合适的位置,整理床单位。做好记录,将尿标本贴好标签后送检。

12. 撤去屏风,开窗通风。

四、注意事项

1. 必需严格执行无菌操作原则,用物严格消毒灭菌,以防医源性感染。

2. 持导尿管的无菌。一经污染必须更

换。为女患者导尿时，如误入阴道，应更换导尿管。

3. 选择光滑、粗细适宜的导尿管，插管动作要轻、慢，以免损伤尿道黏膜。

4. 若膀胱高度膨胀，患者又极度衰弱时，第一次放尿不应超过 1000ml。因大量放尿，可导致腹腔内压力突然降低，大量血液滞留于腹腔血管内，引起血压突然下降而产生虚脱。另外，膀胱突然减压，可引起膀胱黏膜急剧充血发生血尿。

5. 测定残余尿量时，先嘱患者自解小便，然后导尿。剩余尿量一般为 5～10ml，如超过 100ml 可考虑留置导尿管。

6. 留置导尿管时，每日用 0.2% 碘伏棉球擦洗 1～2 次，每天更换无菌尿袋，每周更换导尿管 1 次（双腔尿管 20～30d 更换 1 次）。

7. 做尿培养时，应留取中段尿于无菌试管中送检。

（席 兰）

第十五节　留取化验标本

临床检验是诊断疾病的重要措施之一。它是应用物理、化学方法对患者的血液、大小便、分泌物以及体液等，进行科学的、有目的的检验，以观察、了解疾病发生与发展情况，为诊断和治疗提供可靠的依据。要取得正确的检验结果，不仅要了解检验的目的、意义和方法，并需要根据检验目的，备好留取标本的容器，用正确的方法采取检验标本。

一、尿的留取

（一）常规尿标本

1. 目的

检查尿的颜色、透明度、密度、酸碱度、糖、蛋白质、红细胞、白细胞、管型等。

2. 方法

（1）清洁尿标本瓶（尿杯）1 个。

（2）将化验单附页贴于标本瓶上。

（3）取 100～150ml 新鲜尿液放于标本瓶中。

（4）看病同时带到医院，行化验检查。

3. 注意

（1）标本瓶一定要清洁，留取新鲜尿液送检。

（2）收集尿液时忌与大便混合，以免影响检查效果。

（3）女患者行经期不收取尿标本，如特别需要时可以到医院导尿采收尿标本。

（4）昏迷患者留尿时，可估计小便时间，接上便壶留尿。

（二）24h 尿标本

1. 目的

留尿进行各项化学定量检查。由于每次排出尿液的成分各不相同，故而留 24h 尿液检查。可用于测定尿酸、尿氨、肌酸、肌酐、尿钾、钠、氯、钙、糖定量、蛋白定量、尿中儿茶酚胺定性或定量，检查 17-酮类固醇、17-羟类固醇等。常用的是留 24h 尿液浓缩查结核杆菌或培养。

2. 方法

（1）要了解留尿的目的，以便准确留取尿标本。

（2）备清洁带盖容器 1 个，不能下床者备清洁便盆或便壶。

（3）容器上注明留尿目的和起止时间。

（4）开始留尿时（如早 8 时）先嘱患者排空膀胱，将尿弃去，以后之尿全部入容器内，至结束时（次晨 8 时）再排空膀胱，将尿倒入容器内。

（5）留完 24h 尿后，混匀，测量总尿量并记录在化验单上，然后取出 100ml 送验。需要浓缩查结核杆菌者可送部分沉渣。

3. 注意

（1）留 24h 标本时应注意掌握尿液的防腐，使之既能达到抑制细菌生长的目的又不影响其理化性质。要根据不同要求，加入防腐剂。

（2）注意尿标本不要被尿道分泌物或粪便污染，以免影响检验结果。

（3）标本放阴凉处保存。

（4）如观察出入量者，需要记录尿总量。

（三）特殊尿标本

1. 尿三胆或尿酮体

（1）目的

① 检查尿中的尿胆原、尿胆素及胆红质，多用于黄疸鉴别诊断。

② 检查尿中的酮体。

（2）方法

① 准备清洁尿标本瓶 1 个。

② 写明日期及检查物，将化验单附页贴于标本瓶上。

③ 取 100～150ml 新鲜尿液放于标本瓶中。

④ 看病同时带到医院送化验检查。

（3）注意

① 标本必须为新鲜尿液。

② 留后即刻送检，以保证结果准确。

③ 留取尿胆原试验标本，应放在室温为 20℃ 左右处。

④ 留取标本前应禁服磺胺药物。

⑤ 尿标本应防止与甲醛相混，以免影响检查结果。

2. 尿肌酐肌酸

（1）目的：留取 24h 尿液，用于测定尿肌酐肌酸定量。

（2）方法

① 食用 3d 低蛋白饮食。

② 第 3 天晨 8 时起依法留取 24h 尿。

③ 第 4 天晨 8 时空腹取血并完成 24h 尿，在化验单上注明总尿量。

④ 取 100ml 连同化验单送检。

（3）注意

① 患者需了解检查目的、方法及注意点。

② 标本放阴凉处。

③ 记出入量者，记录总尿量。

3. 尿生化

（1）目的：留尿进行对钾、钠、钙、磷的定量检查。

（2）方法

① 容器外贴标鉴注明起止时间及化验项目。

② 患者要了解检查目的及方法。

③ 清洁带盖容器内放甲苯 10ml。

④ 开始先排空膀胱弃之，记录时间，以后 24h 的尿均留于容中，至终止时间，化验单上注明总尿量。

⑤ 24h 总尿量摇匀后取 100ml 送检。

（3）注意

① 标本放阴凉处，并根据要求在尿内加入防腐剂。

② 大便前先排尿保留之。

③ 有出入量记录者应记录尿总量。

二、大便的留取

（一）常规标本

1. 目的

取少量粪作物理检查和镜检。

2. 方法

（1）备齐蜡纸盒，竹签及化验单，贴

附页于蜡纸盒上。

（2）取新鲜粪便装入蜡纸盒内，将盒盖严。

（3）将标本连同化验单送检。

（4）标本量为蚕豆大小。

3. 注意

（1）蜡纸盒需要干燥。

（2）不可与尿相混。

（3）取异常部分，如有脓、血、黏液处。

（二）潜血标本

1. 目的

留取少许粪便检查潜血。

2. 方法

（1）备齐蜡纸盒、竹签及化验单，贴附页于蜡纸盒上。

（2）取新鲜粪便装入蜡纸盒内，将盒盖严。

（3）取异常部分，标本量为蚕豆大小。

（4）将标本连同化验单送检。

3. 注意

（1）蜡纸盒应干燥，清洁。

（2）不可与尿相混。

（3）取异常部分，特别是有血液部分。

（4）患者在检查前3d禁食肉类、肝、血、大量叶绿素等食物及含铁剂药物，以免出现假阳性。

（三）寄生虫及虫卵标本

1. 目的

留取粪便检查驱虫数目或收集虫卵标本。

2. 方法

（1）选用清洁便器并贴好化验单。

（2）留取寄生虫标本，多在服驱虫药后收集标本。驱绦虫者，患者必须选择舒

适位置排便，不要用手拉已排在肛门外的虫体以免拉断，造成虫头不能排出。便后应立即与医生联系，检查绦虫头。若第一次大便未见虫头，应留第二次粪便备检。

（3）检查寄生虫卵时应采取不同部位的标本送检，尽量挑选带血及黏液部位。

（4）服用驱虫药后或作血吸虫卵化检查，应留取全部粪便立即送检。

（5）检查阿米巴原虫时，应先用37℃左右热水将便盆加温，便后连同便盆立即送检。

3. 注意

（1）患者及家属要了解标本收集的项目及操作方法。

（2）标本需要立即送检。

三、痰的留取

（一）常规痰标本

1. 目的

作细菌、寄生虫卵、瘤细胞或螺旋体等检查。

2. 方法

（1）备贴有化验单附页的蜡纸盒1个。

（2）清晨患者先漱口，再深吸气后咳痰于蜡纸盒内。

（3）留痰后连同化验单及时送检。

3. 注意

（1）患者要了解检查目的、方法及注意事项以使标本符合要求。

（2）留取清晨第一口痰，但不可吐进唾沫，漱口水或鼻涕。

（二）培养标本（真菌、霉菌标本）

1. 目的

作细菌培养。

2. 方法

（1）备无菌培养盒（瓶）及化验单。

（2）患者要了解检查目的及方法。

（3）晨起用多贝尔液漱口，再用清水漱口，清除口腔内杂菌。

（4）深吸气，咳出深部的痰，吐入无菌培养盒内盖好，贴好化验单附页。

（5）痰标本连同化验单送细菌室作培养。

3. 注意

（1）留痰标本时不可吐入唾沫，漱口水及鼻涕。

（2）勿用手或物品触及无菌盒（瓶）内部。

（3）勿随意打开培养盒。

（4）送检途中注意培养盒平放，不可将底与盖倒置。

（三）24h痰标本

1. 目的

根据病情需要检查24h全量痰。

2. 方法

（1）患者要了解检查目的、方法及注意事项。

（2）备好痰杯或大口玻璃瓶。

（3）在痰杯或大口玻璃瓶上贴好化验单附页，注明日期及起止时间。

（4）留24h全量痰连同化验单送检。

3. 注意

（1）不可将漱口水、唾液吐入痰杯内。

（2）如需要记录痰量者，最好用有刻度的痰杯记录后送检。

（3）必需将全天的痰全部吐入痰杯内。

（高淑珍）

第十六节 隔离技术

隔离是将传染源（传染患者和带菌者）和高度易感人群安置在指定的地方，暂时

避免和周围人群接触。对前者采取传染源隔离，防止传染病病原体向外传播；对后者采取保护性隔离，保护高度易感人群免受感染。

一、隔离的目的

任何一种传染的流行都需具备3个环节：传染源、传播途径和易感人群。要控制感染的发生，就必须阻断感染链的形成。中断感染的简单、直接、有效的方法是应用各种屏障技术切断传播途径，这些技术措施之一就是隔离技术。

隔离的目的是通过隔离技术防止微生物在患者、工作人员和媒介物中扩散，最终控制和清除传染源。

二、隔离病区的管理

（一）隔离区的设置

隔离区与普通区应分开设置，远离食堂、水源和其他公共场所。隔离区域应有工作人员更衣、换鞋的过渡区，并备有足够的隔离衣、口罩、帽子、手套等必需品，还应有单独的接诊室、观察室、卫生处置室、化验室、熏蒸消毒室、消毒箱及污物处置炉、污水净化池等，以防病原体污染环境及水源，导致传染病的蔓延。

应尽可能使每位患者有单独的病房与盥洗室，也可同病种的患者住同一病室，与其他病种相隔离。凡未确诊或已确诊的混合感染及危重患者具强烈传染性者，应安排单独隔离。

（二）工作区的划分

在传染病区内，根据患者接触与否将病区分为清洁区、半污染区及污染区。

1. 清洁区 凡患者不进入、未被病原体

59

污染的区域为清洁区，如医护办公室、治疗室、值班室、配餐室等。

2. 半污染区有可能被污染的区域，如走廊、检验室等。

3. 污染区患者直接或间接接触的区域为污染区，如病房、患者盥洗间、厕所等。

（三）隔离原则

1. 根据隔离种类在病室或病床前挂隔离标志，并采取相应的隔离措施，如门口的消毒脚垫、门外的刷手池、消毒泡手用具及隔离衣悬挂架等。

2. 工作人员进入隔离室应按规定戴口罩、帽子，穿隔离衣，且只能在规定的范围内活动。护士进入隔离室作治疗护理前，应备齐用物并周密计划、集中护理，以减少穿脱隔离衣和刷手的次数。

3. 凡患者接触过的物品或落地的物品应视为污染，消毒后方可给他人使用。患者的衣物、稿件、钱币等，应经熏蒸消毒后方可交家属带回。患者的排泄物、分泌物、呕吐物，须经消毒处理后方可排入公共下水道。

4. 在严格执行隔离要求的同时，对患者还要注意热情和关心，以免患者在心理上产生恐惧或由于隔离而出现孤独、自卑。向患者及家属解释隔离的重要性及暂时性，以取得他们的信任与合作。

5. 患者的传染性分泌物 3 次培养的结果均为阴性或已渡过隔离期，经医嘱方可解除隔离。

6. 终末消毒是对出院、转科或死亡患者及其用物、住院病室和医疗器械进行的消毒处理。

（1）患者沐浴后换上清洁衣服才能迁入非隔离病室或出院，个人用物须经消毒后方能带离隔离病区。如患者死亡，用消毒液作尸体护理，填塞口、鼻、耳、阴道、肛门等孔道的棉花要浸透消毒液，用一次性尸单包裹尸体。

（2）病室单位：被服放入污物袋，消毒后再清洗；棉絮抖开，床垫、枕心竖放，打开抽屉、柜门，紧闭门窗后用消毒液熏蒸消毒。熏蒸后敞开门窗通气，用消毒液浸泡，血压计及听诊器送熏蒸箱消毒。如有同室患者时，可将被、枕等送熏蒸室消毒或在烈日下暴晒 6h。

三、隔离的种类及措施

不同疾病的患者应给予恰当的隔离种类，隔离的种类分为：

（一）严密隔离

严密隔离是为预防高度传染性及致命性强的毒力病原体感染而设计的隔离，以防止经空气和接触等途径传染。适用于炭疽、霍乱、鼠疫等烈性传染病。其措施为：

1. 设立专用的隔离室，室内用具力求简单，感染同一病原菌的患者可同居一室。随时关闭通向过道的门窗，患者不得离开该室。

2. 凡进入室内者要穿隔离衣，戴口罩、帽子、手套。

3. 接触患者、污染敷料后或护理另一个患者前，应刷手、洗手、消毒手。

4. 污染敷料应在隔离室内立即袋装，全部操作完后再装入隔离室外的另一袋中（双袋法），标记后焚烧。

5. 室内每日空气消毒 1 次。

6. 探视者必须进入隔离室时，应征得护士的许可并采取相应的隔离措施。

（二）接触隔离

接触隔离是为预防高度传染性并经接触

途径（直接和间接飞沫）传播的感染而设计的一种隔离类型。采取这类隔离的疾病主要有新生儿脓疱病、狂犬病、破伤风、气性坏疽、铜绿假单胞菌感染等。隔离措施为：

1. 设隔离室，同种病原菌感染者可同室床旁隔离，教育患者勿握手、交换书刊，避免互相接触。

2. 接近患者时戴口罩、帽子、手套，穿隔离衣；接触患者或可能污染的物品后及护理另一患者前应洗手。

3. 污染敷料应装袋标记后送焚烧处理，布类及器械需要灭菌后再行清洗。

（三）呼吸道隔离

呼吸道隔离是为防止传染病经飞沫短距离传播而设计的隔离。属这类隔离的疾病有肺结核、流脑、百日咳、流感等。隔离措施包括：

1. 同一病原菌感染者可同住一隔离室，随时关闭通向过道的门窗，患者离开病房时需戴口罩。

2. 工作人员进入病室需要戴口罩、帽子。

3. 患者的口鼻分泌物需要经消毒处理后才丢弃。

（四）肠道隔离

肠道隔离的目的是阻断粪-口传播途径，适用于通过间接或直接接触感染性粪便而传播的疾病，如细菌性痢疾、伤寒、病毒性胃肠炎、脊髓灰质炎等。隔离的主要措施为：

1. 同种病原体感染者同居一室或床旁隔离，劝告患者相互之间勿传递书刊、用物。

2. 室内应保持无蝇、无蟑螂、无鼠。

3. 接触不同病种患者时需要分别穿隔离衣，接触污物时应戴手套。

4. 患者的食具、便器需消毒处理，排泄物、呕吐物及吃剩的食物均应消毒后才能倒掉。

5. 被粪便污染的物品要随时袋装，标记后送焚烧或消毒处理。

（五）血液、体液隔离

这是为防止直接或间接接触传染性血液和体液感染而设计的隔离。适用于病毒性肝炎、艾滋病、梅毒等。主要隔离措施为：

1. 同种病原感染者可同室隔离。

2. 血液、体液可能污染工作服时穿隔离衣；接触血液、体液时戴手套。

3. 血液、体液污染的敷料应装袋标记后送消毒或焚烧。

4. 防止注射针头等利器刺伤；患者用过的针头应放入防水、防刺破并有标记的容器内，直接送焚烧处理。

5. 被患者血液污染处要立即用消毒液清洗；探视者也应采取相应的隔离措施。

（六）保护性隔离

保护性隔离是为防止易感者受周围环境中微生物感染而设计的隔离。适用于抵抗力特别低下者，如大面积烧伤患者、早产儿、白血病患者、器官移植患者、免疫缺陷患者等。隔离措施为：

1. 设专用隔离室，患者住单间病室隔离。

2. 凡进室内者应穿戴灭菌消毒后的隔离衣、帽子、口罩、手套、拖鞋。

3. 接触患者前后及护理下一个患者前要洗手。

4. 凡患呼吸道疾病或咽部带菌者，包括工作人员均应避免接触患者。

5. 探视者应采取相应的措施。

6. 未经消毒处理的物件不可进入隔离区。

7. 病室每日用紫外线消毒并通风换气。

四、隔离效果的评价

护理人员不仅要应用恰当的隔离措施来防止致病微生物传播疾病，还要及时判断和评价隔离效果，以发现问题并及时采取措施，保证隔离质量。

1. 有无其他患者、工作人员、探视者感染此类传染病。

2. 病原体被控制在原有的范围内。

3. 患者的言行显示出对所患疾病有一定理解，能主动配合治疗护理。

4. 患者没有感到孤独、抑郁。

5. 患者与亲友的接触符合隔离要求。

若对上述各问题不能得出满意的答案，说明隔离效果不够理想，需要重新计划、实施或强化隔离措施。

（张　新）

第二章　临床常见症状护理技术

第一节　发热患者护理

发热是人体对于致病因子的一种全身性反应。正常人在体温调节中枢的调控下，机体的产热和散热过程保持相对平衡，当机体在致热源的作用下或体温调节中枢的功能发生障碍时，使产热过程增加，而散热不能相应地随之增加，散热减少，体温升高超过正常范围，称为发热。当腋下温度高于37℃，口腔温度高于37.2℃，或直肠温度高于37.6℃，一昼夜间波动在1℃以上时，可认作发热。按发热的高低可分为：低热（37.3～38℃）、中等度热（38.1～39℃）、高热（39.1～40℃），超高热为40℃以上。

一、常见病因

发热是由于各种原因引起的机体散热减少或产热增多或体温调节中枢功能障碍所致。发热的原因可分为感染性和非感染性2类，其中以感染性最为常见。

（一）感染性发热

各种病原体，如病毒、细菌、支原体、立克次体、螺旋体、真菌、寄生虫等所引起的感染。由于病原体的代谢产物或毒素，作用于单核细胞-巨噬细胞系统而释放出致热源，从而导致发热。

（二）非感染性发热

1. 结缔组织与变态反应性疾病，如风湿热、类风湿病、系统性红斑狼疮、结节性多动脉炎、血清病、药物热等。

2. 组织坏死与细胞破坏，如白血病、各种恶性肿瘤、大手术后、大面积烧伤、重度外伤、急性溶血、急性心肌梗死、血管栓塞等。

3. 产热过多或散热减少，如甲状腺机能亢进（产热过多）、重度脱水（散热减少）等。

4. 体温调节中枢功能障碍失常，如中暑、颅脑损伤、颅内肿瘤等。

5. 自主神经功能紊乱，如功能性低热、感染后低热等。

二、热型及临床意义

（一）稽留热

体温恒定地维持在39～40℃以上，达数天或数周。24h内体温波动范围不超过1℃。常见于大叶性肺炎、斑疹伤寒及伤寒高热期。

（二）弛张热

体温常在39℃以上，波动幅度大，24h内波动范围超过2℃，但都在正常水平以上。常见于败血症、风湿热、重症肺结核及化脓性炎症等。

（三）间歇热

体温骤升达高峰后持续数小时，又迅速降至正常水平，无热期（间歇期）可持续1天至数天。如此高热期与无热期反复交替出现，见于疟疾、急性肾盂肾炎等。

（四）波状热

体温逐渐上升达39℃或更高，数天又逐渐下降至正常水平，持续数天后又逐渐升高，如此反复多次。常见于布鲁菌病。

（五）回归热

体温急剧上升至39℃或更高，数天后又骤然下降至正常水平。高热期与无热期各持续若干天后规律交替1次。可见于回归热、霍奇金病、周期热等。

（六）不规则热

发热的体温曲线无一定规律，可见于结核病、风湿热、支气管肺炎、渗出性胸膜炎等。

三、护理

（一）护理要点

体温反映机体调节产热和散热的情况。

1. 急性病期以感染性发热为多见，对发热患者应注意热型以及发热前有无寒战，发热时伴随症状，有无持续高热或高热骤退现象。

2. 高热患者应卧床休息，给予易消化、高热量、高维生素流质或半流质饮食，鼓励多饮水，保持环境安静，有寒战时注意保暖。

3. 体温超过39℃需要进行物理降温，如头部冷敷、冰袋置于大血管部位、冰水或

酒精擦浴、4℃冷盐水灌肠、消炎痛栓塞肛。

4. 按医嘱应用药物（如布洛芬、消炎痛、柴胡注射液、清开灵）降温，但年老体弱者不宜连续使用退热剂。

5. 加强口腔护理：发热患者唾液分泌减少，机体抵抗力下降，容易引起口腔黏膜损害或口腔感染，因此，应按时做好口腔护理。

6. 退热时患者常大汗淋漓，应及时补充液体，并擦身换衣，防止虚脱和受凉。

7. 如有中枢性高热服用用解热剂效果较差，可给予物理降温，以减少脑细胞耗氧量，包括盖薄被、酒精擦浴、头置冰袋或冰帽，对不宜降温者可行人工冬眠，高热惊厥者应按医嘱给抗惊厥药。

8. 重症结核伴高热者，可按医嘱在有效抗结核药治疗的同时，加用糖皮质激素，并按高热护理处理。

（二）用药及注意事项

1. 一般处理：卧床休息，补充能量，纠正水与电解质平衡。

2. 在发热的病因诊断过程中，若体温低于39℃且诊断尚未明确，可暂不用退热药物，观察体温变化曲线，以明确病因。若体温高于39℃，不管什么情况均需要立即降温治疗（物理或药物方法）至39℃以下（尤其是小儿），以防高热惊厥发生。必要时可考虑转上级医院。

3. 对疑诊感染性疾病，经病原学检查后可针对性地给予敏感的抗生素、抗结核药、抗真菌及抗原虫药物等。

4. 物理降温：头部冷敷、冰袋置于大血管部位、冰水或酒精擦浴、4℃冷盐水灌肠。

5. 药物降温：对高热惊厥者，除物理降温外，应配合药物降温。

① 小儿可使用亚冬眠疗法。

② 成人可用消炎痛、布洛芬、柴胡及复方奎宁等解热剂，亦可用激素类药物，如地塞米松 5～10mg，静推或静滴等。

③ 针灸疗法：针刺合谷、曲池、太冲、大椎等穴，必要时针刺少商、委中穴出血。

（李乐彩）

第二节 意识障碍患者护理

一、病因与发病机制

意识障碍是指患者对自我的感知和客观环境的识别能力发生不同程度的丧失。维持正常意识状态的主要神经结构是脑干上行网状激活系统。丘脑弥散投射系统和大脑皮质因各种原因产生病理损害或脑血液及供氧障碍时，这些神经结构的代谢活动受到直接干扰，均可产生不同程度的意识障碍。常见的原因如下：

（一）颅内病变

当颅脑损伤、肿瘤、炎症、血管病变（出血或梗死）、变性等病理损害累及脑干网状结构、丘脑投射系统、广泛大脑皮质或它们之间的联系时，常会产生不同程度的意识障碍。

（1）有局灶性神经体征者：如脑血管病变（脑出血或缺血）、颅脑外伤、颅内感染（脑炎、脑膜炎等）、颅内占位性病变（肿瘤、脑脓肿或慢性硬膜下血肿）。

（2）无局灶性神经体征而有脑膜刺激征者：见于蛛网膜下腔出血、化脓性或非化脓性脑膜炎、结核性脑膜炎、细菌性脑膜炎、梅毒性脑膜炎等。

（3）无局灶性神经体征也无脑膜刺激征：如癫痫、脑震荡等。大脑皮质是维持

正常意识的重要部分，它以脑裂、脑沟为界分成十几个脑回和几个脑叶。如额叶、颞叶、顶叶、枕叶等任何一叶病损，均会引起各种不同类型的意识障碍，如额叶受损表现为精神退缩、记忆丧失、行为幼稚、情感淡漠和强握、摸索等意识行为障碍。颞叶受损可引起患者与时间——记忆有关的精神障碍（可感到时间停滞不前或过得很快，对时间不能正确估计），有时会产生幻嗅、幻味、幻听或情绪行为障碍，常见于颞叶癫痫发作。顶叶损害的临床表现为对自身不关心、淡漠、反应迟钝，常合并对各种感觉的认识障碍，出现不能辨认自身与环境中物体的地理位置，无法辨别东南西北，找不到自己的家等失定向、失结构现象，有时不能正确运算和书写及进行简单的生活料理。枕叶损害常产生失明、偏盲、错觉与视幻觉等。

（二）全身性疾病

（1）代谢性脑病：由于脑细胞代谢非常活跃，耗氧量大，而其本身又缺乏能量物质的储存。

（2）缺氧性脑病：当机体严重缺氧，血氧分压低于 4kPa（30mmHg）时，脑细胞可发生严重缺氧性损伤，如肺性脑病、由于各种原因引起的呼吸衰竭，导致动脉血氧分压下降，动脉血二氧化碳分压增高，引起脑缺氧。缺氧和酸中毒可损伤血管内皮，使其通透性增高，以及细胞 ATP 生产减少，引起脑细胞水肿和脑充血，使颅内压增高，更加重脑的缺氧而引起意识障碍，常见于肺心病呼吸衰竭患者。

（3）中毒性脑病：常见的有：①一氧化碳中毒。由于一氧化碳经呼吸道进入人体血液后，与红细胞的血红蛋白结合使其失去携氧作用，引起组织缺氧。若空气中

含一氧化碳的量达 4% 以上，只需要 1h 就能使人中毒；高浓度的一氧化碳还能与细胞色素氧化酶中的二价铁结合，直接抑制细胞内呼吸，造成脑缺氧，影响脑细胞代谢，产生意识障碍；②农药中毒。多数从胃肠道和呼吸道迅速吸收，与体内胆碱酯酶结合为磷脂酰胆碱酯酶而使其丧失活性，致使乙酰胆碱大量蓄积，导致中枢神经和胆碱能神经过度兴奋，继后抑制；③药物中毒。如镇静剂、催眠剂、麻醉剂对大脑皮质、丘脑或脑干网状结构有直接抑制作用，在过量或中毒时均可严重抑制脑的功能而产生意识障碍；④酒精中毒。醇是一种不规则的下行性中枢神经抑制剂，主要抑制大脑皮质功能，产生意识丧失。

（4）其他：常见的有严重的感染性疾病、癌肿性脑病（肺癌、淋巴瘤等非颅脑转移所致的癌性脑病）、中暑（体温＞42℃）、低温（体温＜32℃）时产生的意识障碍。

二、意识障碍的程度

目前用格拉斯哥昏迷量表（Glasgow coma scald）来表述患者意识障碍的程度。从睁眼动作、言语反应和运动反应 3 方面对意识障碍的程度进行评定。指标的评定共分 15 级，国际上均按 15 级评定法作为判断意识障碍程度的参考和观察记录。分级标准为正常状态 14～15 级；意识逐渐障碍 8～13 级；7 级以下为昏迷；3 级为脑死亡（中枢神经组织不可逆性损害状态，其严重程度不能维持人体的呼吸及心血管功能，大脑功能完全丧失）。

三、临床表现

（一）认识缺陷对机体的影响

可产生各种类型的意识活动紊乱、意识混浊，表现为注意力涣散、感知迟钝，对刺激的反应不及时和不准确，甚至对人物、地点、时间的定向认识不全；如病情继续发展，可引起思维错杂、反应混乱，甚至胡言乱语、兴奋躁动，则为精神错乱；有时会产生谵妄，伴错觉、幻觉而出现惊慌害怕或兴奋躁动等；有的患者呈痴呆状，对自我或周围环境均无感知，极易发生意外，精神症状严重者甚至会发生自伤及伤人。

（二）深昏迷对机体的影响

1. 皮肤改变

由于患者病情危害和长期卧床，局部组织受压，血液循环障碍，不能适当供给皮肤和皮下组织所需要的营养，以致局部组织形成溃烂和坏死。加之患者丧失自理能力，不能自行改变体位及大小便失控，皮肤极易受损害，导致压疮。

2. 呼吸系统改变

中枢神经系统的延髓、脑桥等对呼吸中枢起调节作用，一旦患者处于深昏迷时，不同水平的脑结构损害可出现各种特殊的呼吸形式，有时可据此推断脑功能损害的范围和程度。如脑部广泛损害使中脑呼吸中枢失去大脑的控制，可出现潮式呼吸；当中脑和脑桥上部功能受损，可出现中枢神经源性过度呼吸；脑桥下部损害，可出现喘息式呼吸、交替呼吸、间歇呼吸等异常呼吸；当延髓受损时呼吸衰竭，最终发展至呼吸完全停止。

3. 脉搏与血压的改变

意识障碍患者的大脑皮质对下丘脑和延髓等处心血管中枢的控制能力下降，引起心排出量减少；若交感神经受抑制，则心率变慢，血压下降；若交感神经兴奋，则引起心率加快，血压升高。颅内压增高者,可出现脉搏较正常者慢而洪大,血压早期呈代偿性升高。在糖尿病昏迷、心肌梗死、血容量不足、药物中毒等情况时,常可引起血压下降,脉搏快而弱。

4. 体温改变

正常机体的产热与散热在大脑皮质、间脑、延髓及下丘脑体温调节中枢的控制下处于动态平衡,体温维持在 37℃ 左右。当体温调节中枢受到病原体、毒素、内分泌紊乱等侵害时,体温即发生变化,可表现为持续高热,即体温超过 39℃,体温差在 1℃ 以上。最低体温仍高于正常水平为弛张热,常见于败血症等。某些危重患者至晚期出现体温不升。

5. 瞳孔及眼球改变

临床上引起瞳孔异常的原因很多,如由颅内占位性病变、颅脑外伤、脑出血、脑部严重感染或中毒等所引起的颅内压增高患者,可突然出现一侧瞳孔散大、对光反射迟钝或消失,说明已有一侧天幕裂孔疝的形成,这是该侧动眼神经受压的结果。如脑疝继续发展,可造成脑干移位和对侧动眼神经受压,致使双侧瞳孔散大和对光反射消失,这是病情极为严重的一种表现。脑桥出血由于破坏了双侧脑干的交感神经纤维(间脑-脊髓束),副交感神经功能相对占优势,故双侧瞳孔显著缩小呈针尖样。用盐酸氯丙嗪(冬眠灵)及巴比妥类药物等,患者的瞳孔可缩小,对光反射迟钝。癫痫大发作早期、临床死亡前以及东莨菪碱类药物中毒的患者,双侧瞳孔均可散大,对光反射消失。

由于支配眼球运动的多对脑神经特别是动眼神经核与昏迷有关的脑干网状结构相邻近,故昏迷患者会引起眼球运动的改变。常见于:

(1)眼球沉浮(两眼迅速向下方摆动,

并超过正常俯视范围,而后缓慢向上回到正常位置的一种眼球异常运动,呈不规则重复出现),在脑桥梗死或出血伴意识障碍者可自发出现。其机制可能是由于脑桥的联合侧视中枢受损,而位于稍高的垂直运动中枢的传出纤维仍完整之故。

(2)双眼水平性同向凝视(脑出血患者向病灶侧凝视,癫痫患者向病灶对侧凝视),系由于昏迷患者的神经破坏性病变及压迫性、代谢性疾病直接或间接影响眼球运动神经核的上行通路所致。

(3)眼脑反射与眼前庭反射,如颅脑损伤、脑血管意外及脑肿瘤等病情严重时,眼球反射迟钝甚至全部消失,均提示预后不良。

6. 神经系统改变

昏迷患者常出现:

(1)肌张力低下、腱反射消失或异常的伸张反射或屈曲反射,提示预后不良。昏迷深度与运动反应常一致,但亦有疾病与其不相一致者,临床上需要加以综合分析。

(2)深浅不同的昏迷者常有不同程度的感觉异常,如深昏迷者痛觉完全丧失,轻度意识障碍者尚对疼痛有防御反应。

(3)意识障碍患者如有一侧浅反射如角膜反射、腹壁反射和提睾反射减弱或消失,两侧深反射(腱反射)不对称或有一侧病理反射,表示有一侧大脑半球病变;如无角膜反射、头部旋转,无反射性眼球运动,无呃逆、吞咽或咳嗽反射,无强直性颈反射及脊髓反射等,均提示意识障碍加深至脑死亡的程度。

四、护理

(一)护理目标

1. 患者的生命体征维持在稳定范围内。

2. 患者的意识与精神状态尽可能恢复到可接受或正常范围内。

3. 患者的身体活动与功能维持在可接受的程度。

4. 并发症的发生减低到最小程度。

5. 住院期间未发生意外伤害。

（二）护理措施

1. 建立并保持呼吸道通畅

协助患者保持半坐卧或侧卧姿势，倘若无颅内压升高的情形，原则上可间歇采取垂头仰卧式，以利分泌物引流并促进氧气与二氧化碳的交换。根据患者的病情，若出现舌麻痹或暂时性呼吸道阻塞时，可立即给予口咽人工气道，必要时气管插管以定期清除气道内分泌物，若出现深度昏迷或换气不足，则可给予气管切开。

2. 定时监测

体温、脉搏、呼吸、血压的变化，如有异常必须及时通知医生。

3. 维持水分与电解质平衡

（1）患者若未恢复吞咽反射则给予鼻饲饮食，以补充所需要的营养及水分。

（2）详细记录每天的出入水量，作为补充液体的参考。

（3）监测血流动力学数据的变化，配合医嘱给予静脉输液，必要时补充所流失的电解质。

4. 维持适当的肢体活动

定期协助患者执行床上肢体运动与按摩，促进肢端血液循环，避免静脉栓塞；保持肢体在正常功能位置，定期协助患者进行关节功能锻炼，以预防挛缩性畸形。

5. 保持身体的清洁与舒适

（1）协助取下活动假牙并交由家属保管，餐后施行一般或特殊口腔护理。

（2）每天协助患者进行床上沐浴，并

以温和的乳液滋润肌肤后更换洁净衣物，女患者则须特别注意会阴部的清洁。

（3）保持床铺平整、清洁，每隔 1～2h 协助患者翻身并给予按摩，同时检查受压区皮肤有无发红或破损，并于骨隆突处使用气垫保护，去除剪力以避免形成褥疮。

（4）提供清爽和安静的环境，必要时可播放轻柔音乐以保持平静的心情。

6. 维持正常的排泄功能

每隔 4h 检查患者的膀胱有无饱胀情形，并且在施行导尿、保留导尿管或更换尿袋时注意无菌技术操作，以预防尿路感染。在床上使用便盆时动作宜轻柔，防止损伤皮肤，并协助按摩下腹部以促进排便。

7. 保护眼睛，预防角膜受刺激

（1）协助患者摘除隐形眼镜并交由家属保管。

（2）用生理盐水洗眼后，再遵医嘱使用眼药膏。

（3）对于昏迷患者，可用无菌生理盐水湿纱布敷盖眼部或用眼罩加以保护。

8. 调整姿势

降低颅内压抬高床头 30°～45°，安排患者采取半坐卧姿势。执行各项护理活动时，中间需要间隔一段时间，让患者获得适度的休息。必要时遵医嘱给予药物治疗，如利尿剂、镇静剂、肌肉松弛剂及类固醇等。

9. 维护安全，预防发生意外伤害

（1）建立治疗性关系，与患者对话要简明扼要，以去除疑虑。

（2）固定室内物品的放置位置，并提供环境上的支持。

（3）保持尊重的态度，且动作轻柔敏捷，提供所需要的护理。

（4）定期协助患者修剪指甲，避免抓伤皮肤。

（5）床旁桌上放置压舌板，以备痉挛

发作时使用，预防咬伤舌头；但患者若牙关紧闭，则不可强行置入。

（6）固定患者身上的各种管子，避免滑脱。

（7）穿戴包裹式手套及使用床栏杆，倘若患者呈现极度躁动不安，可给予适当的约束，以防止受伤或自我伤害。

10. 持续观察与评估

格拉斯哥昏迷指数及反应程度的变化，以清晰、简短及温和的语气要求患者依照口令作动作，如举起右手、双手交叉及抬高左腿等。给予疼痛刺激以观察其知觉灵敏度。

（1）准确记录神经功能与精神状态检查的反射、肢体动作及语言对话的适切性。

（2）重复告知患者时间转换（早晨、黄昏及夜晚）、气候变化与生活事件等信息，以增进其对周围环境的真实感受。

（3）若患者呈现知觉感受变异时，应采取理性怀疑的态度，不与其争辩。

（4）运用怀旧治疗技巧，如谈论过去的事迹或珍藏相片中的人、事、物等，以唤起记忆并提高信心。

（5）针对换气过度导致短暂性意识不清（昏厥）的患者，可立即以左手掌支托其后脑部，右手四指支托其下巴并用拇指指甲按压其鼻头与上嘴唇间的人中穴，以利于苏醒。

（张兰芳）

第三节　疼痛患者护理

疼痛是临床上一些疾病常见的症状或一种综合征，是患者就医的主要原因之一。据某医院对 550 名普通综合门诊连续就诊的患者统计，有 40% 患者主诉是疼痛。除不可测定疼痛的疾病外，美国每年有 8800 万人患急、慢性疼痛，其中 7700 万是慢性疼痛，每年用于这方面的花费约 60 亿美元。20 世纪 70 年代以来，对疼痛的理论研究使人们对疼痛产生的机制和疼痛的治疗、护理有了许多新的认识。

一、概述

疼痛是一种复杂的病理生理活动，是人体对有害刺激的一种保护性防御反应。国际疼痛研究会（International Association of Studying Pain，IASP）对疼痛的定义是："疼痛是一种令人不快的感觉和情绪上的感受，伴随着现有的或潜在的组织损伤，疼痛经常是主观的，每个人在生命的早期就通过损伤的经历学会了表达疼痛的确切词汇。无疑这是身体局部状态或整体的感觉，而且也总是令人不愉快的一种情绪上的感受。"简而言之，疼痛是由于现有的或潜在的组织损伤而产生的一种令人不快的感觉和情绪上的感受。这种感受是一个广泛涉及社会心理因素的问题，受个性、社会文化、宗教信仰以及个人经历等因素的影响。疼痛感觉和反应因人而异，因时而异。所以，每个人对疼痛的表达形式也不同。若严重的持续性疼痛，会使患者身心健康受到极大影响。因此，帮助患者避免疼痛、适应疼痛、解除疼痛，详细观察疼痛的性质和特点，有助医生正确地诊断和治疗，这是护理工作中的一项重要内容。提高疼痛护理的效果，与护士所具备的镇痛的知识、技能以及对患者的态度密切相关。提高护士教育质量、加强职业培训，尤其是使护士掌握控制疼痛的有效方法，是改善疼痛护理的关键。

（一）疼痛的临床分类

临床上可以根据疼痛的病因、发病机制、病程、疼痛的程度及部位等进行不同的分类。疼痛的分类对于诊断、治疗有一定帮助，同时对于总结分析病例及治疗效果有一定参考价值。常用分类方法：

1. 按病情分为：急性痛和慢性痛。

2. 按疼痛程度分为：轻度痛（微痛、隐痛、触痛）、中度痛（切割痛、烧灼痛）、重度痛（疝痛、绞痛）、极度痛（剧痛、惨痛）。

3. 按时间分为：一过性、间断性、周期性、持续性疼痛等。

4. 按机体部位分为：躯体性痛（表面痛）、内脏痛（深部痛）。

5. 按疼痛的表现形式分为：原位痛、牵涉痛、反射痛、转移性痛。

临床上可以根据以上不同的因素，作出各种疼痛的分类，但由于疼痛包含许多复杂因素，不是一种分类方式可以概括的。因此，临床上要结合具体患者，根据病因、病情的主要特点进行分类。

（二）常见疼痛的病理生理变化

1. 急性疼痛

常有明确的病因，由疾病或损伤所致单独的或多种的急性症状，严重者伴有休克、虚脱、高热等全身症状。患者的精神和情绪常表现为处于兴奋焦虑状态，进行有防御的反应。疼痛程度较重，为锐痛、快痛，一般发病及持续时间较短，临床上见于急性炎症、心肌梗死、脏器穿孔、创伤、手术等。

2. 慢性疼痛

病因可以是明确的或原因不明。患者常有复杂的精神、心理变化，常表现为精神抑郁，久病则可能出现厌世、悲观情绪。疼痛程度为轻、中度，发病慢，病程较长，常伴有自主神经功能紊乱，如表现为食欲不振、心动过缓、低血压等。临床上见于慢性腰腿痛、神经血管疾病性疼痛、晚期癌痛等。

3. 表面疼痛

又称浅表痛，是指体表如皮肤、黏膜等处所感受的疼痛，如穿刺、压迫、捻挫、冷热、酸碱等物理性、化学性刺激所引起的疼痛。性质多为锐痛、快痛，比较局限，有防御反应，严重者可以产生休克等全身症状。

4. 深部疼痛

肌腱、韧带、关节、骨膜、内脏、浆膜等部位的疼痛，性质一般为钝痛，不局限，患者只能笼统地申诉疼痛部位，严重者常伴有呕吐、出汗、脉缓、低血压等症状。

5. 内脏疼痛

是深部疼痛的一部分，疼痛刺激多由于无髓纤维传入，痛阈较高。一般由挤压、切割、烧灼等引起，并伴有自主神经症状。由于其传入通路不集中，并涉及几个节段的脊神经，故疼痛定位不精确。内脏疼痛可以产生牵涉性，因为该脏器传入纤维进入脊髓神经后根后，和躯体传入纤维在同节脊髓后角细胞水平发生聚合，从而，在远距离脏器的体表皮肤发生牵涉性疼痛。

（三）疼痛对全身各系统的影响

1. 精神心理状态

急性剧痛的疼痛可以引起患者精神兴奋、烦躁不安甚至强烈的反应，如大哭、大喊。长时间的慢性疼痛使大部分患者呈抑制状态，情绪低落，表情淡漠。

2. 神经内分泌系统

急剧强烈的刺激，中枢神经系统表现为兴奋状态，疼痛刺激兴奋了交感神经和肾上腺髓质，使儿茶酚胺和肾上腺素分泌增多；肾上腺素抑制胰岛素分泌，促进胰高血糖素分泌，增强糖原分解和异生，导致血糖升高，同时出现负氮平衡；皮质醇、醛固酮、抗利尿激素、甲状腺素和三碘甲腺氨酸都增加。

3. 循环系统

剧烈疼痛可引起心电图 T 波变化，特别是冠状动脉病变患者。在浅表痛时脉搏增快，深部痛时减慢，变化与疼痛程度有关，强烈的内脏痛甚至可以引起心搏骤停。血压一般与脉搏变化一致，高血压病患者因疼痛而促使血压升高。反之剧烈的深部疼痛会引起血压下降，发生休克。

4. 呼吸系统

强烈疼痛时呼吸快而浅，尤其是发生胸壁或腹壁痛时表现得更明显，而每分钟通气量通常无变化。但是与呼吸系统无关部位的疼痛，患者由于精神紧张，兴奋不安也可产生过度换气。

5. 消化系统

强烈的深部疼痛引起恶心、呕吐，一般多伴有其他自主神经症状，表现为消化功能障碍，消化腺分泌停止或被抑制。

6. 泌尿系统

疼痛可引起反射性肾血管收缩及垂体抗利尿激素分泌增加，导致尿量减少。

二、疼痛的护理评估

在某些国家，学者们已经把疼痛的控制作为一门学科来研究。研究人员包括医生、护士及其他辅助治疗人员。疼痛控制是广义的概念，包括一切解除、减轻和预防疼痛的方法及措施。在对疼痛控制的过程中，疼痛的评估是一个重要环节。要选择合适的护理措施，护士不仅要客观地判断疼痛是否存在，还要确定疼痛的强度。因此，评估疼痛的强度，分析采集到的信息及选择合适的护理措施都是护士的责任。

对疼痛的反应和描述，个体差异很大，很难作为疼痛的客观指标。评估疼痛的目的是：①提供疼痛的正式记录；②提供有价值的主观经历的记录；③监测缓解疼痛措施的效果；④监测治疗的副作用；⑤认识病情进展的体征；⑥促进交流。

（一）影响疼痛表达的因素

1. 主观因素

包括人的性格、精神心理状态等。

（1）个性因素：从生理和心理 2 方面来考虑患者的疼痛十分重要。通常，内向性格的人对疼痛的耐受性大于外向性性格，主诉较少。

（2）注意力的集中或分散、转移：在日常生活中疼痛可以因为从事注意力集中的工作而忘却，事实表明痛冲动可以由于应用其他刺激而改变或减弱。

（3）对疼痛的态度：Beecher 曾比较了战伤士兵与一般创伤患者对麻醉药的需要量，发现前者虽然创伤范围大，但所需要麻醉药量却相对的少，认为这与对待创伤疼痛的不同态度有关。

（4）情绪的影响：Bronzo 用辐射热法研究情绪与痛阈的关系，发现焦虑不安使痛阈降低。

（5）既往经验：对疼痛的感受，除了极少数先天性痛觉缺失患者外，过去的生活经历，疼痛的经验及对疼痛的理解，都与疼痛的感受和反应有关。

（6）精神异常与疼痛：精神分裂症、神经官能症、精神抑郁症等患者，常伴有疼痛症状。据某疼痛治疗中心分析，精神抑郁症患者主诉头痛占 40%；腰背痛 62.5%；四肢关节痛 56%；胃痛 6.3%。有人认为这种没有躯体器质性损伤或病变的心因性疼痛，不是一种感觉体验而是一种复杂的心理状态。

2. 客观因素

（1）环境的变化：昼夜不同的时间内疼痛的感受不同，如夜间疼痛常加重。充满噪音或强烈的光线照射可以影响患者疼痛的感受和反应。

（2）社会文化背景：每个人所受的教育程度和文化水平不同，对疼痛的耐受性和反应也不同。生活在一个推崇勇敢和忍耐精神的文化背景之中，往往更善于耐受疼痛。

（3）性别：一般认为男性的耐受性大于女性，女性比男性更容易表达疼痛。

（4）年龄：一般老年患者较年轻患者主诉疼痛机会少、程度低，这可能是由于老年患者感觉降低及过去有较多的疼痛经历，因而对疼痛的耐受性增高。

3. 护理人员的因素

包括：（1）对患者的类比心理往往导致主观偏差，如认为同一种肿瘤患者的疼痛程度应该类似；（2）凭一般经验将患者的疼痛与某些疾病种类相联系；（3）缺乏有关疼痛的理论、实践知识；（4）过分担心药物副作用和成瘾性，使患者得不到必要的药物治疗；（5）与患者缺乏思想交流，仅依据主诉来判断疼痛的存在与程度。以上这些因素往往使一部分患者得不到及时处理。

（二）疼痛的护理评估

正确估价疼痛便于选择治疗方式和评价治疗效果。由于痛觉是主观的精神活动，旁观者无法直接察觉到，所以只能依赖间接方法的综合分析，作动态观察和多方位间接评估。

以往通常用简单的方法测量疼痛的次数和程度，或是简单的问："你还疼吗？疼痛减轻了吗？"近年来，许多学者从多方面进行研究，试图找到测量疼痛的理想方法。目前常用的方法有以下几种。

1. 详细询问病史

（1）初次疼痛的表现：出现时间，整个过程疼痛特征的变化，痛的部位、分布、强度、性质、时间特性、持续性或周期性等。

（2）相差的感觉现象：如感觉异常、感觉障碍及麻木。伴随症状常见肌萎缩、消瘦、乏力、出汗、流泪、鼻塞、头晕、眼花、视力障碍、恶性呕吐、内脏功能障碍等。

（3）激化或触发疼痛的因素：不同体位对疼痛的影响。体力活动、社交活动、情绪、药物等对疼痛的影响。疼痛对睡眠、饮食、身体活动、工作及人际关系的影响或限制。

（4）用药史：包括止痛和其他治疗史。

（5）癌性疼痛：若是癌症患者，应知道癌肿的病理诊断、手术、转移和扩散、化疗及放疗的剂量与疗程、电子计算机断层扫描或磁共振扫描检查结果等。

2. 视觉模拟评分测量法（VAS）

由日本学者发明，具体方法：在白纸上画一条粗直线，通常为10cm，一端为0表示"无痛"，另一端为10表示"最剧烈的疼痛"。患者根据自己所感受的疼痛程度，在直线上某一点作一记号，以表示疼痛的强度及心理上的冲击。从起点至记号处的距离就是疼痛的量。此评分法较多地用于衡量疼痛强度，也可作多方位的疼痛估价。它的优点是简单明白，易行易评，对疼痛强度有量的表达。此法的灵敏度最高，微细的变化均可以表示出来，可让7岁以上意识正常的患者自己填写疼痛的等级。

3. 马克盖尔疼痛调查表（MPQ）

这是由疼痛闸门学说的提出者 Melzack 以他所在的大学名称命名的疼痛调查表，他是在 Dallenbach 列出的 44 个形容疼痛性质词的基础上，广泛地从书刊上收集有关疼痛的词汇达 102 个之多，如轻度、重度疼痛，可怕的疼痛及无法忍受的疼痛等来帮助描述自己的疼痛，使患者更好地表达疼痛。它是目前被英语国家最为广泛应用的评估疼痛的工具。由于它的合理性，已被翻译成法文、德文、芬兰文、意大利文、西班牙文及阿拉伯文等多种版本。

这些疼痛描绘词汇分散在 3 个大组中：感觉的、情感的和评价。感觉组又分为 10 个亚小组，分别代表不同性质的疼痛，包括时间性疼痛（如搏动性痛）、空间性疼痛（如穿透样痛）、点样压力、切样压力、收缩压力、牵引压力、热感、钝性、明快性和杂类感觉。情感分为 5 个亚小组，包括紧张、油然自发的情绪、恐惧性、惩罚性、情绪—评估—感觉的杂类。评价不分类，共 16 个亚小组，61 个字。由于以上范围内的描述字汇不敷应用，故又补充 4 个亚小组，共 17 个字，供患者选择合适的描绘字。

此调查表应用时费时 15～20min，随着经验的增加，时间可缩短至 5～10min。MPQ 的结果可靠有效，重复性好，而且可多方面地反映疼痛的情况。

MPQ 虽然是目前较为合理的测痛手段，但由于语言文字结构学上的问题，不能将英语的描绘字简单地直译而全盘照搬过来，在英语国家里，不少人对某些词汇也不是轻易能理解的。其他国家首先收集有关疼痛的词汇，如阿拉伯语的痛词汇为 100 个，意大利文为 203 个，然后在大批群众中进行每个字的评级，如德国将 122 人分 3 批，意大利将 160 人分 2 批对痛的词汇评级。可见这是非常艰巨的工作。美国的 Memillan 设计了一份短期形式的 MPQ 疼痛估计表（SFM.P.Q），该表简化了 MPQ 调查表的内容，缩短了填写时间。由 15 个描述信息组成，11 个感觉：跳痛、针刺样痛、刀割样痛、刺骨痛、痉挛性痛、咬痛、烧灼痛、剧烈痛、触痛、痛苦的痛、撕裂样痛；4 个情感：疲劳、厌倦、恐惧、痛苦的折磨。将每一个信息从 0～3 分为 4 个等级。我们只能采用 MPO 的原理，制作我国自己的中文版 MPQ。

4. 上海医科大学华山医院的疼痛评估表

参照 Karnofsky 的 100 等分法和 Keele 的 24h 记录的方法，设计了疼痛缓解程序评价表。这是疼痛缓解百分制评分法，把患者在治疗前所感受到的最痛的程度假定为 100 分，不管患者的疼痛程度如何。在 100 分以下表示疼痛减轻，超过 100 分表示疼痛在加重。记录的次数由患者自己掌握，并不严格要求患者必须每小时记录 1 次，但必须记录最痛和最轻的时间及程度，以免患者把注意力终日集中在疼痛上。此法的优点是 100 分法，比较符合我国人的习惯，可以看到动态变化和药物治疗的关系。缺点是不能反映疼痛的程度和性质。这方面只能依靠详细的病史记录来补充。从我国人群的总体文化水平考虑，此方法是切实可行的。

5. 疼痛的监护

包括心跳、呼吸、局部肌肉紧张度、掌心出汗、血浆皮质醇水平等指标，其他如表情、体位、儿童哭闹等也可间接了解疼痛的程度。另外，学者们还研制了评估疼痛的仪器，以记录疼痛的感觉和情感的尺度及对生活的影响。尽管方法很多，但至今仍未找到理想的客观评估疼痛的仪器和方法。

护士对疼痛患者管理的重要步骤是对病史的收集，其主要内容如下：（1）疼痛的部位；（2）疼痛的程度，让患者自己描述；（3）疼痛的性质——即疼痛感觉像什么；（4）疼痛的频率和持续的时间；（5）加重或缓解的有关因素；（6）疼痛对生活的影响；（7）以前和现在缓解疼痛的方法；（8）当前患者的期望是什么。通过以上诸项调查，可较全面了解疼痛的原因，从而正确评估疼痛的程度，制订控制疼痛的措施。

（三）小儿疼痛的评估

对小儿疼痛性质和强度的客观评估是一个难题。婴儿尚未有直接表达疼痛的能力，较大儿童有口述表达的能力，但他们的词汇量是随着年龄增长而积累的。由于背景不同，所用的词汇也不同，所以医务人员一般并不信赖儿童的口述，而依赖小儿行为的表现。

1. 行为评估法

对婴儿疼痛的评估，目前只限于急性疼痛，如声音的表达包括尖叫声、哭声的强度、时间、哭周期的数目、频率、音调、曲调等作为疼痛程度的标志。婴儿哭声的11个声学特性可被鉴别出来。哭声的长度及发音可用于预测哭的类型，如冷热、饥饿、疼痛。面部表情是婴儿对伤害性刺激的先天性反应，"鉴别面部活动的系统"将面部分为3个区域：前额及眉头、眼及鼻脊、嘴等，有9种面部表情：眉收紧、鼻唇沟加深、双唇张开、嘴垂直拉开（唇角拉紧、下巴明显下拉）、嘴水平拉大、噘嘴、舌拉紧（舌呈高耸的杯状，舌边紧锐）及下巴抖动。身体部位分为上身、手臂及双腿。疼痛动作如上身的僵硬、回缩、四肢的猛烈移动和护卫。

2. 生理学的痛测试

疼痛时呼吸频率及心率增加，手掌出汗被看作焦虑的标志。

3. 疼痛评估法

（1）推测式方法：此法特别适合于年龄较小的儿童。

① 颜色选择法：Stewart最初让小儿从7种颜色中选择一种代表疼痛，红、黑、紫等被选为疼痛的标志，以后采用很多组的不同直径的同心圆，以红色代表疼痛、黑色代表情绪、直径长度代表强度。

② Hester的扑克牌方法：0~4选择的扑克牌以代表不同程度的疼痛，让小儿选择以表示所受痛苦的程度。

（2）直接自报法：包括口述自报、面谈、视觉模拟评分法及各种间距度量法，例如表达情绪的面部变化。

① 口头描述法：儿童的口述难免带有偏见，或夸张、或缩小，应配合仔细观察。根据口述，了解疼痛性质、强度、部位、高峰期、持续时间等。

② 面谈：面谈有独特的作用，可以了解很多信息，包括疼痛原因，环境的或内源性的疼痛激化因素，家庭成员或朋友的反应，患儿对治疗的态度和祈求。

③ Jeans及Gorden的画图法：要求54名3~13岁的健康儿童画出他们自己想象中和经历中的关于疼痛的图画。画后，和儿童们面谈，了解他们以往的疼痛经历、痛的字汇、痛的言语及应付痛的能力。根据图的内容、所用的颜色、类型、痛的来源（自伤或他伤）及意向（意外的或意料的），将图画编码。患儿画出一人或身体的一部分，选择红色或黑色代表疼痛程度，然后根据编码评分。

三、疼痛的护理措施

控制疼痛的方法很多，归纳起来主要是药物治疗，手术治疗及心理行为治疗。

（一）疼痛护理的要点

1. 护士首先要有同情心，用亲切和蔼的态度对待患者，表现出对患者痛苦的充分理解。国外曾报道一组癌症患者通过护士及家属的鼓励，96％获得止痛效果，一般的止痛方法可能产生80％以上的效果。

2. 保持病室环境安静，尽量减少噪音，使患者充分休息。避免对患者的一切恶性刺激。在进行护理工作时，动作要轻柔，避免粗暴操作，减少疼痛刺激。

（二）药物止痛

1. 常用的止痛药物

（1）抗胆碱能药：用以解痉止痛，对各种平滑肌痉挛如肠绞痛有明显效果，常用药有颠茄片、颠茄合剂、溴苯胺太林（普鲁苯辛）、阿托品等，服后可出现口干舌燥。

（2）解热镇痛药：用以抗风湿性解热镇痛药治疗头痛、风湿性神经痛等，常用药有阿司匹林、水杨酸钠等。

（3）镇痛药：如阿片、吗啡、可卡因、哌替啶等为全身性止痛剂，有镇痛、镇静、解痉作用，多用于严重疼痛患者，但有成瘾性。

（4）非麻醉性镇痛药：这类药物对肌肉、韧带、骨关节的疼痛有效，对内脏疼痛则无效。

（5）麻醉性镇痛药：此类药物对癌症性疼痛最有效，由于会产生耐药性与成瘾性，故倾向于作为最后的治疗手段。但深部的绞痛和胀痛，任何部位剧烈的锐痛，

有时必须注射麻醉性镇痛药。针对晚期癌症患者的剧烈疼痛使用麻醉性镇痛药缓解疼痛时，不宜迟延，因为药物成瘾并不重要，最后阶段应尽一切可能让患者感到舒适。只有依据疼痛的不同原因，选用恰当的止痛药物，采用适当的给药途径，才能获得止痛效果。

2. 给药方法

（1）经口给药：口服止痛药是最常见的方法，患者也容易接受。如阿司匹林、吲哚美辛等，由于对胃肠道黏膜有一定的损伤，临床应用受到一定限制。近年来，文献报道了对慢性癌痛采用布洛芬与美沙酮痛合用取得了良好效果。口服吗啡制剂控制癌痛已延用多年，过去每4h给药1次较为麻烦。多年来，研究者们试图研制长效口服吗啡制剂，以克服上述剂型的缺点。近年来应用控制释放硫酸吗啡片剂（morphine sulfate tablet，MST）治疗晚期癌痛取得了较好的临床效果。

关于给药时间，以往习惯于疼痛时给药，近来研究发现，定时给药血清中浓度较稳定，止痛效果比较好，同时用药总量还会减少。但不能千篇一律，如病情加重超出定时给药控制疼痛的效力时，则按需要给药更为适宜。也有一些人喜欢疼痛开始时给药。制订治疗方案时，要依据患者的意愿及影响止痛成败的各种因素做出选择。

（2）经胃肠外给药：当大量口服止痛药不能控制疼痛，或有严重的胃肠道反应，如恶心、呕吐等副作用时，需要采用胃肠道外给药途径。

① 连续皮下输入麻醉剂：安全性和效果较好，深受患者欢迎，现已为普遍采用。

② 静脉给药患者自控止疼：用一个计数电子仪控制的注药泵——微泵，由患者

或患者家属控制，在患者疼痛时给予一定剂量的止痛药物。可以提供麻醉剂的剂量、增减范围和估计2剂量的间隔最短时间及提供一个稳定的注药间隔周期。优点：较好地控制疼痛，减少止痛药用量及副作用，并提供患者独立地管理止痛药的机会，对改善肺功能和减少术后并发症也有帮助。适用于不同的临床病例，包括7岁以上的儿童，已日趋广泛地应用于临床。早年用于手术后止痛，近来，这一技术广泛用于意识正常而没有阿片类药物成瘾的各种癌痛患者，其安全性和止痛效果是可靠的，在使用PCA泵时应注意要有完整的医疗记录：医嘱记录、护理计划、疼痛管理计划、护理记录和医疗记录等。此外，所有医护人员都要知道患者正在实施的疼痛管理情况，有的医院是在患者的门上或病历上贴上带有PCA标志的标签，提示护理人员做好患者的疼痛管理工作。

③硬膜外镇痛法（epidural inducing analgesia，EIA）：经硬膜外导管通过人工或可控性微泵持续给小剂量止痛药，方法简便有效，尤其适用于长期疼痛患者。优点：提供持久的止痛效果，降低麻醉镇痛剂用量。副作用：呼吸抑制、血压降低及小腿浮肿，一般呼吸抑制的危险性存在于中断给药后6～24h。减少呼吸抑制发生率可采用以下措施：a. 小剂量：高龄全身情况差者减量；b. 避免与其他镇痛方法联合使用；c. 注意呼吸类型。据报道，通过静脉、肌内、吸入等途径的中枢性镇痛与通过硬膜外腔等途径的局部镇痛比较，后者效果更佳，不影响意识，无成瘾。

（三）针刺和刺激镇痛

1. 针刺

这是一种值得推广的安全、简便、经济、有效的止痛方法。针刺镇痛是用特制的不锈钢针刺入机体一定的穴位来解除疼痛的一种方法。有时也采用电针刺激。经大量的临床实验和观察研究表明，针刺利用可控制的低振幅频率的电流刺激局部组织，或兴奋深部组织包括肌肉在内的牵张、压力等多种感受器，通过各种传入神经纤维将信息传入中枢神经系统，在中枢神经系统的各级水平阻遏或调制伤害性信号的传递和感受。电针的传入冲动主要进入中枢神经系统，激活内源性阿片肽镇痛系统、非阿片肽镇痛系统和经典递质系统而达到镇痛效果。

2. 经皮肤电刺激神经

这是根据痛觉产生的闸门控制学说和电针镇痛而发展起来的一种方法。这种方法常被用于慢性疼痛，刺激电极可放在某些穴位、疼痛部位或邻近关节。其镇痛范围限于同一脊髓节段或同神经支配区。根据刺激脉冲的频率及强度不同，其作用机制也不尽相同，低频低强度刺激可兴奋神经干中粗的神经纤维。在脊髓水平，粗神经纤维的冲动可抑制细神经纤维或中间神经元对痛觉信号的向上传递。如果刺激较强，则可激活脑内源性镇痛系统，通过下行抑制作用抑制痛觉信息在脊髓的传递。

3. 表皮刺激止痛法

冷、温湿敷法，可使神经末梢的敏感性降低而减轻疼痛。涂薄荷脑软膏止痛法止痛的原理尚不清楚。用法：取薄荷脑软膏（如清凉油）涂在疼痛部位附近。对疼痛不易触及的"内在疼"可用以上方法或用按摩七星针敲打刺激对侧皮肤以达到止痛的目的。

4. 脑刺激镇痛

在脑内某些核团如中脑水管周围灰质、下丘脑、尾核等埋藏电极，电刺激这些部位可控制癌症患者的顽痛。

（四）常用的疼痛护理措施

1. 松弛（relaxation）

这种方法是通过各种放松训练，使患者在精神上和肉体上从应激中释放出来。放松训练包括生物反馈，进行性肌肉松弛、深呼吸等。最简单的松弛性动作，如叹气、打呵欠、腹式呼吸等。

2. 想象（imagination）

想象是现实和幻想在精神上的表现。它不仅包括精神上的画面，而且也包括听觉、触觉、嗅觉、味觉及运动的再现。想象包括会话式的、简单的症状替换、标准想象技术、系统的个体想象技术等。

3. 分散注意力（distraction）

引导患者注意其他事物，"忽视"疼痛感觉，从而提高患者疼痛阈值减轻疼痛。这种方法能提高对痛的耐受力，但不能去除疼痛，只可短期应用。分散注意力，采用的方法是：当患者疼痛很轻时，可讲述患者感兴趣的故事；选放患者喜欢的音乐，播放快速高音调的音乐，嘱患者边听边随节奏打拍并闭目，疼痛减轻时音量放小；缓慢有节奏的呼吸，嘱患者眼睛注意室内前方物体，进行深慢吸气与缓慢呼出，继续慢慢呼并数数，闭目想象空气缓慢进肺或意想眼前是海滨和绿色原野。

4. 催眠（hypnosis）

这是在有意识的状态下，由催眠师所执行的通过强化暗示改变意识状态而使行为改变的一种方法。催眠状态是一种注意力或精神高度集中的状态，可产生多种效果。许多研究都证实催眠术对抑制疼痛十分有效。但其神经生理学基础尚不清楚。

5. 音乐（music）

选择适当的音乐，使患者放松，不仅能改善患者的疼痛，而且对克服焦虑也有效果。

6. 幽默（humor）

有人报道，对某些患者来说，大笑10min后，患者的疼痛可缓解2h。

7. 按摩（chirapsia）

皮肤和皮下组织施以不同程度的按压，能松弛肌肉，改善循环，以减轻疼痛。

8. 气功（qigong）

剧烈疼痛时可先用镇痛剂，待疼痛缓解后再练功。练功可使镇痛时间延长，防止疼痛再发生。众所周知，应用药物止痛，与病因治疗无关。而气功止痛通过唤起机体的自然治愈能力，有可能达到病因治疗，使机体处于良好的内环境状态，这是气功控制疼痛的优点所在。目前，气功止痛的机制尚不清楚。

9. 心理疗法

（1）生物反馈疗法：通过机器让患者本人感觉到自主神经系统反应（血压、脉搏、体温、肌电图），通过附加自发反应条件用意志控制这些功能。自我催眠疗法可减轻疼痛的感觉和苦恼，其内容是同疼痛作斗争，好像疼痛从伤口出来而消失。

（2）图像法：通过交谈制成图像以提供患者控制疼痛的感觉。Doake初次报道了图像法可减少止痛药的使用剂量并减轻疼痛。

四、癌症疼痛的护理

疼痛是癌症患者最主要的症状之一。世界上每天约有 350 万例以上的癌症患者忍受着疼痛的折磨。一般癌症的疼痛率占 53%，晚期癌症则高达 91%。根据研究，疼痛发生率最高的是骨癌和口腔癌，为 80%～90%；其次是肝癌、泌尿系癌肿、乳腺癌、肺癌等；发生最低的是白血病，仅占5%。老年患者癌症出现的疼痛在程度上可能稍轻，但疼痛仍是晚期癌症患者护理的一项重要内容。世界卫生组织（WHO）近来公布了治疗癌痛的指导原则，强调用药的3个步骤：首先用非麻醉药，如非类固醇类抗炎药物（non-steroid anti-inflammatory drugs，NSAIDs）；然后用弱麻醉镇痛剂，如可待因；最后选用强麻醉镇痛剂与复合止痛药联用，如吗啡制剂等。

（一）癌性疼痛的护理原则

1. 变按需给药为按时给药

对癌性疼痛的治疗，传统的作法多以患者超过忍耐力为给药标准，并有意识地尽可能延长给药间隔时间，以减少止痛药用量，这样不仅不能使患者摆脱疼痛的痛苦，还会提高对疼痛的警觉和恐惧。甚至形成索取更多、更强的止痛药愿望，造成对止痛药的"心理性成瘾"。因此，最好根据药物半衰期按时给药，一般在前次服药效果消失1h前给药为宜。尽可能口服，其次直肠给药，最后才考虑注射。

2. 分阶梯复合用药

WHO建议癌性痛治疗选用镇痛剂必须从弱到强按3个阶梯进行。首选第1类非阿片镇痛剂，代表药：阿司匹林，代替药是氨基比林，对于轻、中度疼痛有效。如果止痛不满意，可选用第2类阿片镇痛剂，代表药：可待因，代替药是右旋丙氧酚。只有效果仍不满意时才选用第3类强鸦片镇痛剂，代表药：吗啡，代替药有美沙酮、哌替啶等。由于癌性疼痛具有急性和慢性疼痛2种特点，用止痛药可长期安排应付持续性疼痛，并应根据疼痛程度经常变换止痛药，在充分缓解的前提下尽可能减少止痛药用量。实践表明，合理的间隔时间、充足的剂量、科学的搭配药物，应用非麻

醉性止痛药可使大多数癌性疼痛缓解。

3. 注重心理护理

疼痛患者极为敏感，需要格外关注，不仅需要技术上治疗，也需要情感上的照料。给予疼痛患者心理安慰、鼓励，使其精神上摆脱恐惧感，并教育患者及家属改变对药物副作用及耐受性的错误认识，使广大的癌症患者从疼痛的痛苦中解脱出来。

（二）麻醉技术控制癌痛

1. 神经阻滞

是经皮将局麻药或神经破坏药直接注入神经节、神经干或神经丛及其周围，阻断疼痛传导的一类方法，在晚期癌痛患者中已应用了多年。近年来提倡给早期癌痛患者应用。治疗性神经阻滞常用破坏神经的不可逆的药物，如酚、酒精等。

2. 椎管内应用麻醉剂

已有10余年的历史。这项技术是通过导管或泵，连续或间断将药物输入硬膜外或鞘内。这种方法避免了口服给药法和其他方法给药的副作用，同时还减少了辅助药物的应用。然而，耐药性是影响止痛效果的一个因素。

（三）神经外科技术控制癌痛

神经外科手术已广泛用于治疗癌痛。这些技术近期才应用于临床，手术治疗的目的是在周围神经与中枢神经之间某一点切断传导疼痛的途径。如周围神经切断术、脊髓前侧切断术、脑回切断术等。

（高淑珍）

第四节　腹泻患者护理

腹泻（diarrhea）是指排便次数较平时增加，且粪质稀薄、容量及水分增加，并

含有异常成分，如未消化的食物、黏液、脓血及脱落的肠黏膜等。腹泻时常伴有腹痛及里急后重。正常排便次数因人而异，每日 2～3 次或 2～3d 1 次。但每日排出水量不应超过 200ml，粪便成形，不含有异常成分。病程不足 2 个月者为急性腹泻，超过 2 个月者为慢性腹泻。

一、病因与发病机制

每日进入肠道的水分有 2 个来源：其一为体外摄入，共约 2500ml（包括饮水 1500ml 及食物中含水约 1000ml）；另一来源为消化器官分泌进入肠道的消化液，共约 7000ml（包括唾液 1000ml、胃液 2000ml、胆汁 1000ml、胰液 2000ml、小肠液 1000ml、大肠液 60ml），两者合计约 9000ml。其中绝大部分被重吸收，空肠每日吸收水分约 4500ml，回肠吸收约 3500ml，结肠吸收约 900ml。因此，每日从粪便排出的水分约为 100～200ml。当某些原因造成肠道分泌增加、吸收障碍或肠蠕动过快时，即可造成腹泻。但腹泻的发生常不是单一因素所致，有些腹泻是通过几种机制共同作用而发生的，根据发病机制可分为以下几种。

（一）感染性腹泻

造成的机制有二：一为毒素，主要由于细菌毒素与肠黏膜上皮细胞的受体结合，使腺苷环化酶活力增强，细胞内 cAMP 增加，使肠黏膜细胞分泌的电解质和水增加；另外由于细菌直接侵犯造成肠黏膜的破坏，使肠黏膜无法吸收而造成腹泻，如霍乱、沙门菌属感染及葡萄球菌毒素中毒。

（二）渗透性腹泻

由于水溶性物质吸收障碍，使肠腔内渗透压增加，影响水的吸收，肠内容积增大，肠管扩张，肠蠕动加速，从而发生腹泻。引起渗透性腹泻的原因有。

1. 消化不良

消化不良可因胃、胰腺、肝胆系统疾病引起。

（1）胃原性腹泻：如胃大部分切除、空肠吻合术后，食物到达胃内未经充分消化即进入空肠，肠蠕动加快，引起腹泻。其次还可见于萎缩性胃炎等。

（2）胰原性腹泻：见于慢性胰腺炎、胰腺癌等，由于胰腺分泌胰酶减少，食物中蛋白质、脂肪及淀粉的消化发生障碍，未经消化的营养物质不能被吸收而产生腹泻。

（3）肝、胆原性腹泻：常见于肝脏疾病、胆道梗阻等。因胆汁中含有胆盐和胆汁酸，对脂肪的消化和吸收具有重要作用。肝脏疾病时胆盐产生减少，胆道梗阻时胆汁不能进入肠道，皆可导致肠道胆盐缺乏，使脂肪的消化和吸收不良而发生腹泻。

2. 吸收不良

见于吸收不良综合征，是由于肠道吸收功能障碍所致，口服不容易吸收的药物，如硫酸镁、甘露醇、山梨醇等引起的腹泻亦为渗透性腹泻。

（三）分泌性腹泻

此类腹泻乃因肠黏膜不但无法吸收水及电解质，反而不断地分泌水及电解质进入肠道内，这种腹泻即使在没有吃东西时也会发生。例如，心力衰竭、肝硬化门脉高压等，由于肠道静脉压升高，细胞外液容量增大，影响水分吸收也增加水的分泌，因而造成腹泻。另外，还有内分泌因素，如类癌瘤释放出的血清素（serotonin）以及组胺（histamine）、儿茶酚胺（catecholamine)、前列腺素（prostaglandin）等物质，亦可造成肠局部血管扩张及肠黏膜的分泌作用。其他胃肠道肿瘤如佐-埃综合征（分泌胃泌素的肿瘤）等也会有此类腹泻。另外，肠道切除后，尤其是末端回肠切除 100cm 以上时，会造成原本应在该处吸收的盐类进入大肠，刺激大肠的分泌作用而造成腹泻。

（四）肠运动速度改变造成的腹泻

此类腹泻最常见的是肠敏感综合征，这是因为食物由口至形成粪便需要一定的时间，假使肠道运动速度太快，则水分还未在大肠吸收足够便由肛门排出而形成腹泻。最需注意的是某些时候有肿瘤或粪便堵住直肠时，如未完全堵塞反而会出现腹泻的症状，主要是因为只有水分可由堵住处通过而排出体外。此时给予止泻药物是其禁忌。

（五）假造的腹泻

指本来无病，却为了逃学、休假等而吃泻药或是在正常大便中加水混合，以达到其特殊目的。

二、临床表现

腹泻可造成脱水、电解质不平衡，如低血钾、低血钠等。低血钾可造成肌肉无力、心律不齐，甚至可因心律失常而死亡。长期腹泻可造成营养不良，血中白蛋白降低，使血中渗透压不足而造成全身性浮肿，肛门局部出现溃烂、疼痛。患者感觉食欲不振、腹鸣、呃逆、腹痛，可合并发热（感染或脱水热）、失眠、头晕、全身倦怠。腹泻可产生低渗性脱水，即细胞外渗透压低于细胞内，引起细胞外液的水分移向细胞内，严重时导致脑细胞水肿，产生颅高压，表现为头痛、视力模糊、神志不清，甚至抽搐、惊厥、昏迷。

三、护理

（一）护理目标

1. 腹泻所带来的症状减轻或消除。
2. 患者的排便次数及大便性状恢复正常。
3. 维持水电解质平衡和良好的营养。
4. 药物治疗次数及剂量减少或停止使用。
5. 患者能说出日常生活中导致腹泻的原因、诱因及预防方法。
6. 患者能够描述腹泻时的自我照顾方法，如饮食、饮水、药物等。

（二）护理措施

1. 休息
创造舒适安静的环境，避免紧张性刺激，保持身体用物及床单位的整洁、舒适，频繁腹泻、全身症状明显者应卧床休息，腹部应予保暖，以使肠蠕动减少。腹泻症状减轻后可适当运动。

2. 病情观察与标本采集
严密观察生命体征变化，注意皮肤弹性、排便情况如大便次数、间隔时间、量、气味、性状等，及伴随症状如发热、恶心、呕吐、腹痛、腹胀等情况，以提供病情依据。及时采集各项检验标本，如大便标本作常规、潜血及培养，采集标本时应注意不要放过那些有追踪病原菌价值的脓血便、红白冻状便等，并注意及时送检。

3. 补液治疗
遵医嘱给予补液治疗和药物治疗，并观察排便情况，评估药物治疗效果。

4. 肛门周围皮肤的护理

频繁的排便容易造成肛门周围的皮肤擦伤而引起感染，应指导患者及家属便后用软纸轻拭并用温水清洗。有脱肛者可用手隔以消毒纱布轻揉局部，以助肠管还纳。每天用 1/5000PP 粉水坐浴，肛周局部涂以无菌凡士林或其他无菌油膏，保持清洁，保护局部皮肤。

5. 饮食护理

（1）严重腹泻者应禁食，以后按医嘱作渐进式饮食治疗（禁食—流质饮食—半流质饮食—普通饮食）。

（2）轻症者宜摄取高蛋白、高热量、低脂、少纤维素、易消化的流质、半流质饮食，如能适应可逐渐增加食量，对食欲差者应鼓励进食。

（3）避免过冷、过热以及易产气的食物。

6. 心理护理

避免精神紧张、烦躁，耐心细致地给患者讲述疾病的发展、治疗及转归过程，以减轻患者的思想负担，对假造腹泻者予以疏导并矫正其行为。

7. 取内关、公孙作穴位

按压 30～50 次（约 2～3min），通常可协助改善症状。内关位于前臂掌侧桡尺骨之间腕关节以上 2 寸，公孙位于第一跖骨基底部前下缘处。

8. 健康教育

告诉患者饮食、饮水不洁、机体抵抗力低下等都是导致腹泻的原因和诱因。指导患者及家属注意饮食卫生，如食物要洗净、煮熟，在夏秋季节，煮熟的食物不宜放置过久，食用前要再加热，生、熟食分开加工。便后及进食前要洗手等。同时，要注意吃易消化、少渣、少纤维素、低油脂的饮食，如稀饭、牛奶、豆浆、豆腐等，

多饮水。腹泻时暂不吃冷食、冷饮、水果。禁食酒类、油炸食物及刺激性调料等。

指导患者遵医嘱按时、按量用药，疗程足够，治疗彻底，并说明中断治疗的危害，治疗不彻底或转变成慢性腹泻，会影响今后的工作、学习和生活。只有当患者具备了有关知识才能提高患者的自我护理能力，有利于腹泻的治愈。

（万喜超）

第五节　中暑患者护理

中暑是指人体在高温环境下，因体温调节机能障碍而发生的一组综合征群。根据不同发病机制和临床表现，重症中暑可分中暑衰竭、中暑高热、中暑痉挛、日射病等类型。中暑衰竭型也称循环衰竭型，最为多见，系失水或低钠血症致周围循环衰竭，体内并无过多热量积蓄，故体温基本正常；中暑高热体内有大量热量积蓄，体温很高，无汗，可有昏迷，此型预后较差；中暑痉挛常发生在重体力劳动时，大量出汗，损失氯化钠过多，引起肌肉痛性痉挛；日射病为热辐射长时间直接作用于头部，引起脑组织充血、水肿所致，体温正常或略升高。

一、病因与发病机制

正常情况下，人体的产热和散热在下丘脑体温调节中枢下，处于动态平衡，维持体温在 37℃ 左右。除基础代谢产热外，体力活动是机体产热的重要方式，尤其是剧烈运动、强体力劳动时，单位时间产热量骤然提高。人体通过辐射、蒸发、对流及传导与周围环境进行热的交换。当周围温度低于体温时，辐射是主要散热方式；其次是体内热量经传导作用到达体表，经

对流作用散失。当周围温度达到和超过体温时，汗液蒸发成为主要的散热方式。汗液的蒸发受空气湿度的影响，湿度愈大，蒸发愈少。当相对湿度达到 100% 时，蒸发散热基本停止。因此，高温、高湿和低风速是造成中暑的主要原因。剧烈运动、强体力劳动，以及年老体弱伴心血管疾病、营养不良、糖尿病、液体摄入不足、感染发热性疾病等，是中暑发生的诱因。

炎热季节，从事高温、露天作业的人员，既往有严重烧伤病史者，穿着过多，逗留在不通风屋内的产妇，以及接受抗组胺、抗胆碱能药治疗者，都有发生中暑的可能。

体内热量的积蓄使体温升高，引起神经、内分泌系统功能亢进和酶活性增强，蛋白质、脂肪、糖代谢旺盛，氧耗量增加，产热增加。受高温影响，下丘脑调节皮肤血管扩张，加速出汗，使血容量趋于减少，血液浓缩，导致周围循环衰竭，体温进一步升高，形成恶性循环。高温对细胞结构及各器官功能都产生不同程度的损害作用。

二、临床表现

根据病情的发展过程和轻重，临床上可分为中暑先兆、轻症中暑和重症中暑。

（一）中暑先兆

在高温环境下，感到全身疲乏、四肢无力、头昏、口渴、体温正常或低热，离开高温环境，补充水和盐后，稍事休息即可恢复正常，此为中暑先兆。

（二）轻症中暑

中暑先兆的症状继续发展，面色潮红、胸闷、皮肤干热，体温达 38.5℃ 或以上。并有早期循环衰竭的症状，如大量出汗、恶心、呕吐、血压稍下降、脉搏增快，但对症处理和休息后，数小时内能恢复，此为轻症中暑。

（三）重症中暑

除上述症状外，如出现晕厥、昏迷、高热、痉挛等，则为重症中暑。重症中暑又可分为 4 种类型，但临床上多混合出现。

1. 中暑衰竭：主要表现为循环衰竭。症状有面色苍白、皮肤湿冷、脉搏细弱或缓慢、呼吸浅促、血压降低、神志不清或恍惚。

2. 中暑高热：主要表现为高热、无汗、昏迷。体温在 39.5℃ 以上，肛温可达 41℃，甚至高达 43℃。颜面潮红灼热，皮肤干燥无汗。神志可由烦躁不安、谵妄转为模糊、思睡、昏迷。呼吸快而弱，脉搏可达 140 次/min。严重者可发生心功能不全、肺水肿、脑水肿、播散性血管内凝血、严重肝肾损害而危及生命。

3. 中暑痉挛：症状多发生在大量出汗之后，由于水、盐丧失过多而致肌肉痉挛。以腓肠肌最多见，亦见于肋间肌、膈肌、腹肌。一般为肌肉轻微抽动，重者可有痉挛。

4. 日射病：主要为头部充血、水肿而致的病症，有剧烈头痛、头晕、耳鸣、头昏、眼花、恶心、呕吐、烦躁不安，严重者也可有惊厥、昏迷。

三、护理

（一）中暑先兆和轻症中暑

立即脱离高温环境，在阴凉通风处休息，补充清凉含盐饮料。体温升高者，可由冷敷或凉水擦身，帮助降温。对有循环衰竭倾向者，可酌情静脉输注葡萄糖、生理盐水。

（二）重症中暑

必须紧急抢救。对中暑衰竭，主要是纠正水、电解质紊乱，治疗休克；对中暑痉挛，可静脉滴注葡萄糖、生理盐水，或静脉缓注10％葡萄糖酸钙；对中暑高热，主要是降温。治疗的迟早和降温的快慢，直接影响病情的预后。

1. 迅速降温

高热持续时间愈久，对脑、肝、肾、心等器官组织的损害愈重，脱险后遗留后遗症的机会也愈大。所以必须采取有效措施尽快降低体温。

（1）物理降温：头部、腋下、腹股沟等大血管处放置冰袋，同时以酒精或冷水擦洗全身，并用电风扇吹风降温。有浴池设备的，可把患者浸于4～10℃冷水中，不断摩擦全身皮肤，一方面降温，一方面保持皮肤血循环通畅。冰水灌肠也有较好的降温效果。

（2）药物降温：可与物理降温同时进行。最常用的为氯丙嗪，有扩张血管、松弛肌肉、降低氧耗的作用，有利降温。用法为25～50mg溶于500ml葡萄糖液或生理盐水中静脉滴注，1～2h滴完。情况紧急也可用氯丙嗪25mg溶于5％葡萄糖液或生理盐水100～200ml中，静脉滴注，10～20min滴完。如2h后体温仍无下降趋势，可重复1次。上述各项措施在体温降到38℃时暂停，继续观察体温，如有回升，再行降温。

2. 支持和对症治疗

抢救过程中必须保持呼吸道通畅。给予吸氧。纠正水、盐失衡，防治休克。对呼吸功能、心功能、肾功能衰竭以及脑水肿、播散性血管内凝血应给予相应处理，

并注意防治继发感染。

（三）预防

1. 改善劳动条件：隔离热源和降低车间温度。提高机械自动化程度，替代人工操作。加强劳动保护，合理调整作息时间。

2. 提供清凉含盐饮料：饮料中应含盐0.3％，含盐量过高，多饮后可引起水肿。

3. 加强卫生知识的学习：了解中暑的防治知识。

4. 执行高温作业禁忌证：对高血压、器质性心脏病、活动性肺结核以及明显贫血和肝、肾、内分泌疾病与先天性汗腺缺乏症患者均应调离高温作业。

（万喜超）

第六节　中毒患者护理

一、中毒的抢救

（一）中毒的分类

1. 按疾病的发病方式分

（1）急性中毒：大剂量毒物，短时间内出现明显症状或体征的情况。

（2）慢性中毒：小剂量毒物，长时间才出现相应症状或体征的情况。

2. 按毒物的来源分

（1）工业性毒物中毒。

（2）农药中毒。

（3）药物中毒。

（4）有毒动植物中毒。

（二）急性中毒的诊断方法

1. 力求明确毒物的接触情况

（1）通过患者或相关人员，了解患者是否有明确的毒物接触史（如口服、生产、销售），或起病前是否有可能导致服毒的

病史。

（2）现场调查现场维持原状，保留可能含有毒物的药瓶、汤匙、玻璃杯等，并收集呕吐物或胃洗出液，以备检验。

2. 提示性的临床表现

可为进一步诊断提供线索。

（1）皮肤色泽发绀：可见于亚硝酸盐类中毒；黄疸可见于毒蕈、四氯化碳中毒；皮肤樱红色可见于一氧化碳中毒。

（2）瞳孔：很多毒物或药物可有瞳孔缩小，如有机磷、氯丙嗪、阿片类、巴比妥类等。

（3）气味：蒜臭味见于有机磷、乙基大蒜素（401，402）、各种磷化物中毒；氰化物中毒可有苦杏仁味。

（4）心律失常：如乌头碱中毒、鱼胆中毒、锑剂中毒，均可引起异位性严重的心律失常。

（5）抽搐或肌束颤动：如氟乙酰胺中毒、有机氯中毒、有机磷中毒。

（6）呼吸抑制：如阿片类中毒。

3. 毒物及毒物相关物的检测

可为诊断提供重要依据或参考依据。

（1）毒物的检测：高压液相层析（HPLC）的测定谱较广，比较简便。可以检测多达777种药物、农药。如农药类有肟硫磷、马拉硫磷、对硫磷、磷胺、草灭净等；药物类有利多卡因、吗啡、可待因、安定、苯妥因、肾上腺素、西咪替丁、雷尼替丁、海洛因、可卡因、红霉素等；部分重金属如镉、砷、铍、汞、铅；化合物如五氯酚、甲醇、苯、丙酮等。

（2）毒物相关物的检测：如氟乙酰胺中毒时的血氟、尿氟增加，血柠檬酸增加；有机磷、氨基甲酸酯类中毒时的血胆碱酯酶活性降低；亚硝酸盐、胱类杀虫剂中毒时的血高铁血红蛋白增加；一氧化碳中毒时的碳氧血红蛋白增加等。

（三）急性中毒的一般救治原则与方法

急性中毒的抢救包括生命支持、清除毒物、解毒药物的使用、对症治疗和支持治疗4个基本组成部分。

1. 现场急救

（1）使患者迅速脱离中毒环境：维持呼吸道通畅，可使用抽吸器、呼吸辅助器，供给氧气。

（2）基本生命支持（如清除呼吸道堵塞物、给氧、心肺脑复苏等）：保持适当的循环血量。

（3）迅速作身体检查：以取得适当的实验室检查资料。

（4）将胃内毒物排空：可诱导呕吐，使用胃管，以生理盐水、碳酸氢钠或清水冲洗。但意识受抑制和食入腐蚀性食物时禁用诱导呕吐。

（5）判断是否为腐蚀性物质中毒的征象：口腔内和喉头非常疼痛，而且有灼热感。吞咽时疼痛或无法吞咽，口腔黏膜破损，呕吐、流涎（小孩）。

（6）严密观察生命体征。

（7）小心观察分段的排尿量：若有轻度尿少时，可使用甘露醇或尿素，并增加液体输入，以增加毒物的排出。当肾脏有严重毒性或有可透析的剧毒存在时，可利用腹膜透析术或血液透析术。

2. 清除毒物

（1）体表污染毒物的清除：以清洗为主，结合负压吸引、引流排毒等方式。

（2）胃肠道毒物的清除

① 催吐：吐根糖浆是比较好的催吐药，阿朴吗啡因催吐作用不容易停止而少使用。

a. 方法：喝吐根糖浆30ml后饮水

100ml 左右，或嘱患者自服水 200～300ml，用压舌根的方法催吐。

b. 禁忌：昏迷、腐蚀性毒物、食管静脉曲张、主动脉瘤、孕妇等。

② 洗胃：经口摄入 6h 之内应洗胃。

a. 方法：向患者胃内注入不高于 37℃ 的水 200～300ml，然后放出液体，总量控制在 3～5L。

b. 禁忌：食管静脉曲张，主动脉瘤，孕妇，强烈腐蚀剂中毒超过 30min，石油及其蒸馏物中毒、昏迷、抽搐等。后三者若已先插入气管导管，为防止吸入灌洗液，则仍可施行胃灌洗。

c. 洗胃液的选择：1％～5％碳酸氢钠适用于除敌百虫之外的有机磷中毒；0.02％～0.05％高锰酸钾液适用于多种生物碱、阿片类、氰化物、巴比妥类中毒。

③ 导泻与灌肠：洗胃后或经口摄入＞6h 者可采用此法。

a. 导泻：50％硫酸镁 50ml 或 20％甘露醇 500ml，加 5％葡萄糖 500ml 或硫酸钠 20～30g 稀释后口服。

b. 灌肠：以生理盐水 100ml 作高位灌肠。

④ 全肠道清洗：适用于大量毒物摄入又不能催吐或洗胃者，特别是缓释胶囊中毒。方法：采用非吸收性高分子化合物聚乙二醇稀释液，在 1～2h 内从鼻胃管滴入 4～6L，可引起大量快速腹泻，可有效地清除毒物。

⑤ 毒物吸附：一般使用活性炭吸附肠道毒物，对于生物碱类、巴比妥类、苯酚类毒物的效果较好。方法：50～100g 活性炭加水 300～400ml 口服，可与泻药一起服用。

⑥ 毒物中和：强酸用弱碱中和，强碱用弱酸中和。方法：氢氧化铝凝胶 60ml 或镁乳 60ml 口服用于强酸中毒；柠檬汁、1％～5％醋酸或食醋稀释后口服用于强碱中毒。

⑦ 毒物沉淀：毒物沉淀后可减少其毒性，延缓其吸收。方法：汞中毒用甲醛化次硫酸钠口服或洗胃；碘中毒用 759 淀粉加水 1000ml 洗胃；氯化钡、碳酸钡、铅中毒用 30～60g 硫酸钠或硫酸镁口服；砷中毒用氢氧化铁溶液（生成砷酸铁），每 5～10min 口服，直至呕吐。

⑧ 毒物氧化：0.02％～0.05％高锰酸钾液洗胃，可使奎宁、吗啡、无机磷、尼古丁等毒物氧化失效。

⑨ 利尿排泄：用于已吸收毒物的排泄，对一些药物中毒有效。如溴化物中毒、苯丙胺类中毒、水杨酸类中毒、异烟肼中毒、奎宁中毒、苯巴比妥中毒等，但对农药中毒多无效。

⑩ 血液透析：对一些小分子药物，如巴比妥类、催眠镇静类、低级醇、海洛因、锂、砷、钾、钡盐、水杨酸盐、磺胺剂及硫氰酸盐等药物中毒效果较好。

⑪ 血液灌流：为血液体外吸附的排毒方法，吸附剂有活性炭、树脂、氧化淀粉等。对有机磷、有机氯、催眠镇静类药、巴比妥类等有效。

⑫ 换血：适用于中毒物质与组织不容易结合而血中有毒物质浓度比较高时。

（3）呼吸道吸入毒物的清除：高压氧对一氧化碳中毒有良效。

3. 解毒药物的使用

（1）阿托品：有机磷中毒、毒蕈中毒、氨基甲酸酯类中毒、乌头碱中毒、毒扁豆碱中毒。

（2）氯解磷定、碘解磷定：有机磷中毒。

（3）二巯丙醇、二巯丁二钠、二巯基

丙磺酸钠：砷中毒。

（4）二巯丁二钠：以肝损害为主的毒蕈中毒。

（5）纳洛酮：吗啡类中毒。

（6）氟马西尼：苯二氮䓬类中毒。

（7）乙酰胺：氟乙酰胺中毒。

（8）地高辛免疫抗原结合片段：地高辛中毒。

（9）高血糖素：β-阻滞剂中毒。

（10）维生素 K_1 注射剂：双香豆素中毒，抗凝血类灭鼠药中毒。

（11）亚硝酸异戊酯、亚硝酸钠、硫代硫酸钠：氰化物中毒。

（12）美蓝：亚硝酸盐类中毒。

（13）各种抗蛇毒血清：相应的蛇毒中毒。

（14）多价肉毒杆菌抗毒血清：肉毒杆菌性食物中毒。

（15）乙酰半胱氨酸（痰易净）：对乙酰氨基酚（扑热息痛）中毒。

（16）维生素 B_6（吡多醇）：异烟肼中毒。

（17）鱼精蛋白：肝素过量中毒。

（18）甲基吡唑：甲醛中毒。

4. 对症治疗及支持治疗

（1）基本生命支持治疗和进一步生命支持治疗。

（2）抗抽搐治疗，给予镇静剂和抗惊厥剂如苯二氮䓬类、苯巴比妥钠等。

（3）抗心律失常治疗，如维拉帕米治疗室上速，普罗帕酮治疗快速房颤，利多卡因治疗室性心动过速等。

（4）抗昏迷治疗，如氟马西尼、纳洛酮等。

（5）缺氧、呼吸困难或肺水肿，用呼吸机采取 PEEP 治疗。

（6）预防急性肾衰竭、肝衰竭、水电解质紊乱、感染等。

（7）使用血管加压剂，治疗休克。

（8）对故意服下过量药物或自杀的患者，应该预防患者企图再自杀。

二、几种常见中毒的处理

（一）氨基甲酸酯类杀虫剂中毒

本类农药包括多种化合物，按取代基不同有萘基、苯基、杂环甲基、杂环二甲基等氨基甲酸酯。此类杀虫剂属可逆性胆碱酯酶抑制剂，24～48h 内胆碱酯酶可自行恢复活性。

1. 临床表现

（1）轻度中毒：以毒蕈碱样症状为主，如头晕、恶心呕吐、流涎、腹痛等。

（2）中度中毒：除上述表现加重外，尚有肌束震颤等表现。

（3）重度中毒：出现昏迷、肺水肿、呼吸衰竭等表现。

2. 治疗

（1）清除毒物洗胃（清水，0.02％高锰酸钾液，2％～3％碳酸氢钠）。

（2）阿托品治疗：①轻度中毒：1～2mg 肌内注射，必要时可重复；②中度中毒：3～5mg 静脉滴注，适时重复；③重度中毒：5～10mg 静脉滴注，适时重复。

（3）对症治疗。

（二）拟除虫菊酯类杀虫剂中毒

本类农药多为中度毒性。按是否含氰基可分为 2 类：含氰基的有溴氰菊酯（敌杀死）、氯氰菊酯、氰戊菊酯（速灭杀丁）；不含氰基的有丙烯菊酯、苄呋菊酯等。

1. 临床表现

（1）经皮肤中毒者：以局部反应为主，表现为皮肤黏膜烧灼感、刺痒、流泪或喷嚏、粟粒样丘疹、水泡等。

（2）经口中毒

① 轻度中毒：头晕、头痛、恶心、呕吐、上腹部烧灼感等。

② 中度中毒：兴奋不安、流涎、肌束颤动、心律失常等。

③ 重度中毒：强直性抽搐或阵发性抽搐、呼吸困难、肺水肿、昏迷等。

2. 治疗

（1）洗胃（以 2％碳酸氢钠比较好），清洗皮肤。

（2）特殊药物治疗方法：普乐林 0.3g 加入 5％葡萄糖静脉滴注，2～4h 可重复 1 次。

（3）对症治疗。

（三）镇静催眠药中毒

包括苯二氮䓬类、巴比妥类和其他类，如水合氯醛、甲丙氨酯（眠尔通）等。近年来，在镇静催眠治疗中，除苯二氮䓬类外，其他药物已基本不用。苯二氮䓬类药物中毒在临床急诊中较多见，但致死情况罕见，以地西泮为例，其致死量为 0.1～0.5g/kg 体重。

1. 临床表现

头晕，嗜睡，言语含混，意识模糊；可有共济失调表现、昏迷表现。合并有其他中枢抑制剂、酒精中毒、一次性中毒剂量较大、年老体弱或有器质性脑病者，可有深度昏迷、呼吸抑制、循环衰竭的表现。

2. 治疗

（1）洗胃：可在洗胃后用 50～100g 活性炭加水 300～400ml 口服，或再加山梨醇 100～200ml 口服，可有效地吸附药物和促进其排出。

（2）苯二氮䓬β-类受体特异性拮抗剂的应用：氟马西尼以 0.2mg/min 的用量静脉注

射,间断进行,直至有反应。一般 0.6～2.5mg 即可见效。因本药半衰期只有 0.7～1.3h，故必要时应每小时重复 0.1～0.4mg。

（3）对症治疗。

（四）急性细菌性食物中毒

1. 临床表现

潜伏期短，除部分沙门菌属及志贺菌中毒外，潜伏期一般不超过 24h，多于 12h 内发病。

（1）急性胃肠炎症状：腹泻为最主要的表现。

① 沙门菌食物中毒：以水样便、黄稀便为主，腥臭，每日排便数次至数十次，多无脓血便。

② 志贺菌食物中毒：水样便，黄稀便，可有脓血便、黏液血便，可伴有里急后重感。

③ 副溶血弧菌食物中毒：水样便，洗肉水样便，甚至脓血便，但次数常在 10 次以内。

④ 产肠毒素大肠埃希菌食物中毒：水样便，米汤样便，次数可达每天数十次之多。

⑤ 肠道出血性大肠埃希菌食物中毒：可有血样便、脓血便等。

（2）发热：主要见于沙门菌属、宋内氏志贺菌、副溶血弧菌、变形杆菌等的食物中毒，多为中度发热，部分有高热表现。

（3）腹痛：一般为轻度腹痛，位于脐周或下腹。副溶血弧菌和摩根菌食物中毒则常有明显或剧烈的绞痛。

（4）呕吐：以沙门菌、金黄色葡萄球菌较明显。

（5）其他表现

① 皮肤过敏反应：主要见于摩根菌食物中毒。

② 眼肌及咽肌瘫痪表现：主要见于肉毒杆菌中毒。

2. 治疗

（1）一般治疗：对具有传染性的细菌性食物中毒应予床旁隔离；积极补充因腹泻而丢失的水分，鼓励患者喝糖盐水、淡盐水等，一般尚需从静脉补充液体。

（2）对症治疗：腹痛者可皮下或肌内注射山莨菪碱 10mg 或其他解痉剂；有酸中毒者应及时补充 4% 碳酸氢钠；有皮肤过敏反应可用抗组胺药等。

（3）抗生素的应用：除肉毒杆菌、葡萄球菌外，应选用抗革兰阴性杆菌的药物治疗，肉毒杆菌、产气荚膜杆菌可试用青霉素治疗；葡萄球菌可用大环内酯类药物或第一代头孢菌素类治疗。

（4）肉毒杆菌：食物中毒应用多价抗毒血清（A、B、E 型）5 万 U 肌内注射，5 万 U 静脉注射，必要时 6h 后重复 1 次。

（五）一氧化碳中毒

一氧化碳为碳氧化不全所产生，比空气轻，无色、无味、无臭。与血红蛋白的亲和力为氧的 200~300 倍，血红蛋白不能携带氧，因而造成组织缺氧。

1. 中毒原因

用木炭取暖时门窗关闭、煤气装置不当或漏气、煤矿的矿坑通风不良、在通风不良的汽车间发动汽车等。

2. 中毒症状

头痛，胸闷，虚弱，恶心，耳鸣，心跳加速，嘴唇发绀，昏迷。皮肤呈樱桃红色。

3. 急救方法

打开门窗，使患者安置于空气流通处。松开所有紧身衣物，如胸罩、腰带、衣扣。病情轻者，保持在清凉、安静的环境中，

不要谈话、活动，以降低新陈代谢率。若呼吸困难、发绀或不安，可给予氧气；呼吸停止时给予人工呼吸。给予甘露醇或类固醇以减轻脑水肿。密切观察患者醒来以后是否仍有精神症状、麻痹、视力模糊等，若上述症状仍存在，可能表示有永久性中枢神经系统损伤。

（六）毒蛇咬伤

蛇的种类很多，其中有毒者不到 1/10，为谨慎起见，健康者应了解当地区常见的毒蛇种类。

1. 毒蛇的种类

（1）含神经毒素的蛇银环蛇、金环蛇、海蛇等。

（2）含溶血毒素的蛇蝰蛇、五步蛇、竹叶青等。

（3）含混合毒素的蛇眼镜蛇、眼镜王蛇、蝮蛇等。

2. 临床表现

（1）溶血毒素

① 局部症状：数分钟内，在咬伤处会产生剧痛，迅速肿大，出现瘀斑和水泡。当水肿扩散时，伤口会渗出浆液血性液体。

② 全身症状：循环虚脱伴随血压过低，皮肤湿冷，心搏过速，恶心，呕吐，胃肠道出血，昏厥，浅呼吸，最后呼吸停止。

（2）神经毒素

① 局部症状：有多处伤痕，稍痛和轻度局部肿大，10~15min 内咬伤处开始发麻和软弱。

② 全身症状：运动失调，眼睑下垂，瞳孔扩大，丧失调节作用及对光线的反应。腭、咽瘫痪，口齿不清，流涎，最后进入昏迷状态，呼吸停止而死亡。

3. 急救

（1）使患者保持安静，尽可能将受伤

部位固定。使用止血带（布条亦可，但勿用细绳类），减少淋巴液和静脉回流。止血带绑在近心端，每隔 10～15min 应放松 1 次。

（2）清洗、切开并吸吮或挤压伤口：切开只能在咬伤后 20min 内作，超过时间可能无效。切口长度不要超过 0.6cm，深度不要超过 0.3cm（尽可能沿着身体部位的纵轴）。

（3）给予抗毒素最常使用的 antivenin 是从马血清中提炼的，所以须先作皮肤试验，在 1h 内，将抗毒素加入液体中静脉滴注。

（4）稳定心脏血管状况使用心电监测仪，如有溶血、休克，应给予输血或输液。

（5）保持呼吸道通畅必要时抽吸气管内分泌物，给氧，施行人工呼吸或气管切开术。

（七）蜂蜇

蜂类毒素并不如其他动物的致死率高，但仍有局部的全身性反应，若未加处理也会造成死亡。危险的反应是过敏性休克症候，即血压下降、支气管收缩而引起呼吸困难。

1. 局部处理

用小刀片或针头轻轻将刺挑除，尽快清洁局部，冰敷 20min 可减轻疼痛。

2. 全身处理

蜂蜇后可能发生血清病，可用激素预防及治疗过敏性休克。

三、急性中毒的处理

（一）护理诊断

1. 意识障碍（昏迷）与毒物作用于中枢神经系统有关。

2. 体液不足与严重呕吐、腹泻、体液丢失过多有关。

3. 组织灌注量改变与出血、体内液体不足及血管扩张有关。

4. 气体交换受损与呼吸道分泌物过多、碳氧血红蛋白血症有关。

5. 低效呼吸形态与毒物、药物抑制呼吸中枢有关。

6. 有自伤的危险与曾有自伤史有关。

7. 知识缺乏与缺乏对毒物的认识有关。

（二）护理目标

1. 患者生命体征保持平稳，昏迷期间减少或不发生各种并发症。

2. 患者血压、脉搏正常，体液不足得到及时纠正。

3. 患者呼吸困难减轻直至消除。

4. 患者未发生自伤事件。

5. 患者对中毒的有关知识有所了解。

（三）护理措施

1. 昏迷患者的护理

（1）病情观察：定时测量体温、生命体征，观察意识状态、瞳孔变化及各种反射。发现病情恶化及时向医生报告，并配合采取紧急处理措施。

（2）保持呼吸道通畅：有呕吐物或呼吸道分泌物时，应及时用吸痰器吸出，必要时作气管切开或使用呼吸机。

（3）体位：侧卧位，仰卧位时头偏向一侧，以防止舌后坠阻塞呼吸道。

（4）给氧：给予持续氧气吸入，氧流量为每分钟 2～4L。必要时给予高压氧治疗。

（5）饮食：昏迷时间超过 3～5d，可考虑鼻饲补充营养及水分。一般给予高热量、高蛋白、容易消化的流质饮食。

（6）按昏迷患者护理常规进行护理，以减少并发症的发生。

（7）遵医嘱做好各种治疗的护理。

2. 有自伤危险的护理

自杀患者抢救清醒后，应给予安全防范措施，保证没有供患者自杀的物品。患者起床后要有专人陪护，做好心理疏导，耐心细致地照顾体贴患者，了解患者的内心痛苦。

3. 健康教育

（1）普及防毒知识结合不同地区及不同季节易于中毒的情况进行健康教育，如冬季重点宣传煤气中毒的预防；夏季南方农村防毒蛇咬伤；农村使用农药季节宣传预防农药中毒等。

（2）不吃有毒或变质的食物。

（3）生产及使用毒物的部门要严格管理生产、使用有毒物品的工厂、使用有毒杀虫剂的农村等地区，要大力宣传严格遵守操作及保管制度的重要性，否则容易造成中毒。

（四）评价

1. 患者生命体征平稳，昏迷期间未发生各种并发症。

2. 患者血压、脉搏正常，未发生体液不足及组织灌注量改变。

3. 患者呼吸正常，呼吸道分泌物减少，肺部啰音消失。

4. 患者未发生自伤事件。

5. 患者能叙述有关中毒的预防知识。

（张兰芳）

第三章 护理操作技术并发症及处理

第一节 皮内注射法操作并发症

皮内注射法（intradermic injection）是将小量药液注入表皮与真皮之间的方法。注射量小，不得超过 1 滴量，约相当于 0.1ml。主要用于药物过敏试验、疼痛治疗、预防注射及局部麻醉的先驱步骤。注射部位：①药物过敏试验：取毛发、色素较少，且皮肤较薄的部位，通常取前臂中段内侧，此处易于注射和辨认；②配合镇痛治疗：在相关的穴位上进行；③预防接种：常选用三角肌下缘等部位注射，如卡介苗、百日咳疫苗等；④局部麻醉的先驱步骤：在相应部位的皮肤上进行。由于皮内注射为侵入性操作，可引起疼痛、局部组织反应、注射失败、过敏性休克等一系列并发症。

一、皮内注射法操作规程

1. 用物

注射盘内盛：1ml 注射器、4.5 号针头或 OT 针头、医嘱用药液、无菌治疗巾、70％乙醇、消毒棉签、砂轮、开瓶盖器、弯盘。

2. 步骤

（1）洗手、戴口罩，备好药液。

（2）携用物到患者处，核对，按需要询问药物过敏史，向患者解释操作目的及方法，取得合作。

（3）选择注射部位，以 70％乙醇消毒皮肤，再次核对，并排除注射器内空气。

（4）左手绷紧前臂内侧皮肤，右手以平执式持注射器，针头斜面向上与皮肤呈 $5°\sim10°$ 角刺入。

（5）待针头斜面完全进入皮内后，即放平注射器，左手拇指固定针栓，右手推注入药液 0.1ml，使局部形成一皮丘，随即拔出针头。

（6）再次核对；皮试 $15\sim20$min 观察结果。

（7）清理用物，整理床单位，协助患者取舒适体位。

（8）观察患者反应并记录结果。

3. 注意事项

（1）严格执行查对制度和无菌操作规程，忌用碘类消毒剂，以免影响对局部反应的观察。

（2）准确掌握进针角度及注入的药量。进针角度过大，会进入皮下；药量不准确，影响疗效或结果。

（3）告诫患者不可用手按揉局部，以防影响结果的观察，且暂勿离开观察室，如有不适立即告知。

二、青霉素过敏试验法操作规程

1. 用物

（1）注射盘内盛：1ml 注射器、2～5ml 注射器、4.5～5 号针头、6 号针头、青霉素 80 万 U/瓶、0.9％生理盐水、无菌治疗巾、70％乙醇、消毒棉签、砂轮、开瓶盖器、弯盘。

（2）抢救药物与用品：0.1％盐酸肾上腺素；急救小车（备有主要的抢救药物与物品）、氧气、吸痰机等。

2. 步骤

（1）洗手、戴口罩，配制皮内试验药液：皮内试验药液以每 1ml 含青霉素 200～500U 的生理盐水溶液为标准，注入剂量为 20～50U（0.1ml）。具体配制方法如下：①于含有 80 万 U 青霉素的密封瓶内注入生理盐水 4ml，稀释后每 1ml 含青霉素 20 万 U；②用 1ml 注射器吸取上液 0.1ml，加生理盐水至 1ml，则 1ml 内含青霉素 2 万 U；③弃去 0.9ml，余 0.1ml，加生理盐水至 1ml，则 1ml 内含青霉素 2000U；④再弃去 0.9ml，余 0.1ml（或弃去 0.75ml，余 0.25ml）加生理盐水至 1ml，则 1ml 内含青霉素 200U（或 500U），即配成皮试溶液。

（2）携用物到患者处，核对，按需要询问药物过敏史，向患者解释操作目的及方法，取得合作。

（3）选择注射部位，以 70％乙醇消毒皮肤，再次核对，并排除注射器内空气。

（4）左手绷紧前臂内侧皮肤，右手以平执式持注射器，针头斜面向上与皮肤呈 5°～10°角刺入。

（5）待针头斜面完全进入皮内后，即放平注射器，左手拇指固定针栓，右手推入上述皮试溶液 0.1ml（含青霉素 20 万 U），使局部形成一皮丘，随即拔出针头。

（6）再次核对；20min 后观察判断皮试结果。皮试结果判断标准：

阴性：皮丘无改变，周围不红肿，无红晕、无自觉症状。

阳性：皮丘隆起增大，出现红晕，直径 >1cm，周围有伪足伴局部痒感；严重时可有头晕、心慌、恶心，甚至发生过敏性休克。

（7）清理用物，整理床单位，协助患者取舒适体位。

（8）观察患者反应并记录结果。皮试结果阳性者不可使用青霉素，并要在病历、医嘱单、床头卡和注射簿上加以注明，以及将结果告知患者及其家属。如对皮试结果有怀疑，应在对侧前臂皮内注射生理盐水 0.1ml，以作对照，确认青霉素皮试结果为阴性方可用药。

3. 注意事项

（1）为避免药物效价下降和降解产物增多引起过敏反应，青霉素粉剂应临用前稀释，稀释后尽快使用。

（2）患者不宜空腹时进行皮试，个别人于空腹时注射用药，会发生眩晕、恶心等反应，容易与低血糖反应相混淆。

（3）让患者了解注射目的，懂得皮试观察期间不可随意离开；不可搔抓或揉按皮试局部；如有异常不适要随时告知医护人员。

三、疼痛

（一）发生原因

1. 注射前患者精神高度紧张、恐惧。

2. 传统进针法，进针与皮纹垂直，皮内张力高，阻力大，推注药物时使皮纹发生机械断裂而产生撕裂样疼痛。

3. 配制的药物浓度过高，药物推注速度过快或推药速度不均匀，使皮肤游离神经末梢（感受器）受到药物刺激，引起局部定位特征的痛觉。

4. 注射针头过粗、欠锐利或有倒钩，或操作者操作手法欠熟练。

5. 注射时消毒剂随针头进入皮内，消毒剂刺激引起疼痛。

（二）临床表现

注射部位疼痛感尖锐，推注药物时加重。有时伴全身疼痛反应，如肌肉收缩、呼吸加快、出汗、血压下降，严重者出现晕针、虚脱。疼痛程度在完成注射后逐渐减轻。

（三）预防及处理

1. 注重心理护理，向患者说明注射的目的，取得患者配合。

2. 原则上选用无菌生理盐水作为溶媒对药物进行溶解。准确配制药液，避免药液浓度过高对机体的刺激。

3. 改进皮内注射方法：①在皮内注射部位的上方，嘱患者用一手环形握住另一手前臂，离针刺的上方约 2cm 处用拇指加力按压（儿童患者让其家属按上述方法配合），同时按皮内注射法持针刺入皮内，待药液注入，直至局部直径约 0.5cm 的皮丘形成，拔出针头后，方将按压之手松开，能有效地减轻皮内注射疼痛的发生；②采用横刺进针法（其注射方向与前臂垂直）亦能减轻疼痛。

4. 可选用神经末梢分布较少的部位进行注射。如选取前臂掌侧中段做皮试，不仅疼痛轻微，更具有敏感性。

5. 熟练掌握注射技术，准确注入药量（通常是 0.1ml）。

6. 选用口径较小、锋利无倒钩的针头进行注射。

7. 注射在皮肤消毒剂干燥后进行。

8. 疼痛剧烈者，予以止痛剂对症处理；发生晕针或虚脱者，按晕针或虚脱处理。

四、局部组织反应

（一）发生原因

1. 药物本身对机体的刺激，导致局部组织发生的炎症反应（如疫苗注射）。

2. 药液浓度过高、推注药量过大。

3. 违反无菌操作原则，使用已污染的注射器、针头。

4. 皮内注射后，患者搔抓或揉按局部皮丘。

5. 机体对药物敏感性高，局部发生变态反应。

（二）临床表现

注射部位红肿、疼痛、瘙痒、水疱、溃烂、破损及色素沉着。

（三）预防及处理

1. 避免使用对组织刺激性较强的药物。

2. 正确配制药液，推注药液剂量准确，避免因剂量过大而增加局部组织反应。

3. 严格执行无菌操作。

4. 让患者了解皮内注射的目的，不可随意搔抓或揉按局部皮丘，如有异常不适可随时告知医护人员。

5. 详细询问药物过敏史，避免使用可引发机体过敏反应的药物。

6. 对已发生局部组织反应者，进行对症处理，预防感染。出现局部皮肤瘙痒者，告诫患者勿抓、挠，用 5% 碘伏溶液外涂；局部皮肤有水疱者，先用 5% 碘伏溶液消毒，再用无菌注射器将水疱内液体抽出；注射部位出现溃烂、破损，则进行外科换药处理。

五、注射失败

（一）发生原因

1. 患者躁动、不合作，多见于婴幼儿、精神异常及无法正常沟通的患者。

2. 注射部位无法充分暴露，如穿衣过

多、衣服袖口过窄等。

3. 操作欠熟练：如进针角度过深或过浅，导致针头注射部位不在表皮、真皮之间或针头斜面未完全进入皮内；针头与注射器乳头连接欠紧密导致推药时药液外漏；进针用力过猛，针头贯穿皮肤。

4. 注射药物剂量欠准确，如药液推注量过多或不足。

（二）临床表现

无皮丘或皮丘过大、过小，药液外漏，针口有出血现象。或皮肤上有 2 个针口。

（三）预防及处理

1. 认真做好解释工作，尽量取得患者配合。

2. 对不合作者，肢体要充分约束和固定。

3. 充分暴露注射部位：穿衣过多或袖口狭窄者，可在注射前协助患者将选择注射的一侧上肢衣袖脱出；婴幼儿可选用前额皮肤上进行皮内注射。

4. 提高注射操作技能。掌握注射的角度与力度。

5. 对无皮丘或皮丘过小等注射失败者，可重新选择部位进行注射。

六、虚脱

（一）发生原因

1. 主要有心理、生理、药物、物理等因素引起。心理方面，患者多数无注射史，对肌内注射存在着害怕心理，精神高度紧张，注射时肌肉强烈收缩，不能放松，使注射时的疼痛加剧。此外，患者对护士的不了解和不信任，导致心情更加紧张。生理方面，由于患者身体虚弱，对于各种外

来刺激敏感性增强，当注射刺激性较强的药物时可出现头晕、眼花、恶心、出冷汗、摔倒等虚脱现象。

2. 护理人员操作粗暴、注射速度过快、注射部位选择不当，如注射在硬结上、瘢痕处等，引起患者剧烈疼痛而发生虚脱。

（二）临床表现

头晕、面色苍白、心悸、出汗、乏力、眼花、耳鸣、心率加快、脉搏细弱、血压下降，严重者意识丧失。多见于体质衰弱、饥饿和情绪高度紧张的患者。

（三）预防及处理

1. 注射前应向患者做好解释工作，并且态度热情，有耐心，使患者消除紧张心理．从而配合治疗；询问患者饮食情况，避免在饥饿状态下进行治疗。

2. 选择合适的注射部位，避免在硬结瘢痕等部位注射，并且根据注射药物的浓度、剂量，选择合适的注射器，做到二快一慢。

3. 对以往有晕针史及体质衰弱、饥饿、情绪紧张的患者，注射时宜采用卧位。

4. 注射过程中随时观察患者情况。如有不适，及时停止注射，立即做出正确判断，区别是药物过敏还是虚脱。如患者发生虚脱现象，护理人员首先要镇静，给患者及家属以安全感；将患者取平卧位，保暖，针刺人中、合谷等穴位，患者清醒后给予口服糖水等，数分钟后即可恢复正常。少数患者通过给氧或呼吸新鲜空气，必要时静推 5％葡萄糖等措施，症状可逐渐缓解。

七、过敏性休克

（一）发生原因

1. 操作者在注射前未询问患者的药物

过敏史。

2. 患者对注射的药物发生速发型过敏反应。

（二）临床表现

由于喉头水肿、支气管痉挛、肺水肿而引起胸闷、气促、哮喘与呼吸困难；因周围血管扩张而导致有效循环血量不足，表现为面色苍白、出冷汗、口唇发绀、脉搏细弱、血压下降；因脑组织缺氧，可表现为意识丧失、抽搐、二便失禁等；其他过敏反应表现有荨麻疹、恶心、呕吐、腹痛及腹泻等。

（三）预防及处理

1. 皮内注射前必须仔细询问患者有无药物过敏史，尤其是青霉素、链霉素等容易引起过敏的药物，如有过敏史者则停止该项试验。有其他药物过敏史或变态反应疾病史者应慎用。

2. 皮试观察期间，嘱患者不可随意离开。注意观察患者有无异常不适反应，正确判断皮试结果，阴性者可使用该药，若为阳性结果则不可使用（破伤风抗毒素除外，可采用脱敏注射）。

3. 注射盘内备有 0.1% 盐酸肾上腺素、尼可刹米、洛贝林注射液等急救药品；另备氧气、吸痰机等。

4. 一旦发生过敏性休克，立即组织抢救：①立即停药，使患者平卧；②立即皮下注射 0.1% 肾上腺素 1ml，小儿剂量酌减。症状如不缓解，可每隔半小时皮下或静脉注射肾上腺素 0.5ml，直至脱离危险期；③给予氧气吸入，改善缺氧症状。呼吸受抑制时，立即进行口对口人工呼吸，并肌内注射尼可刹米、洛贝林等呼吸兴奋剂。有条件者可插入气管导管，借助人工

呼吸机辅助或控制呼吸。喉头水肿引起窒息时，应尽快施行气管切开；④根据医嘱静脉注射地塞米松 5～10mg 或琥珀酸钠氢化可的松 200～400g 加入 5%～10% 葡萄糖溶液 500ml 内静脉滴注；应用抗组织胺类药物，如肌内注射盐酸异丙嗪 25～50mg 或苯海拉明 40mg；⑤静脉滴注 10% 葡萄糖溶液或平衡溶液扩充血容量。如血压仍不回升，可按医嘱加入多巴胺或去甲肾上腺素静脉滴注。如为链霉素引起的过敏性休克，可同时应用钙剂，以 10% 葡萄糖酸钙或稀释 1 倍的 5% 氯化钙溶液静脉推注，使链霉素与钙离子结合，从而减轻或消除链霉素的毒性症状；⑥若心跳骤停，则立即进行复苏抢救。如施行体外心脏按压，气管内插管人工呼吸等；⑦密切观察病情，记录患者呼吸、脉搏、血压、神志和尿量等变化；不断评价治疗与护理的效果，为进一步处置提供依据。

八、疾病传播

（一）发生原因

1. 操作过程中未严格执行无菌技术操作原则，如未执行一人一针一管；抽吸药液过程中被污染；皮肤消毒不严格等。

2. 使用疫苗，尤其是活疫苗，未严格执行有关操作规程，用剩的活疫苗未及时灭活，用过的注射器、针头未焚烧，污染环境，造成人群中疾病传播。

（二）临床表现

传播不同的疾病出现相应的症状。如细菌污染反应，患者出现畏寒、发热等症状；如乙型肝炎，患者出现厌油、上腹饱胀不适、精神不振、乏力等症状。

（三）预防及处理

1. 严格执行一人一针一管，不可共用注射器、注射液和针头。操作过程中，严格遵循无菌技术操作原则及消毒隔离要求。

2. 使用活疫苗时，防止污染环境。用过的注射器、针头和用剩的疫苗要及时焚烧。

3. 操作者为 1 个患者完成注射后，需作手消毒后方可为下 1 个患者进行注射治疗。

4. 对已出现疾病传播者，报告医生，对症治疗。如有感染者，及时抽血化验检查并及时隔离治疗。

（张 新）

第二节 皮下注射法操作并发症

皮下注射法（hypodermic injection）是将少量药液注入皮下组织的方法。常用于不宜经口服给药，或要求较口服给药产生作用迅速而又较肌内或静脉注射吸收为慢的情况。如胰岛素口服在胃肠道内容易被消化酶破坏，失去作用，而皮下注射迅速被吸收；局部麻醉用药或术前供药；预防接种。皮下注射可发生疼痛、出血、局部组织反应、硬结形成、低血糖反应、虚脱等并发症，由于疼痛、局部组织反应、虚脱其发生原因、临床表现及预防处理与皮内注射基本相同，此处不予重复叙述。本节详细叙述皮下注射发生的其他并发症。

一、皮下注射法操作规程

1. 用物

注射盘内盛：2ml 注射器、5.5 针头或 6 号针头、医嘱用药液、无菌治疗巾、70％乙醇、5％碘酊、消毒棉签、砂轮、开瓶盖器、弯盘。

2. 步骤

（1）洗手、戴口罩，备好药液。

（2）将用物备齐携至患者处，核对，并解释操作目的及方法。

（3）选择注射部位，用 2％碘酊和 70％乙醇进行皮肤消毒，待干。

（4）再次核对，排气。

（5）一手绷紧皮肤，另一手持注射器，示指固定针栓，针头斜面向上与皮肤呈 30°～40°角快速刺入皮下，过瘦者可捏起注射部位，深度为针梗的 1/2～2/3；以左手示指、拇指抽动活塞柄，抽吸无回血方可推注药液。

（6）注射完毕快速拔针，用消毒干棉签轻按针刺处片刻。

（7）再次核对后清理用物，协助患者取舒适体位，整理病床单位。

3. 注意事项

（1）针头刺入角度不宜超过 45°角，以免刺入肌层。

（2）注射时应避开瘢痕、压痛、结节等部位，以免药物吸收不良。

（3）需要长期反复皮下注射者，要有计划地经常更换部位，轮流注射。

（4）凡对组织刺激性强的药物，不可用作皮下注射。

（5）进针不宜过深，以免刺入肌层；对甚为消瘦者，可捏起皮肤并减少进针角度刺入。

二、出血

（一）发生原因

1. 注射时针头刺破血管。

2. 患者本身有凝血机制障碍，拔针后局部按压时间过短，按压部位欠准确。

（二）临床表现

拔针后少量血液自针口流出。对于迟发性出血者可形成皮下血肿，注射部位肿胀、疼痛，局部皮肤瘀血。

（三）预防及处理

1. 正确选择注射部位，避免刺伤血管。

2. 注射完毕后，重视做好局部按压工作。按压部位要准确、时间要充分，尤其对凝血机制障碍者，适当延长按压时间。

3. 如针头刺破血管，立即拔针，按压注射部位。更换注射部位重新注射。

4. 拔针后针口少量出血者，予以重新按压注射部位。形成皮下血肿者，可根据血肿的大小采取相应的处理措施。皮下小血肿早期采用冷敷促进血液凝固，48h后应用热敷促进瘀血的吸收和消散。皮下较大血肿早期可采取消毒后无菌注射器穿刺抽出血液，再加压包扎；血液凝固后，可行手术切开取出血凝块。

三、硬结形成

（一）发生原因

1. 同一部位反复长期注射，注射药量过多，药物浓度过高，注射部位过浅。密集的针眼和药物对局部组织产生物理、化学刺激，局部血循环不良导致药物吸收速度慢，药物不能充分吸收，在皮下组织停留时间延长，蓄积而形成硬结。

2. 不正确抽吸药液可吸入玻璃屑、橡皮粒等微粒，在进行注射时，微粒随药液进入组织中无法吸收，作为异物刺激机体防御系统，引起巨噬细胞增殖，结果导致硬结形成。

3. 注射部位感染后纤维组织增生形成

硬结。

（二）临床表现

局部肿胀、瘙痒，可扪及硬结。严重者可导致皮下纤维组织变性、增生形成肿块或出现脂肪萎缩，甚至坏死。

（三）预防及处理

1. 熟练掌握注射深度，注射时，针头斜面向上与皮肤呈 $30°\sim40°$ 角快速刺入皮下，深度为针梗的 $1/2\sim2/3$。

2. 操作前，选用锐利针头，选择注射点要尽量分散，轮流使用，避免在同一处多次反复注射，避免在瘢痕、炎症、皮肤破损处部位注射。

3. 注射药量不宜过多，以少于 2ml 为宜。推药时，速度要缓慢，用力要均匀，以减少对局部的刺激。

4. 注射后及时给予局部热敷或按摩，以促进局部血液循环，加速药物吸收，防止硬结形成（但胰岛素注射后勿热敷、按摩，以免加速药物吸收，胰岛素药效提早产生）。

5. 护理人员应严格执行无菌技术操作，防止微粒污染。先用砂轮割锯，再用酒精消毒后掰开安瓿，禁用长镊敲打安瓿。鉴于玻璃粒、棉花纤维主要在安瓿颈口和瓶口沉积，注意抽吸药液时不宜将针头直接插瓶底吸药，禁用注射器针头直接在颈口处吸药。为避免化学药物微粒出现，注射一种药物用一副注射器。

6. 做好皮肤消毒，防止注射部位感染。如皮肤较脏者，先用清水清洗干净，再消毒。若皮脂污垢堆积，可先用 70％乙醇擦净后再消毒。

7. 已形成硬结者，可选用以下方法外敷：①用伤湿止痛膏外贴硬结处（孕妇忌用）；②用 50％硫酸镁溶液湿热敷；③将云南白药用食醋调成糊状涂于局部；④取新鲜马铃薯切片浸入山莨菪碱注射液后外敷硬结处。

四、低血糖反应

（一）发生原因

皮下注射所致低血糖反应多发生在胰岛素注射期间。皮下注射胰岛素剂量过大，注射部位过深，在运动状态下注射，注射后局部热敷、按摩引起温度改变，导致血流加快而胰岛素的吸收加快。

（二）临床表现

突然出现饥饿感、头晕、心悸、出冷汗、软弱无力、心率加快，重者虚脱、昏迷，甚至死亡。

（三）预防及处理

1. 严格遵守给药剂量、时间、方法，严格执行技术操作规程，经常更换注射部位。对使用胰岛素的患者多次反复进行有关糖尿病知识、胰岛素注射有关知识的宣教，直到患者掌握为止。

2. 准确抽吸药液剂量。

3. 根据患者的营养状况，把握进针深度，避免误入肌肉组织。如对体质消瘦、皮下脂肪少的患者，应捏起注射部位皮肤并减少进针角度注射。

4. 避免注入皮下小静脉血管中。推药前要回抽，无回血方可注射。

5. 注射后勿剧烈运动、按摩、热敷、日光浴、洗热水澡等。

6. 注射后胰岛素后，密切患者情况。如发生低血糖症状，立即监测血糖，同时口服糖水、馒头等容易吸收的碳水化合物。

严重者可静脉推注 50％葡萄糖 40～60ml。

五、针头弯曲或针体折断

（一）发生原因

1. 针头质量差，如针头过细、过软；针头钝，欠锐利；针头有钩；针头弯曲等。或针头消毒后重复使用。

2. 进针部位有硬结或瘢痕。

3. 操作人员注射时用力不当。

（二）临床表现

患者感觉注射部位疼痛。若针体折断，则折断的针体停留在注射部位上，患者情绪惊慌、恐惧。

（三）预防及处理

1. 选择粗细适合、质量过关的针头。针头不宜反复消毒，重复使用。

2. 选择合适的注射部位，不可在局部皮肤有硬结或瘢痕处进针。

3. 协助患者取舒适体位，操作人员注意进针手法、力度及方向。

4. 注射时勿将针梗全部插入皮肤内，以防发生断针时增加处理难度。

5. 若出现针头弯曲，要寻找引起针头弯曲的原因，采取相应的措施，更换针头后重新注射。

6. 一旦发生针体断裂，医护人员要保持镇静，立即用一手捏紧局部肌肉，嘱患者放松，保持原体位，勿移动肢体或做肌肉收缩动作（避免残留的针体随肌肉收缩而游动），迅速用止血钳将折断的针体拔出。若针体已完全没入体内，需要在 X 线定位后通过手术将残留针体取出。

（张　新）

第三节　肌内注射法操作并发症

肌内注射法（intramuscular iniection）是将少量药液注入肌肉组织内的方法。主要用于由于药物或病情因素不宜口服给药；要求药物在短时间内发生疗效而又不适于或不必要采用静脉注射；药物刺激性较强或药量较大，不适于皮下注射者。肌内注射亦可引起一些并发症，如疼痛、神经性损伤、局部或全身感染、疾病传播、硬结形成、针头堵塞及过敏性休克等，由于疾病传播、硬结形成、虚脱、过敏性休克、针头弯曲或针头折断等并发症其发生原因、临床表现及预防处理与皮内注射、皮下注射基本相同，此处不予重复叙述。本节详细叙述肌内注射发生的其他并发症。

一、肌内注射法操作规程

1. 用物

注射盘内盛：2ml 或 5ml 注射器、5.5 或针头 6 号针头、医嘱用药液、无菌治疗巾、70%乙醇、5%碘酊、消毒棉签、砂轮、开瓶盖器、弯盘。如注射用药为油剂或混悬液，需备较粗（7 号）针头。

2. 步骤

（1）洗手、戴口罩，备好药液。

（2）将用物备齐携至患者处，核对，并解释操作目的及方法，以取得合作。

（3）协助患者取合适的体位，暴露注射部位。

（4）用 2%碘酊和 70%乙醇消毒皮肤，待干。

（5）再次核对，排气。

（6）以一手拇指和示指绷紧局部皮肤，另一手持注射器，如握笔姿势，以中指或无名指固定针栓，用手臂带动腕部力量，

将针头与注射部位呈 90°，迅速刺入肌肉内，深度约为针梗的 2/3（约 2.5～3cm），消瘦者及儿童酌减。

（7）固定针头，另一手抽动活塞，无回血后以均匀的速度慢慢推注药液。

（8）注药毕，用无菌干棉签轻按于进针处快速拔针，并继续按压片刻。

（9）再次核对后协助患者穿好衣裤，取舒适体位；整理病床单位和清理物品。

3. 注意事项

（1）要选择合适的臀部注射部位，应避开瘢痕、硬结或压痛处。偏内侧容易伤神经、血管；偏外侧容易刺到髂骨或形成断针。

（2）注射针头刺入后若有血液回流，应立即将针头拔出，重新更换部位。

（3）遇 2 种以上药液同时注射时，应注意配伍禁忌。注射青霉素药液时，应现用现配，以减少过敏反应。稠厚油类药物，须加温融化后再抽药。

（4）切勿把针梗全部刺入，以防针梗从根部连接处脱落；若发生针梗脱落，应保持局部与肢体不动，迅速用止血钳夹住断端并取出，若全部埋入肌肉内，即请外科医生行手术取出。

（5）需要长期肌内注射的患者，注射部位应交替更换，以避免或减少硬结的发生。推药时，速度要缓慢，用力要均匀，以减少局部刺激。

（6）2 岁以下婴幼儿不宜选用臀大肌注射，因有损伤坐骨神经的危险，幼儿在未能独自走路前，其臀部肌肉发育不好，应选用臀中肌、臀小肌处注射。

（7）护理人员应该熟练掌握肌内注射操作技术，增强无菌消毒观念，防止肌注时微粒污染。

4. 常用肌内注射的定位方法

（1）臀大肌注射定位法

臀大肌起自髂后上棘与尾骨尖之间，肌纤维平行向外下方至股骨上部。注射时应避免损伤坐骨神经。坐骨神经起自骶丛神经，自梨状肌下孔出骨盆至臀部，被盖在臀大肌的深处，约在坐骨结节与大转子之间中点处下降至股部。注射时应注意坐骨神经体表投影：自大转子尖至坐骨结节中点向下至腘窝。定位方法有 2 种：①十字法：从臀裂顶点向左或右作一水平线，然后从髂嵴最高点作一垂直平分线，将一侧臀部分划分为 4 个象限，其外上象限为注射部位，注意避开内角（从髂后上棘至大转子连线）；②联线法：取髂前上棘和尾骨联线的外上 1/3 处为注射部位。

（2）臀中肌、臀小肌注射定位法

该处血管、神经分布较少，且脂肪组织比较薄，目前使用日趋广泛，定位方法有 2 种：①以示指尖和中指尖分别置于髂前上棘和髂嵴下缘处，这样髂嵴、示指、中指便构成一个三角形区域，此区域即为注射部位；②髂前上棘外侧三横指处（以患者自己的手指宽度为标准）。为使臀部肌肉松弛，可取以下各种体位。①侧卧位：上腿伸直下腿稍弯曲；②俯卧位：足尖相对，足跟分开；③坐位：坐位椅要稍高，便于操作。

（3）股外侧肌注射定位

为大腿中段外侧，位于膝上 10cm，髋关节下 10cm 处，约 7.5cm 宽。此区大血管、神经干很少通过，范围较广，可供反复多次注射。

（4）上臂三角肌注射定位

取上臂外侧，自肩峰下 2～3 横指处，此处肌肉较臀部肌肉薄，只能作小剂量注射。三角肌九区划分：把三角肌的长度和宽度中线都均分为 3 等分，使三角肌成为 9 个区，分别为三角肌上、中、下 1/3 部的前、中、后区；①三角肌的上 1/3 部的前、中、后区为三角肌肌内注射的绝对安全区；②三角肌的中 1/3 部的前、中、后区为相对安全区；③三角肌的中、下 1/3 部的后区深面，因有桡神经通过，为三角肌注射的危险区；④三角肌的下 1/3 部的前、中区因肌肉太薄不能作肌内注射。

二、疼痛

（一）发生原因

肌内注射引起疼痛有多方面原因，如针刺入皮肤的疼痛，推药时药物刺激皮肤的疼痛。一次性肌内注射药物过多、药物刺激性过大、速度过快；注射部位不当，进针过深或过浅等都可引起疼痛。

（二）临床表现

注射局部疼痛、酸胀、肢体无力、麻木。可引起下肢及坐骨神经疼痛，严重者可引起足下垂或跛行，甚至可出现下肢瘫痪。

（三）预防与处理

1. 正确选择注射部位。

2. 掌握无痛注射技术。本组结果表明穴位按压肌内注射法，可减轻疼痛，按压的穴位为关元俞、太冲等穴位。进行肌内注射前，先用拇指按压注射点 10s，尔后常规皮肤消毒，肌内注射。国外有资料指出注射时如按常规操作，注射器内存在少量的空气可减少疼痛。用持针的手掌尺侧缘快速叩击注射区的皮肤（一般为注射区的右侧或下侧）后进针，在一定程度上可减轻疼痛。

3. 配制药液浓度不宜过大，每次推注的药量不宜过快、过多。股四头肌及上臂三角肌施行注射时，若药量超过 2ml 时，须分次注射。经过临床试验，用生理盐水注射液稀释药物后肌内注射，比用注射用水稀释药物后肌内注射，能减轻患者的疼痛。

4. 轮换注射部位。

三、神经性损伤

（一）发生原因

主要是药物直接刺激和局部高浓度药物毒性引起神经粘连和变性坏死。

（二）临床表现

注射当时即出现神经支配区麻木、放射痛、肢体无力和活动范围减少。约 1 周后疼痛减轻。但留有固定麻木区伴肢体功能部分或完全丧失，发生于下肢者行走无力，容易跌跤。局部红肿、疼痛，肘关节活动受限，手部有运动和感觉障碍。受累神经及神经损伤程度：根据受累神经支配区运动、感觉障碍程度，分为完全损伤、重度损伤、中度损伤和轻度损伤。分度标准如下：

完全损伤：神经功能完全丧失；

重度损伤：部分肌力、感觉降至 1 级；

中度损伤：神经支配区部分肌力和感觉降至 2 级；

轻度损伤：神经支配区部分肌力和感觉降为 3 级。

（三）预防及处理

1. 周围神经药物注射伤是一种医源性损伤，是完全可以预防的，应在慎重选择药物、正确掌握注射技术等方面严格把关。

2. 注射药物应尽量选用刺激性小、等渗、pH 值接近中性的药物，不能毫无科学根据地选用刺激性很强的药物作肌内注射。

3. 注射时应全神贯注，注意注射处的解剖关系，准确选择臀部、上臂部的肌内注射位置，避开神经及血管。为儿童注射时，除要求进针点准确外，还应注意进针的深度和方向。

4. 在注射药物过程中若发现神经支配区麻木或放散痛，应考虑注入神经内的可能性，须立即改变进针方向或停止注射。

5. 对中度以下不完全神经损伤要用非手术治疗法，行理疗、热敷，促进炎症消退和药物吸收，同时使用神经营养药物治疗，将有助于神经功能的恢复。对中度以上完全性神经损伤，则尽早手术探查，做神经松解术。

四、局部或全身感染

（一）发生原因

注射部位消毒不严格，注射用具、药物被污染等，可导致注射部位或全身发生感染。

（二）临床表现

在注射后数小时局部出现红、肿、热和疼痛。局部压痛明显。若感染扩散，可导致全身菌血症、脓毒败血症，患者出现高热、畏寒、谵妄等。

（三）预防及处理

与皮下注射法相同。出现全身感染者，根据血培养及药物敏感试验选用抗生素。

五、针口渗液

（一）发生原因

反复在同一部位注射药液，每次注射

药量过多，局部血液循环差，组织对药液吸收缓慢。

（二）临床表现

推注药液阻力较大，注射时有少量液体自针眼流出，拔针后液体流出更明显。

（三）预防及处理

1. 选择合适注射部位。选择神经少、肌肉比较丰富之处。

2. 掌握注射剂量。每次注射量以 2～3ml 为限，不宜超过 5ml。

3. 每次轮换部位。避免同一部位反复注射。

4. 注射后及时热敷、按摩，加速局部血液循环，促进药液吸收。

5. 在注射刺激性药物时，采用 Z 字形途径注射法预防药物渗漏至皮下组织或表皮，以减轻疼痛及组织受损。具体步骤如下：①左手将注射部位皮肤拉向一侧；②右手持空针，呈 90°插入，并固定；③小心地以左手的拇指和示指固定注射器基部（但不可松开对组织的牵引），再以右手反抽注射器活塞，确定无回血后，缓慢将药液注入，并等 10s，让药物散入肌肉，其间仍保持皮肤呈拉紧状态；④拔出针头并松开左手对组织的牵引。不要按摩注射部位，因按摩容易使组织受损，告诉患者暂时不要运动或穿紧身衣服。

六、针头堵塞

（一）发生原因

一次性注射器的针尖锐利、斜面大，抽吸瓶装药品时，极容易被橡皮塞堵塞，瓶塞颗粒可随着加入的药物进入液体造成微粒污染或栓塞。针头过细、药液黏稠、粉剂未充分溶解或药液为悬浊液，如长效青霉素等，均可造成针头堵塞。

（二）临床表现

推药阻力大，无法将注射器内的药液推入体内。

（三）预防及处理

1. 根据药液的性质选用粗细适合的针头。

2. 充分将药液摇混合，检查针头通畅后方可进针。

3. 注射时保持一定的速度，避免停顿导致药液沉积在针头内。

4. 如发现推药阻力大，或无法将药液继续注入体内，应拔针，更换针头另选部位进行注射。

5. 使用一次性注射器加药时，可改变进针角度，即由传统的 90°改为 45°，因为改变进针角度，避开斜面，减少针头斜面与瓶塞的接触面积，减轻阻力。

（任艳霞）

第四节 静脉注射法操作并发症

用无菌注射器将一定量的无菌药液注入静脉的方法，称为静脉注射法。因药物可直接进入血液而到达全身，所以是作用最快的给药方法。其目的为：药物不宜口服、皮下或肌内注射，需迅速发生药效时；药物因浓度高、刺激性大、量多而不宜采取其他注射方法；作诊断、试验检查时，由静脉注入药物，如为肝、肾、胆囊等 X 线摄片；输液和输血；用于静脉营养治疗。较常出现的并发症有：药液外渗性损伤、血肿、静脉炎等。

一、静脉注射法操作规程

1. 用物

注射盘内盛：无菌注射器（根据药液量选用）、型号合适的针头或头皮针、止血带、治疗巾或1次性纸巾、小垫枕、砂轮、开瓶器、无菌棉签、2%碘酊、70%乙醇、胶贴、弯盘，按医嘱备药物。

2. 步骤

（1）洗手、戴口罩，备好药液。

（2）将备齐的用物携至患者处，核对，并给患者解释操作目的及方法，以取得合作。

（3）选择合适的静脉，以手指探明静脉方向及深浅，在穿刺部位的肢体下垫治疗巾或纸巾。

（4）用2%碘酊消毒局部皮肤，在穿刺部位的上方（近心端）约6cm处扎紧止血带，嘱患者握拳，使静脉充盈，再用70%乙醇脱碘，待干。

（5）再次核对；接上头皮针并排气，用一手拇指绷紧静脉下方皮肤，使静脉固定；另一手持头皮针小柄（或注射器与针栓），使针尖斜面向上，针头与皮肤呈20°～25°角，在静脉上方或侧方刺入皮下，再沿静脉走向潜行刺入；如见回血，表明针头已进入静脉，可再顺静脉进针0.5～1cm。

（6）松开止血带，同时嘱患者松拳；固定好针头，缓慢注入药液。在注射过程中，若局部肿胀疼痛，提示针头滑出静脉，应拔出针头更换部位，重新注射。

（7）注射毕，以消毒棉签按压穿刺点，迅速拔出针头，嘱患者屈肘按压片刻。

（8）再次核对，协助患者取舒适体位；整理病床单位和清理用物。

3. 注意事项

（1）注射时应选择粗直、弹性好、不容易滑动的静脉。穿刺后必须有通畅的回血后方可推药，推药时如有局部肿胀，回抽无血，患者主诉疼痛，应查看针头是否在血管内，如已脱出应拔出针头，重新更换针头，改换穿刺部位。

（2）根据病情及药物性质，掌握注入药液的速度。推药过程中，注意观察病情，如患者主诉不适或病情出现异常变化，应立即停止注射，进行处理。

（3）注意掌握不同患者的静脉注射法。肥胖患者，静脉较深且固定，应摸准后再行穿刺。消瘦患者，静脉较滑，穿刺时需要固定静脉的上下端。水肿患者，按静脉走行位置，用手指压迫局部，暂时驱散皮下水分，显露静脉后再穿刺。脱水患者，可局部热敷、按摩，使血管扩张显露后再穿刺。

（4）如需长期静脉给药者，为了保护血管，应有次序地先下后上，由远心端到近心端选择血管，进行注射。

（5）对组织有强烈刺激的药物，另备一套盛有生理盐水的注射器先作穿刺，并注入少量生理盐水，证实针头确在血管内，再取下注射器（针头不动），调换另一抽有药液的注射器，再推注药液，可防止药液外溢于组织内而发生组织坏死。

4. 静脉穿刺部位的选择

在选择静脉穿刺的部位时，应考虑下列情况：

（1）静脉穿刺的目的与治疗时间的长短：一般而言，注射量大、时间短、针头粗，应选用大静脉；长期的静脉输注，则由远端末梢的小静脉开始注射。

（2）使用药物的性质：具有刺激性的药物，如高张性溶液、氯化钾、化学治疗制剂等；黏度大的液体，如血液及其制剂，则选用大的血管。

（3）患者静脉的状况：以触诊了解患者的状况，须选平滑、柔软、有弹性的静脉，不可采用硬化、发炎、浸润、栓塞或动静脉分流的静脉。注意其皮肤状况是否良好，若有损伤、血肿则应避开，已多次穿刺的部位也应避开再次输注。

（4）患者安全、活动、舒适的需要：静脉穿刺的部位应要尽量选择对患者活动限制最少的部位，例如选择患者较少活动的手，且避开关节处。

5. 常用的静脉穿刺部位

常用的四肢浅静脉有：上肢常用贵要静脉、正中静脉、头静脉，腕部以及手背静脉；下肢常用大隐静脉、小隐静脉和足背静脉。小儿多采用头皮静脉注射法，常用的头皮静脉有：额上静脉、颞浅静脉、眶上静脉、耳后静脉和枕后静脉。

二、股静脉注射操作规程

1. 用物

注射盘内盛：大小合适的无菌注射器、按需要准备 6～8 号针头、治疗巾或 1 次性纸巾、砂袋、砂轮、开瓶器、无菌棉签、2% 碘酊、70% 乙醇、弯盘，按医嘱备药物。

2. 步骤

（1）洗手、戴口罩，备好药液。

（2）将备齐用物携至患者处，核对，并给患者解释操作目的及方法，以取得合作。

（3）患者取仰卧位，下肢伸直略外旋，臀下垫砂袋以充分暴露注射部位。如为小儿注射，需要用尿布覆盖会阴，以防其排尿弄湿穿刺部位。

（4）常规以 2% 碘酊、70% 乙醇消毒注射部位皮肤并消毒术者左示指和拇指。

（5）在腹股沟中 1/3 与内 1/3 交界处，

用一手示指触得股动脉搏动最明显部位并加以固定，或找髂前上棘和耻骨结节联线中点的方法作股动脉定位，再消毒穿刺点及术者手指，并用左手手指加以固定。

（6）另一手持注射器，在股动脉内侧 0.5cm 处，针头和皮肤呈 90°或 45°角刺入，抽动活塞见暗红色回血，提示已进入股静脉，即固定针头，注射药物。

（7）注射完毕，拔出针头，局部用无菌纱布加压止血 3～5min，然后用胶布固定。注意观察有无继续出血，如无异常，协助患者取舒适体位并清理用物。

3. 注意事项

（1）股静脉位于股三角区，在股神经和股动脉的内侧。护士应熟记股静脉的解剖位置及其与毗邻组织的关系，以防操作时误伤重要的神经与血管。

（2）穿刺过程中，若抽出为鲜红色血液，提示穿入股动脉，应立即拔出针头，穿刺处加压 5～10min，直至无出血为止。

三、注射原则

（一）认真执行查对制度

1. 严格执行"三查七对"。

2. 仔细检查药物质量，如发现药液变色、沉淀、浑浊；药物已过有效期；安瓿有裂痕或密封盖松动等情况，均不能应用。

3. 当需要同时注射几种药物时，应查实确无配伍禁忌才进行备药。

（二）严格遵守无菌操作原则

1. 注射前必须洗手，戴口罩并衣帽整洁。

2. 注射器的活塞、针头与针梗必须保持无菌。

3. 按要求消毒注射部位皮肤。常用消

毒方法为先用 2% 碘酊棉签以注射点为中心，由内向外螺旋式旋转涂擦，消毒范围直径在 5cm 以上，待干后，用 70% 乙醇以同样方式脱碘，乙醇挥发后即可注射。

4. 临用时才抽取药液，以免放置时间过长，药液被污染或效价降低。

（三）选择合适的注射器和针头

根据药液量、黏稠度和刺激性的强弱选择合适的注射器和针头。注射器应完整无裂缝，不漏气；针头要锐利、型号合适、无钩且无弯曲；注射器与针头的衔接必须紧密；一次性注射器的包装应密封并在有效期内使用。

（四）选择合适的注射部位

避开血管神经处，不可在局部皮肤肌肉有炎症、损伤、硬结或瘢痕处进针。对需要长期进行注射的患者应经常更换注射部位。

（五）排除空气

注射前应排除注射器内空气，以免空气进入血管引起空气栓塞。排气时要注意避免浪费药液。

（六）检查回血

进针后注入药液前，应抽动活塞，检查有无回血。静脉、动脉注射必须见回血后方可注入药液；而皮下、肌内注射如有回血，则应拔出针头重新进针，切不可将药液注入血管内。

（七）掌握合适的进针深度

1. 各种注射法分别有不同的进针深度要求。

2. 进针时不可把针梗全部刺入皮肤内，

以防不慎发生断针时令处理更为困难。

（八）减轻患者的不适与疼痛

1. 做好解释与安慰，消除患者的不安和害怕心理。可通过交谈或播放音乐等方式分散患者的注意力；指导患者作深呼吸，尽可能心身放松。

2. 指导并协助患者采取适当的体位与姿势，以利肌肉放松。

3. 做到"二快一慢"，即注射进针、拔针快，推注药液慢。

4. 需要同时注射几种药物时，先注射刺激性较弱的药物，然后注射刺激性较强的药物。

5. 注射刺激性较强的药物时，宜选用相对较长的针头，而且进针要较深。

四、注射用物的构造

1. 注射器的构造

注射器由乳头、空筒、活塞（包括活塞体、活塞轴、活塞柄）构成。其中乳头部、空筒内壁、活塞体应保持不被污染，不得用手触摸。

2. 针头的构造

针头的结构分为针尖、针梗和针栓 3个部分。除针栓外壁以外，其余部分不得用手触摸，以防污染。

五、吸取注射用药液

吸药应严格按照无菌操作规程及查对制度要求进行，以下介绍具体的操作方法。

（一）自安瓿中吸药法

1. 备好注射盘，按需要在托盘上铺消毒治疗巾，盖好备用。

2. 用手指轻轻弹安瓿颈部，使安瓿颈部的药液流至体部。

3. 目前厂家提供的安瓿，其颈、体之间多有一环形凹痕，应用时仅需以双手手指分别持住安瓿体部和颈部末段，而后将安瓿轻轻屈折，便可使安瓿折断。如安瓿无上述凹痕，则可用砂轮在安瓿颈部划一道环形锯痕，用 70％乙醇棉签擦拭锯痕后用手指屈折安瓿，使其折断。

4. 将针头置入安瓿内的药液中，斜面朝下，用手持活塞柄抽动活塞吸药，注意手不可触及活塞体部。

5. 抽吸毕，将空安瓿或针头保护套套在针头上以免受污染，然后放在预先准备好的无菌盘中。

（二）自密封瓶内吸取药液法

（1）开启瓶盖并消毒：用启瓶器或小刀除去铝盖的中心部分，以 2％碘酊，70％乙醇棉签由里向外消毒瓶塞顶部及周围，待干。

（2）抽吸药液：往瓶内注入与所需要药液等体积的空气，目的是增加瓶内压力，便于抽吸药液。然后倒转药瓶，使针头在液面以下，吸取药液至所需量，再以示指固定针栓，拔出针头。

（3）吸药完毕：保护针头用原密封空药瓶或针头护套保护针头，置于无菌盘内备用。

此外，吸取不同剂型的药物时还应注意：对结晶或粉剂注射剂，需按要求先用无菌生理盐水、注射用水或专用溶媒充分溶解，然后再吸取；混悬剂要摇匀后吸取；吸取油剂及混悬剂时，需选用相对较粗的针头。

六、药液外渗性损伤

（一）发生原因

引起静脉输液渗漏的原因主要有：

（1）药物因素：主要与药物酸碱度、渗透压、药物浓度、药物本身的毒性作用及 Ⅰ 型变态反应有关。最新动物实验病理检查显示静脉推注 20％甘露醇 4～8 次后，血管壁增厚，内皮细胞破坏，血管内瘀血，周围组织炎症及水肿等，而生理盐水组却无此改变。

（2）物理因素：包括环境温度，溶液中不溶性微粒的危害，液体输液量、温度、速度、时间、压力与静脉管径及舒缩状态是否相符，针头对血管的刺激，旧法拔针对血管壁的损害。

（3）血管因素：主要指输液局部血管的舒缩状态、营养状态。如休克时组织有效循环灌注不足，血管通透性增加，而滴入多巴胺后，静脉壁的营养血管发生痉挛，静脉壁可因缺血缺氧而通透性进一步增加致药液渗漏。

（4）感染因素和静脉炎：微生物侵袭引起的静脉炎以及物理、化学因素引起的静脉炎都可使血管通透性增高。最近有报道认为静点药物的化学刺激仅仅是静脉炎的诱因，而主要原因与神经传导因素有关，其机制尚有待探讨。

由于穿刺不当，致穿破血管，而使药液漏出血管外；患者躁动，针头固定不牢，致药液外渗；在实际工作中，有时针头穿刺很成功，但由于患者长时间休克，组织缺血、缺氧致毛细血管通透性增高，特别是在肢端末梢循环不良部位如手背、足背、内踝处药液外渗。血管弹性差、穿刺不顺利、血管过小，或在注射过程中，药物推注过快。

（二）临床表现

主要表现为注射部位出现局部肿胀疼痛，皮肤温度低。

根据外渗药物的性质不同出现不同的症状，临床常用的有血管收缩药，如去甲肾上腺素、多巴胺、阿拉明等。此类药物外渗引起毛细血管平滑肌收缩，致药液不能向近心端流入，而逆流至毛细血管，从而引起毛细血管床强烈收缩，局部表现肿胀、苍白、缺血缺氧。

高渗药液外渗，如20％甘露醇、50％葡萄糖高渗溶液进入皮下间隙后，使细胞膜内外渗透压失去平衡，细胞外渗透压高将细胞内水分吸出，使细胞严重脱水而死亡。

抗肿瘤药物外渗，局部疼痛、肿胀，如氨甲蝶呤可使细胞中毒而死亡，致组织坏死。

阳离子溶液外渗，如氯化钙、葡萄糖酸钙，外渗后对局部有强烈的刺激性，产生剧痛。

（三）预防及处理

1. 在光线充足的环境下，认真选择有弹性的血管进行穿刺。

2. 选择合适的头皮针，针头无倒钩。

3. 在针头穿入血管后继续往前推进0.5cm，确保针头在血管内。妥善固定针头。避免在关节活动处进针。

4. 注射时加观察，加强巡视，尽早发现以采取措施，及时处理，杜绝外渗性损伤，特别是坏死性损伤。

5. 推注药液不宜过快。一旦发现推药阻力增加，应检查穿刺局部有无肿胀，如发生药液外渗，应中止注射。拔针后局部按压。另选血管穿刺。

6. 根据渗出药液的性质，分别进行处理：①化疗药或对局部有刺激的药物，宜进行局部封闭治疗，加强热敷、理疗，防止皮下组织坏死及静脉炎发生；②血管收

缩药外渗，可采用肾上腺素能拮抗剂酚妥拉明5～10mg溶于20ml生理盐水中作局部浸润，以扩张血管；更换输液部位，同时给予3％醋酸铅局部温热敷。因醋酸铅系金属性收敛药，低浓度时能使上皮细胞吸收水分，皮下组织致密，毛细血管和小血管的通透性减弱，从而减少渗出；并改善局部血液循环，减轻局部缺氧，增加组织营养，而促进其恢复；③高渗药液外渗，应立即停止在该部位输液，并用0.25％普鲁卡因5～20ml溶解透明质酸酶50～250U，注射于渗液局部周围，因透明质酸酶有促进药物扩散、稀释和吸收作用。药物外渗超过24h多不能恢复，局部皮肤由苍白转为暗红色，对已产生的局部缺血，不能使用热敷，因局部热敷温度增高，代谢加速，耗氧增加，加速坏死；④抗肿瘤药物外渗者，应尽早抬高患肢，局部冰敷，使血管收缩并减少药物吸收。一阳离子溶液外渗可用0.25％普鲁卡因5～10ml作局部浸润注射，可减少药物刺激，减轻疼痛。同时用3％醋酸铅和50％硫酸镁交替局部温热敷。

7. 如上述处理无效，组织已发生坏死，则应将坏死组织广泛切除，以免增加感染机会。

七、静脉穿刺失败

（一）发生原因

（1）静脉穿刺操作技术不熟练：主要表现为一些初到临床工作的护理人员，业务技术素质不高，对静脉穿刺的技术操作方法、要领掌握不熟练，缺乏临床实践经验，而导致穿刺失败。

（2）进针角度不当：进针角度的大小与进针穿刺深度要适宜。一般情况下，进针角度应为15°～20°，如果穿刺深，角度就

大；反之，穿刺浅，角度则小，但角度过大或过小都容易将血管壁穿破。

（3）针头刺入的深度不合适：斜面一半在血管内，一半在血管外，回血断断续续，注药时溢出至皮下，皮肤隆起，患者局部疼痛；针头刺入较深，斜面一半穿破对侧血管壁，见有回血，但推药不畅，部分药液溢出至深层组织；针头刺入过深，穿透对侧血管壁，药物注入深部组织，有痛感，没有回血，如只推注少量药液，局部不一定隆起。

（4）进针时用力速度不当：在穿刺的整个过程中，用力速度大小不同，各个组织的进针力量和进针速度掌握得不当，直接影响穿刺的成败。

（5）固定不当，针头向两侧摆动：静脉条件差，因静脉硬化，失去弹性，进针后无回血，落空感不明显，误认为失败，试图退出再进针，而局部已青紫；脆性静脉注射时选择不直不显的血管盲目穿刺或针头过大，加之血管壁脆性增加以致血管破裂，造成失败。特别在注射一些刺激性大、遗漏出血管外引起组织缺血坏死，诸如高渗葡萄糖、钙剂、肿瘤化疗药物等。塌陷静脉患者病情危重、血管弹性差，给穿刺者造成一定的难度，加上操作者心情紧张，成功心切，以致失败；腔小静脉引起失败的原因多因针头与血管腔直径不符，见回血后，未等血管充分扩张就急于继续进针或偏出血管方向进针而穿破血管；水肿患者的静脉，由于患者皮下水肿，组织积液，遮盖了血管，导致静脉穿刺的失败。

（6）行小儿头皮静脉穿刺时，因患儿不合作致针头脱出而失败：操作者对深静脉的解剖位置不熟悉，来回穿刺引起血管破裂而失败。有时误穿入动脉造成失败；有的患者血压偏低，即使穿刺针进入血管，

因回血较慢也可被误认为没有穿入静脉；也有的患者血液呈高凝状态，如 1 次不成功，反复穿刺针头易于被凝血堵塞，以后就是刺入血管也不会有血液流出。

（7）使用的止血带是否完好：在选择止血带时要认真检查，对反复使用的止血带的弹性、粗细、长短是否适当，如止血带弹性过低、过细，造成回血不畅；止血带过粗，易压迫止血带下端血管，使管腔变小，针尖达不到血管腔内，易损伤血管壁，导致穿刺失败。

（8）天气寒冷或发热寒颤期的患者：四肢冰冷，末梢血管收缩致血管"难找"，有些即使看上去较粗的血管，由于末梢循环不良，针头进入血管后回血很慢或无回血，操作者误认为未进入血管继续进针，使针头穿透血管壁而致穿刺失败。多见于春末秋初，室内无暖气时。再者拔针后护理不当，针眼局部按压方法欠正确或力度不当，造成皮下出血、瘀血致皮肤青紫，增加再次穿刺的难度。

（二）临床表现

针头未穿入静脉，无回血，推注药物有阻力，或针头斜面一半在血管内，一半在管腔外，药液溢出至皮下。局部疼痛及肿胀。

（三）预防及处理

1. 护士要有健康、稳定的情绪。熟悉静脉的解剖位置，提高穿刺技术。

2. 选择容易暴露、较直、弹性好、清晰的浅表静脉。

3. 适用型号合适、无钩、无弯曲的锐利针头。

4. 避免盲目进针。进针前用止血带在注射部位上方绷扎。使血管充盈后再采用

直刺法，减少血管滑动，提高穿刺成功率。

5. 轮换穿刺静脉，有计划保护血管，延长血管使用寿命。

6. 出现血管破损后，立即拔针，局部按压止血。24h 后给予热敷，加速瘀血吸收。

7. 静脉条件差的患者要对症处理：静脉硬化、失去弹性型静脉穿刺时应压迫静脉上下端，固定后于静脉上方成 30°斜角直接进针，回抽见回血后，轻轻松开止血带，不能用力过猛，以免弹力过大针头脱出造成失败。血管脆性大的患者，可选择直而显、最好是无肌肉附着的血管，必要时选择斜面小的针头进行注射。护理人员对塌陷的血管，应保持镇定，扎止血带后在该血管处拍击数次，或予以热敷使之充盈，采用挑起进针法，针进入皮肤后沿血管由浅入深进行穿刺。给水肿患者行静脉穿刺时，应先行按摩推压局部，使组织内的渗液暂时消退，待静脉显示清楚后再行穿刺。行小儿头皮静脉穿刺时选择较小的针头，采取 2 次进针法，见回血后不松止血带，推药少许，使静脉充盈，再稍进 0.5cm 后松止血带，要固定得当，并努力使患儿合作，必要时可由 2 位护士互助完成。

8. 深静脉穿刺方法：肥胖患者应用手摸清血管方向或按解剖方位，沿血管方向穿刺；水肿患者注射前以拇指顺血管方向压迫局部组织，使血管暴露，即按常规穿刺，一般都能成功。对血液呈高凝状态或血液黏稠的患者可以连接有肝素盐水的注射器，试穿刺时注射器应保持负压，一旦刺入血管即可有回血，因针头内充满肝素，不易凝血。

9. 对四肢末梢循环不良造成的静脉穿刺困难，可通过局部热敷、饮热饮料等保暖措施促进血管扩张。在操作时小心进针，

如感觉针头进入血管不见回血时，可折压头皮针近端的输液管，可很快有回血，以防进针过度刺穿血管壁。

八、血肿

（一）发生原因

部分患者（如老年、肥胖、烧伤、水肿、消瘦、血管硬化、末梢循环不良患者）血管弹性差，肌肉组织松弛，血管不容易固定。进针后无落空感，有时针头已进入血管而不见回血，误认为穿刺失败，待针头退出血管时局部已青紫。凝血功能差或者不及时按压即可引起血肿。固定不当、针头移位、患者心情过于紧张不合作，特别是儿童好动或者贴胶布、松压脉带时不注意、固定不好，致使针头脱出血管外而不及时拔针按压。老年、消瘦患者皮下组织疏松，针头滑出血管后仍可滴入而造成假象。静脉腔小、针头过大与血管腔直径不符，进针后速度过快，一见回血未等血管充盈就急于继续向前推进或偏离血管方向过深、过浅而穿破血管。对于长期输液患者，没有注意保护好血管，经常在同一血管、同一部位进针。有的护士临床实践少，血管解剖位置不熟悉，操作不当误伤动脉。拔针后按压部位不当或者压力、按压时间不够。凝血机制不良的患者。

（二）临床表现

血管破损，出现皮下肿胀、疼痛。2～3d 后皮肤变青紫。1～2 周后血肿开始吸收。

（三）预防及处理

1. 适用型号合适、无钩、无弯曲的锐利针头。

2. 提高穿刺技术，避免盲目进针。

3. 进行操作时动作要轻、稳。

4. 要重视拔针后对血管的按压。拔针后用消毒纱布覆盖穿刺口，用拇指按压，因按压面积大，不会因部位不对或移位引起血肿。一般按压时间为 3～5min，对新生儿、血液病、有出血倾向者按压时间延长，以不出现青紫为宜。

5. 早期予以冷敷，以减少出血。24h 后局部给予 50％硫酸镁湿热敷，每日 2 次，每次 30min，以加速血肿的吸收。

6. 若血肿过大难以吸收，可常规消毒后，用注射器抽吸不凝血液或切开取血块。

九、静脉炎

（一）发生原因

长期注入浓度较高、刺激性较强的药物；在操作过程中无菌操作不严格而引起局部静　脉感染。

（二）临床表现

沿静脉走向出现条索状红线，局部组织发红、肿胀、灼热、疼痛，全身有畏寒、发热。

（三）预防及治疗

以避免感染、减少对血管壁的刺激为原则，严格执行无菌技术操作，对血管有刺激性的药物，应充分稀释后应用，并防止药液溢出血管外；同时，要有计划地更换注射部位，保护静脉，延长其使用时间。一旦发生静脉炎，应立即停止在此处静脉注射、输液，将患肢抬高、制动；局部用 50％硫酸镁溶液湿热敷，每日 2 次，每次 30min；或用超短波理疗，每日 1 次，每次 15～20min；中药如意金黄散局部外敷，可清热、除湿、疏通气血、止痛、消肿。使用后患者感到清凉、舒适的作用。如合并全身感染症状，按医嘱给予抗生素治疗。

十、过敏反应

（一）发生原因

患者有过敏史而操作者在注射前未询问患者的药物过敏史；注射的药物对患者发生速发型过敏反应。

（二）临床表现

面色苍白，胸闷，心慌，血压下降、脉搏微弱，口唇发绀，意识丧失，大、小便失禁。严重者心跳骤停。

（三）预防及处理

1. 注射前询问患者的药物过敏史。应向患者及家属详细讲解此次用药的目的、药物作用、可能发生的不良反应，嘱咐患者及时把不适感受说出来，但要讲究方式，以免造成其心理紧张而出现假想不适。对本药有不良反应、过敏体质者、首次使用本药者，都要备好急救药物（0.1％去甲肾上腺素注射剂、地塞米松注射剂）、吸氧装置等。

2. 药物配制和注射过程中，要严格按规定操作，首次静脉注射时应放慢速度，对过敏体质者加倍小心，同时密切观察患者意识表情、皮肤色泽、温度、血压、呼吸，触摸周围动脉搏动，询问患者有无寒颤、皮肤瘙痒、心悸、胸闷、关节疼痛等不适反应。轻微不适者，可放慢推注速度。不能耐受者，立即暂停注射，但治疗巾、止血带不撤，先接别的液体，保留静脉通道。用注射器抽吸好急救药品，装上吸氧装置。休息 0.5h 后继续缓慢静脉注射，若仍不能耐受，则停止使用此药，观察不适反应消失后方可离开。在推注过程中，发现休克前兆或突然休克，立即停止注药，结扎止血带，不使药物扩散，静脉滴注抗过敏药物，针对症状进行抢救。过敏性休克者，去枕平卧，及时就地抢救、吸氧，首选 0.1％去甲肾上腺素 1mg，地塞米松 5mg 皮下、肌内或血管内注射；补充血容量，纠正酸中毒，提高血压等。必要时可用糖皮质激素、气管切开或插管。

（席 兰）

第五节 静脉输液法操作并发症

静脉输液（intravenous infusion）是将一定量的无菌溶液或药液直接输入静脉内的方法。它利用液体静压与大气压形成的输液系统内压高于人体静脉压的原理，将液体直接输入静脉内。静脉输液的目的：①补充水和电解质，维持酸碱平衡。常用于酸碱平衡紊乱者，如剧烈呕吐、腹泻、大手术后；②补充营养，供给热量，促进组织修复，获得正氮平衡。常用于慢性消耗性疾病，胃肠道吸收障碍及不能经口进食如昏迷、口腔疾病等患者；③输入药物，控制感染，治疗疾病。常用于中毒、各种感染、脑及组织水肿，以及各种需要经静脉输入药物的治疗；④增加血容量，维持血压，改善微循环。用于严重烧伤、大出血、休克等患者。常用周围静脉输液法，包括密闭式输液法、开放式输液法、静脉留置输液法等。

静脉输液是临床常用的基础护理操作，也是医院治疗抢救患者的重要手段。然而在临床输液过程中经常会出现一些并发症，严重影响用药和治疗，甚至危及患者生命。因此，我们如何稳、准、快、好地将治疗药物输注到患者体内，尽量降低输液操作并发症的发生，或在出现并发症时得到及

时的处理，是我们护理工作研究的重要护理技术操作内容。

一、密闭式静脉输液法操作规程

1. 用物

（1）注射盘 1 套：配备加药用注射器及针头、无菌纱布、止血带、胶布、瓶套、启瓶器、小垫枕、2％碘酒、70％乙醇、消毒棉签、弯盘，必要时备小夹板及绷带。

（2）无菌物品：输液器 1 套。

（3）液体及药物：遵照医嘱准备。

（4）输液卡及输液架。

2. 步骤

（1）洗手、戴口罩，备齐用物。

（2）准备输液架，核对床号与姓名，向清醒患者解释输液的目的及注意事项，嘱患者先解大小便。

（3）认真查对：检查药液瓶口、瓶体、瓶内溶液，套上瓶套。

（4）消毒加药：启开液体瓶铝盖中心部分，常规消毒瓶塞，按医嘱加入药物，在瓶签上注明姓名、床号、加入药物名称、剂量及加药时间并签名。

（5）准备输液器：检查输液器后取出，将输液管和通气管针头同时插入瓶塞至针头根部，关闭调节器。

（6）再次核对无误后，备胶布，将输液瓶倒挂在输液架上。

（7）排除空气：抬高滴管下端的输液管，挤压滴管使溶液迅速流至滴管 1/3～1/2 满时，稍松调节器，手持针栓部，使液体顺输液管缓慢下降直至排尽导管和针头内的空气。关闭调节器。

（8）皮肤消毒：协助患者取舒适卧位，选择静脉，肢体下垫小垫枕，扎止血带，嘱患者握拳，使静脉充盈，常规消毒皮肤。

（9）静脉穿刺：取下输液管端，手持

针栓部摘下护针帽，放松调节器，自针头部放出少量液体以排尽针头内空气，再关闭调节器。绷紧注射部位皮肤后进针，见回血将针头再平行送入少许。

（10）固定针柄：松开止血带，嘱患者松拳，放开调节器，待液体滴入通畅、患者无不适后，用胶布固定针头。必要时用夹板绷带固定肢体。

（11）调节滴速：根据病情、年龄及药物性质调节输液速度，一般成人 40～60 滴/min，儿童 20～40 滴/min。

（12）协助卧位：取出止血带及小垫枕，协助患者取舒适卧位。整理床单位，清理用物。

（13）记录签名：在输液卡上记录输液的时间、滴速，签全名。

（14）更换液体：如需要更换液体瓶时，常规消毒瓶塞后，从上瓶中拔出输液管及通气管插入下一瓶中，观察输液通畅后方可离去。

（15）加强巡视：输液过程中密切观察有无输液反应，耐心听取患者主诉，观察输液部位状况，及时处理输液故障，保证输液通畅。

（16）输液完毕：轻揭胶布，用于棉签或小纱布轻压穿刺点上方，快速拔针，按压片刻至无出血。

二、开放式静脉输液法操作规程

1. 用物

（1）注射盘 1 套：配备加药用注射器及针头、无菌纱布、止血带、胶布、瓶套、启瓶器、小垫枕、2％碘酒、70％乙醇、消毒棉签、弯盘，必要时备小夹板及绷带。

（2）无菌物品：开放式输液器 1 套。

（3）液体及药物：遵照医嘱准备。

（4）输液卡及输液架。

2. 步骤

（1）同密闭式输液法（1）～（2）。

（2）根据医嘱准备并检查药液，除去液体瓶盖，消毒瓶口与瓶塞。

（3）打开输液器，检查开放式输液器是否完好。

（4）一手持输液器并将导管根部折叠夹在指缝中，另一手按取无菌溶液法倒入 30～50ml 溶液，旋转冲洗输液器和导管。

（5）将冲洗液排入弯盘后，再倒入所需液体，盖好瓶盖，挂在输液架上。

（6）其余操作同密闭式静脉输液法。

三、静脉留置输液法操作规程

1. 用物

（1）注射盘 1 套：配备加药用注射器及针头、无菌纱布、止血带、留置针、无菌透明敷贴、肝素帽、胶布、瓶套、启瓶器、小垫枕、2％碘酒、70％乙醇、消毒棉签、手套、弯盘，必要时备小夹板及绷带。

（2）无菌物品：输液器 1 套。

（3）液体及药物：遵照医嘱准备。

（4）输液卡及输液架。

2. 步骤

（1）同密闭式输液法检查、核对药液并插好输液器，排尽空气。

（2）协助患者取舒适卧位，选择穿刺部位。

（3）检查并打开留置针和敷贴。

（4）在穿刺点上方 10cm 处扎上止血带，常规消毒皮肤，嘱患者握拳。

（5）穿刺前，戴好手套。取出静脉留置针，将输液器上的针头插入留置针的肝素帽内，排尽头皮式套管针内的空气。

（6）去除针套，旋转松动外套管，调整针头斜面。

（7）绷紧皮肤，固定静脉，右手持留

置针针翼，针尖保持向上，在血管上方使针头与皮肤呈 15°～30°角进针，见回血后，降低穿刺角度，顺静脉方向再将穿刺针推进 0.2cm。

（8）左手持"Y"接口，右手后撤针芯约 0.5cm，持针座将套管全部送入静脉内。撤出针芯。

（9）松止血带，打开调节器，嘱患者松拳。

（10）用无菌透明敷贴作密闭式固定导管。用注明置管日期、时间的小胶布再次固定留置针管。

（11）穿刺完毕，脱下手套，打开调节器，调节滴速，并再次查对。

（12）协助患者取舒适卧位，清理用物。

（13）在使用留置针的过程中，应经常观察穿刺部位，及时发现早期并发症。

（14）输液完毕，准备封管。先拔出部分针头，仅剩下针尖斜面留在静脉帽内，缓慢推注 2～5ml 封管液，剩 0.5～1ml 后，边退针边推药液，确保正压封管。

（15）再次输液时，常规消毒肝素帽胶塞，再将静脉输液针头插入肝素帽内完成输液。

（16）停止输液时，需拔管。先撕下小胶布，再揭开无菌敷贴，把无菌棉签放于穿刺点前方，迅速拔出套管针，按压穿刺点。

（17）整理用物，记录。

3. 注意事项

（1）选择血管应由远心端到近心端，并视所输药物的性质、量，选择合适的血管穿刺。

（2）注意排尽空气，严防空气进入血管形成空气栓塞。

（3）掌握输液速度：一般成人为 40～

60 滴/min，儿童为 20～40 滴/min，对严重脱水、休克患者可加快速度。对有心、肾疾患，老年、小儿患者输液速度要慢，遵医嘱调节速度。

（4）向输液瓶内加药时，要严格掌握药物的配伍禁忌。

（5）注意观察输液反应，如有发冷、寒战、皮疹、胸闷等应立即减速或停止输液并查找原因。

（6）输液过程中应加强巡视，注意观察输液是否通畅，针头有无脱出、阻塞、移位。当发现注射局部疑有肿胀、漏液时，需及时处理或更换注射部位。

（7）连续输液时应输完一组，再输一组。24h 连续输入液体时需要每天更换输液器。

（8）每个患者用 1 条止血带和垫巾，用毕浸泡消毒。

（9）静脉留置输液时，选择弹性好，走向直，清晰的血管，便于穿刺置管。对能下地活动的患者，避免在下肢留置。

（10）注意保护有留置针的肢体，在不输液时也尽量避免肢体下垂，以免由于重力作用造成血液回流堵塞针头。

（11）每次输液前后，均应检查留置针处部位皮肤及静脉走向有无红、肿。出现异常应拔除导管，更换肢体另行穿刺。静脉留置针一般可保留 3～5d，最好不超过 7d。

四、常见输液故障及排除方法

在输液过程中，如果不能正确有效地排除各种障碍，可导致输液不能持续地进行，还会引起不良后果。常见故障及排除的方法如下。

1. 液体不滴

（1）针头滑出血管外：液体注入皮下

组织，局部肿胀并有疼痛，应另选血管重新穿刺。

（2）针头斜面紧贴血管壁：应调整针头位置或适当变换肢体位置，直到点滴通畅为止。

（3）针头阻塞：用一手捏住滴管下端输液管，另一手轻轻挤压靠近针头的输液管，若感觉有阻力，松手后又无回血，则表示针头已阻塞，应更换针头另选静脉穿刺。

（4）压力过低：由于患者周围循环不良或输液瓶位置过低所致，可适当抬高输液瓶的位置。

（5）静脉痉挛：由于穿刺肢体暴露在冷的环境中时间过长或输入的液体温度过低所致。局部热敷可缓解痉挛。

2. 滴管内液面过高

（1）滴管侧面有调节孔时，可夹住滴管上端的输液管，打开调节孔待滴管内液体降至露出液面，见到点滴时，再关闭调节孔，松开滴管上端的输液管即可。

（2）滴管侧面无调节孔时，可将输液瓶取下，倾斜输液瓶，使插入瓶内的针头露出液面，滴管内液体缓缓下流直至露出液面，再将输液瓶挂回输液架上继续点滴。

3. 滴管内液面过低

（1）滴管侧壁有调节孔者，先夹住滴管下端的输液管，打开调节孔，当滴管内液面升高至 $1/3 \sim 1/2$ 时，关闭调节孔，松开滴管下端输液管即可。

（2）滴管侧壁无调节孔时，可夹住滴管下端的输液管，用手挤压滴管，迫使液体下流至滴管内，当液面升至 $1/3 \sim 1/2$ 高度时，停止挤压，松开滴管下端输液管即可。

4. 滴管内液面自行下降

输液过程中，如果滴管内液面自行下降，则应检查滴管上端输液管与滴管的衔接是否松动、滴管有无漏气或裂隙，必要时予以更换。

五、发热反应

（一）发生原因

发热反应为静脉输液法最常见的并发症，引起输液发热反应有多方面的原因，常因输入致热物质（致热原、死菌、游离的菌体蛋白或药物成分不纯），输入液体消毒或保管不善、变质，输液管表层附着硫化物等所致。

1. 与输入液体和加入药物质量有关：药液不纯、变质或被污染，可直接把致热原输入静脉；加药后液体放置时间过长也容易增加污染的机会，而且输液时间越长，被污染的机会也就越大。在联合用药及药物配伍方面，若液体中加入多种药物时，容易发生配伍不当，使配伍后药液发生变化而影响药液质量，而且当配伍剂量大、品种多时，所含致热原累加到一定量时，输入体内亦会发生热原反应。

2. 输液器具的污染：带空气过滤装置及终端滤器的一次性输液器虽已被广泛应用于临床，对减少输液发热反应起到了一定的作用，但目前的终端滤器对 $5\mu m$ 以下的微粒滤除率较低，不能全部滤去细菌；而塑料管中未塑化的高分子异物，或因生产环境、生产过程中切割组装等摩擦工艺带入的机械微粒也能成为热原；如输液前未认真检查而使用包装袋破损、密闭不严漏气污染和超过使用期的输液器亦会引起发热反应。

3. 配液加药操作中的污染：在切割安瓿时用无菌持物钳直接将安瓿敲开，是使玻璃微粒污染药液最严重的安瓿切割方法。

安瓿的切割及消毒不当，使液体进入玻璃微粒的机会增加，造成液体污染。加药时，针头穿刺瓶塞，将橡皮塞碎屑带入液体中，如果反复多次穿刺瓶塞，可导致污染机会增加。操作前不注意洗手或洗手后用白大衣或不洁毛巾擦手可造成2次污染。

4. 静脉穿刺不成功未更换针头，也可直接把针头滞留的微粒引入静脉。

5. 环境空气的污染：在进行输液处置时，治疗室及病室环境的清洁状态和空气的洁净程度对静脉输液质量有直接影响。加药时，治疗室的空气不洁，可将空气中的细菌和尘粒带入药液而造成污染。

6. 输液速度过快：输液发热反应与输液速度有密切关系，输液速度过快，在短时间内输入的热原总量过大，当其超过一定量时，即可产生热原反应。

（二）临床表现

在输液过程中出现发冷、寒战和发热。轻者38℃，并伴有头痛、恶心、呕吐、心悸，重者高热、呼吸困难、烦躁不安、血压下降、抽搐、昏迷，甚至危及生命。

（三）预防及处理

1. 加强责任心，严格检查药物及用具；液体使用前要认真查看瓶签是否清晰，是否过期。检查瓶盖有无松动及缺损，瓶身、瓶底及瓶签处有无裂纹。药液有无变色、沉淀、杂质及澄明度的改变。输液器具及药品的保管要做到专人专管，按有效期先后使用。输液器使用前要认真查看包装袋有无破损，用手轻轻挤压塑料袋看有无漏气现象。禁止使用不合格的输液器具。

2. 改进安瓿的割锯与消毒。采用安瓿锯痕后用消毒棉签消毒1次后折断，能达到无菌目的，且操作简便，省时省力。

3. 改进加药的习惯进针方法。将加药时习惯的垂直进针改为斜角进针，使针头斜面向上与瓶塞成75°角刺入，并轻轻向针头斜面的反方向用力，可减少胶塞碎屑和其他杂质落入瓶中的机会；避免加药时使用大针头及多次穿刺瓶塞。液体中需要加多种药物时，避免使用大针头抽吸和在瓶塞同一部位反复穿刺，插入瓶塞固定使用一个针头，抽吸药液时用另一个针头，可减少瓶塞穿刺次数，以减少瓶塞微粒污染。据报告，已有研究者将加药针头进行改进，将传统的针尖做成封闭的圆锥形，方形的针孔开在针头的侧面，以减少穿刺瓶塞产生的微粒污染。

4. 加强加药注射器使用的管理，加药注射器要严格执行一人一具，不得重复使用。提倡采用一次性注射器加药，这是目前预防注射器污染的有效措施。

5. 避免液体输入操作污染。静脉输液过程要严格遵守无菌操作原则。瓶塞、皮肤穿刺部位消毒要彻底。重复穿刺要更换针头。

6. 过硬的穿刺技术及穿刺后的良好固定可避免反复穿刺静脉增加的污染。输液中经常巡视观察可避免输液速度过快而发生的热原反应。

7. 合理用药注意药物配伍禁忌。液体中应严格控制加药种类，多种药物联用尽量采用小包装溶液分类输入。2种以上药物配伍时，注意配伍禁忌，配制后要观察药液是否变色、沉淀、混浊。配制粉剂药品要充分振摇，使药物完全溶解方可使用。药液配制好后检查无可见微粒方可加入液体中。液体现用现配可避免毒性反应及溶液污染。

8. 对于发热反应轻者，减慢输液速度，注意保暖，配合针刺合谷、内关等穴位。

9. 对高热者给予物理降温，观察生命体征，并按医嘱给予抗过敏药物及激素治疗。

10. 对严重发热反应者应停止输液。给予对症处理外，应保留输液器具和溶液进行检查。

11. 如仍需要继续输液，则应重新更换液体及输液器、针头，重新更换注射部位。

六、急性肺水肿

（一）发生原因

1. 由于输液速度过快，短时间输入过多液体，使循环血量急剧增加，心脏负担过重而引起。

2. 老年人代谢缓慢，机体调节机能差，特别是多数老年人都患有高血压、冠心病或其他脏器的慢性疾病，单位时间内输入的液体和钠盐多了，就会发生潴留而使细胞外液容量发生扩张及向细胞内液中渗透，造成组织间水肿和细胞内水肿。组织间水肿可导致充血性心力衰竭，细胞内水肿可影响细胞正常生理功能，尤其是肺、脑等细胞水肿，威胁患者生命。

3. 外伤、恐惧、疼痛等均可使机体抗利尿激素分泌增多及作用延长。此时，输入液体过多、过快也可能发生潴留导致肺水肿。

4. 心、肝、肾功能障碍患者输液过快，也容易使钠盐及水发生潴留而导致肺水肿。

5. 脑垂体后叶素能降低肺循环和门脉循环的压力，还能强烈收缩冠状动脉引起心绞痛及收缩其他小动脉引起动脉血压升高，加重心脏后负荷，引起急性左心衰竭，导致水分在肺组织中停留时间延长引起肺水肿。

（二）临床表现

患者突然出现呼吸困难、胸闷、气促、咳嗽、咳泡沫痰或咳泡沫样血性痰。严重时稀痰液可由口鼻涌出，听诊肺部出现大量湿性啰音。

（三）预防及处理

1. 注意调节输液速度，尤其对老年、小儿、心脏病患者速度不宜过快，液量不宜过多。

2. 经常巡视输液患者，避免体位或肢体改变而加快或减慢滴速。

3. 发生肺水肿时立即减慢或停止输液，在病情允许情况下使患者取端坐位，两腿下垂。高浓度给氧，最好用 $50\% \sim 70\%$ 酒精湿化后吸入。酒精能减低泡沫表面张力，从而改善肺部气体交换，缓解缺氧症状。必要时进行四肢轮流扎止血带或血压计袖带，可减少静脉回心血量。酌情给予强心剂、利尿剂。

七、静脉炎

（一）发生原因

1. 无菌操作不严格，可引起局部静脉感染。

2. 输入药液过酸或过碱，引起血浆 pH 值改变，可以干扰血管内膜的正常代谢机能而发生静脉炎。

3. 输入高渗液体，使血浆渗透压升高，导致血管内皮细胞脱水发生萎缩、坏死，进而局部血小板凝集，形成血栓并释放前列腺素 E_1、E_2，使静脉壁通透性增高，静脉中膜层出现白细胞浸润的炎症改变，同时释放组织胺，使静脉收缩、变硬。如甘露醇，进入皮下间隙后，破坏了细胞的渗透平衡，组织细胞因严重脱水而坏死；另外，因血浆渗透压升高，致使组织渗透压升高，血管内皮细胞脱水，局部血小板凝集形成血栓并释放组织胺使静脉收缩引起无菌性静脉炎。

4. 由于较长时间在同一部位输液，微生物由穿刺点进入或短时间内反复多次在同一血管周围穿刺、静脉内放置刺激性大的塑料管或静脉留置针放置时间过长、各种输液微粒（如玻璃屑、橡皮屑、各种结晶物质）的输入均可以因机械性刺激和损伤而发生静脉炎。

5. 输液速度与药液浓度的影响：刺激性较大的药液如抗癌药物多系化学及生物碱类制剂，作用于细胞代谢的各个周期，这类药物所致静脉炎多为坏死型。如短时间内大量溶液进入血管内，超出了其缓冲和应激的能力，或在血管受损处堆积，均可使血管内膜受刺激而发生静脉炎。

6. 高浓度刺激性强的药物，如青霉素，浓度过高可使局部抗原抗体结合，释放大量的过敏毒素，最终引起以围绕在毛细血管周围的淋巴细胞和单核巨噬细胞浸润为主的渗出性炎症；另外长期使用，引起血管扩张，通透性增加，形成红肿型静脉炎。尤其是老年人的肝肾功能下降，半衰期达 7~10h，（正常人 3~4h），血管的弹性差，脆性大，容易引起静脉炎。

（二）临床表现

沿静脉走向出现条索状红线，局部组织发红、肿胀、灼热、疼痛，有时伴有畏寒、发热等全身症状。发病后因炎性渗出、充血水肿、管腔变窄而致静脉回流不畅，甚至阻塞。

静脉炎症分级：按症状轻重分为 5 级。0 级只是局部不适感，无其他异常；1 级静

脉周围有硬结，可有压痛，但无血管痛；2 级不仅局部不适，而且穿刺点发红，滴速加快时出现血管痛；3 级穿刺点发红，并扩延 5cm 左右；4 级穿刺局部明显不适，输液速度突然减慢，穿刺点皮肤发红扩展 5cm 以上；5 级除具有 4 级症状以外，还在拔针时，针尖可见脓汁。临床上一般以 2~4 级常见。

（三）预防及处理

1. 严格执行无菌技术操作原则。避免操作中局部消毒不严密或针头被污染。加强基本功训练，静脉穿刺力争 1 次成功，穿刺后针头要固定牢固，以防针头摆动引起静脉损伤而诱发静脉炎，对长期静脉输液者应有计划地更换输液部位，注意保护静脉。

2. 一般情况下，严禁在瘫痪的肢体行静脉穿刺和补液。输液最好选用上肢静脉，因下肢静脉血流缓慢而容易产生血栓和炎症，输入刺激性较强的药物时，应尽量选用粗血管。

3. 输入非生理 pH 值药液时，适当加入缓冲剂，使 pH 尽量接近 7.4 为宜，输注氨基酸类或其他高渗药液时，应与其他液体混合输入，而且输入速度要慢，使其有充分稀释过程。

4. 严格控制药物的浓度和输液速度。输注刺激性药物的浓度要适宜，且输注的速度要均匀而缓慢，因药物浓度过高或输液速度过快都容易刺激血管引起静脉炎。

5. 在输液过程中，要严格无菌技术操作规程，严防输液微粒进入血管。

6. 严格掌握药物配伍禁忌，每瓶药液联合用药，以不超过 2~3 种为宜。

7. 在使用外周静脉留置针期间，每日用 TDP 灯照射穿刺肢体 2 次，每次 30min。

输液过程中，持续热敷穿刺肢体。特别是用湿热敷效果最好，每 2h 一次，每次 20min，热疗改善了血液循环，加快了静脉回流，增强了患者新陈代谢和白细胞的吞噬功能，有助于血管壁创伤的修复，增强了患者局部的抗炎能力。

8. 营养不良、免疫力低下的患者，应加强营养，增强机体对血管壁创伤的修复能力和对局部炎症抗炎能力。

9. 尽量避免选择下肢静脉置留置针，如特殊情况或病情需要在下肢静脉穿刺，输液时可抬高下肢 20°～30°，加快血液回流，缩短药物和液体在下肢静脉的滞留时间，减轻其对下肢静脉的刺激。另外，如果是手术时留置在下肢静脉的留置针，24h 后应更换至上肢。

10. 加强留置针留置期间的护理，针眼周围皮肤每日用碘酒、酒精消毒后针眼处再盖以酒精棉球和无菌纱布予以保护。连续输液者，应每日更换输液器 1 次。

11. 一旦发生静脉炎，停止在患肢静脉输液并将患肢抬高、制动。根据情况局部进行处理：①局部热敷；②用 50％硫酸镁行湿热敷；③中药如意金黄散外敷；④云南白药外敷，云南白药外敷可活血、消肿、止痛、通经化瘀，用酒精或食醋调制，可增加药物渗透性。该药具有抗凝血、抗血栓作用，可阻止损伤部位血凝和血栓形成，降低毛细血管通透性，抑制炎性渗出，促进肿胀消散而达到治疗目的；⑤仙人掌外敷：仙人掌皮、刺去掉，取 150g 捣烂，加少许盐粒，调匀，敷在患处厚约 0.5cm，上盖一层纱布加软薄膜，以防水分蒸发而降低疗效，每天 1 次，直到痊愈；⑥金果榄浸液湿敷：取金果榄 100g，75％酒精 500ml，共置于密封玻璃容器中浸泡 7d 以上，制成金果榄浸液。用无菌纱布浸透药液，敷盖于红肿处，敷盖面积应大于红肿边缘约 1cm，并不断将药液洒于敷料上，以保持一定的湿度，每日 3 次，每次 1h；⑦大黄外敷：大黄研为细粉，用时取大黄粉适量加香油调为糊状敷于患处，敷药厚度以 0.2～0.4cm 为宜，外裹纱布，每日换药 1 次，1 周为 1 个疗程。如未愈者可连续治疗 2～3 个疗程；⑧自制复方龙石膏外敷：将煅龙骨、赤石脂、血竭、乳香、没药、黄柏、轻粉、冰片研制成粉末混合均匀后备用。需要时用蓖麻油搅拌均匀，调成糊状即可（要现配现用）。使用时局部皮肤用温水洗净、擦干，将复方龙石膏搅匀，用棉签蘸取药物均匀涂于局部皮肤上，不需要包扎，每天 2～3 次；⑨六合丹外敷：大黄 93g，黄柏 93g，白及 53g，薄荷叶 46g，白芷 18g，乌梅肉 46g，陈小粉 155g 等。上述药物研细，然后加入陈小粉拌匀，即制成六合丹。用时调蜂蜜成软糊状（或加少量清水），厚敷于患处。使用方法是敷药前先清洁患部，然后将六合丹调成糊状，均匀地涂在白纸上，纸的宽窄根据患部的面积而定，一般超过患部周围 1～2cm，药的厚度约 0.5cm，然后敷盖整个患部，包扎固定。24h 后换药 1 次，5 次为 1 个疗程，观察 1 个疗程；⑩四妙勇安汤加味：基本药方，银花 30g，当归 15g，玄参 15g，生甘草 6g，蒲公英 30g，连翘 12g，制乳香 6g，制没药 6g，川芎 10g，秦艽 12g。局部红肿热痛明显加生地 15g，赤芍 20g，丹皮 10g，清热凉血，活血散瘀；血脉瘀滞，条索硬肿不消者加桃仁、红花各 10g，王不留行 10g，炮甲片 10g，夏枯草 15g，软坚散结；瘀滞夹湿者加粉草 10g，生苡仁 30g，渗湿泄热；上肢发炎加姜黄 10g，下肢发炎加川牛膝 10g。治疗方法：水煎服，每日 1 剂，5d 为 1 个疗程，另将药渣加入金黄散 1 袋，拌匀，用纱布包后外敷患处，1 日 1 次；⑪七厘散外敷：取七厘散 3g，加凡士林适量，调成软膏后按患处面积大小，将药膏涂敷于患处，外用无菌纱布敷盖，胶布固定。每日换药 2 次；⑫湿润烧伤膏：患部外涂少量湿润烧伤膏，用无菌纱布裹住术者拇指顺血管方向以螺旋式手法按摩，动作要轻柔，力度要均匀，每次 15～20min，每日 2 次，按摩毕，再在局部涂一薄层湿润烧伤膏；⑬六神丸外敷：根据静脉炎面积的大小，取适量六神丸研成细末，醋调成稀糊状敷于患处，每日 2 次；⑭行超短波理疗。

12. 如合并全身感染，应用抗生素治疗。

八、空气栓塞

（一）发生原因

由于输液导管内空气未排尽、导管连接不严密、在加压输液时护士未在旁守护、液体输完后未及时拔针或更换药液情况下空气进入静脉，形成空气栓子。空气栓子随着血流进入右心房，再进入右心室造成空气栓塞。

（二）临床表现

患者突发性胸闷，胸骨后疼痛，眩晕，血压下降，随即呼吸困难，严重发绀，患者有濒死感，听诊心脏有杂音。如空气量少，到达毛细血管时发生堵塞，损害较小。如空气量大，则在右心室内阻塞肺动脉入口，引起严重缺氧而立即死亡。

（三）预防及处理

1. 输液前注意检查输液器各连接是否紧密，有无松脱。穿刺前排尽输液管及针头内空气。

2. 输液过程中及时更换或添加药液，输液完成后及时拔针。如需要加压输液，应有专人守护。

3. 发生空气栓塞，立即置患者于左侧卧位和头低足高位，该体位有利于气体浮向右心室尖部，避免阻塞肺动脉入口，随着心脏的跳动，空气被混成泡沫，分次小量进入肺动脉内以免发生阻塞。有条件者可通过中心静脉导管抽出空气。

4. 立即给予高流量氧气吸入，提高患者的血氧浓度，纠正缺氧状态；同时严密观察患者病情变化，如有异常变化及时对症处理。

九、血栓栓塞

（一）发生原因

1. 长期静脉输液造成血管壁损伤及静脉炎，致使血小板黏附于管壁，激活一系列凝血因子而发生凝血导致血栓形成。

2. 静脉输液中的液体被不溶性微粒污染，可引起血栓栓塞。特别是脑血栓、动脉硬化的患者，由于其血脂高、血黏度大，当不溶性微粒进入静脉血管时，使血液中的脂质以不溶性微粒为核心，不断包裹形成血栓病灶。不溶性微粒是指输入液体中的非代谢性颗粒杂质，直径在 $1～15\mu m$，少数可达 $50～300\mu m$。其产生可由于输液器与注射器具不洁净；在输液前准备工作中的污染，如切割安瓿、开瓶塞，加药过程中反复穿刺溶液瓶橡胶塞及输液环境不洁净等。

（二）临床表现

根据不溶性微粒的大小、形状、化学性质以及堵塞人体血管的部位、血运阻断的程度和人体对微粒的反应而表现不同。

不溶性微粒过多过大，可直接堵塞血管，引起局部血管阻塞，引起局部红、肿、热、痛、压痛、静脉条索状改变。不溶性微粒进入血管后，红细胞聚集在微粒上，形成血栓。引起血管栓塞。如阻塞严重致局部血液供应不足，组织缺血缺氧，甚至坏死。

（三）预防及处理

1. 避免长期大量输液。

2. 为患者行静脉穿刺后，应用随车消毒液洗手，方能为第二者穿刺，以减少细菌微粒的污染。配药室采用净化工作台，它可过滤清除空气中尘粒，以达到净化空气的目的，从而减少微粒污染。

3. 正确切割安瓿，切忌用镊子等物品敲开安瓿。在开启安瓿前，以 70％乙醇擦拭颈段可有效减少微粒污染。

4. 正确抽吸药液，抽药操作时不能横握注射器，即"一把抓"，应采用正确的抽吸方法。抽药的注射器也不能反复多次使用，因使用次数越多微粒的数量也越多。抽吸时安瓿不应倒置，针头置于颈 15 时，玻璃微粒污染最多，于底部抽吸时微粒最少，但针头触及底部容易引起钝针，因此，主张针头应置于安瓿的中部。向输液瓶内加药或注射时，应将针管垂直静止片刻。因＞50μm 以上的微粒沉淀较快，可使其沉淀于针管内，再缓缓注入，同时尽量减少液体瓶的摆动，这样会使瓶内的较大微粒平稳沉积于瓶口周围，以减少微粒进入体内。

5. 正确选择加药针头，加药针头型号选择 9～12 号侧孔针，并尽量减少针头反复穿刺橡胶瓶塞，可明显减少橡胶微粒的产生。

6. 输液终端滤器可截留任何途径污染的输液微粒，是解决微粒危害的理想措施。

7. 发生血栓栓塞时，应抬高患肢，制动，并停止在患肢输液。局部热敷，做超短波理疗或 TDP 灯照射，每日 2 次，每次 15～20min。严重者手术切除栓子。

十、疼痛

（一）发生原因

在静脉输注某些药物如氯化钾、抗生素、化疗药物等过程中，因所输入的药液本身对血管的刺激或因输注速度过快，可引起注射部位不同程度的疼痛。药液漏出血管外，导致皮下积液。引起局部疼痛。

（二）临床表现

药液滴入后，患者感觉输液针头周围剧烈疼痛，继而出现红肿。患者往往需要忍痛坚持治疗或因疼痛难忍而停止输液，若因药液外漏引起，穿刺部位皮肤可见明显肿胀。

（三）预防及处理

1. 注意药液配制的浓度，输注对血管有刺激性药液时，宜选择大血管进行穿刺，并减慢输液速度。

2. 输液过程加强巡视，若发现液体漏出血管外，局部皮肤肿胀，应予拔针另选部位重新穿刺。局部予以热敷，肿胀可自行消退。

3. 可采用小剂量利多卡因静脉注射，以减轻静脉给药引起的疼痛。

十一、败血症

（一）发生原因

1. 输液系统被细菌或真菌等病原微生

物污染，通过输液引起严重医院内感染败血症。污染可分为2种情况：一种是液体或输液装置被污染；另一种是输液过程操作不当引起病原体进入血液。生产过程不严，造成液体原始污染行为的院内感染往往引起暴发流行，现代科技下成批的原始污染输液已很难见到，但由于液体的包装、运输不当造成的个别液体污染却时有发生。

2. 穿刺点局部细菌繁殖并随着导管反复移动被带入体内及导管头端。全身其他部位的感染灶将病原菌释放入血，病原菌则可附着于导管头端并在此繁殖。导管败血症的病原常见有：金黄色葡萄球菌、表皮葡萄球菌，此外，还有真菌、念珠菌等。

3. 营养液在配制过程中被病原菌污染或输液管道系统的连接处密封不严，使病原菌进入静脉，导致败血症。

（二）临床表现

输液过程中突然出现畏寒、寒颤、高热、剧烈恶心、呕吐、腰痛、发绀、呼吸及心率增快，有的患者出现四肢厥冷、血压下降、神志改变，而全身各组织器官又未能发现明确的感染源。

（三）预防及治疗

1. 配制药液或营养液、导管护理等操作严格遵守无菌技术操作原则。

2. 采用密闭式1次性医用塑料输液器。

3. 认真检查输入液体质量、透明度、溶液瓶有无裂痕、瓶盖有无松动、瓶签字迹是否清晰及有效期等。

4. 输液过程中，经常巡视，观察患者情况及输液管道有无松脱等。

5. 严禁自导管取血化验，与导管相连接的输液系统24h更换1次，每日消毒并更换敷料。

6. 发生输液败血症后，立即弃用原补液，重新建立静脉通道，给予哌拉西林、头孢曲松或头孢他啶联合阿米卡星等氨基糖苷类抗生素治疗，合并休克者，另建立一条静脉通道，给予低分子右旋糖酐扩容，以间羟胺、多巴胺等血管活性药物维持血压，有代谢性酸中毒者，以5%碳酸氢钠纠正酸中毒。

十二、神经损伤

（一）发生原因

由于患儿肥胖、重度脱水、衰竭，在静脉穿刺过程中，患儿哭闹躁动或穿刺不当造成误伤神经血管。一些对血管、神经有刺激性的药液漏出血管外也可引起神经损伤。

（二）临床表现

临床表现为穿刺部位肿胀，血瘀或伴有发冷、发热、局部疼痛、不能触摸，根据损伤神经的部位，可出现相应关节功能受限。

（三）预防及处理

1. 输注对血管、神经有刺激性的药液，先用等渗盐水行静脉穿刺，确定针头在血管内后才连接输液器，输液过程中，严密观察药液有无外漏。

2. 静脉穿刺时，尽可能选择手背静脉，熟悉手部神经与血管的解剖结构与走向，进针的深度应根据患者体型胖瘦及血管显露情况而定，尽可能一次成功。长期输液患者应经常更换注射部位，保护好血管。

3. 注射部位发生红肿、硬结后，严禁热敷，可用冷敷每日2次；桡神经损伤后，患肢不宜过多活动，可用理疗、红外线超短波照射每日 2 次，也可肌内注射维生素 B_{12} 500μg、维生素 B_1 100mg，每日 1 次。

十三、静脉穿刺失败

（一）发生原因

其原因：

1. 静脉穿刺时见回血后再顺血管方向进针时没掌握好角度，针尖又穿破血管壁，在退针芯向血管内推送外套管时，外套管一部分在血管内，其尖端已通过穿破的血管壁进入血管下深层组织。虽然穿刺见回血，仅仅是针头斜面的一部分或者是针头斜面进入血管，外套管体的尖端并没有随针芯进入血管，所以外套不容易送进血管内。

2. 反复在皮下穿刺寻找静脉，致外套管尖端边缘破损或边缘外翻，虽然针尖斜面进入静脉，已破损或外翻的套管尖端无法随针尖进入静脉，即使进入静脉，已破损的外套管尖端极容易损伤血管。

（二）临床表现

针头未穿入静脉，无回血，推注药物有阻力，输液点滴不畅，甚至不滴；或针头斜面一半在管腔外，药液溢出至皮下，局部疼痛及肿胀。

（三）预防及处理

1. 严格检查静脉留置针包装及质量，包装有破损或过期不能使用，如果外套管体脆性大、不柔软，容易从外套管根部断裂，尖端不圆钝容易外翻或破损。

2. 使用静脉留置针操作时要稳，进针时要快、准确，避免在皮下反复穿刺，减少血管内膜损伤；固定要牢固，防止术中因躁动而脱出。

3. 穿刺时操作者除了观察是否有回血外，还要注意体会针尖刺入血管时的"空旷感"来判断是否进入血管，不要盲目的进针或退针。

4. 穿刺见回血后要平行缓慢顺血管的方向进针约 0.1～0.2cm，使外套管的尖端进入血管内，再轻轻向内推送外套管。

5. 见回血后顺血管方向边退针芯边向血管内推入外套管时，不能将外套管全部送入，如果有阻力，不要硬向内推送，观察静脉是否有较大弯曲或者是有静脉瓣等，如果证实外套管确实在血管内，而且已进入静脉一部分，不一定全部推入，也可固定。

十四、导管阻塞

（一）发生原因

穿刺前准备不充分；穿刺时未及时回抽；输液或输血完毕未及时发现，导致血液回流至导管凝固，造成导管阻塞。

（二）临床表现

推药阻力大，无法将注射器内的药液推入体内。静脉点滴不畅或不滴。有时可见导管内凝固的血液。

（三）预防及处理

穿刺前要连接好输液装置，穿刺时要及时回抽，穿刺后要加强巡视，及时发现问题及时处理。

十五、注射部位皮肤损伤

（一）发生原因

静脉输液穿刺成功后，常规都需要用胶带将输液针头固定在皮肤上，目的是保持针头在静脉中的稳定性，使液体和药物顺利进入患者体内，达到输液目的。临床上，常遇到一些患者因各种原因造成体内水钠潴留发生肢体浮肿，对这类患者仍采用常规的方法处理极易出现胶带周围透吸水泡，有些患者尽管皮肤外观无异样改变，但在输液结束揭取胶带时也易造成皮肤损伤。皮肤敏感者：如婴幼儿、高敏体质，尤其是对胶布过敏者，也易造成皮肤损伤。输液时间太长。随着输液时间的延长，胶带与皮肤的黏度不断增加，粘贴更加紧密，在揭取胶带的外力作用下，易发生皮肤创伤。

（二）临床表现

胶带周围透吸水泡，有些患者尽管皮肤外观无异样改变，但在输液结束揭取胶带时出现表皮撕脱。

（三）预防及处理

1. 改用一次性输液胶布，一次性输液胶带取代了以往的胶布被广泛应用于临床，给护理工作带来了很大的方便，也避免了对氧化锌过敏所致皮肤损伤。

2. 对于浮肿及皮肤敏感的患者，准备1条宽4～5cm，长24～28cm弹性绷带，在两头各缝一与弹性绷带同宽、长4～5cm的搭扣，称为输液固定带，消毒后备用。在静脉穿刺成功后，针尖处压一无菌棉球，将备用的输液固定带与穿刺针成直角环形绕过穿刺部位的肢体，以刚刚露出针柄的根部为准，松紧以针头不左右移动，患者感觉舒适无压迫感为宜，然后用胶带从针柄下通过，采用常规方法贴于输液带上，再用另一胶带将输液管缓冲于弹力绷带上即可。

3. 在输液结束揭取胶布时，动作要缓慢、轻柔，一手揭取胶布，另一手按住患者与胶布粘贴的皮肤，慢慢分离、揭取，以防止表皮撕脱。

4. 如发生表皮撕脱，注意保持伤口干燥，每天用2％碘伏或安尔碘消毒伤口2～3次。

（徐　华）

第六节　口腔护理法操作并发症

口腔卫生对预防疾病及促进患者的康复十分重要，因为许多病原微生物都是通过口腔侵入人体内的。正常人口腔中存有大量正常和致病的细菌，正常人每天通过饮水、进食、刷牙、漱口等活动可达到减少和清除致病菌的目的，因此通常口腔不会出现问题。但当人体处于疾病状态时，机体的防御功能下降，有的患者还会出现饮水、进食少，咀嚼及舌的动作减少，唾液分泌不足，自洁作用受影响时，细菌可乘机在湿润、温暖的口腔中迅速繁殖，造成口腔炎症、溃疡、腮腺炎、中耳炎等疾患；甚至通过血液、淋巴，导致其他脏器感染，给全身带来危害；长期使用抗菌素的患者，由于菌群失调又可诱发霉菌感染。同时，口臭或牙齿不整、龋齿还会影响个人形象，产生一定的社交心理障碍。由此可见，做好口腔护理对患者十分重要。口腔护理可保持口腔清洁、湿润，预防口腔感染等并发症；可去除口臭、牙垢，增进食欲，保证患者舒适；可观察口腔内的变化，提供病情变化的信息。但在口腔护理过程中，由于患者的体质或医务人员的操作等原因，可出现口腔黏膜损伤、口腔及牙龈出血、肺炎、口腔异物甚至造成窒息等并发症，本节将分别进行叙述如下。

一、口腔护理操作规程

1. 用物

（1）治疗盘内备：治疗碗2个（1个盛

123

漱口溶液，1个盛浸湿的无菌棉球）、镊子、弯血管钳、弯盘、压舌板、纱布、吸水管、小茶壶或杯内盛温开水、棉签、石蜡油、手电筒、治疗巾，必要时备开口器。

（2）外用药：按需准备，常用的有口腔溃疡膏、西瓜霜、维生素 B_2 粉末、珠黄散或冰硼散、锡类散等。

2. 步骤

（1）护士洗手，戴口罩。按需要准备用物。

（2）将备齐的用物携至患者床旁，核对，对于清醒患者向其解释口腔护理的目的，以取得合作。

（3）协助患者侧卧或仰卧，头侧向一侧，面向护士。

（4）将治疗巾围于颈下，置弯盘于患者口角旁。

（5）协助患者用吸水管吸漱口水漱口。

（6）嘱患者张口，护士一手开手电筒，另一手持压舌板，观察口腔黏膜和舌苔情况（观察顺序：唇、齿、颊、腭、舌、咽）。如有假牙者，取下假牙。昏迷患者可用开口器协助张口。

（7）唇干裂应先用温水湿润，再张口观察。

（8）拧开棉球，嘱患者咬合上、下齿，用压舌板轻轻撑开左侧颊部，用弯血管钳夹取含有漱口溶液的棉球，清洁口腔：嘱患者咬合上、下牙齿，先擦洗左侧外面，沿牙缝纵向由上至下，由白齿擦至门牙，同法洗右侧外面。嘱患者张开上、下齿擦洗左侧上、下内侧（咬合面）。同法擦洗右侧上下内侧，上腭及舌面（勿触及咽部，以免引起恶心），并弧形擦洗两侧颊部黏膜，每擦洗一个部位，更换一个湿棉球。舌苔厚或口腔分泌物过多时，用压舌板包裹纱布擦净分泌物。

（9）擦洗完毕，协助患者用吸水管吸漱口水漱口，吐入弯盘内，用纱布擦净口唇。

（10）再次观察口腔是否清洗干净，口腔黏膜如有溃疡，可用珠黄散或冰硼散、锡类散、西瓜霜等撒布溃疡处；口唇干裂可涂石蜡油。对口腔秽臭的患者，除按上述方法进行口腔护理外，每日可用漱口水、中药藿香煎成的汤、口洁净、茶叶水等含漱 0.5min 后吐掉，1d 多次漱口可除口臭，预防口腔炎症。对神志不清者可用弯血管钳夹紧一块纱布，蘸生理盐水或其他漱口液，拧至半干按口腔护理的顺序操作，以代替用棉球擦洗法。

（11）撒去弯盘及治疗巾，整理用物及床单位。

（12）用物清洁消毒后备用。做好记录。

3. 注意事项

（1）操作应轻柔、细致，避免损伤口腔黏膜及牙龈。

（2）昏迷患者禁忌漱口和使用过湿的棉球或纱球，防止患者误吸。

（3）需要开口器时，开口器应套以橡皮套，从白齿处置入口内。牙关紧闭的患者不可强行用开口器，以防误伤牙齿。

（4）操作前、后清点纱球或棉球的数目，以防遗留口腔内。

（5）各部位清洗次数及棉球所需数量，以患者口腔清洁为准。

（6）对长期应用抗生素者应观察口腔黏膜有无霉菌感染。

二、窒息

窒息是指异物滞留在食管、气管或支气管，阻塞呼吸道而引起呼吸困难或发绀等一系列临床表现。

（一）发生原因

1. 医护人员为昏迷患者或使用了某些抗精神病药物致吞咽功能障碍的患者行口腔护理时，由于粗心大意，棉球遗留在口腔，导致窒息。

2. 有假牙的患者，操作前未将假牙取出，操作时假牙脱落，严重者造成窒息。

3. 为兴奋、躁动、行为紊乱患者进行口腔护理时，因患者不配合操作，造成擦洗的棉球松脱，掉入气管或支气管，造成窒息。

（二）临床表现

窒息患者起病急，轻者呼吸困难、缺氧、面色发绀，重者出现面色苍白、四肢厥冷、大小便失禁、鼻出血、抽搐、昏迷，甚至呼吸停止。

（三）预防和处理

1. 操作前清点棉球的数量，每次擦洗时只能夹一个棉球，以免遗漏棉球在口腔，操作结束后，再次核对棉球的数量，认真检查口腔内有无遗留物。

2. 对于清醒患者，操作前询问其有无假牙；昏迷患者，操作前仔细检查牙齿有无松、脱，假牙是否活动等。如为活动假牙，操作前取下存放于有标记的冷水杯中。

3. 对于兴奋、躁动、行为紊乱的患者尽量在其较安静的情况下进行口腔护理，操作时，最好取坐位；昏迷、吞咽功能障碍的患者，应采取侧卧位，棉球不宜过湿以防误吸。夹取棉球最好使用弯止血钳，不易松脱。

4. 如患者出现窒息，应及时处理。迅速有效清除吸入的异物，及时解除呼吸道梗阻。采用一抠、二转、三压、四吸的方法。一抠即用中、示指从患者口腔中抠出或用血管钳取出异物，这是最迅速有效的办法。二转即将患者倒转180°，头面部向下，用手拍击背部，利用重力作用使异物滑落。三压是让患者仰卧，用拳向上推压其腹部，或让患者站立或坐位，从身后将其拦腰抱住，一手握拳顶住其上腹部，另一手握住此拳，以快速向上的冲力反复冲压腹部，利用空气压力将异物冲出喉部，如果让腹部对准椅背或桌角用力向上挤压，效果更佳；但应注意避免腹腔内脏器，尤其是肝脏挤压伤。四吸即利用吸引器负压吸出阻塞的痰液或液体物质。

5. 如果异物已进入气管，患者出现呛咳或呼吸受阻，先用粗针头在环状软骨下1～2cm处刺入气管，以争取时间行气管插管，在纤维支气管镜下取出异物，必要时行气管切开术解除呼吸困难。

三、吸入性肺炎

（一）发生原因

多发生于意识障碍的患者，口腔护理的清洗液和口腔内分泌物容易误入气管，成为肺炎的主要原因。

（二）临床表现

主要临床表现有发热、咳嗽、咳痰、气促、胸痛等，叩诊呈浊音，听诊肺部有湿啰音，胸部X片可见斑片状阴影。

（三）预防和处理

1. 为昏迷患者进行口腔护理时，患者取仰卧位，将头偏向一侧，防止漱口液流入呼吸道。

2. 进行口腔护理的棉球要拧干，不应过湿；昏迷患者不可漱口，以免引起误吸。

3. 已出现肺炎的患者，必须根据病情选择合适的抗生素积极抗感染治疗。并结合相应的临床表现采取对症处理。高热可用物理降温或用小量退热剂；气急、发绀可给氧气吸入；咳嗽咳痰可用镇咳祛痰剂。

四、口腔黏膜损伤

（一）发生原因

1. 擦洗口腔过程中，护理人员操作动作粗暴，止血钳夹碰伤口腔黏膜及牙龈，尤其是患肿瘤进行放疗的患者，更容易引起口腔黏膜损伤。

2. 为昏迷患者牙关紧闭者进行口腔护理时，使用开口器协助张口方法欠正确或力量不当，造成口腔黏膜损伤。

3. 漱口液温度过高，造成口腔黏膜烫伤。

（二）临床表现

口腔黏膜充血、出血、水肿、炎症、溃疡形成，严重者出血、脱皮、坏死组织脱落。患者感口腔疼痛。

（三）预防和处理

1. 为患者进行口腔护理时，动作要轻柔，尤其是放疗患者，不要使血管钳或棉签的尖部直接与患者的口腔黏膜接触。

2. 医护人员正确使用开口器，应从臼齿处放入，并套以橡皮套，牙关紧闭者不可使用暴力使其张口。

3. 选择温度适宜的漱口液，使用过程中，加强对口腔黏膜的观察。

4. 发生口腔黏膜损伤者，应用朵贝尔氏液、呋喃西林液或 $0.1\%\sim0.2\%$ 双氧水含漱。

5. 如有口腔溃疡疼痛时，溃疡面用西瓜霜喷敷或锡类散吹敷，必要时用 2% 利多

卡因喷雾止痛或将洗必泰漱口液用注射器直接喷于溃疡面，每日 $3\sim4$ 次抗感染，疗效较好。

五、口腔及牙龈出血

（一）发生原因

1. 患有牙龈炎、牙周病的患者，龈沟内皮组织充血，炎性反应使肉芽组织形成，口腔护理对患处的刺激极易引起血管破裂出血。

2. 操作时动作粗暴，也易造成口腔及牙龈出血，尤其是凝血机制障碍的患者。

3. 为昏迷患者进行口腔护理时，开口器应用不当，造成口腔及牙龈损伤、出血。

（二）临床表现

临床表现以牙龈出血持续不止为主要症状，出血时间由数小时至数天不等，出血量约为 $20\sim500ml$。

（三）预防和处理

1. 进行口腔护理时，动作要轻柔、细致，特别对凝血机制差、有出血倾向的患者，擦洗过程中，要防止碰伤黏膜及牙龈。

2. 正确使用开口器，应从患者白齿处放入，牙关紧闭者不可使用暴力强行使其张口，以免造成损伤，引起出血。

3. 若出现口腔及牙龈出血者，止血方法可采用局部止血，如明胶海绵、牙周袋内碘酚烧灼或加明胶海绵填塞；敷盖牙周塞治疗剂。必要时进行全身止血治疗，如肌注安络血、止血敏，同时针对原发疾病进行治疗。

六、口腔感染

（一）发生原因

1. 上述引起口腔黏膜损伤、口腔及牙

龈出血的原因，如患者机体抵抗力下降、营养代谢障碍、年老体弱等，可继发口腔感染。

2. 口腔护理清洗不彻底，尤其是颊黏膜皱襞处不容易清除干净，成为细菌生长繁殖的场所。

3. 口腔护理用物被污染、治疗操作中无菌技术执行不严格等，也容易造成口腔感染。

（二）临床表现

口腔感染分型标准：轻度：溃疡发生在舌前1/2处独立溃疡<3个，溃疡面直径<0.3cm，无渗出物，边缘整齐，有疼痛感，可进低温饮食。中度：舌体有多处溃疡，大小不等，溃疡面直径<0.5cm，可融合成片，并见炎性渗出物，边缘不规则，有浸润现象，疼痛厉害，常伴颌下淋巴结肿大，进食受限。重度：溃疡面直径>0.5cm，弥漫全舌、上腭、咽弓、牙龈，颊部充血肿胀、糜烂，张口流涎、疼痛剧烈并烧灼感，舌肌运动障碍、进食严重受限。

（三）预防和处理

1. 去除引起口腔黏膜损伤、口腔及牙龈出血的原因，严格执行无菌操作原则及有关预防交叉感染的规定。

2. 认真、仔细擦洗，不使污物或残渣留于齿缝内，各部位清洗次数及棉球所需要数量，以患者口腔清洁为准。

3. 注意观察口唇、口腔黏膜、舌、牙龈等处有无充血、水肿、出血、糜烂。对口腔内发生任何一点微小的变化都要做好记录，同时做好交班，及时采取治疗护理措施。加强日常的清洁护理，保持口腔卫生，饭前、饭后用1/2000洗必泰和1/5000呋喃西林交替含漱。清醒患者选用软毛牙刷

刷牙，血小板低下或有牙龈肿胀糜烂时禁用牙刷刷牙，改用漱口液含漱，根据口腔感染情况来选用漱口液。必要时用棉签或棉球蘸漱口液擦洗口腔内容易积存污物处。

4. 易感患者进行特别监护，如中老年人唾液腺分泌减少，唾液黏稠，有利于细菌生长繁殖，因病情需要禁食或长期卧床、鼻饲时，口腔清洗不彻底均易发生口腔感染；另外，老年人牙齿松动，牙龈外露，食物残渣在口内发酵易致牙周炎，口腔护理易碰伤致口腔感染。因此，要嘱患者保持口腔清洁，清醒患者尽量早晚刷牙，经常漱口、昏迷或生活不能自理者，由护士用生理盐水或漱口液进行口腔护理。

5. 加强营养，增强机体抵抗力。鼓励患者多进食。针对患者的不同嗜好调节食物品种，进食营养丰富易消化的食物，要避免进坚硬或纤维多的食物，防止损伤或嵌入牙间隙。

6. 溃疡表浅时可给予西瓜霜喷剂或涂口腔，溃疡较深、较广者除加强护理外，局部可用惠尔血或特尔津等液加少量生理盐水冲洗、涂擦，以加快溃疡面的修复。如疼痛较剧烈、进食困难者可在漱口液内或局部用药中加普鲁卡因，以减轻患者的疼痛。口唇有坏死结痂者应先用生理盐水湿润，让痂皮软化后用消毒剪刀剪除，创面涂四环素软膏等。对口腔霉菌感染的患者可选用碳酸氢钠漱口或口腔护理，可有效地预防和减少口腔霉菌感染。必要时可应用广谱抗生素——氧氟沙星含片治疗口腔感染。

七、恶心、呕吐

（一）发生原因

如操作时棉签、镊子等物品刺激咽喉

部，易引起恶心、呕吐。

（二）临床表现

恶心为上腹不适，紧迫欲吐的感觉并伴有迷走神经兴奋的症状，如皮肤苍白、流涎、出汗、血压降低及心动过缓等；呕吐则是部分小肠的内容物，通过食管逆流经口腔而排出体外的现象。呕吐物为胃及部分肠内容物。

（三）预防和处理

1. 擦洗时动作要轻柔，擦舌部和软腭时不要触及咽喉部，以免引起恶心。

2. 止吐药物的应用。常用的有：①吗丁啉，口服每次 10mg，每日 3～4 次，饭前 0.5h 服；②胃复安，口服每次 5mg，每日 3 次；针剂 10mg/次，肌内注射。

（李乐彩）

第七节　鼻胃管鼻饲法操作并发症

鼻饲法（nasogastric gavage）是通过导管经一侧鼻腔插入胃内，从管内灌注流质食物、水、药物的方法。主要适用于以下 2 类患者：一类是意识发生障碍不能进食的患者，如中枢神经系统损害引起的昏迷，球麻痹引起的吞咽障碍，慢性消耗性疾病晚期伴有意识障碍者；另一类是消化道手术后的患者及无法正常经口进食的患者，如食管良性狭窄等需要提供含丰富营养素的流质饮食，保证患者摄入足够的热量及营养素，促进身体早日康复。

一、鼻胃管鼻饲法操作规程

1. 用物

治疗盘内备：鼻饲包（内含治疗巾、胃管、镊子、压舌板、50ml 注射器、治疗碗、纱布），棉签，石蜡油，胶布，橡皮圈，安全别针，听诊器，清水及清水杯，毛巾，试纸，鼻饲饮食，弯盘，面巾纸等。

2. 步骤

（1）查对医嘱，备齐用物携至床旁。对神志清醒的患者解释管饲饮食的目的、操作步骤和基本原理，以取得配合。洗手、戴口罩。

（2）帮助患者取坐位或半坐卧位，不能坐起者取侧卧位。

（3）铺治疗巾，将面巾纸和弯盘放近旁。检查鼻孔是否通畅，黏膜有无破损。测量应插管的深度，一般取发际至胸骨下缘这一段长度，成人 45～55cm，作好标记，润滑胃管前端 10～20cm。

（4）嘱患者头部稍后仰，左手持纱布托住胃管，右手持镊子夹管，沿一侧鼻孔向前向下缓缓插入，约插入 15cm 胃管通过咽部时，指导患者作吞咽动作，深呼吸，随着患者吞咽动作稍速送管，直至标记处。若插管过程中患者恶心呕吐感持续，可用手电筒、压舌板检查口腔后部有无胃管卷曲卡住；如有呛咳、发绀、喘息等误入气管征象，应立即拔出，稍事休息后再插；如果有可能鼓励患者饮水或冰渣，在患者吞咽的同时送管，不要强行插管。如遇阻力或患者有作呕、噎塞、发绀等现象，立即停止插管并将胃管轻轻拔出少许，检查胃管的位置，稍后旋转进管，以防损伤黏膜，食管静脉曲张者不宜插管。

（5）验证胃管的位置，至少做下列检查方法中的 2 种：

① 注射器抽取胃内容物，用试纸检查是否呈酸性。

② 用注射器快速注入 10～20ml 空气，同时用听诊器在胃区听气过水声。

③ 将胃管末端置于水中，看有无气泡逸出。

（6）确定胃管在胃内后，用胶布固定胃管于鼻翼及面颊。

（7）灌食。先用温开水试验导管是否通畅及是否在胃内，然后徐徐注入流质，温度宜在 38～40℃。鼻饲结束时再注入 20～30ml 温开水，避免鼻饲液积存在管腔中变质。

（8）导管末端反折，用纱布包裹管口，胶布粘紧或用橡皮筋系紧，用安全别针固定于枕旁。

（9）撤除用物，清洗、消毒备用。协助患者擦净口、鼻面部，取舒适卧位。

（10）记录时间、灌食量、种类及患者的反应。

（11）保证胃管通畅。每 4h 缓缓注入 30ml 温开水。每次喂食前均要以温开水冲洗。药片应研碎、溶解后在注入。

（12）每次灌注前或每隔 4～8h 即应抽出胃内容物，以便检查胃残留物的量。若残留量大于灌食量的 50%，即表示胃排空迟缓，通知医生，并将抽出的残留物再次注入胃内，以防液体和电解质流失。灌食后至少让患者采坐姿 30min，若患者无法忍受此姿势，则协助患者右侧卧位，床头稍抬高，促进胃排气，减少胃内容物的回流及吸入。

（13）每日口腔护理 2 次。

（14）拔管。当患者停止鼻饲或长期鼻饲者更换胃管时，末次喂毕拔管。

① 向患者解释后，置弯盘于患者颌下。

② 揭去胶布，夹紧胃管末端。请患者深吸气，当患者慢慢呼气时，快速拔出胃管，放于弯盘内，检查胃管是否完整，防止管内残留液误吸入气管。

③ 擦去胶布痕迹，协助患者漱口，擦净鼻孔及脸部。清理用物。

④ 记录拔管时间和患者反应。

3. 注意事项

（1）固体药物充分研碎，完全溶解后方可注入。注入多种药物时，应将各类药物分别溶解注入，每注入一种药物后即用 5ml 温开水冲洗 1 次，不可将其混合注入，或与食物混合。注意药物间的配伍禁忌。

（2）高热量、高蛋白营养要素膳易溶解，配制时用凉开水，不要 1 次放太多水，否则不容易充分溶解，凝聚成颗粒状，造成喂养管堵塞。

（3）每次喂养后需用 20～30ml 温开水冲管。24h 连续灌注期间，每 4～5h 冲洗 1 次。若喂养管管径细，则不能从中给药。一旦堵管，可变换体位后冲洗管腔，或将管稍向外拉 1～2cm，并冲洗，无效时更换新管。

（4）排除鼻饲禁忌证，如新生儿和乳儿、胃肠功能不全或出血、小肠广泛切除或短肠综合征患者、空肠瘘、严重吸收不良综合征、衰弱患者、糖尿病、糖代谢或氨基酸代谢异常及使用大剂量固醇类药物治疗的患者。

（5）乳胶管每周更换 1 次。

二、腹泻

（一）发生原因

1. 鼻饲液过多引起消化不良性腹泻。

2. 流质内含脂肪过多引起脂性腹泻。

3. 灌注的速度太快，营养液浓度过大，温度过高或过低，刺激肠蠕动增强。

4. 鼻饲液配制过程中未严格遵循无菌原则，食物被细菌污染，导致肠道感染。

5. 对牛奶、豆浆不耐受者，使用部分营养液如"能全力"容易引起腹泻。

（二）临床表现

患者大便次数增多，部分排水样便，伴或不伴有腹痛，肠鸣音亢进。

（三）预防及处理

1. 鼻饲液配制过程中应防止污染，每日配制当日量，于4℃冰箱内保存，食物及容器应每日煮沸灭菌后使用。

2. 鼻饲液温度以37～42℃最为适宜。室温较低时，有条件者可使用加温器或把输注皮管压在热水袋下以保持适宜的温度。

3. 注意浓度、容量与滴速。浓度由低到高，容量由少到多，滴速一开始40～80ml/h，3～5d后增加到100～125ml/h，直到患者能耐受的营养需要量，尽量使用接近正常体液渗透摩尔浓度（300mmol/L）的溶液，对于较高渗透摩尔浓度的溶液，可采用逐步适应的方法，配合加入抗痉挛和收敛的药物控制腹泻。

4. 认真询问饮食史，对饮用牛奶、豆浆等易致腹泻，原来胃肠功能差或从未饮过牛奶的患者要慎用含牛奶、豆浆的鼻饲液。

5. 菌群失调患者，可口服乳酸菌制剂；有肠道真菌感染者，给予抗真菌药物。严重腹泻无法控制时可暂停喂食。

6. 腹泻频繁者，要保持肛周皮肤清洁干燥，可用温水轻拭后涂氧化锌或鞣酸软膏，防止皮肤溃烂。

三、胃食管反流、误吸

胃食管反流是胃内食物经贲门、食道、口腔流出的现象，为最危险的并发症，不仅影响营养供给，还可致吸入性肺炎，甚至窒息。

（一）发生原因

1. 体弱、年老或有意识障碍的患者反应差，贲门括约肌松弛而造成反流。

2. 患者胃肠功能减弱，鼻饲速度过快，胃内容物潴留过多，腹压增高引起反流。

3. 吞咽功能障碍使分泌物及食物误吸入气管和肺内，引起呛咳及吸入性肺炎。

（二）临床表现

在鼻饲过程中，患者出现呛咳、气喘、心动过速、呼吸困难、咳出或经气管吸出鼻饲液。吸入性肺炎患者体温升高，咳嗽，肺部可闻及湿性啰音和水泡音。胸部拍片有渗出性病灶或肺不张。

（三）预防及处理

1. 选用管径适宜的胃管，坚持匀速限速滴注。

2. 昏迷患者翻身应在管饲前进行，以免胃因受机械性刺激而引起反流。

3. 对危重患者，管饲前应吸净气道内痰液，以免管饲后吸痰憋气使腹内压增高引起反流。管饲时和管饲后取半卧位，借重力和坡床作用可防止反流。

4. 喂养时辅以胃肠动力药（吗丁啉、西沙必利、灭吐灵）可解决胃轻瘫、反流等问题，一般在喂养前0.5h由鼻饲管内注入。在鼻饲前先回抽，检查胃潴留量。鼻饲过程中保持头高位（30°～40°）或抬高床头20°～30°，能有效防止反流，注意勿使胃管脱出。

5. 误吸发生后，立即停止管饲，取头低右侧卧位，吸除气道内吸入物，气管切开者可经气管套管内吸引，然后胃管接负压瓶。有肺部感染迹象者及时运用抗生素。

四、便秘

（一）发生原因

长期卧床的患者胃肠蠕动减弱，加上鼻饲食物中含粗纤维较少，致使大便在肠内滞留过久，水分被过多吸收造成大便干结、坚硬和排出不畅。

（二）临床表现

大便次数减少，甚至秘结，患者出现腹胀。

（三）预防及处理

1. 调整营养液配方，增加纤维素丰富的蔬菜和水果的摄入，食物中可适量加入蜂蜜和香油。

2. 必要时用开塞露 20ml，肛管注入，果导 0.2g 每日 3 次管内注入，必要时用 0.2％～0.3％肥皂水 200～400ml 低压灌肠。

3. 老年患者因肛门括约肌较松弛，加上大便干结，往往灌肠效果不佳，需要人工取便，即用手指由直肠取出嵌顿粪便。

五、鼻、咽、食道黏膜损伤和出血

（一）发生原因

1. 反复插管或因患者烦躁不安自行拔出胃管损伤鼻、咽及食道黏膜。

2. 长期停留胃管对黏膜的刺激引起口、鼻黏膜糜烂及食道炎。

（二）临床表现

咽部不适，疼痛，吞咽障碍，难以忍受，鼻腔留出血性液，部分患者有感染症状，如发热。

（三）预防及处理

1. 对长期停留胃管者，选用聚氯酯和硅胶喂养管，质地软，管径小，可减少插管对黏膜的损伤。对需手术的患者，可采取进手术室后，在麻醉医生医嘱下给药（度冷丁、氟哌啶）镇静后插管。但是度冷丁、氟哌啶对呼吸中枢由轻度的抑制作用，需有麻醉师的配合及备有麻醉机、监护仪的情况下进行。亦可选用导丝辅助置管法。对延髓麻痹昏迷的患者，因舌咽神经麻痹，常发生舌后跟后坠现象，可采用侧位拉舌置管法，即患者取侧卧位，常规插管 12～14cm，助手用舌钳将舌体拉出，术者即可顺利插管。

2. 向患者做好解释说明，取得患者的充分合作。置管动作要轻柔。

3. 长期鼻饲者，应每日用石蜡油滴鼻 2 次，防止鼻黏膜干燥糜烂。

4. 用 pH 试纸测定口腔 pH 值，选用适当的药物，每日行 2 次口腔护理，每周更换胃管 1 次，晚上拔出，翌晨再由另一鼻孔插入。

5. 鼻腔黏膜损伤引起的出血量较多时，可用冰盐水和去甲肾上腺素浸湿的纱条填塞止血；咽部黏膜损伤可雾化吸入地塞米松、庆大霉素等，每日 2 次，每次 20min，以减轻黏膜充血水肿；食道黏膜损伤出血可给予制酸、保护黏膜药物，如β受体阻滞剂雷尼替丁、质子泵抑制剂洛赛克，黏膜保护剂麦滋林等。

六、胃出血

（一）发生原因

1. 鼻饲的重型颅脑损伤患者因脑干、自主神经功能障碍，胃肠血管痉挛，黏膜坏死，发生神经源性溃疡致消化道出血。

2. 注入食物前抽吸过于用力，使胃黏膜局部充血，微血管破裂所致。

3. 患者躁动不安，体位不断变化，胃管的反复刺激引起胃黏膜损伤。

（二）临床表现

轻者胃管内可抽出少量鲜血，出血量较多时呈陈旧性咖啡色血液，严重者血压下降，脉搏细速，出现休克。

（三）预防及处理

1. 重型颅脑损伤患者可预防性使用制酸药物，鼻饲时间间隔不宜过长。

2. 注食前抽吸力量适当。

3. 牢固固定鼻胃管，躁动不安的患者可遵医嘱适当使用镇静剂。

4. 患者出血停止 48h 后，无腹胀、肠麻痹，能闻及肠鸣音，胃空腹潴留液＜100ml 时，方可慎重开始喂养，初量宜少，每次＜15ml，每 4~6h 一次。

5. 胃出血时可用冰盐水洗胃，凝血酶 200U 胃管内注入，3 次/d。暂停鼻饲，做胃液潜血试验，按医嘱应用洛塞克 40mg 静脉滴注，2 次/d。

七、胃潴留

（一）发生原因

1 次喂饲的量过多或间隔时间过短，而患者因胃肠黏膜出现缺血缺氧，影响胃肠道正常消化，胃肠蠕动减慢，胃排空障碍，营养液潴留于胃内（重型颅脑损伤患者多发）。

（二）临床表现

腹胀，鼻饲液输注前抽吸胃液可见胃潴留量＞150ml，严重者可引起胃食管反流。

（三）预防及处理

1. 每次鼻饲的量不超过 200ml，间隔时间不少于 2h。

2. 每次鼻饲完后，可协助患者取高枕卧位或半坐卧位，以防止潴留胃内的食物反流入食管。

3. 在患者病情许可的情况下，鼓励其多床上及床边活动，促进胃肠功能恢复，并可依靠重力作用使鼻饲液顺肠腔运行，预防和减轻胃潴留。

4. 增加翻身次数，有胃潴留的重病患者，给予胃复安 60mg 每 6h 一次，加速胃排空。

八、呼吸、心跳骤停

（一）发生原因

1. 患者既往有心脏病、高血压病等病史，合并有慢性支气管炎的老年患者，当胃管进入咽部即产生剧烈的咳嗽反射，重者可致呼吸困难，进而诱发严重心律失常。

2. 插管时恶心呕吐较剧，引起腹内压骤升，内脏血管收缩，回心血量骤增，导致心脏负荷过重所致。

3. 患者有昏迷等脑损伤症状，脑组织缺血缺氧，功能发生障碍。胃管刺激咽部，使迷走神经兴奋，反射性引起患者屏气和呼吸道痉挛，致通气功能障碍；同时患者出现呛咳、躁动等，使机体耗氧增加，进一步加重脑缺氧。

4. 处于高度应激状态的患者对插胃管这一刺激反应增强，机体不能承受，导致功能进一步衰竭，使病情恶化。

（二）临床表现

插管困难，患者突发恶心呕吐，抽搐，双目上视，意识丧失，面色青紫，血氧饱和度下降，继之大动脉（颈动脉、股动脉）搏动消失，呼吸停止。

（三）预防及处理

1. 对有心脏病史患者插胃管须谨慎小心。

2. 在患者生命垂危，生命体征极不稳定时，应避免插胃管，防止意外发生。如因病情需要必须进行，要持谨慎态度，操作前备好抢救用物，在医生指导下进行。插管前可将胃管浸泡在 70℃以上的开水中 20s，使胃管温度保持在 35～37℃，减少胃管的化学刺激和冷刺激。

3. 必要时在胃管插入前予咽喉部黏膜表面麻醉，先用小喷壶在咽喉部喷 3～5 次 1% 丁卡因，当患者自觉咽喉部有麻木感时再进行插管，以减少刺激和不良反应。操作要轻稳、快捷、熟练，尽量一次成功，避免反复刺激。操作中严密监测生命体征，如发现异常，立即停止操作，并采取相应的抢救措施。

4. 对合并有慢性支气管炎的老年患者，插管前 10min 可选用适当的镇静剂或阿托品肌注，床旁备好氧气，必要时给予氧气吸入。

九、血糖紊乱

（一）发生原因

1. 患者自身疾病的影响，如重型颅脑损伤患者，机体处于应激状态，肾上腺素水平增高，代谢增加，血糖升高；再者，大量鼻饲高糖溶液也可引起血糖增高。

2. 低血糖症多发生于长期鼻饲饮食忽然停止者，因患者已适应吸收大量高浓度糖，忽然停止给糖，但未以其他形式加以补充。

（二）临床表现

高血糖症表现为餐后血糖高于正常值。低血糖症可出现出汗、头晕、恶心、呕吐、心动过速等。

（三）预防及处理

1. 鼻饲配方尽量不加糖或由营养师配制。对高糖血症患者可补给胰岛素或改用低糖饮食，也可注入降糖药，同时加强血糖监测。

2. 为避免低血糖症的发生，应缓慢停用要素饮食，同时补充其他糖。一旦发生低血糖症，立即静脉注射高渗葡萄糖。

十、水、电解质紊乱

（一）发生原因

1. 患者由饥饿状态转入高糖状态或由于渗透性腹泻引起低渗性脱水。

2. 尿液排出多，盐摄入不足，鼻饲液的营养不均衡。

（二）临床表现

1. 低渗性脱水患者早期出现周围循环衰竭，特点是体位性低血压，后期尿量减少，尿比重低，血清钠 $<135mmol/L$，脱水征明显。

2. 低血钾患者可出现神经系统症状，表现为中枢神经系统抑制和神经-肌肉兴奋性降低症状，早期烦躁，严重者神志淡漠、嗜睡、软弱无力，腱反射减弱或消失和软瘫等。循环系统可出现窦性心动过速，心悸、心律不齐、血压下降。血清电解质检查钾＜3.5mmol/L。

（三）预防及处理

1. 严格记录出入量，以调整营养液的配方。

2. 监测血清电解质的变化及尿素氮的水平。

3. 尿量多的患者除给予含钾高的鼻饲液外，必要时给予静脉补钾，防止出现低血钾。

十一、食管狭窄

（一）发生原因

1. 鼻饲时间过长，反复插管及胃管固定不当或因咳嗽等活动的刺激造成食管黏膜损伤发生炎症、萎缩所致。

2. 胃食管反流导致反流性食管炎，严重时发生食管狭窄。

（二）临床表现

拔管后饮水出现呛咳、吞咽困难。

（三）预防及处理

1. 尽量缩短鼻饲的时间，尽早恢复正常饮食。

2. 插管时动作要轻、快、准，避免反复插管。插管后牢固固定，咳嗽或剧烈呕吐时将胃管先固定以减少胃管上下活动而损伤食管黏膜。

3. 拔管前让患者带管训练喝奶、喝水，直到吞咽功能完全恢复即可拔管。

4. 食管狭窄者行食管球囊扩张术，术后饮食从流质、半流质逐渐过渡。

（高淑珍）

第八节　造瘘口管饲法操作并发症

造瘘口管饲饮食是将食物制成流质或糊状，通过胃或肠道的造瘘口输入胃肠道，以保证患者获得所需要的营养素。常用于食管严重病变，无法进食也不能经食管鼻饲，或因腹内脏器严重疾病，如急性重症胰腺炎，不宜经胃给予食物的患者。造瘘口管饲饮食根据导管插入的途径，可分为：胃造瘘管——导管经造瘘口插入胃内；空肠造瘘管——导管经空肠造瘘口插至空肠内2种。胃造瘘有外科手术和经皮内镜胃造瘘术2种方法，后者创伤较小，仅需局麻即可解决问题，是一种简便、安全、有效的方法，临床应用日益广泛。造瘘口管饲饮食操作简便，安全快捷，并发症少，符合机体生理要求，可有效地保持长期肠内营养，对患者创伤小，有效地提高了患者的生活质量。但由于医护人员的技术操作水平、术后护理不当或患者自身疾病的影响，常可发生一些并发症，需要引起大家的注意。

一、造瘘口管饲法操作规程

1. 用物

（1）治疗盘内放：治疗巾、注射器、治疗碗、温开水、无菌纱布、胶布。

（2）鼻饲的食物。

2. 步骤

（1）核对医嘱，核对床号、姓名，向患者说明管饲的方法及必要性，取得患者的同意。

（2）摇高床头，治疗巾平铺在造瘘口的下方。

（3）管饲方法：①分次灌注法：用注射器分次灌注，抽取适宜温度的营养液缓缓注入造瘘管，每2～3h一次，每次200～250ml，每日总量 1500～2000ml 或遵医嘱。流质饮食接近体温 37℃。管饲后给 10～20ml 30℃温开水冲洗导管，以防食物在管中腐败发酵或堵塞，于 2 次之间补充水分或果汁；②缓慢滴注法：是用输液管插入瓶中，间断分次或连续不断滴注。每日总量 1500～2000ml，滴注过程中用加温器保温。夏天连续滴注过程中应注意流质密封情况，防止污染。

（4）整理用物，处理污物，在治疗单签名，并记录管饲的量。

3. 注意事项

（1）喂食时抬高床头 30°～45°。

（2）各种食物应按照规定煮熟；胃肠造瘘口营养液温度宜 41℃，喂食后应用温开水冲洗管道，避免食物堵塞；药物磨碎后用水稀释经管道注入，以免堵塞胃管。

（3）如需要高蛋白饮食，可加用奶粉、麦乳精、鱼粉、肉粉等；如果加用酸性饮料，要避免和奶一起注入，防止凝成小块。

（4）管饲的量适中（每次注入<200ml）、浓度由稀至浓、注入速度宜慢、避免因食物过冷、浓度过高、量过多、注入速度过快而引起腹泻，从而导致营养吸收障碍。

（5）气管切开的患者，注食前宜将气囊充气 2～5ml，喂食 1h 内尽量少搬动患者，以免流质反流引起误吸。

二、感染

（一）发生原因

1. 操作过程中未严格执行无菌原则，未及时更换造瘘口敷料，导管部位长期污染导致细菌过度生长。

2. 应用的营养液未做到现配现用，被致病菌污染。

3. 患者营养不良，机体抵抗力差。

（二）临床表现

造瘘口不愈合，瘘口周围红、肿、热、痛；严重者出现寒颤、高热、腹泻等全身感染症状。外周血检验白细胞计数升高。

（三）预防及处理

1. 严格遵守操作规程，加强无菌操作观念，每日彻底清洗、消毒喂饲管，并更换所有喂饲用品。

2. 保持造瘘口伤口敷料干净，每日更换敷料，如有污染应随时更换。每天用 5% 碘伏消毒造瘘口周围皮肤，严密观察置管处有无红、肿、热、痛及分泌物。

3. 监测体温每 4h 一次，发现不明原因的发热或血象升高，要注意是否有管道感染。

4. 室温下配置管饲饮食，管饲食物必须新鲜配制，储存时间不超过 6h。夏季需要现配现用。

5. 每日输完营养液后，用无菌纱布包裹造瘘管开口端。

6. 已发生感染者，应查明引起感染的原因。如为造瘘口周围皮肤化脓感染，可穿刺或切开排脓，每天换药，用无菌纱布敷盖，脓液送细菌培养；如为造瘘管管腔污染引起，则应更换造瘘管。同时加用抗生素抗感染治疗，密切观察体温变化，高热者予以物理或药物降温，擦干汗液，更换衣被；腹泻者予以对症处理。

三、造瘘管堵塞

（一）发生原因

1. 注入未充分研碎的药物、黏性大的食物和药物形成凝块堵塞管腔。

2. 注入食物或药物后未用温水冲洗管道，致使黏稠成分黏附在管壁上。

3. 应用输液瓶持续输注营养液时，发生沉淀未及时摇匀或营养液过浓、过稠导致造瘘管堵塞。

（二）临床表现

管饲时有阻力，回抽无胃内容物或肠液引出；或应用输液瓶输注营养液时，滴注不畅。

（三）预防及处理

1. 管饲所用的药物及食物要充分研碎，完全溶解后方可注入，要注意药物间的配伍禁忌，对 pH 值较低的酸性药物，在注入前后均需用 30℃ 温水冲洗管道，以防止堵塞。

2. 每次管饲后应用 30℃ 温开水冲洗造瘘管。

3. 在使用瓶装营养液持续输注时，要经常摇匀营养液以防沉淀。

4. 配制管饲营养液时，可用水进行稀释，切勿过浓、过稠。

5. 如果发生造瘘管堵塞，可向造瘘管中注入酶溶液或将一根导尿管插入堵塞的造瘘管口内进行冲洗，通常可以疏通管道。

四、腹泻

（一）发生原因

1. 食物污染，各种营养素搭配不当，含纤维素过多，用水冲调的营养素浓度过高。

2. 食物温度过低、注入速度过快、注入量过多，导致营养吸收障碍而引起腹泻。

3. 患者对营养液中某种蛋白质过敏。

4. 给肠功能未恢复的患者使用未含水

解蛋白质的营养品。

5. 配制的营养液内含脂肪过多引起脂性腹泻。

6. 造瘘管污染引起胃肠炎。

（二）临床表现

患者主诉腹胀、腹痛；排便次数频繁；大便次数增多，每天排便超过 3 次，大便量增多、性状改变；粪便中含有未消化的食物。

（三）预防及处理

1. 配制管饲营养液时，严格无菌操作，避免污染食物；现配现用，或现打开包装现喂；配制好的食物在室温下放置不宜超过 6h，以减少细菌污染机会；喂剩的食物弃去；保持管饲器具的清洁，每次管饲结束用清水冲洗干净，每次喂饲之前用开水烫洗，每天用开水煮沸消毒。

2. 根据患者病情、肠功能及消化吸收功能情况，选择合适的肠内营养品。

3. 输注营养液时，开始浓度要稀、速度宜慢、首次量不宜过多，以免胃、肠不适应而引起腹泻；输注的营养液如低于室温，可用医用输注恒温器加温输入，减少过冷营养液对肠道刺激致蠕动增加而引起的腹泻；管饲及空肠造瘘管营养液温度为37℃，管饲或滴注速度每小时由 50ml 增加到 120ml，最快不宜超过 150ml，尽可能24h 保持恒定滴速。

4. 在管喂饮食期间，严密观察腹部情况，如有腹胀、腹痛、腹泻等症状，应调整灌注液浓度、量及速度。

5. 管饲营养液前，先询问患者的药物、食物过敏史，管饲过程中发现患者对某种蛋白质过敏时应立即停止输注，适当应用止泻药物。

6. 严格遵守无菌操作原则，如造瘘管管腔污染，则应更换造瘘管。

7. 若出现腹泻，应观察大便的次数、量、性状，并留取标本送检。同时做好肛门处护理：用温水擦拭，涂氧化锌或鞣酸软膏，防止皮肤溃烂发炎，保持肛周皮肤干燥，避免大便频繁刺激肛周皮肤而糜烂。

8. 腹泻严重者，遵医嘱应用抗生素、止泻剂及加强补液。

五、便秘

（一）发生原因

1. 管饲牛奶、过浓过稠、少纤维素类食物，致使粪便在肠内滞留过久，水分被过多吸收，造成排便不畅。

2. 管饲水量过少，再加之患者卧床时间长，肠蠕动减弱。

（二）临床表现

腹胀痛，有便意，但排便困难，排便次数少于正常。排出的粪便干结、坚硬，严重者便后感肛门疼痛，出现肛裂、便后滴血。

（三）预防及处理

1. 调整营养液配方，增加含纤维素丰富类食物如蔬菜和水果的摄入。

2. 管饲患者多喂水，管饲后可用温开水冲洗导管，或于2次管饲之间补充水分。

3. 观察粪便的性质、次数和量，以及伴随的症状，如腹痛、腹胀等，鼓励患者养成良好的排便习惯。

4. 对于便秘者，根据病情给予缓泻药、开塞露或针刺疗法通便，必要时可行少量不保留灌肠，切不可随意应用烈性泻药。

5. 老年患者因肛门括约肌较松弛加上大便干结，往往灌肠效果不佳，需要人工取便，即用手指由直肠取出嵌顿粪便。

六、水、电解质紊乱

（一）发生原因

1. 管饲引起感染、腹泻严重者。

2. 长时间管饲，营养液配制不当，饮食结构单一所致。

（二）临床表现

患者出现脱水症状，如皮肤弹性差、脉搏细速、尿量减少等；血液检查示电解质紊乱，临床上常见低钾血症，血钾在3.5mmol/L以下。

（三）预防及处理

1. 严密检测水电解质失衡的情况，对重症患者应每日检测血生化，并根据结果调整营养液的配方。

2. 脱水者经造瘘口补充液体，必要时给予静脉补液。低钾血症者，可管饲10%氯化钾溶液，每次10ml，亦可从静脉补钾。

3. 长时间管饲的患者注意营养液配制，避免饮食结构单一。饮食原则：各种营养素，必须充分，食谱必须保持平衡。每日进食总量、次数、间隔时间由主管医生决定。食谱内容：①补充动物蛋白质和脂肪，可给予混合奶、鸡蛋黄、糖、油和盐；②补充热能和植物蛋白质，可给予混合粉（含面粉、黄豆粉和油）；③补充碳水化合物和水，可给予稠米汤；④补充无机盐和维生素，给予蔬菜汁；⑤另外，可给予匀浆饮食（含米糊、面糊、碎菜、胡萝卜、猪肝、鸡、瘦肉等）。

4. 定期进行营养状态评定：管饲开始

1周内每2天测一次，以后每3天测1次。并定期检查血中电解质、糖、血浆蛋白，尿中糖、电解质、氮等，准确记录24h出入量，为调整营养液配方提供依据，以便及时纠正营养失调。如果患者处于昏迷状态或不能起床活动，无法测量体重，可采取测量臂肌围法评估营养状况。评定方法：臂肌围＝臂围（cm）－0.314×TSF（cm）。TSF测定部位在肩胛骨喙突与尺骨鹰嘴之间连线的中点处，左右臂均可。患者上肢自然放松下垂，检测者用拇指和示指捏起皮肤及皮下组织，使皮肤皱褶方向与上臂长轴平行，用卡尺分别测量3次，取平均值。臂围侧定部位与TSF测定部位在同一水平，即用软尺在上臂中点围上臂1周测量。由于壁围个体差异较大，难以采用统一标准来判断是否正常。对同一患者自身管饲前后对照进行动态观察，即管饲前测臂肌围作为对照标准。

七、食物反流

此并发症较少见，多发生于胃造瘘者。

（一）发生原因

1. 管饲营养液的速度过快、量过多，造成胃或空肠内容物潴留，尤其是老年患者由于消化器官退行性改变，或危重病患者胃动力不良或发生逆蠕动，容易出现反流。

2. 管饲后在胃未排空时，发生使腹内压增高的情况，如搬动患者、体位改变、呛咳、憋气等均可引起反流。

3. 昏迷患者因胃肠蠕动减弱，消化液分泌减少，如管饲速度过快，容易出现反流。

（二）临床表现

食物从口、鼻或造瘘管口中流出；或有人工气道者，从人工气道中吸出管饲的食物。

（三）预防及处理

1. 开始管饲前，评定营养状态及计算营养素需要量，决定投给途径、方式与速度。输注的膳食应从低浓度与低速率开始，经4～5d浓度逐渐加至20%～25%，速度逐渐加至100～125ml/h。中途遇有不耐受情况，回复至上次的浓度与速率，不必中止。对老年患者采取间断、分次、缓慢滴注法，数量也应由少渐多并予稀释。一般第1天500ml，待患者适应后增至所需的管饲量。

2. 管饲前应吸尽气道内痰液，有人工气道者将气管插管（或套管）的气囊适度充气。

3. 搬动患者、翻身等使腹内压增高的动作应轻柔，尽量在管饲前完成。

4. 管饲时和管饲后取半卧位，借重力和坡度作用可防止反流。

5. 昏迷患者管饲应缓慢逐步开始。做法是第1天，每2h给50ml温开水，第2天，用稀释的管饲食物（2.5ml开水＋25ml管饲食物）每2h一次，如无反流腹胀，第3天可每2～3h管饲食物200～250ml。

6. 为患者做胃内输注时，第一次投给后与第二次投给前须观察胃排空情况；连续输注时每日观察该项指标4～8次，胃内残留150ml时，表示有胃潴留。

7. 出现反流时，应尽快吸尽气道及口鼻腔内反流物，并行口腔护理；同时暂时停止管饲，记录反流量，必要时行气管切开。

（席 兰）

第九节　胃肠减压术操作并发症

随着医学科学的发展，尽管新的诊疗技术不断的涌现，然而胃肠减压术这一沿用了几十年的"古老"方法，仍然是外科常用的主要治疗措施和护理技术操作之一。胃肠减压术是利用负压吸引和虹吸作用的原理，通过胃管将积聚于胃肠道内的气体及液体吸出，对胃肠道梗阻患者可减低胃肠道内的压力和膨胀程度；对胃肠道穿孔患者可防止胃肠内容物经破口继续漏入腹腔；并有利于胃肠吻合术后吻合口的愈合。因此，适用范围很广，常用于肝、胆、胰、脾、胃肠道手术，外科急腹症，如腹部创伤、肠梗阻及各种原因引起的肠穿孔、急性单纯性胰腺炎及急性出血坏死性胰腺炎、急性化脓性胆管炎、急性胆囊炎、急性胃扩张、胃十二指肠穿孔或出血等，是腹部外科的重要治疗措施之一。此项技术看起来简单，但在实际操作中，由于操作者的技术水平、患者自身配合及减压装置质量等原因，常会出现一些并发症，如引流不畅、插管困难、呼吸困难、败血症等等。本节进行详细论述。

一、胃肠减压术操作规程

1. 用物

（1）无菌治疗盘内盛：治疗巾、弯盘、胃管、治疗碗、持物钳2把、纱布、小药杯、液状石蜡、20ml 或 50ml 注射器1个、生理盐水、棉签、胶布、听诊器及安全别针。

（2）负压引流盒或胃肠减压器。

2. 步骤

（1）护士洗手、戴口罩，衣帽整洁，备齐用物，携至患者床旁。

（2）确认患者，向患者和家属讲解操作目的、过程及配合方法。

（3）按插胃管的方法，将胃管插入胃内。

（4）检查胃肠管是否插入胃内，其方法：①连接注射器于胃管末端进行抽吸，抽出胃液；②置听诊器于患者胃区，快速经胃管向胃内注入 10ml 空气，听到气过水声；③将胃管末端置于盛水的治疗碗内，无气泡逸出。

（5）确认胃管在胃内后，用胶布将胃管固定于鼻翼及颊部。

（6）用注射器抽尽胃内容物，接上负压引流盒。

（7）用安全别针将负压引流盒导管固定于大单、枕旁或患者衣领处。

（8）检查负压引流盒引流无异常后，整理用物。

3. 注意事项

（1）维持良好的减压吸引作用：①要经常检查减压器的工作情况，避免导管曲折、堵塞、漏气；②应用电动胃肠减压器时，负压不要超过 6.67kP，否则引起消化道黏膜损伤或胃管孔堵塞；③为防止管腔被内容物堵塞或导管屈曲，每 4h 用生理盐水冲洗胃管 1 次。

（2）患者持续施行减压时，注意口腔卫生的护理，每日给予雾化吸入以保护口咽部黏膜，减少对咽喉的刺激。

（3）应及时倾倒吸出液，每次倾倒前注意观察吸出液的性质、颜色和量并详细记录。对有上消化道出血史的患者应密切注意，如发现有鲜红血液，应暂停吸引，及时报告医生处理。

（4）在胃肠减压过程中，患者应禁食及停止口服药物，如医嘱指定从胃管内注入药物时，须将胃管夹住，暂停减压 1h，以免药物被吸出。

（5）拔管时间由医生决定，但一般胃肠手术后 2～3d，胃蠕动功能恢复正常，并出现肛门排气，无明显腹胀时，即可拔管。如系双腔管先将气囊内空气抽尽，但双腔管仍留在肠内以备反复施术，直至腹胀无复发的可能时，方可将胃管拔出。

（6）胃管拔出后，擦净鼻腔分泌物及面颊部的胶布污迹，然后将用物带回，分别清洗擦净放回原处。

二、引流不畅

（一）发生原因

1. 置入胃管时患者的吞咽动作与操作人员送管动作配合不当、送管太急，胃管进入胃内太多造成胃管在胃内盘曲、打结。

2. 昏迷患者吞咽反射减弱或消失，对咽部的刺激不敏感，插管时不能配合吞咽，胃管不容易进入食管上口，或进入食管后缺少吞咽动作而盘旋在咽部或食管上段。

3. 胃管置入过深，多见于胃肠吻合术时，胃管置入吻合口下的肠腔内，致使引流不畅。

4. 胃内容物消化不彻底，食物残渣或胃液黏稠、血凝块阻塞胃管。

5. 使用时间过长使胃管老化、变脆，管腔内粘连。

6. 胃管的前端紧贴胃壁，持续负压吸引时可能发生吸钳现象。

7. 减压器故障如胃肠减压装置漏气，失去负压等。

8. 患者烦躁不安，胶布固定胃管不牢，使胃管向外滑出脱离胃腔。

（二）临床表现

腹胀无缓解或加剧，检查负压引流装置，无引流物引出，或引流物突然减少；引出的胃液量明显低于正常胃液分泌量（正常人 24h 分泌的胃液量为 1200～1500ml）；注射器回抽时阻力增大；注气时胃部听诊无气过水音；冲洗胃管，引流量明显小于冲洗量。

（三）预防及处理

1. 对于清醒的患者在插管过程中，耐心向其说明插管的目的和步骤，告知插管过程中配合的注意事项（如吞咽的速度、呕吐时的处理办法等），医护人员的插管速度尽量与患者的吞咽速度相吻合，以免胃管在患者的口腔内盘曲；工作中加强责任感，定时检查胃管，及时发现和纠正滑出的胃管。

2. 为昏迷患者插胃管时，插管前先撤去患者的枕头，头向后仰，以免胃管误入气管；当胃管插入 15cm 时，将患者头部托起，使下颌靠近胸骨柄，以增大咽喉部通道的弧度，便于胃管顺利通过会厌部，可防止胃管在咽部或食管上段盘旋。

3. 定时更换胃管，以防止胃酸长时间腐蚀胃管，使其变质从而发生粘连，造成胃管不通畅。

4. 对于昏迷、烦躁的患者进行适当的约束，以防止胃管被拔除，减少胃管滑脱。如因胶布固定不牢引起，可采用一种有效的粘贴胃管的方法。

5. 医护人员熟悉操作技术，确定胃管进入胃腔方可行负压引流，并注意插入的长度要适中（发际到剑突的长度再插进 4～5cm）。

6. 禁止多渣黏稠的食物、药物注入到胃管内。

7. 如从胃管内注入药物，需要定时用生理盐水冲洗胃管。

8. 如发现胃管阻塞可先将胃管送入少许，如仍无液体引出，再缓缓地将胃管退出，并边退边回抽胃液；每天定时转动胃管，并轻轻将胃管变动位置以减少胃管在胃内的粘连。

9. 如确定为食物残渣或血凝块阻塞胃管，可用 α-糜蛋白酶加碳酸氢钠注射液从胃管注入以稀释和溶解黏稠的胃液、食物残渣或血凝块。

10. 如上述处理均无效，则拔除胃管，更管重新插入。

11. 若因胃液过少而不能引出时，可更换体位进行抽吸，对于此类的患者应结合腹部的症状来判断胃肠减压的效果。

12. 胃肠减压器的位置应低于胃部，以利于引流。胃肠减压装置使用前认真仔细检查，如发现质量不合格而引起漏气，则更换胃肠减压器。

三、插管困难

在插管的过程中不能顺利进行，连续3次插管不成功者，称为插管困难。

（一）发生原因

1. 多见于急性肠梗阻患者，因其在无任何刺激的情况下已经频繁的呕吐，当胃管刺激咽部黏膜，导致呕吐反射加剧，胃管随着呕吐冲力冲出口腔。

2. 患者精神紧张，在插管中出现过度换气、头后仰等自卫动作，胃管进入咽喉部不能顺利进入食道，使插管失败。

3. 合并慢性支气管炎的老年患者，当胃管进入咽部，即产生剧烈的咳嗽反射，迫使操作停止。

4. 昏迷患者吞咽反射消失或减弱，对咽部刺激不敏感，插管时不能配合吞咽，胃管不容易进入食管上口。

5. 胃管反复使用、硅胶老化，缺乏韧性和弹性，导致插管中途盘旋。

6. 医护人员对上消化道解剖与生理欠熟悉，操作技术欠熟练，导致插管困难。

（二）临床表现

插管困难可导致鼻黏膜和咽部黏膜的水肿、损伤，甚至出血；反复插管引起剧烈的咳嗽，严重者出现呼吸困难。

（三）预防及处理

1. 插管前做好患者心理护理，介绍插管经过、配合的要求，指导患者作有节律的吞咽动作，使护患配合默契，保证胃管的顺利插入；同时插管的动作要轻柔。

2. 对呕吐剧烈者，操作者可以双手拇指按压患者双侧内关穴 3～5min，由重到轻，然后插入胃管；另可嘱其张口呼吸，暂停插管让患者休息；或选用适当的镇静剂或阿托品肌注，10min 后再试行插管。

3. 对合并有慢性支气管炎的患者，插管前应用镇静剂或阿托品肌注，再进行插管。

4. 昏迷患者可采用昏迷患者插胃管法。

5. 选用质地优良的硅胶胃管，切忌同一胃管反复使用。

6. 培训医护人员熟练掌握专业知识及专科操作技能。

7. 对咽反射消失或减弱者，可在气管镜或胃镜的配合下进行插管。反复插管困难者，可在胃管内置导丝辅助插管。

四、上消化道出血

此类并发症并不多见，但一旦发生后果较为严重。

（一）发生原因

发生原因多是由于插管动作粗暴或患

者剧烈恶心、呕吐时强行插管，损伤食道、胃黏膜；胃管附着在胃黏膜上，负压吸引致使胃黏膜缺血、坏死形成溃疡所致。

（二）临床表现

负压引流液由墨绿色变成咖啡色、暗红色甚至鲜红色；伴或不伴有呕血；出血量较大时，患者排柏油样便，严重者有晕厥、出汗和口渴等失血过多的表现。胃液潜血和大便潜血检查呈阳性，出血量较多时血液常规化验红细胞和血红蛋白水平下降。胃镜检查可提示食道、胃黏膜损伤。

（三）预防及处理

1. 插管操作动作熟练、轻柔，必要时使用专业导丝，以防引起机械性损伤；患者出现剧烈恶心、呕吐时，暂停插管，让患者休息片刻，待恶心、呕吐缓解后再缓缓将胃管送入，切勿强行插管。

2. 负压引流无液体引出时，要检查胃管是否通畅，如不通畅可向胃管内注入少许的生理盐水再回抽，不可盲目回抽。

3. 如发现引流液有鲜红色血液，应停止吸引，及时报告医生，遵医嘱给予补充血容量及制酸、止血治疗。同时加强口腔护理。

4. 早期可行急诊胃镜检查，及早确定出血部位。根据引起出血的原因，采取不同的胃镜下介入治疗方法，如给予冰盐水加去甲肾上腺素，冲洗胃腔以促进止血；钛夹止血；生物蛋白胶喷洒止血；注射止血合剂止血等等。

5. 如上述措施无效，出血不止者可考虑选择性血管造影，采用明胶海绵栓塞出血血管；内科治疗无效者，行外科手术治疗。

五、声音嘶哑

（一）发生原因

1. 由于胃管过粗、留置胃管时间过长或反复插管使声带损伤，充血、水肿、闭合不全。

2. 胃管质地较硬，在往下插管的过程中损伤喉返神经。

3. 胃肠减压过程中由于患者剧烈咳嗽、呕吐等原因致使胃管移动引起局部的摩擦或胃管的机械刺激导致喉头组织水肿，压迫喉返神经，造成声带麻痹。

（二）临床表现

主要表现为声带闭合不全和发音困难。根据嘶哑程度和性质的不同可分为：①毛：极轻微的嘶哑，一般在讲话时并不察觉，仅在发某一高音时出现；②沙：是在发某一字时出现嘶哑；③轻：只能发较低的声音；④粗：指在发声时有强烈的气流冲击的声音；⑤哑：由于不同程度的声门闭合不全所致；⑥失声：近似耳语的声音；⑦全哑：不能发出任何声音。

（三）预防及处理

1. 选择粗细合适、质地较柔软、表面光滑的胃管以减轻局部的刺激。勿强行插管，不宜来回抽插胃管及反复插管。

2. 胃肠减压过程中，嘱患者少说话或禁声，使声带得到充分的休息。遇剧烈咳嗽、呕吐时，先用手固定胃管，以防胃管上下移动，必要时使用止咳、止吐药物，以减轻咳嗽、呕吐症状。

3. 病情允许情况下，尽早拔除胃管。

4. 出现声音嘶哑者，注意嗓音保健，加强口腔护理，保持局部的湿润。避免刺激性的食物（如辣椒、烟酒等），不宜迎风发声，避免受凉，拔除胃管后的发音应由闭口音练到张口音。

5. 物理治疗：长时间插管引起的声带慢性炎症和黏膜的肥厚可用超声波理疗和碘离子透入法，促使局部组织的血液循环以软化肥厚的组织。药物疗法：可用 B 族或类固醇激素（如地塞米松）及抗生素雾化吸入，以减轻水肿，营养神经。

六、呼吸困难

（一）发生原因

1. 插管过程中由于患者不配合，当胃管从鼻腔进入时，患者突然产生头后仰、后伸的自卫动作，导致胃管顺着头后仰所形成的弧度较小的声门口进入气道。

2. 昏迷患者，吞咽反射消失或减弱，对咽部刺激不敏感，胃管误入气管。

3. 胃管脱出盘旋在口咽部。

4. 反复插管或长时间胃肠减压留置胃管而引起喉头水肿。

（二）临床表现

患者感呼吸困难，呼吸的节律、频率变快及幅度加深，呼吸困难加重后呼吸变浅、发绀、频繁咳嗽、血氧饱和度下降；呼吸困难刺激心脏使心率加快；出现焦虑、恐惧等心理反应。

（三）预防及处理

1. 插管前耐心向患者作好解释，讲解插管的目的及配合方法，以取得其理解和配合。插管过程中，严密观察病情变化，如患者出现呛咳、呼吸困难等症状，立即停止插管。检查胃管有无盘旋在口腔内或误入气管，一旦证实立即拔出胃管，让患

者休息片刻再重新插管。

2. 对于昏迷患者可按昏迷患者胃管插入法进行插管，如插管困难，可在胃管内置导丝或请医生在胃镜配合下插管。

3. 插管后用三种方法：①抽取胃液法；②听气过水音法；③观察有无气泡法）观察并确定胃管是否在胃腔内。

4. 病情允许情况下，尽早拔除胃管。

5. 反复多次插管或长时间胃肠减压留置胃管的患者可给予糜蛋白酶或地塞米松雾化以消除喉头水肿。

6. 根据引起呼吸困难原因，采取相应的处理措施，必要时给予氧气吸入。

七、吸入性肺炎

（一）发生原因

1. 胃肠减压过程中由于咽喉部分泌物增加而患者又不敢咳嗽易致吸入性肺炎。

2. 胃肠减压患者长期卧床引起胃肠道蠕动功能减弱或逆蠕动，或胃肠减压引流不畅导致胃食管反流，造成吸入性肺炎。

3. 胃肠减压期间患者禁食、禁水致使细菌在口腔内大量繁殖，口腔护理清洗欠彻底，细菌向呼吸道蔓延引起肺部感染。

（二）临床表现

高热，体温可高达 40.5℃，面颊绯红，皮肤干燥，同时伴有寒战，胸部疼痛、咳嗽、痰黏稠，呼吸增快或呼吸困难。肺部听诊可闻及湿啰音及支气管呼吸音；胸部 X 线检查可见肺部有斑点状或云片状的阴影；痰中可以找到致病菌，血象检查可见白细胞增高；严重者血气分析可有呼吸衰竭的表现。

（三）预防及处理

1. 如患者咽喉部有分泌物聚积时，鼓

励患者咳嗽、排痰，咳嗽前先固定好胃管及胃肠减压装置。不能自行咳痰的患者加强翻身、拍背，促进排痰。

2. 保证胃肠减压引流通畅，疑引流不畅时及时予以处理，以防止胃液反流。

3. 每日口腔护理 2 次，宜彻底清洗干净，以保持口腔清洁、湿润。

4. 病情允许情况下尽早拔除胃管。

5. 发生吸入性肺炎者，结合相应的对症处理。患者需要卧床休息，高热可用物理降温或用小量退热剂；气急、发绀可给氧气吸入；咳嗽、咳痰可用镇咳祛痰剂鼻饲；咳嗽或胸部剧痛时可酌用可待因；腹胀可给予腹部热敷和肛管排气。同时密切观察患者，尤其是老年体弱者的呼吸、心率、心律、体温、血压的情况，根据痰和血培养的结果选择敏感的抗生素进行治疗。

八、低钾血症

（一）发生原因

多见于持续胃肠减压的患者。胃肠减压持续时间过长，大量胃液引出，而患者禁食、钾盐补给不足，导致低钾血症。

（二）临床表现

神经系统症状：早期烦躁，严重时神志淡漠或嗜睡，往往勉强叫醒后随即入睡。同时肌肉软弱无力、腱反射减弱或消失，严重时出现软瘫。消化道症状：可有口苦、恶心、呕吐和腹胀症状，肠鸣音减弱或消失。循环系统症状：心动过速、心悸、心律不齐、血压下降，严重时可发生心室纤颤而停搏。心电图出现 U 波，T 波降低、变宽、双向或倒置，随后出现 ST 段降低、QT 间期延长。血液化验血钾在 3.5mmol/L 以下。

（三）预防及处理

1. 病情允许情况下，尽早拔除胃管以减少从胃液中丢失钾。

2. 持续胃肠减压患者，经常检测血钾的浓度，发现不足及时静脉补充氯化钾，常用 10％氯化钾溶液，静脉滴注含钾浓度一般不超过 0.3％，因浓度过高可抑制心肌，且对静脉刺激甚大，患者不能忍受，并有引起血栓性静脉炎的危险。禁止直接静脉推注。成人静脉滴入速度每分钟不超过 60 滴。

九、败血症

（一）发生原因

多见于糖尿病酮症酸中毒等抵抗力低下的患者。

1. 因反复插管造成食管胃黏膜损伤，或持续胃肠减压过程中，负压吸引导致胃黏膜充血、水肿，患者抵抗力低下，使寄生在胃肠道的细菌（如克雷伯菌）及其产物进入血液造成医源性全身感染。

2. 使用的胃管消毒不严格或受到污染。

（二）临床表现

主要症状有寒战、高热、呕吐、腹泻、烦躁不安等。化验室检查白细胞计数增高，伴有核左移；血及胃液培养可找到致病菌。

（三）预防及处理

1. 必须使用无菌胃管进行操作，各种物品必须严格消毒。

2. 胃肠减压过程中，经常检查胃管引流是否通畅，密切观察引出液的颜色、性质及量，并做好记录。不要使胃管贴在胃壁上，以免负压损伤胃黏膜引起充血、水肿而导致感染。

3. 疑有感染者，拔除胃肠减压管。

4. 发生败血症者，根据血及胃液培养结果选择敏感的抗生素进行抗感染治疗。给予对症处理，体温过高时予以退热药并采用物理降温；腹泻时予以止泻，保持肛门及肛周皮肤清洁干燥。同时，提高机体抵抗力，如输注免疫球蛋白等。

（高淑珍）

第十节　氧气吸入法操作并发症

氧为生命活动所必需，如组织得不到足够的氧或不能充分利用氧，组织的代谢、功能，甚至形态结构都可能发生异常改变，这一过程称为缺氧。氧气吸入法是通过给患者吸入高于空气中氧浓度的氧气，来提高患者肺泡内的氧分压，达到改善组织缺氧为目的的一种治疗方法。因此，氧气吸入法常用于纠正各种原因造成的缺氧状态，提高动脉血氧分压（PaO_2）和动脉血氧饱和度（SaO_2），增加动脉血氧含量（CaO_2），促进组织的新陈代谢，维持机体生命活动。氧气吸入法分为鼻导管吸氧法、鼻塞吸氧法、面罩吸氧法、氧气头吸氧罩法、氧气枕吸氧法五种，可根据患者的病情选择不同的吸氧方法。氧疗虽然作为一种治疗手段已广泛应用于临床实践中，但由于供氧装置问题、医务人员的操作及患者自身原因，常可出现无效吸氧、氧中毒、肺不张、呼吸道分泌物干燥及肺组织损伤等一系列的并发症，本节分别予以详细叙述。

一、鼻导管吸氧法操作规程

1. 用物

（1）管道氧气装置或氧气筒及氧气压力表装置，必要时备扳手一把。

（2）治疗盘内备小药杯（内盛冷开水）、纱布、鼻导管、镊子、弯盘、玻璃接头、棉签、胶布、别针、橡皮筋。

（3）用氧记录单、笔。

（4）松节油、乙醇。

2. 操作方法

（1）安装氧气表：将氧气筒置于氧气架上，打开总开关，使小量氧气从气门流出，将气门处灰尘吹净，随即迅速关好，然后将表向后倾斜，接于气门上，先用手初步旋好，再用扳手旋紧。使氧气表直立于氧气筒上，检查有无漏气。

（2）将橡皮管一端接湿化瓶，一端接氧气表。

（3）接上鼻导管，关紧流量开关，打开总开关，再开流量表开关，检查氧气有无漏气及鼻导管是否通畅和全套装置是否完好适用。最后关上流量开关，取下鼻导管放于弯盘内。

（4）将氧气及备齐的用物携至床旁，放于便于操作位置，核对，向患者做好解释，以取得合作。

（5）检查鼻腔有无分泌物堵塞及异常，用棉签沾冷开水清洗鼻腔。

（6）操作者右手持镊子夹住鼻导管前端，左手用纱布夹托鼻导管，测量鼻尖至耳垂的 2/3 长度（8～10cm），用胶布定位作标记，将鼻导管前端用清水湿润后，自鼻孔向上后方向轻轻插入至患者鼻咽部。

（7）如无呛咳现象，即用胶布固定于上唇或鼻翼两侧及面颊部。

（8）视病情轻重调节流量：轻度缺氧者一般每分钟 1～2L，中度缺氧者每分钟 2～4L，严重缺氧者每分钟 4～6L，婴幼儿每分钟 1～2L。

（9）连接鼻导管，用别针将输氧管固

定于枕上。记录给氧开始时间及流量。操作者签名。

（10）整理患者床单位，清理用物。

（11）观察病情及吸氧效果。

（12）停用氧气时，带小治疗盘，内置纱布、弯盘，必要时备棉签、松节油。

3. 注意事项

（1）注意安全，切实做好四防：防震、防火、防高热及防油。氧气筒内氧气是以150个大气压灌入的，筒内压力很高，在搬运及放置氧气筒时要稳当，避免撞击、倾倒，防止爆炸。氧气筒应放于阴凉处。在氧气筒周围严禁烟火及放置易燃物品，至少距离火炉5m，暖气1m，以防引起氧气助燃，导致爆炸。氧气压力表、减压阀绝对禁油，也不能在氧气筒的螺旋或扳手上抹油。否则，高压氧通过时会引起燃烧爆炸。筒上应挂有安全标记。

（2）使用氧气前必须检查输氧管与湿化瓶的连接是否正确，各衔接有无漏气。

（3）严格遵守操作规程，使用时，先调节好氧流量再插入鼻导管。吸氧过程中需调节氧流量或停止给氧时，均应先分离导管，然后调节流量再连接或关闭氧气。以免由于调节不当导致使大量氧气骤然进入呼吸道而损伤肺组织。

（4）吸氧过程中，应严密观察患者病情及氧疗效果。若呼吸变慢，精神抑制或烦躁不安，应注意有无二氧化碳潴留；缺氧症状无改善，则应检查有无漏气、导管是否松脱、流量是否足够。对持续缺氧患者还须注意有无恶心、烦躁不安、面色苍白、进行性呼吸困难等氧中毒症状，以便及时处理。

（5）长期吸氧的患者，每天更换导管1～2次，左右鼻孔交替插入。进食、饮水时可暂停吸氧。

（6）防止交叉感染：鼻导管、面罩、鼻塞用后应立即洗净消毒（若用鼻塞法最好用一次性塑料鼻塞全套装置），湿化瓶每天消毒及更换灭菌蒸馏水（更换病种使用氧气时，湿化瓶也须消毒），否则可成为传染源，造成交叉感染。

（7）筒内氧气切勿用尽，当压力降至0.5mPa（5kg/cm²），应停止使用。以防止灰尘进入筒内，再次充气时引起爆炸的危险，并以"空"字标明，便于更换及避免急用时搬错而影响抢救。

（8）对未用完的氧气筒，应悬挂"满"或"未用完"标记，定点放置。

二、无效吸氧

（一）发生原因

1. 中心供氧站或氧气瓶气压低，吸氧装置连接不紧密。

2. 吸氧管扭曲、堵塞、脱落。

3. 吸氧流量未达病情要求。

4. 气管切开患者采用鼻导管（鼻塞）吸氧，氧气从套管溢出，未能有效进入气管及肺。

5. 气道内分泌物过多，而未及时吸出，导致氧气不能进入呼吸道。

（二）临床表现

患者自感空气不足、呼吸费力、胸闷、烦躁、不能平卧。查体：呼吸急促，胸闷，缺氧症状无改善，氧分压下降，口唇及指（趾）甲床发绀、鼻翼煽动等。呼吸频率、节律、深浅度均发生改变。

（三）预防及处理

1. 检查氧气装置、供氧压力、管道连接是否漏气，发现问题及时处理。

2. 吸氧前检查吸氧管的通畅性，将吸氧管放入冷开水内，了解气泡溢出情况。吸氧管要妥善固定，避免脱落、移位。在吸氧过程中随时检查吸氧导管有无堵塞，尤其是对使用鼻导管吸氧者，鼻导管容易被分泌物堵塞，影响吸氧效果。

3. 遵医嘱或根据患者的病情调节吸氧流量。

4. 对气管切开的患者，采用气管套管供给氧气。

5. 及时清除呼吸道分泌物，保持气道通畅。分泌物多的患者，宜取平卧位，头偏向一侧。

6. 吸氧过程中，严密观察患者缺氧症状有无改善，如患者是否由烦躁不安变为安静、心率是否变慢、呼吸是否平稳、发绀有无消失等。并定时监测患者的血氧饱和度。

7. 一旦出现无效吸氧，立即查找原因，采取相应的处理措施，恢复有效的氧气供给。

三、气道黏膜干燥

（一）发生原因

1. 氧气湿化瓶内湿化液不足，氧气湿化不充分，尤其是患者发热、呼吸急速或张口呼吸，导致体内水分蒸发过多，加重气道黏膜干燥。

2. 吸氧流量过大，氧浓度＞60％。

（二）临床表现

出现呼吸道刺激症状：刺激性咳嗽，无痰或痰液黏稠，不容易咳出。部分患者有鼻衄或痰中带血。

（三）预防及处理

1. 及时补充氧气湿化瓶内的湿化液。

对发热患者，及时做好对症处理。对有张口呼吸习惯的患者，做好解释工作，争取其配合改用鼻腔呼吸，利用鼻前庭黏膜对空气有加温、加湿的功能，减轻气道黏膜干燥的发生。对病情严重者，可用湿纱布覆盖口腔，定时更换。

2. 根据患者缺氧情况调节氧流量，轻度缺氧 1～2L/min，中度 2～4L/min，重度 4～6L/min，小儿 1～2L/min。吸氧浓度控制在 45％以下。

3. 加温加湿吸氧装置能防止气道黏膜干燥。

4. 对于气道黏膜干燥者，给予超声雾化吸入，超声雾化器可随时调节雾量的大小，并能对药液温和加热。

四、氧中毒

（一）发生原因

氧治疗中发生氧中毒临床上极为少见。一般认为在安全的"压力—时程"阈限内是不会发生氧中毒的，但患者在疲劳、健康水平下降、精神紧张等情况下对氧过敏或耐力下降时可发生。

吸氧持续时间超过 24h、氧浓度高于 60％，高浓度氧进入人体后产生的过氧化氢、过氧化物基、羟基和单一态激发氧，能导致细胞酶失活和核酸损害，从而使细胞死亡。这种损伤最常作用于肺血管细胞，早期毛细血管内膜受损，血浆渗入间质和肺泡中引起肺水肿，最后导致肺实质的改变。

（二）临床表现

氧中毒的程度主要取决于吸入气的氧分压及吸入时间。氧中毒的特点是肺实质改变。如肺泡壁增厚、出血。一般情况下连续吸纯氧 6h 后，患者即可有胸骨后灼热感、咳嗽、恶心、呕吐、烦躁不安、面色苍白、胸痛；吸氧 24h 后，肺活量可减少；吸纯氧 1～4d 后可发生进行性呼吸困难。有时可出现视力或精神障碍。

（三）预防与处理

1. 严格掌握吸氧指征、停氧指征。选择恰当给氧方式。

2. 严格控制吸氧浓度，一般吸氧浓度不超过 45％。根据氧疗情况，及时调整吸氧流量、浓度和时间，避免长时间高流量吸氧。

3. 对氧疗患者做好健康教育，告诫患者吸氧过程中勿自行随意调节氧流量。

4. 吸氧过程中，经常做血气分析，动态观察氧疗效果。一旦发现患者出现氧中毒，立即降低吸氧流量，并报告医生，对症处理。

五、晶体后纤维组织增生

仅见于新生儿，以早产儿多见。是一种增殖性视网膜病变，其特征为视网膜新生血管形成、纤维增殖以及由此产生的牵引性视网膜脱离，最终导致视力严重受损甚至失明。

（一）发生原因

新生儿，尤其是早产低体重儿，长时间高浓度氧气吸入会引起此并发症。

（二）临床表现

视网膜血管收缩，视网膜纤维化，临床上可造成视网膜变性、脱离、继发性白内障、继发性青光眼、斜视、弱视，最后出现不可逆的失明。

（三）预防及处理

1. 对新生儿，尤其是早产低体重儿勿长时间、高浓度吸氧，吸氧浓度＜40％。

2. 对于曾长时间高浓度吸氧后出现视力障碍的患儿应定期行眼底检查。

3. 已发生晶体后纤维组织增生者，应早日行手术治疗。

六、腹胀

（一）发生原因

1. 多见于新生儿，鼻导管插入过深，因新生儿上呼吸道相对较短，容易误入食道。

2. 全麻术后患者咽腔收缩、会厌活动度、食道入口括约肌松弛，舌体后移，咽腔因插管而水肿，使气体排出不畅，咽部成为一个气体正压区。此时氧气的吸入流量大，正压更加明显，迫使气体进入消化道。

（二）临床表现

缺氧症状加重。患者烦躁、腹胀明显，腹壁张力大，呼吸急促表浅，胸式呼吸减弱，口唇青紫，脉搏细速，呈急性表现，严重者危及生命。

（三）预防及处理

1. 正确掌握鼻导管的使用方法。插管不宜过深，成人在使用单鼻孔吸氧时鼻导管插入的深度以 2cm 为宜。新生儿鼻导管吸氧时，必须准确测量长度，注意插入方法、插入鼻导管时可将患儿头部稍向后仰，避免导管进入食道，插入不可过深。

2. 用鼻塞吸氧法、鼻前庭或面罩吸氧法能有效地避免此并发症的发生。

3. 如发生急性腹胀，及时进行胃肠减压和肛管排气。

七、感染

（一）发生原因

1. 吸氧终端装置污染：吸氧管道、氧气湿化瓶、湿化瓶内湿化液等容易发生细菌生长。

2. 插管动作粗暴导致鼻腔黏膜破损，而患者机体免疫力低下，抵抗力差容易发生感染。

（二）临床表现

患者出现局部或全身感染症状，如畏寒、发热、咳嗽、咳痰、败血症等。

（三）预防及处理

1. 每日更换吸氧管、氧气湿化瓶及湿化瓶内湿化液，湿化瓶每日消毒。

2. 湿化瓶内液体为灭菌处理的冷开水、蒸馏水。

3. 每日口腔护理2次。

4. 插管动作宜轻柔，以保护鼻腔黏膜的完整性，避免发生破损。

5. 如有感染者，去除引起感染的原因，应用抗生素抗感染治疗。

八、鼻衄

（一）发生原因

1. 插鼻导管动作过猛或反复操作所致；部分患者鼻中隔畸形，而操作者按常规方法插管，使鼻黏膜损伤，引起鼻衄。

2. 鼻导管过粗或质地差。

3. 长时间吸氧者，鼻导管与鼻咽部分泌物粘连、干涸，在更换鼻导管时，鼻咽部的黏膜被外力扯破导致出血。

4. 长时间较高浓度吸氧，且湿化不足，导致鼻黏膜过度干燥、破裂。

（二）临床表现

鼻腔黏膜干燥、出血，血液自鼻腔流出。

（三）预防及处理

1. 正确掌握插管技术，插管时动作轻柔。如有阻力，要排除鼻中隔畸形的可能，切勿强行插管。必要时改用鼻塞法吸氧或面罩法吸氧。

2. 选择质地柔软、粗细合适的吸氧管。

3. 长时间吸氧者，注意保持室内湿度，做好鼻腔湿化工作，防止鼻腔黏膜干燥。拔除鼻导管前，如发现鼻导管与鼻黏膜粘连，应先用湿棉签或液体石蜡湿润，再轻摇鼻导管，等结痂物松脱后再拔管。

4. 如发生鼻衄，及时报告医生，进行局部止血处理。如使用血管收缩剂或局部压迫止血。对鼻衄出血量多，上述处理无效者，请耳鼻喉科医生行后鼻孔填塞。

九、肺组织损伤

（一）发生原因

给患者进行氧疗时，在没有调节氧流速的情况下，直接与鼻导管连接进行吸氧，导致大量高压、高流量氧气在短时间内冲入肺组织所致。

（二）临床表现

呛咳、咳嗽、严重者产生气胸。

（三）预防及处理

1. 在调节氧流量后，供氧管方可与鼻导管连接。

2. 原面罩吸氧患者在改用鼻导管吸氧时，要及时将氧流速减低。

十、烧伤

（一）发生原因

吸氧装置连接不紧密，导致氧气外漏，室内使用明火，如进行艾灸、拔火罐等操作，或患者用腈纶质地的衣物摩擦容易产生静电，导致火灾发生。

（二）临床表现

根据烧伤严重程度，分为不同的临床表现。Ⅰ度：达角质层，轻度红、肿、热、痛，感觉过敏，不起水泡，表面干燥。浅Ⅱ度：达真皮层，剧痛，感觉过敏，温度增高，有水泡，基底潮湿，均匀发红，水肿明显。深Ⅱ度：达真皮深层，有附件残留，可有或无水泡，基底湿润苍白，有出血小点，水肿明显，痛觉迟钝，拔毛时痛。Ⅲ度：损伤至皮肤全层，甚或包括皮下组织、肌肉、骨骼，皮革样、蜡白或焦黄，炭化，感觉消失，无水泡，干燥，干后可见栓塞静脉呈树枝状，痂下水肿，拔毛不痛。

（三）预防及处理

1. 注意安全用氧，严禁烟火。
2. 为患者吸氧时要妥善固定吸氧装置，防止氧气外漏。
3. 患者吸氧时要着棉质外衣。勿穿着用腈纶材料做的枕巾和衣服，避免由衣服或头发与枕巾摩擦产生静电火花而引起火灾。
4. 一旦发生火灾，要保持冷静，及时关闭氧气来源。并用床单保护患者，将火扑灭。

5. 如患者烧伤，按烧伤处理。

十一、过敏反应

（一）发生原因

1. 并发急性肺水肿时，使用 $20\%\sim30\%$ 酒精进行氧气湿化，而患者对酒精过敏。
2. 对吸氧管材料或胶布过敏。

（二）临床表现

呼吸困难加重，患者球结膜充血，皮肤瘙痒。或接触吸氧管的鼻腔肿胀、疼痛。面部贴胶布的皮肤发红、起水泡，甚至皮肤溃烂。

（三）预防及处理

1. 详细询问患者过敏史，包括药物、用物等。
2. 酒精过敏者，湿化液禁用酒精。
3. 发生过敏反应者，及时去除过敏源，给予抗过敏及对症治疗。

十二、二氧化碳麻醉

（一）发生原因

1. 慢性缺氧患者高浓度给氧。因慢性缺氧患者长期二氧化碳分压高，其呼吸主要靠缺氧刺激颈动脉体和主动脉弓化学感受器，沿神经上传至呼吸中枢，反射性地引起呼吸。高浓度给氧，则缺氧反射性刺激呼吸的作用消失，导致呼吸抑制，二氧化碳滞留更严重。
2. 吸氧过程中，患者或家属擅自调节吸氧装置，加大氧气流量。

（二）临床表现

神志模糊，嗜睡，脸色潮红，呼吸浅、

慢、弱，皮肤湿润，情绪不稳，行为异常。

（三）预防及处理

1. 对缺氧和二氧化碳潴留并存者，应以低流量、低浓度持续给氧为宜。

2. 对慢性呼衰患者采用限制性给氧，常用低流量持续鼻导管（或）鼻塞吸氧。氧浓度 24%～33%，氧流量控制在 1～3L/min。

3. 加强对患者及家属说明低流量吸氧的特点和重要性。避免患者或家属擅自调大吸氧流量。

4. 加强病情观察，将慢性呼衰患者用氧情况列为床边交班内容。

5. 在血气分析动态监测下调整用氧浓度，以纠正低氧血症，不升高 $PaCO_2$ 为原则，一般用氧浓度以 24% 为宜，若在连续用呼吸兴奋剂时，给氧浓度可适当增大，但不超过 29%。

6. 一旦发生高浓度吸氧后病情恶化，不能立即停止吸氧，应调整氧流量为 1～2L/min 后继续给氧，同时应用呼吸兴奋剂。加强呼吸道管理，保持呼吸道通畅，促进二氧化碳排出。

7. 经上述处理无效者应建立人工气道进行人工通气。

（孔祥媛　任海霞）

第十一节　导尿术操作并发症

导尿术是在严格无菌操作下，用无菌导尿管经尿道插入膀胱引出尿液的方法。其主要目的是为尿潴留患者放出尿液，以减轻痛苦；协助临床诊断，如留取不受污染的尿标本作细菌培养，测量膀胱容量、压力及检查残余尿，进行尿道或膀胱造影；

为膀胱肿瘤患者进行膀胱腔内化疗等。导尿术是一项侵入性操作，由于患者自身、导尿材料及操作者的技术水平等原因可产生各种并发症，如尿道黏膜损伤、尿道出血、尿路感染、虚脱、暂时性性功能障碍等。本节将分别进行叙述。

一、尿道黏膜损伤

（一）发生原因

1. 男性尿道长，存在弯曲和狭窄部位，也存在着个体差异，不容易掌握插管深度。

2. 操作者不熟悉气囊导尿管常识及病理情况下男性尿道解剖。

3. 患者因害羞、担心、焦虑、恐惧等不良心理，造成精神高度紧张，插尿管时可出现尿道括约肌痉挛。

4. 下尿路有病变时，尿道解剖发生变化，如前列腺增生症，由于前列腺各腺叶有不同程度的增生，使前列腺部尿道狭窄、扭曲变形，此时插入导尿管容易致尿道损伤。

5. 患者难以忍受导尿管所致的膀胱、尿道刺激而自行拉扯导尿管，甚至强行拔管。

6. 所使用的导尿管粗细不合适或使用质地僵硬的橡胶导尿管，导尿管置入时容易引起尿道黏膜的损伤，反复插管引起尿道黏膜水肿、损伤出血。

7. 使用气囊导尿管时，导尿管末端未进入膀胱或刚进入膀胱，即向气囊内注水，此时，导尿管虽有尿液流出，但气囊部分仍位于后尿道部，胀大的气囊压迫后尿道。

（二）临床表现

尿道外口出血，有时伴血块；尿道内疼痛，排尿时加重，伴局部压痛；部分病例有排尿困难甚至发生尿潴留；有严重损伤时，可有会阴血肿，尿外渗，甚至直肠瘘；并发感染时，出现尿道流脓或尿道周围脓肿。

（三）预防及处理

为防止尿道黏膜损伤，术者除需要熟悉男性尿道解剖特点和严格按常规操作外，还需要注意以下各点。

1. 插管前常规润滑导尿管，尤其是气囊处的润滑，以减少插管时的摩擦力；操作时手法宜轻柔，插入速度要缓慢，切忌强行插管，不要来回抽插及反复插管。

2. 对于下尿路不全梗阻的患者，导尿前可先用右手取已备好的润滑止痛胶，挤出少许润滑软管尖端及尿道外口，再轻柔地将尖嘴插入尿道，拇指用力一次性推压，促使软管内胶液进入尿道并达到尿道膜部，退出软管尖嘴后，以左手拇指、示指、中指 3 指加压关闭尿道外口 1～2min。亦可用去除针头的注射器将润滑剂注入尿道口，或在导尿管后端接润滑剂注射器，边插边注射润滑剂，易获成功。

3. 对于前列腺增生者，遇插管有阻力时，将预先吸入注射器的灭菌石蜡油 5～10ml，由导尿管末端快速注入，插管者用左手将阴茎提起与腹壁成 60°角，右手稍用力将石蜡油注入，同时借助其润滑作用将尿管迅速插入，即可顺利通过增生部位。

4. 选择粗细合适、质地软的导尿管。

5. 插管时延长插入长度，见尿液流出后继续前进 5cm 以上，充液后再轻轻拉回至有阻力感处，一般为 2～3cm，这样可避免导尿管未进入膀胱，球囊充液膨胀而压迫，损伤后尿道。

6. 耐心解释，如患者精神过度紧张，可遵医嘱插管前肌内注射安定 10mg、阿托品 0.5～1mg，待患者安静后再进行插管。

7. 导尿所致的黏膜损伤，轻者无需要处理或经止血镇痛等对症治疗即可痊愈。偶有严重损伤者，需要尿路改道、尿道修补等手术治疗。

二、尿路感染

（一）发生原因

1. 术者的无菌技术不符合要求，细菌逆行侵入尿道和膀胱。

2. 导尿术作为一种侵袭性操作常可导致尿道黏膜损伤，破坏了尿道黏膜的屏障作用。

3. 所采用的导尿管粗细不合适或质地太硬。

4. 技术不熟练，导尿管插入不顺利而反复多次插管。

5. 随着年龄的增加，男性常有前列腺肥大，易发生尿潴留，增加了感染的机会。

6. 所采用的导尿管受细菌污染。

（二）临床表现

主要症状为尿频、尿急、尿痛，当感染累及上尿道时可有寒颤、发热，尿道口可有脓性分泌物。尿液检查可有红细胞、白细胞，细菌培养可见阳性结果。

（三）预防及处理

1. 用物必须严格灭菌，插管时严格执行无菌操作，动作轻柔，注意会阴部消毒，有认为可在置管前将 2%碘伏溶液 3～5ml 从尿道口注入，以消毒尿道远端，同时可以起润滑作用。

2. 尽量避免留置导尿管，尿失禁者可用吸水会阴垫或尿套。

3. 应用硅胶和乳胶材料的导尿管代替

过去的橡胶导尿管。用 0.1％已烯雌酚无菌棉球作润滑剂涂擦导尿管，可减轻泌尿系刺激症状；导尿管外涂上水杨酸可抑制革兰阴性杆菌，阻止细菌和酵母菌黏附到硅胶导尿管，预防泌尿系感染。

4. 当尿路感染发生时，必须尽可能拔除导尿管，并根据病情采用合适抗菌药物进行治疗。

三、尿道出血

（一）发生原因

1. 前述各种导致尿道黏膜损伤的原因，严重时均可引起尿道出血。

2. 凝血机制障碍。

3. 药物引起尿道黏膜充血、水肿，使尿道易致机械性损伤。

4. 严重尿潴留导致膀胱内压升高的患者，如大量放尿，膀胱内突然减压，使黏膜急剧充血、出血而发生血尿。

（二）临床表现

导尿术后出现肉眼血尿或镜下血尿，同时排除血尿来自上尿道，即可考虑为导尿损伤所致。

（三）预防及处理

1. 因导尿所致的尿道出血几乎都发生在尿道黏膜损伤的基础上，所有防止尿道黏膜损伤的措施均适合于防止尿道出血。

2. 凝血机制严重障碍的患者，导尿术前应尽量予以纠正。

3. 对有尿道黏膜充血、水肿的患者，尽量选择口径较小的导尿管，插管前充分做好尿道润滑，操作轻柔，尽量避免损伤。

4. 插入导尿管后，放尿不宜过快，第一次放尿不超过 1000ml。

5. 镜下血尿一般不需要特殊处理，如血尿较为严重，可适当使用止血药。

四、虚脱

（一）发生原因

大量放尿，使腹腔内压力突然降低，血液大量滞留腹腔血管内，导致血压下降而虚脱。

（二）临床表现

患者突然出现恶心、头晕、面色苍白、呼吸表浅、全身出冷汗、肌肉松弛、周身无力、往往突然瘫倒在地，有的伴有意识不清。

（三）预防及处理

1. 对膀胱高度膨胀且又极度虚弱的患者，第一次放尿不应超过 1000ml。

2. 发现患者虚脱，应立即取平卧位或头低脚高体位。

3. 给予温开水或糖水饮用，并用手指掐压人中、内关、合谷等穴位。或是针刺合谷、足三里等，都有助于急救患者。

4. 如经上述处理无效，应及时建立静脉通道，并立刻通知医生抢救。

五、暂时性性功能障碍

（一）发生原因

1. 患者可能有引起性功能障碍的原发病。

2. 所有其他导尿术并发症都可成为男性患者性功能障碍的原因。

3. 导尿术本身作为心理因素对男性性功能的影响。

（二）临床表现

男性性功能障碍，如阳痿、早泄、不射精、逆行射精、男性性欲低下、男性性欲亢进等，均可见于导尿后，但属少见情况。

（三）预防及处理

1. 导尿前反复向患者做好解释工作，使患者清楚导尿本身并不会引起性功能障碍。

2. 熟练掌握导尿技术，动作轻柔，避免发生任何其他并发症。

3. 一旦发生性功能障碍，给予心理辅导，如无效，由男性科医生给予相应治疗。

六、尿道假性通道形成

（一）发生原因

多见于脊髓损伤患者，反复、间歇性插入尿管，损伤膜部尿道。

（二）临床表现

尿道疼痛、尿道口溢血。尿道镜检发现假性通道形成。

（三）预防及处理

1. 插入导尿管时手法要缓慢轻柔，并了解括约肌部位的阻力，当导尿管前端到达此处时，稍稍停顿，再继续插入，必要时可向尿道内注入2%利多卡因。

2. 严格掌握间歇的时间，导尿次数为4～6h一次，每日不超过6次，避免膀胱过度充盈，每次导尿时膀胱容量不得超过500ml。

3. 已形成假性通道者，必须进行尿道镜检查，借冲洗液的压力找到正常通道，然后向膀胱内置入一导丝，在导丝引导下将剪去

头部的气囊导尿管送入膀胱，保留2～3周，待假通道愈合后再拔除，以防尿道狭窄。

七、误入阴道

误入阴道是女患者导尿术特有的并发症。

（一）发生原因

女性患者导尿通常无困难，但在老年妇女也会出现导尿失败或误入阴道的情况。老年期由于会阴部肌肉松弛，阴道肌肉萎缩牵拉，使尿道口陷于阴道前壁中，造成尿道外口异位。

（二）临床表现

导尿管插入后无尿液流出，而查体患者膀胱充盈、膨胀。

（三）预防及处理

1. 如为找不到尿道外口引起的导尿失败，则应仔细寻找尿道外口。寻找方法：常规消毒外阴，戴手套，左手示指、中指并拢，轻轻插入阴道1.5～2cm时，将指端关节屈曲，而后将阴道前壁拉紧、外翻，在外翻的黏膜中便可找到尿道口，变异的尿道口一般不深。

2. 导尿管误入阴道，应换管重新正确插入。

（张　新）

第十二节　导尿管留置法操作并发症

导尿管留置法是在导尿后，将导尿管保留在膀胱内，引流出尿液的方法。其目的是抢救危重、休克患者时正确记录尿量，测尿比重，借以观察病情；盆腔内器官手

术前引流尿液，排空膀胱，避免术中误伤；某些泌尿系统疾病手术后留置导尿管，便于持续引流和冲洗，并可减轻手术切口的张力；有利于愈合；昏迷、截瘫或会阴部有伤口者保留导尿管以保持会阴部清洁干燥。导尿管留置后会发生一系列并发症，在此作一详述。

一、尿路感染

（一）发生原因

1. 术者的无菌观念不强，无菌技术不合要求。

2. 留置导尿管期间尿道外口清洁、消毒不彻底。

3. 使用橡胶材料的、较硬的、劣质的、易老化的导尿管。

4. 引流装置的密闭性欠佳。

5. 尿道黏膜损伤。

6. 导尿管留置时间与尿路感染的发生率有着密切的关系，随着留置时间的延长，发，生感染的机会明显增多。

7. 机体免疫功能低下。

8. 留置导尿管既影响尿道正常的闭合状态，容易逆行感染；又刺激尿道使黏膜分泌增多，且排出不畅，细菌容易繁殖。

9. 导管和气囊的刺激，容易引起膀胱痉挛发作，造成尿液从导管外排出，也是诱发尿路感染的重要因素。

10. 尿袋内尿液因位置过高导致尿液反流，也是造成感染的原因之一。

（二）临床表现

主要症状为尿频、尿急、尿痛，当感染累及上尿道时可有寒颤、发热，尿道口可有脓性分泌物。尿液检查可有红细胞、白细胞，细菌培养可呈阳性结果。

（三）预防及处理

1. 尽量避免留置导尿管，尿失禁者用吸水会阴垫，阴茎套式导尿管等。必须留置导尿管时，尽量缩短留置时间。若需长时间留置，可采取耻骨上经皮穿刺置入尿管导尿或行膀胱造瘘。

2. 严格无菌操作，动作轻柔，避免损伤尿道黏膜，保持会阴部清洁，每天 2 次用 2％醋酸洗必泰或 2％碘伏清洗外阴，同时用碘伏纱布包绕导管与尿道口衔接处。每次大便后应清洗会阴和尿道口，避免粪便中的细菌对尿路的污染。鼓励患者多饮水，无特殊禁忌时，每天饮水量在 2000ml 以上。

3. 尽量采用硅胶和乳胶材料的导尿管。采用 0.1％己烯雌酚无菌棉球作润滑剂涂擦导尿管，可降低泌尿道刺激症状；在导尿管外涂上水杨酸可抑制革兰阴性杆菌，阻止细菌和酵母黏附到硅胶导尿管，达到预防泌尿系感染的目的。

4. 采用封闭式导尿回路，引流装置最好是一次性导尿袋，引流装置低于膀胱位置，防止尿液的逆流。

5. 目前，已生产出具有阻止细菌沿导尿管逆行功能的储尿器，初步应用认为可减少长期留置导尿管患者的尿路感染发生率，有条件者可采用。

6. 对需要长期留置导尿管的患者应定时夹管、开放，训练膀胱的功能。

7. 在留置导尿管中、拔管时、拔管后进行细菌学检查，必要时采用抗生素局部或全身用药，但不可滥用抗生素，以免细菌产生耐药性，引发更难控制的感染。环丙沙星预防与导尿有关的尿路感染效果较好。

二、后尿道损伤

(一)发生原因

多发生于前列腺增生患者,由于后尿道抬高、迂曲、变窄,导尿管不容易插入膀胱,而导尿管头部至气囊的距离约有3cm,如果插管时一见尿液流出即向气囊注水,可因气囊仍位于前列腺部尿道而导致局部撕裂、出血;非泌尿专科人员使用金属导丝插管或者操作粗暴,均可导致膜部尿道穿透伤。

(二)临床表现

下腹部疼痛、血尿、排尿困难及尿潴留、导尿管堵塞等。

(三)预防及处理

1. 尿道长短变化较大,与身高、体型、阴茎长短有关,老年前列腺肥大者后尿道延长。因此导尿管插入见尿后应再前送8~10cm,注水后牵拉导尿管能外滑2~3cm比较安全。

2. 一旦发生后尿道损伤,如所采用为不带气囊导尿管,应尽早重新插入气囊导尿管,以便牵拉止血或作为支架防止尿道狭窄。后尿道损伤早期,局部充血、水肿尚不明显,在尿道黏膜麻醉及充分润滑下重新插管,一般都能顺利通过。

三、尿潴留

(一)发生原因

1. 长期留置导尿管开放引流,直到拔管前才训练膀胱充盈及排空1次,导致膀胱功能障碍。

2. 泌尿系感染时,尿路刺激症状严重者,可影响排尿致尿潴留。

3. 气囊充盈不充分,在外力作用下导尿管容易向外滑脱离开膀胱而不能引流尿液。

4. 由于导尿管对尿道黏膜的压迫,导致充血、水肿、排尿疼痛、括约肌敏感性增加,发生痉挛,导致导尿管拔除后出现排尿困难甚至尿潴留。

(二)临床表现

患者有尿意,但无法排出。严重时,下腹疼痛难忍,膀胱明显充盈胀大。

(三)预防及处理

1. 长期留置导尿管者,采用个体化放尿的方法:根据患者的尿意和(或)膀胱充盈度决定放尿时间。

2. 尽可能早地去除导尿管。

3. 对留置导尿管患者的护理,除观察尿色、尿量外,还应定时检查患者膀胱区有无膨胀情况。

4. 去除导尿管后及时做尿分析及培养,对有菌尿或脓尿的患者使用致病菌敏感的抗生素,对尿路刺激症状明显者,可给予口服碳酸氢钠以碱化尿液。

5. 如患者2周后仍有尿潴留,可选用乌拉胆碱、酚苄明、α_1受体阻滞剂如哌唑嗪。

6. 经上述措施,患者尿潴留仍无法解决者,需导尿或重新留置导尿管。

四、导尿管拔除困难

(一)发生原因

1. 气囊导尿管变性老化。

2. 气囊及注、排气接头与埋藏于导尿管壁内的约1.5mm内径的细管相连,此细小通道经常可因脱落的橡皮屑或其他沉淀物堵塞而使气囊内空气或液体排出困难，容易造成拔管困难。

3. 气囊的注、排气口是根据活瓣原理设计的，如导尿前未认真检查导尿管气囊的注、排气情况，将气囊排气不畅的导尿管插入，可造成拔管困难。

4. 患者极度精神紧张，尿道平滑肌痉挛。

5. 尿垢形成使导尿管与尿道紧密粘贴。

（二）临床表现

抽不出气囊内气体或液体，拔除导尿管时，患者感尿道疼痛，常规方法不能顺利拔出导尿管。

（三）预防及处理

1. 选择硅胶或乳胶材料导尿管，导尿前认真检查气囊的注、排气情况。

2. 女性患者可经阴道固定气囊，用麻醉套管针头刺破气囊，拔出导尿管。

3. 气囊腔堵塞致导尿管不能拔出，可于尿道口处剪断导尿管，如气囊腔堵塞位于尿道口以外的尿管段，气囊内的水流出后即可顺利拔出，用指压迫气囊有助于排净气囊内水；如气囊腔因阀门作用，只能注入而不能回抽，则可强行注水胀破气囊，或在 B 超引导下行耻骨上膀胱穿刺，用细针刺破气囊拔出导尿管。

4. 采用输尿管导管内置导丝经气囊导管插入刺破气囊将导尿管拔出，这种导丝较细，可以穿过橡皮屑堵塞部位刺破气囊壁，囊液流出而拔出尿管，在膀胱充盈状态下对膀胱无损伤。

5. 对于极度精神紧张者，要稳定患者情绪，适当给予镇静剂，使患者尽量放松，或给予阿托品解除平滑肌痉挛后一般均能拔出。

6. 尽量让患者多饮水，每日 1500～2500ml；采用硅胶导尿管；每次放尿前要按摩下腹部或让患者翻身，使沉渣浮起，利于排出。还可使用超滑导尿管，减少尿垢沉积。

五、尿道狭窄

（一）发生原因

1. 多发生在男性，与其球部尿道的解剖结构有关，留置导尿管后，导尿管在耻骨下弯前壁、耻骨前弯后壁压迫，可导致尿道黏膜缺血坏死，而患者休克或体外循环时，血容量降低，尿道黏膜供血量亦显著降低，此时尿道上皮细胞对插管更为敏感，即使短时间留置导尿也极易引起尿道狭窄。

2. 导尿管过粗。

3. 尿路感染。

（二）临床表现

排尿不畅，尿流变细，排尿无力，甚至引起急性或慢性尿潴留。合并感染时出现尿频、尿急、尿痛。

（三）预防及处理

1. 长期留置导尿管应定期更换，每次留置时间不应超过 3 周。

2. 选择导尿管不宜过粗。

3. 患者尿道口用 2% 碘伏清洁 1～2 次/d,保持引流通畅，用 1：5000 呋喃西林液冲洗膀胱，1～2 次/d。鼓励患者多饮水，增加尿量冲洗膀胱，每天更换 1 次引流袋，及时倒尿，同时注意观察尿液颜色、性状，发现异常及时报告医生。

4. 已出现尿道狭窄者，行尿道扩张术。

六、引流不畅

（一）发生原因

1. 导尿管引流腔堵塞。
2. 导尿管在膀胱内"打结"。
3. 导尿管折断。
4. 气囊充盈过度，压迫刺激膀胱三角区，引起膀胱痉挛，造成尿液外溢。
5. 引流袋位置过低，拉力过大，导尿管受牵拉变形，直接影响尿液流畅。

（二）临床表现

无尿液引出或尿液引出减少，导致不同程度尿潴留。

（三）预防及处理

1. 留置尿管期间应指导患者活动，无心、肾功能不全者，应鼓励多饮水，成人饮水量每天 1500～2000ml。
2. 长期留置导尿管者，每天用生理盐水 500ml＋庆大霉素 16 万 U 或 1：5000 呋喃西林溶液 250ml 冲洗膀胱 1 次，每月更换导尿管 1 次。
3. 用导尿管附带的塑料导丝疏通引流腔，如仍不通畅，则需要更换导尿管。
4. 引流袋放置不宜过低，导尿管不宜牵拉过紧，中间要有缓冲的余地。
5. 导尿管在膀胱内"打结"，可在超声引导下细针刺破气囊，套结自动松解后拔出导尿管。亦可于尿道口处剪断导尿管，将残段插入膀胱，在膀胱镜下用 wolf 硬异物钳松套结取出。
6. 导尿管折断者，可经尿道镜用异物钳完整取出。
7. 有膀胱痉挛者，给口服普鲁本辛或颠茄合剂等解痉药物。

七、血尿

（一）发生原因

1. 持续放尿使膀胱处于排空状态，增加了尿道顶端与膀胱内壁的接触，由于异物刺激，膀胱持续呈痉挛状态，造成缺血、缺氧，形成应激溃疡。
2. 留置导尿管的患者如导尿管过紧，气囊内充液少，患者翻身时导尿管过度牵拉，气囊变形嵌顿于尿道内造成尿道撕裂。
3. 长期留置导尿管造成逆行感染，也是血尿的原因之一。

（二）临床表现

尿道疼痛，尿液外观为洗肉水样、血样或有血凝块从尿道流出或滴出；尿液显微镜检查红细胞数每高倍镜视野多于 5 个。

（三）预防及处理

1. 长期留置导尿管的患者，应采取间断放尿的方法，以减少导尿管对膀胱的刺激。
2. 气囊内注入液体要适量，以 5～15ml 为宜，防止牵拉变形进入尿道。
3. 引流管应留出足以翻身的长度，防止患者翻身时过于牵拉导尿管，导致尿道内口附近黏膜及肌肉受损伤。
4. 定期更换导尿管和集尿袋，并行膀胱冲洗及使用抗生素以预防泌尿系感染。

八、膀胱结石

（一）发生原因

1. 主要原因是导尿管留置时间过长，特别是长期卧床患者更容易发生。
2. 使用劣质尿管或注水量超过标识，

可导致气囊自发破裂，若有碎片残留形成结石核心，可形成膀胱结石。

（二）临床表现

排尿时疼痛，常有终末血尿，少见大量全血尿；排尿时尿流突然中断，尿频。

（三）预防及处理

1. 长期留置导尿管应定期更换，每次留置时间不应超过 3 周，长期卧床者应多喝水并定期行膀胱冲洗。

2. 插管前仔细检查导尿管及气囊，并注水观察气囊容量。

3. 导尿管滑脱时应仔细检查气囊是否完整，以免异物残留于膀胱，形成结石核心。

4. 因留置导尿管而形成的膀胱结石，多为感染性结石，其生长速度比较快，所以比较松散，运用各种方法碎石效果均良好。

5. 如结石＞4cm 者，可行耻骨上膀胱切开取石术。

九、尿道瘘

（一）发生原因

偶发生于男性截瘫患者。长期留置导尿管使具有抑菌作用的前列腺液流入尿道受阻，致尿道黏膜免疫力下降；患者在脊髓损伤后，皮肤、黏膜神经营养障碍；有些患者在骶尾部压疮修补术后长期采用俯卧位，尿道容易在耻骨前弯和耻骨下弯处形成压疮，并发感染后长期不愈，终致尿道瘘。

（二）临床表现

局部疼痛，尿液外渗至阴囊、皮下等。

（三）预防及处理

1. 截瘫患者尽早采用间歇导尿以预防尿道压疮的发生。

2. 对于俯卧位者，将气囊导尿管用胶布固定于下腹一侧，以避免在尿道耻骨前弯处形成压疮。

3. 已形成尿道瘘者，可采用外科手术修复。

十、过敏反应和毒性反应

（一）发生原因

1. 患者对乳胶过敏或过敏体质者。
2. 乳胶尿管中含有一种对人体有毒的物质。

（二）临床表现

全身反应有荨麻疹、鼻炎、哮喘、结膜炎、休克及支气管痉挛；局部反应表现为皮肤红斑、瘙痒、胶鳞屑、水疱及丘疹等。

（三）预防及处理

1. 选用硅胶气囊导尿管。
2. 发生过敏者，马上拔除导尿管，并换用其他材料导尿管。予以抗过敏的药物，如扑尔敏、克敏能等；出现休克者，按过敏性休克抢救。

十一、耻骨骨髓炎

（一）发生原因

偶见于骨盆手术或创伤后长期留置导尿管的患者。

（二）临床表现

全身表现：不明原因发热，脉快、乏

力、纳差，可有寒战，严重者呈败血症表现。局部表现：早期患部疼痛、肿胀和压痛，骨质因炎症而变松，常伴有病理性骨折。病变部位常可发现窦道口，窦道口常有肉芽组织增生。

（三）预防及处理

1. 对于需长期留置导尿管者，采用间歇导尿法。

2. 在急性期，宜早期、大剂量、联合使用抗生素。

3. 改善全身营养状况，静脉输液补充营养，必要时少量多次输注新鲜血，提高机体抵抗力。

4. 病灶的处理：摘除死骨，封闭死腔，有效引流。

十二、梗阻解除后利尿

（一）发生原因

导尿后梗阻解除，大量的尿液丢失，可使血容量减少，电解质失衡。

（二）临床表现

偶发生于慢性尿潴留肾功能不全的患者，尿量明显增加，严重者可致低血压、昏迷，甚至死亡。

（三）预防及处理

导尿后应严密观察尿量及生命体征，根据尿量，适当补充水、电解质，以免发生低钠、低钾及血容量不足，但不宜按出入量对等补充以免延长利尿时间。

（席 兰）

第十三节 洗胃法操作并发症

洗胃法是将胃管由鼻腔或口腔插入胃

内，将大量溶液灌入或注入胃内以冲洗胃的方法。临床上常用来清除胃内毒物或刺激物，避免毒物吸收，利用不同灌洗液进行中和解毒；对于幽门梗阻的患者，通过洗胃能将胃内滞留食物洗出，同时给予生理盐水冲洗，可减轻胃黏膜水肿与炎症；还可用于手术或某些检查前的准备。但是，消化道溃疡、食管阻塞、食管静脉曲张、胃癌等患者一般不作洗胃，昏迷患者洗胃宜谨慎。目前，洗胃法有：电动吸引洗胃法、漏斗洗胃法、注洗器洗胃法及自动洗胃机洗胃法4种，可根据患者的病情及医院的条件选用。由于洗胃法是一项侵入性操作，不论采取哪种方法洗胃，因患者自身、操作者的技术水平等原因均可产生一些并发症，如急性胃扩张、上消化道出血、窒息、吸入性肺炎、电解质紊乱、急性水中毒等。本节将分别进行叙述。

一、急性胃扩张

（一）发生原因

1. 洗胃管孔被食物残渣堵塞，造成活瓣作用，使洗胃液体只进不出，多灌少排，进液量明显大于出液量，导致急性胃扩张。

2. 患者精神紧张、疲惫或意识障碍，反复洗胃造成大量溶液潴留在胃内。

3. 洗胃过程中未及时添加洗胃液，药液吸空或药管吸头一部分甚至全部浮出药液面，使空气吸入胃内，造成急性胃扩张。

（二）临床表现

腹部高度膨胀，呕吐反射消失，洗胃液吸出困难。

（三）预防及处理

1. 遇餐后中毒，洗胃前应先刺激咽喉

部，加速催吐，以防食物阻塞胃管。

2. 对昏迷患者，小剂量灌洗更为安全可靠。

3. 洗胃过程中，保持灌入液量与抽出液量平衡。当抽吸无液体流出时，及时判断是胃管阻塞还是胃内液体抽空。如属前者，可上下移动或转动胃管，做适当调整；应用电动吸引法或自动洗胃机洗胃则关掉"自控"，打开"手冲"—"手吸"，反复几次，直至液体流出通畅。如系胃内液体抽空，及时换档，由"手吸"改为"手冲"。并严格记录出入洗胃液量。

4. 洗胃前备好足量药液，以防洗胃过程中因药液不足导致空气吸入胃内。

5. 正确掌握手术切开洗胃指征，对呕吐反射减弱或消失的昏迷患者，洗胃过程中只能灌入不能抽出者，应立即请外科会诊切开洗胃。

6. 洗胃过程中应严密观察病情变化，如神志、瞳孔、呼吸、血压及上腹部是否膨隆等。

7. 对于已发生急性胃扩张的患者，协助患者取半卧位，将头偏向一侧，并查找原因对症处理。如因洗胃管孔被食物残渣堵塞引起，立即更管重新插入将胃内容物吸出；如为洗胃过程中空气吸入胃内引起，则应用负压吸引将空气吸出等处理。

二、上消化道出血

（一）发生原因

1. 插管创伤。

2. 有慢性胃病经毒物刺激使胃黏膜充血、水肿、糜烂。

3. 患者剧烈呕吐造成食道黏膜撕裂。

4. 当胃内容物基本吸、排尽后，胃腔缩小，胃前后壁互相贴近，使胃管直接吸

附于局部胃黏膜，极容易因洗胃机的抽吸造成胃黏膜破损和脱落而引起胃出血。

5. 烦躁、不合作的患者，强行插管引起食道、胃黏膜出血。

（二）临床表现

洗出液呈淡红色或鲜红色，清醒患者主诉胃部不适、胃痛，严重者脉搏细弱、四肢冰凉、血压下降、呕血、黑便等。

（三）预防及处理

1. 插管动作要轻柔，快捷；插管深度要适宜，成人距门齿50cm左右。

2. 做好心理疏导，尽可能消除患者过度紧张的情绪，积极配合治疗，必要时加用适当镇静剂。

3. 抽吸胃内液时负压适度，洗胃机控制在正压0.04MPa，负压0.03MPa。对昏迷、年长者应选用小胃管、小液量、低压力抽吸［（0.01～0.02）MPa］。

4. 如发现吸出液混有血液应暂停洗胃，经胃管灌注胃黏膜保护剂、制酸剂和止血药，严重者立即拔出胃管，肌注镇静剂，用生理盐水加去甲肾上腺素8mg口服，静脉滴注止血药。

5. 大量出血时应及时输血，以补充血容量。

三、窒息

（一）发生原因

1. 清醒患者可因胃管或洗胃液的刺激引起呕吐反射，昏迷患者因误吸而窒息。

2. 口服毒物对咽喉部的刺激损伤造成喉头水肿，尤其是严重有机磷中毒的患者，有机磷毒物引起的毒蕈碱样症状主要表现为平滑肌痉挛及腺体分泌亢进，气道分泌

物增多，流涎，容易导致呼吸道阻塞，造成呼吸困难缺氧。

3. 胃管的位置判断错误，洗胃液误入气管引起窒息。

（二）临床表现

躁动不安、呼吸困难、发绀、呛咳，严重者可导致心跳骤停。

（三）预防及处理

1. 插管前在胃管上涂一层液体石蜡，以减少对喉头的摩擦和刺激。

2. 患者取侧卧位，及时清除口腔及鼻腔分泌物，保持呼吸道通畅。

3. 培训医务人员熟练掌握胃管置入技术，严格按照证实胃管在胃内的 3 种方法：①用注射器抽取胃内容物，用试纸检查呈酸性；②用注射器快速注入 10～20ml 空气，同时用听诊器在胃区听到气过水声；③置管末端于水中，看到无气泡逸出。进行检查，确认胃管在胃内后，方可进行洗胃操作。

4. 备好氧气、吸引器、气管插管、呼吸机、心脏起搏等装置和设备。如发生窒息，立即停止洗胃，及时报告医生，进行心、肺复苏抢救及必要的措施。

四、咽喉、食管黏膜损伤、水肿

（一）发生原因

患者在插管过程中不合作，反复拔出后强行插管，致使咽部及食管黏膜损伤。

（二）临床表现

口腔内可见血性分泌物，洗胃后 1d 诉咽喉疼痛，吞咽困难。

（三）预防及处理

1. 清醒的患者做好解释工作，尽量取得其配合。

2. 合理、正确使用开口器，操作必须轻柔，严禁动作粗暴。

3. 咽喉部黏膜损伤者，可给予消炎药物雾化吸入；食管黏膜损伤者可适当使用制酸剂及黏膜保护剂。

五、吸入性肺炎

（一）发生原因

轻中度昏迷患者，因意识不清，洗胃不合作，洗胃液大量注入未被吸出，引起反射性呕吐，洗胃液被吸入呼吸道；或拔除胃管时没有捏紧胃管末端，而使胃管内液体流入气管内导致吸入性肺炎。

（二）临床表现

患者表现为呛咳，肺部听诊湿啰音和水泡音。

（三）预防及处理

1. 洗胃时采用左侧卧位，头稍低偏向一侧。

2. 烦躁患者可适当给予镇静剂。

3. 昏迷患者洗胃前行气管插管，将气囊充气，可避免胃液吸入呼吸道。

4. 洗胃过程中，保持灌入液量与抽出液量平衡，严密观察并记录洗胃出入液量。

5. 一旦有误吸，立即停止洗胃，取头低右侧卧位，吸出气道内吸入物，气管切开者可经气管套管内吸引。

6. 洗胃毕，协助患者多翻身、拍背，以利于痰液排出，有肺部感染迹象者及时应用抗生素。

六、低钾血症

（一）发生原因

洗胃液量大、时间长，使胃液大量丢失，K^+、Na^+被排出，同时因脱水治疗及应用激素和输入过多葡萄糖等，可引起和加重低血钾。

（二）临床表现

低血钾患者可出现恶心、呕吐、腹胀、神志淡漠和低钾血症的心电图改变，如T波低平或倒置，S-T段降低，Q-T时间延长，U波出现等表现。

（三）预防及处理

1. 可选用生理盐水洗胃。

2. 洗胃后常规检查血清电解质，及时补充钾、钠等。

七、急性水中毒

临床上把脑细胞水肿、肺水肿、心肌细胞水肿，统称为水中毒。

（一）发生原因

1. 洗胃时，食物残渣堵塞胃管，洗胃液不容易抽出，多灌少排，导致胃内水贮存，压力增高，洗胃液进入肠内吸收，超过肾脏排泄能力，血液稀释，渗透压下降，从而引起水中毒。

2. 洗胃导致失钠，水分过多进入体内，使机体水盐比例失调，发生水中毒。

3. 洗胃时间过长，增加了水的吸收量。

（二）临床表现

早期患者出现烦躁，神志由清楚转为嗜睡，重者出现球结膜水肿，呼吸困难，癫痫样抽搐、昏迷。肺水肿者出现呼吸困难、发绀，呼吸道分泌物增多等表现。

（三）预防及处理

1. 选用粗胃管，对洗胃液量大的患者常规使用脱水剂、利尿剂。

2. 对昏迷患者用小剂量灌洗更为安全。洗胃时每次灌注液限为300～500ml，并保持灌洗出入量平衡。

3. 洗胃过程中应严密观察病情变化，如神志、瞳孔、呼吸、血压及上腹部是否饱胀等。对洗胃时间相对较长者，应在洗胃过程中常规查血电解质，并随时观察有无眼球结膜水肿及病情变化等，以便及时处理。

4. 在为急性中毒患者洗胃时，如相应的洗胃液不容易取得，最好先用1000～1500ml温清水洗胃后，再换为0.9%～1%的温盐水洗胃至清亮无味为止，避免造成低渗体质致水中毒。

5. 一旦出现水中毒应及时处理，轻者经禁水可自行恢复，重者立即给予3%～5%的高渗氯化钠溶液静脉滴注，以及时纠正机体的低渗状态。

6. 如已出现脑水肿，及时应用甘露醇、地塞米松纠正。

7. 出现抽搐、昏迷者，立即用开口器、舌钳（纱布包缠）保护舌头，同时加用镇静药，加大吸氧流量，并应用床栏保护患者，防止坠床。

8. 肺水肿严重、出现呼吸衰竭者，及时行气管插管，给予人工通气。

八、胃肠道感染

（一）发生原因

洗胃物品、水不洁引起。

（二）临床表现

洗胃后 1d 内出现恶心、呕吐、腹泻、发热。

（三）预防及处理

1. 选用无菌胃管，避免细菌污染洗胃用物及洗胃液。

2. 发生胃肠炎后及时应用抗生素治疗。

九、虚脱及寒冷反应

（一）发生原因

洗胃过程中患者恐惧、躁动不安、恶心、呕吐，机械性刺激迷走神经，张力亢进，心动过缓加之保温不好，洗胃液过凉等因素造成。

（二）临床表现

患者面色苍白、口唇发绀、周身皮肤湿冷、寒战、脉搏细弱。

（三）预防及处理

1. 清醒患者洗胃前做好心理疏导，尽可能消除患者紧张恐惧的情绪，以取得合作，必要时加用适当镇静剂。

2. 注意给患者保暖，及时更换浸湿衣物。

3. 洗胃液温度应控制在 25 ～ 38℃ 之间。

十、顽固性呃逆

（一）发生原因

洗胃液温度过低刺激膈神经，胃部反复机械性冲吸影响膈肌功能。

（二）临床表现

喉间呃呃连声，持续不断，声短而频频发作，令人不能自制。轻者数分钟或数小时，重者昼夜发作不停，严重影响患者的呼吸、休息、睡眠。

（三）预防及处理

1. 洗胃液温度要适宜，以 25 ～ 38℃ 为宜。

2. 一旦发生呃逆，轮流拇指重按患者攒竹穴，每侧 1min，多能缓解，或舌下含服心痛定 10mg。

3. 如上述措施仍不能缓解，可应用盐酸氯丙嗪 25～50mg 肌内注射。

十一、胃穿孔

（一）发生原因

1. 多见于误食强酸、强碱等腐蚀性毒物而洗胃者。

2. 患者患有活动性消化道溃疡、近期有上消化道出血、肝硬化并发食道静脉曲张等洗胃禁忌证者。

3. 洗胃管堵塞出入量不平衡，短时间内急性胃扩张，继续灌入液体，导致胃壁过度膨胀，造成破裂。

4. 医务人员操作不慎，大量气体被吸入胃内致胃破裂。

（二）临床表现

腹部隆起，剧烈疼痛，腹肌紧张，肝浊音界消失，肠鸣音消失，脸色苍白，脉细速。腹部平片可发现膈下游离气体，腹部B超检查可见腹腔有积液。

（三）预防及处理

1. 误服腐蚀性化学品者，禁止洗胃。

2. 加强培训医务人员洗胃操作技术，洗胃过程中，保持灌入与抽出量平衡，严格记录出入洗胃液量。

3. 洗胃前详细询问病史，有洗胃禁忌证者，一般不予洗胃。有消化道溃疡病史但不处于活动期者洗胃液应相对减少，一般 300ml/次左右，避免穿孔。

4. 电动洗胃机洗胃时压力不宜过大，应保持在 100mmHg 左右。

5. 洗胃过程中应严密观察病情变化，如神志、瞳孔、呼吸、血压及上腹部是否饱胀，有无烦躁不安、腹痛等。

6. 胃穿孔者立即行手术治疗。

十二、中毒加剧

（一）发生原因

1. 洗胃液选用不当，如敌百虫中毒者，应用碱性洗胃液，使敌百虫转化为毒性更强的敌敌畏。

2. 洗胃液灌入过多，造成急性胃扩张，增加胃内压力，促进毒物吸收。

3. 洗胃液过热，容易烫伤食道、胃黏膜或使血管扩张，促进毒物吸收。

（二）临床表现

清醒患者意识可逐渐变模糊，昏迷患者脉搏细速、血压下降等。

（三）预防及处理

1. 毒物的理化性质不明者，选用温清水洗胃。

2. 洗胃时先抽吸胃内浓缩的毒物后再灌注洗胃液，避免毒物被稀释后进入肠道内吸收。

3. 保持灌入与抽出量平衡，严格记录出入洗胃液量。

十三、急性胰腺炎

（一）发生原因

大量的洗胃液能促进胰腺分泌，十二指肠乳头水肿，胆道口括约肌痉挛，胰管梗阻致急性胰腺炎。

（二）临床表现

中上腹疼痛，发热、恶心、呕吐，血、尿淀粉酶增高。腹部 B 超或 CT 检查可发现胰腺水肿，严重者胰腺坏死液化，胸腹腔积液。

（三）预防及处理

1. 洗胃过程中，保持灌入与抽出量平衡，严格记录出入洗胃液量。

2. 如有急性胰腺炎症状者，及时给予禁食、胃肠减压，使用抑制胰腺分泌药物，如善宁，解痉止痛药物，如阿托品、山莨菪碱等治疗。

十四、呼吸心跳骤停

（一）发生原因

1. 心脏病患者，可由于插管给患者带来痛苦、不适、呕吐，甚至挣扎，情绪紧张，心脏负荷加重，诱发心衰。

2. 胃管从口腔或鼻腔插入经食管移行处时，刺激迷走神经，反射性引起呼吸心跳骤停。

3. 患者处于深昏迷、抽搐、呼吸衰竭状态，强行洗胃可导致缺氧加重引起心跳骤停。

（二）临床表现

患者意识消失，大动脉搏动和心音消失，呼吸停止。

（三）预防及处理

1. 昏迷及心脏病患者洗胃宜慎重。

2. 出现呼吸心跳骤停应立即拔出胃管，给予吸氧、人工呼吸和胸外按压等方法进行抢救。

（高淑珍）

第十四节　灌肠法操作并发症

灌肠法是将一定量的液体通过肛管，由肛门经直肠灌入结肠，以帮助患者清洁肠道、排便、排气。也可借助输入的药物，达到确定诊断和进行治疗的目的。根据灌肠的目的可分为不保留灌肠和保留灌肠 2 种。不保留灌肠又根据灌入的液体量分为大量不保留灌肠和小量不保留灌肠。如果为了达到清洁肠道的目的，而反复使用大量不保留灌肠，至排出的灌肠液较清，无粪便残渣，则为清洁灌肠。大量不保留灌肠的目的是彻底清除肠道粪便解除便秘、肠胀气；清洁肠道，为肠道手术、检查或分娩作准备，防止术中污染和术后感染；灌入低温液体，为高热患者降温等。小量不保留灌肠适用于腹部或盆腔手术后的患者及危重患者、年老体弱、小儿、孕妇等。保留灌肠法是指自肛门灌入药物，保留在直肠或结肠内，通过肠黏膜吸收，达到治疗的目的。常用于镇静、催眠及治疗肠道感染等。因灌肠法是一项侵入性操作，由于患者自身、灌肠材料、操作者的技术水平等各种原因，可产生相应的并发症，本节将对大量不保留灌肠法和保留灌肠法分别进行叙述。

一、肠道黏膜损伤

（一）发生原因

1. 肛门插管引起了肠道的摩擦，液体石蜡润滑不够，常会遇到插管困难，若强行插入，容易造成肠道黏膜的损伤。

2. 使用的肛管粗细不合适或质地较硬，反复插管会引起肠道黏膜水肿、损伤出血。

3. 患者不配合，精神紧张可导致提肛肌收缩和外括约肌痉挛，插入困难而致损伤。

4. 患者因不能忍受肛管在肠道的刺激，自行拔除，动作粗暴而导致损伤。

（二）临床表现

肛门疼痛，排便时加剧，伴局部压痛；损伤严重时可见肛门外出血或粪便带血丝；甚至排便困难。

（三）预防及处理

1. 插管前，向患者详细解释其目的、意义，使之接受并配合操作。

2. 插管前常规用液体石蜡润滑肛管前端，以减少插管时的摩擦力；操作时顺应肠道解剖结构，手法轻柔，进入要缓慢，忌强行插入，不要来回抽插及反复插管。

3. 选择粗细合适、质地软的肛管。

4. 插入深度要适宜，不要过深。成人插入深度约 7～10cm，小儿插入深度约4～7cm。

5. 肛门疼痛和已发生肠出血者遵医嘱予以止痛、止血等对症治疗。

二、肠道出血

（一）发生原因

1. 患者有痔疮、肛门或直肠畸形、凝血机制障碍等异常，插管时增加了肛门的机械性损伤。

2. 当患者精神紧张，不予以理解，配合时，出现肛门括约肌痉挛，插管时损伤了肠道黏膜。

3. 肛管未予润滑，插管动作粗暴。

（二）临床表现

肛门滴血或排便带有血丝、血凝块。

（三）预防及处理

1. 全面评估患者全身心状况，有无禁忌证。

2. 做好宣教工作，加强心理护理，解除患者的思想顾虑及恐惧心理。

3. 操作时，注意维持个人形象，保护患者自尊，屏风遮挡保护个人隐私。

4. 插管前必须用液体石蜡润滑肛管，插管动作要轻柔，忌暴力。

5. 发生肠道出血应根据病情应用相应的止血药物或局部治疗。

三、肠穿孔、肠破裂

（一）发生原因

1. 操作时动作粗暴，用力过猛，穿破肠壁。

2. 肛管质地粗硬或反复多次插管。

3. 灌入液量过多，肠道内压力过大。

（二）临床表现

灌肠过程中患者突然觉得腹胀、腹痛，查体腹部有压痛或反跳痛。腹部 B 超可发现腹腔积液。

（三）预防及处理

1. 选用质地适中，大小、粗细合适的肛管。

2. 插管时动作应轻缓，避免重复插管。

3. 若遇有阻力时，可少稍移动肛管或嘱患者变动一下体位。

4. 液体灌入速度适中，灌肠袋液面距患者肛门高度约 45~60cm。

5. 若患者发生肠穿孔、肠破裂，立即转外科行手术治疗。

四、水中毒、电解质紊乱

（一）发生原因

1. 反复用清水或盐水等灌肠液灌肠时，大量液体经大肠黏膜吸收。

2. 灌肠后排便异常增多，丢失过多的水、电解质致脱水或低钾、低钠血症。

（二）临床表现

水中毒者早期表现为烦躁不安，继而嗜睡、抽搐、昏迷，查体可见球结膜水肿；脱水患者诉口渴，查体皮肤干燥、心动过速、血压下降、小便减少、尿色加深；低钾血症者诉软弱无力、腹胀、肠鸣音减弱、腱反射迟钝或消失，可出现心律失常，心电图可见 ST-T 改变和出现 U 波。

（三）预防及处理

1. 全面评估患者的身心状况，对患有心、肾疾病、老年或小儿等患者尤应注意。

2. 清洁灌肠前，嘱患者合理有效的饮食（肠道准备前 3~5d 进无渣流质饮食），解释饮食对灌肠的重要性。使患者配合，为顺利做好肠道准备打好基础。

3. 清洁灌肠时禁用一种液体，如清水或盐水反复多次灌洗。

4. 灌肠时可采用膝胸体位，便于吸收，以减少灌肠次数。

5. 腹泻不止者，可给予止泻剂、口服补液或静脉输液。低钾、低钠血症可予口服或静脉补充。

五、虚脱

（一）发生原因

1. 年老体弱、全身状况差或患有严重心肺疾患者。
2. 灌肠液温度过低，致使肠道痉挛。
3. 灌肠次数过多，速度过快过量。

（二）临床表现

患者突然感恶心、头晕、面色苍白、全身出冷汗甚至晕厥。

（三）预防及处理

1. 灌肠液温度应稍高于体温，约39～41℃，不可过高或过低（高热患者灌肠降温者除外）。
2. 灌肠速度应根据患者的身体状况、耐受力调节合适的流速。
3. 一旦发生虚脱应立即平卧休息。

六、排便困难

（一）发生原因

1. 由于排便活动受大脑皮层的控制，插管的不适，导致排便中枢受抑制。
2. 插管过程中，肛管插入粪便内，使肛管堵塞，导致灌肠失败。
3. 对于大便干结的患者，注入的灌肠液短时间内不能使粪便软化、溶解，因此尽管灌肠液进入患者肠腔，但直肠内干结的粪便堵塞肛门及直肠，患者仍感排便困难。
4. 插管过程中，肛管紧贴肠壁或进入粪块中，阻力增大，如强行插管，则患者不能耐受，导致插管失败。

（二）临床表现

患者常有头痛、乏力、食欲不佳、腹痛及腹胀等症状。

（三）预防及处理

1. 插管前常规用石蜡油润滑肛管前端，以减少插管时的摩擦力。
2. 根据灌肠的目的，选择不同的灌肠液和量，常用溶液有清水、生理盐水、肥皂水及为降温用的冷水或冰水。成人用量为500～1000ml，小儿用量不得超过500ml。
3. 灌肠时将肛管自肛门插入2～4cm后打开灌肠夹，在灌肠液流入肠腔的同时将肛管轻轻插入直肠内一定深度（15～10cm），使灌肠液缓缓流入肠腔。
4. 提供适当的排便环境和排便姿势以减轻患者的思想负担。
5. 指导患者顺应肠道解剖结构，腹部环形按摩，增加腹内压，促进排便。
6. 若为非器质性便秘，可协助患者建立正常排便习惯；在饮食中增加新鲜水果、蔬菜、粗粮等促进排泄的食物；增加液体摄入量；适当增加运动量及使用一些缓泻药物，如开塞露等。

七、肠道感染

（一）发生原因

1. 肛管反复多次使用，容易致交叉感染。
2. 灌肠术作为一种侵袭性操作常可导致肠道黏膜的损伤，降低了其抵抗力。
3. 人工肛、肠造瘘口患者清洁肠道时容易发生感染。

（二）临床表现

腹痛，大便次数增多，大便的量、颜色、性状有所改变。

（三）预防及处理

1. 灌肠时应做到一人一液一管，一次性使用，不得交叉使用和重复使用。

2. 临床上可使用一次性输液器插入装有灌肠液的液体瓶内，排气后一端接适宜的肛管，润滑肛管前端，然后插入肛门达灌肠所需深度即可。这样既可减少交叉污染，同时也避免对肠道黏膜的损伤。

3. 尽量避免多次、重复插管，大便失禁时注意肛门会阴部位的护理。

4. 肠造瘘口的患者需肠道准备时，可用美国生产的 16 号一次性双腔气囊导尿管，插入 7～10cm，注气 15～20ml，回拉有阻力后注入灌肠液，夹紧，保留 5～10min，这样可避免肠道及造瘘口部位的感染。此法也适用于人工肛门的灌肠。

5. 将 20％甘露醇与庆大霉素、甲硝唑联合应用于肠道清洁的准备。方法如下：术前 3d 口服庆大霉素 4 万 U，每天 3 次，甲硝唑 0.2g，每天 3 次，术前晚、术日早晨禁食，术前 1d 下午 4 时给予 20％甘露醇 500～1000ml＋生理盐水 500～1000ml 口服，术前 1h 静滴 0.2％甲硝唑 250ml。这样可避免清洁灌肠中反复多次插管导致的交叉感染。

6. 根据大便化验和致病微生物情况，选择合适的抗生素。

八、大便失禁

（一）发生原因

1. 长时间留置肛管，降低了肛门括约肌的反应，甚至导致了肛门括约肌永久性松弛。

2. 清洁灌肠时，患者心情紧张造成排便反射控制障碍。

3. 操作粗暴，损伤肛门括约肌或其周围的血管或神经。

（二）临床表现

大便不由自主地由肛门排出。

（三）预防及处理

1. 需要肛管排气时，一般不超过 20min，必要时可隔 2～3h 后重复插管排气。

2. 消除患者紧张不安的情绪，鼓励患者加强意识以控制排便。

3. 帮助患者重建控制排便的能力，鼓励患者尽量自己排便，助患者逐步恢复其肛门括约肌的控制能力。

4. 必要时适当使用镇静剂。

5. 已发生大便失禁者，床上铺橡胶（或塑料）单和中单或 1 次性尿布，每次便后用温水洗净肛门周围及臀部皮肤，保持皮肤干燥。必要时，肛门周围涂搽软膏以保护皮肤，避免破损感染。

九、肛周皮肤擦伤

（一）发生原因

长期卧床或年老体弱患者灌肠后排便次数增多，或便器摩擦致使肛周皮肤损伤。

（二）临床表现

肛周皮肤破溃，红肿。

（三）预防及处理

1. 患者大便后肛周及时洗净擦干，保

持患者肛周局部清洁、干燥。

2. 使用便盆时，应协助患者抬高臀部，不可硬塞、硬拉，必要时在便盆边缘垫以软纸、布垫或撒滑石粉，防止擦伤皮肤。

3. 皮肤破溃时可用 TDP 灯照射治疗，每天 2 次，每次 15～30min，再以外科无菌换药法处理伤口。

（张兰芳）

第四章　内科护理技术

第一节　内科疾病一般护理常规

1. 主动热情接待新入院的患者，向患者介绍病房环境、科室主任、护士长、主管医生、主管护士及有关制度，并通知医生。

2. 每日应为新入院患者测体温、脉搏、呼吸各 2 次，连测 3d 后改每日测 1 次。37.5℃以上者每日测 4 次，连测 3d，体温降至正常后，再改为每日测 1 次。38.5℃以上者每 4h 测 1 次。血压按医嘱测量。急诊入院患者应立即测量体温、脉搏、呼吸、血压。每周测量体重 1 次。

3. 随时对患者进行卫生宣传教育，如饭前便后洗手，每周洗头 1 次、剪指甲 1 次，督促患者定期洗澡，危重患者每周擦澡 1 次。

4. 根据病情实施分级护理及心理护理。

5. 按医嘱给予患者基本饮食或治疗饮食。探视人员所带食物须经医护人员同意后方可食用。

6. 根据医嘱记录 24h 出入水量，为重危患者制订护理计划，并做好护理记录。

7. 观察病情变化，做好急救准备，随时进行抢救。

8. 为重危及长期卧床患者建立翻身登记卡，每 2h 翻身 1 次，皮肤护理每日 1 次。

9. 正确留取各种标本，及时送验。

10. 记录每日大小便次数。3d 无大便或大便次数增多者，及时通知医生处理。

11. 保持病室清洁、整齐、安静、舒适、通风良好，室温保持在 18～24℃，相对湿度为 50%～60%。必要时，病室用紫外线照射或乳酸熏蒸进行空气消毒。患者死亡或出院后应进行终末消毒。

12. 做好健康教育，患者出院前给予出院指导。

（高淑珍）

第二节　呼吸系统疾病护理

一、肺炎

肺炎（pneumonia）是由各种原因引起的终末支气管以下部位的急性或慢性炎症改变，病变的主要部位在肺泡（称肺泡性肺炎，通称肺炎）或肺间质（称间质性肺炎）。肺炎按病变扩展范围可分为大叶性肺炎和小叶性肺炎，按病因可分为细菌性、肺炎支原体性、立克次体性、衣原体性、病毒性、真菌性、过敏性、放射性和化学性肺炎等，按病原微生物的来源方式分为原发性肺炎和继发性肺炎。临床为便于治疗一般按病因分类。肺炎的临床表现变化大，不少患者被误诊为流行性感冒，而典型的由肺炎球菌引起的大叶性肺炎现已少见，一旦发生则多属重症肺炎，革兰阴性菌如肺炎克雷伯杆菌，肠杆、球菌等所致肺炎及支气管肺炎已日渐增多，医院获得性肺炎（nosocomial pneumonia）亦越来越被人们所重视。

（一）病因及发病机制

有10%～60%正常人鼻咽部寄居肺炎链球菌等多种细菌，但一般情况下，由于呼吸道具有有效的防御体系，如会咽反射、支气管黏膜及纤毛的清除功能、吞噬细胞的吞噬作用，可阻止细菌进入下呼吸道。当机体过度疲劳、受凉、感冒、外伤、麻醉、吸入有害物质、气管切开、气管插管、酒精中毒或患慢性消耗性疾病时，全身抵抗力降低，使呼吸道的防御机制受到削弱，病原体可进入到下呼吸道大量繁殖，引起肺内感染而发病。常见的导致下呼吸道感染的病原体较广泛，门诊患者多系肺炎球菌、流感性杆菌及肺炎支原体等，而住院患者则以克雷伯杆菌和变形杆菌为主，并有逐渐增加的趋势。原发性非典型肺炎的病原体在儿童多为呼吸道合胞病毒，成人则为肺炎支原体，其发生率可高达60%，在大流行时由感冒病毒引起的约为70%，甚至更高。细菌性肺炎无固定的潜伏期，原发性非典型肺炎的潜伏期为5～19d。肺炎球菌性肺炎的病理特点为渗出性炎症和肺实变。病理形态表现为充血期、红色肝变期、灰色肝变期和消散期。消散期后，一般在肺内不留纤维瘢痕或引起肺气肿等后果。肺炎支原体炎的特点是当肺炎支原体进入人体后，在纤毛边缘及呼吸道上皮细胞之间繁殖，不侵入肺实质，病变常沿支气管呈树状分布，表现为间质性炎症及急性支气管炎症病变。常伴发咽炎、耳鼓膜炎，通过口鼻分泌物传播，一般呈散发，也可集体发病。

（二）临床表现

主要症状为咳嗽、咳痰、发热、胸痛等。每个症状发生的强度因不同病例而差异较大，其前驱症状及伴随症状亦因病原体及其毒力的不同而不同。肺炎链球菌大叶性肺炎常是完全健康的人突然寒战而起病，如未及时治疗则呈持续发展状态，并产生剧烈咳嗽，咳红色或铁锈色痰，心慌、胸痛、大汗，可出现鼻翼煽动，高热。当细菌毒素进入血循环可发生中毒性休克等典型重度症状。较多见的肺炎表现为较缓慢进行的低热或中度发热，在老年人或体弱患者可完全不发热。支原体肺炎常表现为反复咳嗽，刺激性干咳而无痰。军团菌肺炎临床表现为支气管肺炎，并伴有消化道、肾脏及中枢神经系统症状，其预后不良，死亡率高达15%～20%。大叶性肺炎发热前常伴寒战，继而出现口唇疱疹、伴胸痛等，非典型肺炎发热不伴寒战。物理体检，大叶性肺炎呼吸音减低，语颤增强，可闻及支气管呼吸音以及胸膜摩擦音，消散期可听到湿啰音。非典型肺炎的体征较少甚至无。大多数肺炎X线胸片表现为界限不清楚的，部分是圆形的，部分是条纹状的浸润影，大叶性肺炎表现为受侵肺叶的均匀致密阴影，非典型肺炎首先表现为肺门阴影增大及条纹状阴影增多，以后则发展为边界不清楚的斑点状阴影，云雾状阴影。住院患者可在气管切开、气管插管、机械通气、麻醉后发生以咳嗽、咳痰、发热、胸片阴影为主要表现的下呼吸道感染。

（三）护理

1. 护理要点

肺炎的护理重点为对症护理和动态观察病情。如高热者行物理降温，中毒性休克者应注意抗休克护理，严密观察生命体征，尤其是血压，尿量情况。准确调节升压药的滴速，使血压相对平稳，及时补充水分，咳嗽、咳脓痰者鼓励咳痰并帮助翻身、叩背，刺激性干咳则可适当给予镇咳剂，消化道症状予止吐剂、缓泻剂等，呼吸困难及发绀者给予半卧位吸氧，胸痛可予止痛剂。

2. 观察重点

咳嗽、咳痰患者应观察咳嗽的性质和程度，痰的颜色、性质和量。从痰的性质可推测其病原体，如肺炎球菌性肺炎痰呈铁锈色，厌氧菌感染时痰的气味恶臭、克雷伯杆菌性肺炎的痰为带血凝胶样。观察病情时应动态地分析，如重症肺炎的患者不一定都有高热和显著白细胞增高，由假单胞菌和克雷伯杆菌引起的肺炎虽病情险恶，但常常仅有中度发热，白细胞甚至不高。5岁前儿童、65岁以上老人及中毒型肺炎患者是重点监护对象。

3. 一般护理

卧床休息，多饮水，进食柔软容易消化，高蛋白、高纤维素、高热量的流质或半流质饮食，给患者一个安静舒适的环境，保持室内空气湿润。口唇疱疹者，局部涂以1%龙胆紫或抗病毒软膏以防止继发细菌感染。对于有发绀和呼吸困难者应半卧位，中流量吸氧。

4. 寒战高热的观察与护理

寒战时注意保暖，及时添加被褥，使用热水袋时防止烫伤。一般寒战约持续0.5h左右，青壮年肺炎患者则体温常升至39～40℃，呈稽留热型，同时伴头痛，烦躁不安，全身肌肉酸痛，食欲不振，口干等。支原体肺炎发热一般在38℃左右，偶尔可达39℃，伴乏力、头痛、咽痛及肌肉酸痛。高热时予乙醇擦浴、冰袋及冰帽进

行物理降温，降温时应逐步降温以防发生虚脱；按时进行口腔护理，防止继发口腔感染，影响食欲和进食，减轻口干；尽量多饮水或按医嘱给予静脉输液以加快毒素的排泄和热量的散发。卧床休息，以减轻头痛、乏力、肌肉酸痛症状，对于烦躁不安者应防止摔伤。

5. 中毒性肺炎的护理

中毒性肺炎多发生于肺炎早期，肺炎球菌引起者病情一般较轻，肺炎杆菌、金葡菌及革兰阴性杆菌引起者，多较严重而凶险。在发病24～72h，特别是最初24h内，患者血压迅速降至10.7/6.6kPa以下，进入休克状态。表现为末梢循环衰竭、尿少或无尿、脉快、心音弱，并有烦躁、嗜睡及意识模糊等神经系统症状。而呼吸系统症状较一般肺炎轻，有时出现呕吐等消化道症状。因此，应严密观察患者意识，脉搏、呼吸、血压、末梢循环及尿量情况，并做好记录。尽早建立两路静脉通道，用升压药者应严密观察血压，准确调节输液滴速。

6. 咳嗽、咳痰的护理

起病初期有发作性干咳、继而咳痰。早期咳白色泡沫痰或白黏痰，可带少量血丝。大叶性肺炎可先出现铁锈色痰（因红色肝变期渗到肺泡内的红细胞破坏后，释放含铁血黄素于痰中），3～5d后痰呈混浊和黏液脓性，至消散期则痰量增加，呈淡黄色。咳嗽咳痰是机体的自净与自我保护作用，因此患者有痰时应鼓励咳痰，进行有效的咳痰，深吸气后摒住再咳出。痰不容易咳出者，可多喝水，适当予化痰剂，如必嗽平、沐舒痰等。当患者咳嗽剧烈，无痰，影响休息和睡眠时可适当给予镇咳剂，如可待因、咳必清等。对于老年体弱患者，应协助翻身、叩背、体位排痰或雾

化吸入、负压吸痰等。并注意肺部听诊，因老年患者咳嗽咳痰等肺炎症状可较轻，而实际病情却较重。应根据痰的性质及量判断病情转归情况，如痰量多，带腥臭味，则应考虑并发肺脓肿。

7. 胸痛的观察与护理

起病的 1～2d，由于病变累及胸膜，约70％的患者可有剧烈胸痛，胸痛部位与病变部位一致，并随呼吸及咳嗽而加重，如炎症侵及膈面及胸膜时则疼痛可放射至同侧上腹或肩部。可取患侧卧位，以减轻疼痛，或用宽胶布固定患者胸廓。必要时可皮下注射可待因 15～30mg。

8. 肺炎病情的动态观察

肺炎是致死率较高的疾病。因此，应严密地、动态地观察其病情变化，以及早发现、诊断、治疗并护理休克型肺炎及重症肺炎。对于老年患者，伴有严重慢性病者，伴有精神症状者，体温不升或过高者，心率＞140 次/min，WBC＞3 万或＜3000以及血压逐步下降者，应严密观察，警惕休克的出现。对于长期使用广谱抗生素及肾上腺皮质激素者应注意观察有无真菌性肺炎的发生。对于失去知觉及吞咽障碍的患者应注意防止吸入性肺炎的发生。

9. 健康教育

（1）注意生活规律，劳逸结合，防止过度疲劳，忌淋雨，勿酗酒。

（2）积极防治感冒，季节变化及时添减衣服。出现感冒症状及时就诊，配合医生治疗，多喝水，注意休息。咳嗽咳痰者尽量把痰咳出。

（3）体质弱者积极加强锻炼，做呼吸操及扩胸运动，以增强体质，患严重慢性疾病及长期卧床者应勤翻身，勤叩背。当咳嗽咳痰症状加重应及时到医院就诊或向医生反映。

（4）对于急性期的患者应帮助其克服暂时的困难，积极配合治疗，以减少并发症的发生。

二、肺结核

肺结核是由结核杆菌引起的肺部慢性传染病。肺结核的病理变化比较复杂，结核杆菌侵入肺组织后所引起的基本病变是渗出与增殖。渗出以结核性肺泡炎，增殖以结核性结节肉芽肿为特征。在机体抵抗力低下或未适当治疗时，结核病变可以恶化，发生以下几种改变：①干酪样坏死；②液化及空洞；③播散。机体抵抗力强和经适当治疗时，结核病可通过以下几方式愈合：①吸收；②纤维化；③钙化；④空洞瘢痕性愈合；⑤空洞净化。通常症状和体征缺乏特征性，痰检结核菌可有助于诊断。肺结核一般分为 5 种类型：①原发型（Ⅰ型）；②血型播散型（Ⅱ型）；③浸润型（Ⅲ型）；④慢性纤维空洞型（Ⅳ型）；⑤胸膜炎型（Ⅴ型）。根据病情分为 3 期：①进展期：新发活动病灶，病灶增大增多，新发空洞或空洞增大，痰菌检阳性；②好转期：病灶吸收，空洞缩小，痰菌检连续 3 个月阴性；③稳定期：病灶无活动性，空洞闭合，痰菌检阴性连续半年以上；若有空洞，痰菌检阴性连续 1 年以上。

（一）常见病因

结核杆菌感染。最常见的首次感染，是因吸进带活菌的飞沫并附着于肺泡上皮后引起的，但被感染的患者只有极少数患结核病。结核菌的致病性、病变范围及发病时期，常取决于人体的免疫状态，尤其是过敏性与免疫两者间的平衡而定。感染的菌量及其感染途径、患病年龄、性别和健康水平、营养状态等皆有一定的影响。

（二）临床表现

1. 症状

临床可出现结核中毒症状。以发热（午后潮热）、咳嗽、气急盗汗、疲乏、食欲不振、消瘦为主，有时可出现咯血。

2. X线表现

（1）原发型肺结核（Ⅰ型）：为初次感染所发生的结核，多见于儿童，也见于青年。X线表现分为原发综合征及胸内淋巴结结核。

1）原发综合征：包括原发病灶、淋巴管炎、淋巴结炎。具体表现为：①肺野内云雾状阴影，边缘模糊；②数条索条状致密影；③肺门及纵隔处肿块影。

2）胸内淋巴结结核：分结节型（肿瘤型）与炎症型。具体表现为：①结节型：X线表现为肺门及纵隔处圆形或椭圆形结节状影，外缘呈半圆形或分叶状突出，边界清楚；②炎症型：X线表现为肺门影增大，边缘模糊，无清楚边界。

（2）血行播散型肺结核（Ⅱ型）：根据结核杆菌进入血循环的途径、数量、次数以及机体的反应，可分为急性粟粒型肺结核及慢性血行播散型肺结核。

① 急性粟粒型肺结核：系大量结核杆菌一次或短期内数次进入血流，播散所致。X线表现为：a. 早期整个肺野可呈毛玻璃密度增高。b. 进展期出现分布均匀的 1.5～2mm 大小、密度相同的粟粒状灶，正常肺纹理不能显示。

② 亚急性或慢性血行播散型肺结核：系少量结核杆菌在较长时间内进入血流播散至肺部所致。X线表现为大小不一、密度不同、分布不均的多种病灶。

（3）浸润肺结核（Ⅲ型）：系继发性肺结核，为成年结核中最常见的类型。有如下 X 线表现：

1）锁骨上下区片状阴影，中心密度较高，边缘模糊。

2）小片云絮状影。

3）结核球表现为：①圆形、椭圆形及分叶状；②直径多为 2～3cm；③阴影内可出现层状、环状或斑点状钙化影；④周围可见卫星灶。

4）干酪性肺炎：大叶性干酪性肺炎，X线表现为大片状致密阴影，其中可见低密度的虫蚀样空洞。小叶性干酪性肺炎，X线表现为两肺内散在小片状致密阴影。

（4）慢性纤维空洞型肺结核（Ⅳ型）：此型多为肺结核的晚期类型，由纤维厚壁空洞、广泛的纤维性变及支气管播散病灶组成病变的主体。X线表现为：①锁骨上下区形状不规则的空洞，周围有条索状阴影及密度小均的斑片状影；②肺野内可见斑片状阴影；③肺门上提，呈垂柳状；④未被病变波及的部位，肺透亮度高；⑤可有局限性胸膜增厚影，患侧邻近肋间隙变窄。

（5）胸膜炎型（Ⅴ型）：此型多见于儿童与青少年。临床上分干性及渗出性结核性胸膜炎。

① 干性胸膜炎：X线表现可无异常或仅有患侧膈肌运动受限。

② 结核性渗出性胸膜炎：X线表现为胸腔积液，已在呼吸系统基本病变中叙述。

3. CT表现

（1）一般表现：肺结核的诊断中，传统 X 线仍占主要地位，CT 检查主要用于结核瘤与周围型肺癌、肺门及纵隔淋巴结增大者、多发胸膜肿块或积液不能除外肿瘤者、咯血患者、胸片正常者，以及用于胸片有可疑的空洞阴影需要进一步定性者的鉴别。CT 上肺结核多表现为肺内的斑片状或小片状高密度影，边缘模糊、不规整，其内有时可见扩张的小支气管及不规则形空洞，周围多有卫星病灶。干酪样肺炎可占据一个肺段或肺叶，致使该区容积缩小，其内可见多数低密度影，为干酪坏死灶，与支气管相通后，可形成较大的空洞。

肺内结核性结节或肿块，<2cm 病灶多呈高密度，边缘清楚光整。2cm 以上结核球病灶，形态多不规整，可有分叶，但毛刺较长。靠近胸膜缘者可有粘连，内部可见微细钙化或不规则形小空洞。可用软组织窗观察有无钙化。在 CT 上明确为钙化病变的 CT 值在 300～800Hu，CT 平均值200Hu 以上多为良性病变。结核球周围可有卫星病灶及局限性胸膜增厚。

肺门及纵隔外围淋巴结增大，以肺门为主，有时可见多发的淋巴结增大融合成结节状或肿块影。淋巴结钙化亦较常见。结核性胸膜炎多表现为胸腔积液以及胸膜粘连增厚。

(2) 鉴别：结核瘤常需要与周围型肺癌鉴别；支气管淋巴结结核导的纵隔及肺门淋巴结的增大，需要与肺癌的纵隔淋巴结转移及恶性淋巴瘤鉴别；结核性胸膜炎则需要和胸膜转移瘤、间皮瘤鉴别。周围型肺癌肿块形态不规整，边缘呈分叶状，可有小棘状突起及短小毛刺，其内常可见小结节的堆聚，有时可见有肿瘤血管；而结核球形态大多较规整，呈圆形或椭圆形，边界较整齐，可有长毛刺，病灶内可见钙化或单发和多发的小空洞，周围多有卫星病灶。纵隔淋巴结增大若＞2cm 时，以恶性肿瘤转移可能性大；但环状增强伴钙化，则结核可能性大。不增强或非均匀性增强，肿瘤可能性大。霍奇金病增大的淋巴结大多位于血管前、气管旁及隆突下，可融合成团块状。平扫 CT 值略高，大多为 40Hu 左右，静脉注射造影剂后可不增强或轻度

环形增强。另外，胸腔积液时，CT 扫描发现胸膜结节或肿块，以增强扫描显示更佳，有助于肿瘤的诊断，即使在大量胸水的遮盖下，亦可见到增强的结节或肿块；而结核性胸膜炎无此征象。包裹性积液则以结核多见，但也可见于肺癌胸膜转移，一般以进展的快慢来鉴别。

(三) 护理

1. 护理目标

1) 保持呼吸道通畅。

2) 给予足够的营养，保证机体修复的需要。

3) 促进身心休息。

4) 了解预防传染的知识，能获得有关结核病的治疗知识，理解长期用药的原因并遵循治疗方案服药等。

2. 护理措施

1) 护理心理支持与自我调适指导

① 结核病病程长，应鼓励患者树立战胜疾病的信心，能正确对待疾病。

② 消除恐惧、焦虑、情绪不稳定的心理，解除心理负担。

③ 因患者住院时间长，长期受疾病困扰，养成了依赖医院的心理，应克服被动依赖心理，学会照顾自己，培养自我护理的生活能力。

2) 有效清理呼吸道，保持呼吸道通畅

① 指导患者作深呼吸，将痰咳出。

② 患侧卧位，减少患侧肺的活动，有利于愈合。

③ 分泌物多时可采用体位引流法。

④ 咯血时：

a. 绝对卧床，安静休息，精神紧张者可给小剂量镇静剂，如安定，禁用吗啡，因可引起呼吸抑制。

b. 大咯血时采取紧急措施，保持呼吸

道通畅，迅速清除口腔内血块，防止血块引起窒息。

c. 可在患侧胸部以冰囊冰敷或用沙袋压迫止血，并注意观察出血量及生命体征变化（Bp、P、R）。

d. 吸入高浓度氧。

e. 迅速给予有效的止血药物，如垂体后叶素的应用。

3）保持皮肤口腔清洁，预防并发症

① 保持口腔清洁鼓励患者将痰液咳出，每日咳痰后用生理盐水漱口，以去除口腔内的血腥味。

② 保持皮肤清洁舒适衣服、被褥汗湿后，应及时更换，避免再次受凉，加重病情。

③ 高热时除给少量退热药物外，还可进行物理降温，如温水擦浴、醇浴。

④ 长期卧床患者床单应保持平整、舒适，应予翻身，以预防褥疮。

⑤ 患者生活环境应空气流通，阳光充足，尘埃少。

⑥ 充分休息，有规律生活，避免疲劳。

4）补充高营养，增强抵抗力

① 肺结核是一种慢性消耗性疾病，应给予高热量、高蛋白饮食，以增强抵抗力，促进机体的修复能力，使病灶愈合。

② 饮食以适合口味、清淡为原则。

③ 食物的种类应富有变化，并供给平常所喜欢的食物，才能促进食欲。

④ 选择清凉、水分多、易入口的新鲜蔬菜、水果。

⑤ 避免烟、酒和太咸、太辣、太冷、太热、过于油腻、易产气的刺激性食物。

⑥ 退热时大量出汗，应多饮水，及时补充丢失的水分。

⑦ 如有大咯血时应禁食，咯血停止后可给予半流质饮食。

5）用药知识指导

对活动性肺结核的治疗必须坚持早期、规律、联合用药、适量、全程的原则。

① 常用的杀菌药物，有异烟肼、利福平、吡嗪酰胺、链霉素。

② 常用的抑菌药物，有乙胺丁醇、对氨基水杨酸钠。

③ 治疗方法

a. 强化治疗：一般为3个月，常选用2种杀菌药加一种抑菌药。

b. 巩固治疗：一般为9～15个月，可选用一种杀菌药加一种抑菌药。

c. 短程化疗：全程为6～9个月，联用2种以上高效抗结核药物。

④ 坚持长期抗结核治疗，在足量、早期、联合用药的治疗原则上，指导患者有关服药的知识与方法，并注意观察药物的副反应，定期到院复查肝功能、胸片。

6）做好卫生宣教及出院指导，预防传染

① 协助医生进行治疗，使开放性肺结核转变为非开放性，以减少传染力。可向患者解释药物的作用及坚持长期服药的重要性，并督促患者按时服药。

② 向患者及家属宣传有关结核病的防治知识，灌输正确的观念，使患者家属免于恐惧或做好必要的隔离。

③ 向患者及家属宣传有关的消毒隔离注意事项，尽可能与家人分室居住、分床就寝。

④ 对开放性肺结核患者，要进行必要的消毒隔离工作，禁止随地吐痰，痰液可吐在纸盒内焚烧。

⑤ 合理安排生活，实行分餐制，做好餐具消毒，对餐具、用物定期消毒，可放到阳光下暴晒，如衣物、书籍等。

⑥ 不饮未消过毒的牛奶。

⑦ 限制探视，如有探视者时应保持适当距离，防止飞沫传染。

⑧ 有计划地接种卡介苗，使机体对结核菌产生免疫力，对预防结核病有重要意义。

⑨ 定期进行 X 线胸部透视检查，以便早期发现患者，及时治疗。

⑩ 注意营养和休息，避免操劳过度，加强体育锻炼，增强体质。

三、哮喘

哮喘是一种气道慢性炎症性疾病，在敏感的个体中，这种炎症导致反复发作的咳嗽、喘息、胸闷和呼吸困难，炎症导致气道对各种刺激敏感，如过敏原、烟雾、粉尘等，遇到刺激时，敏感的气道发生水肿及痉挛和对刺激的高反应性，由此产生可逆性气流受限，可自行或经治疗后缓解。哮喘是常见的慢性疾患，全球约有 1 亿6 千万患者，我国患病率接近 1%，儿童患病率 0.5%～2%，个别地区达 5%，半数哮喘在 12 岁以前发病，成人男女发病率大致相同，约 20% 患者有家族史。哮喘可给个人带来沉重的负担，不仅是医疗费用，还包括个人劳动能力的丧失和家庭生活质量的下降。近年来，哮喘患病率及死亡率有所上升，已成为严重的公共卫生问题而引起世界各国的极大关注。根据症状可立即做出哮喘的临床诊断，症状的季节性变化和哮喘的阳性家族史也对指导诊断有帮助。

（一）病因与发病机制

（1）遗传因素：哮喘患者有明显的家族遗传性，其家族中过敏性疾病，如哮喘、婴儿湿疹、过敏性鼻炎等的患病率较群体患病率为高。

（2）吸入过敏原：常见的吸入过敏原

有花粉、尘螨、霉菌、动物毛屑等，季节性发作以尘螨、花粉、霉菌为主，花粉性哮喘有季节性与地区性，尘螨有较强的抗原性，其滋生与温度、湿度及人的居住环境有密切关系，容易对儿童致敏。

（3）呼吸道感染：由病毒或细菌，尤其是病毒性呼吸道感染，一些证据表明呼吸道感染与儿童哮喘发生之间存在着暂时性的联系，虽然呼吸道病毒感染可作为一种触发因素导致哮喘发作，但目前尚无证据表明它可直接引起哮喘的发生。

（4）药物与哮喘：一些药物可引起哮喘，如棕色合剂中的配剂，解热止痛药物阿司匹林、消炎痛，心血管系统药物心得安，其他如碘剂及呋哺妥因等均可引起哮喘。

（5）气候与哮喘：气温、湿度与气压的骤变均与哮喘的发作密切有关。

（6）运动与哮喘：哮喘可由运动激发或恶化，尤其在致敏状态、好发季节及伴有某些合并症时明显。

（7）食物与哮喘：虽然对食物过敏与哮喘发生之间的关系目前仍不肯定，在婴儿中哮喘可继发于食物过敏。患有食物过敏性肠炎和结肠炎的儿童，其随后的哮喘患病率较高。

（8）内分泌与哮喘：不少儿童哮喘患者可在发育期缓解，很多女性哮喘的发作与月经有关，在妊娠后期有不少哮喘可缓解。

（二）临床表现

1. 症状

典型症状为发作性的呼气性呼吸困难、喘息、胸闷和咳嗽，尤其是在夜间与清晨症状加重，有由一种或多种触发因素引起的反复发作史，症状可自行缓解，尤其是经支气管扩张剂和抗炎治疗后更容易缓解。

2. 体征

哮喘缓解期或非典型的哮喘，无明显体征。发作期可见胸廓饱满，肋间隙变宽，叩诊胸廓呈过清音，听诊双肺哮鸣音，重症发作时端坐呼吸，有严重的呼气性呼吸困难，可有大汗淋漓，口唇发绀，呼吸 28 次/min 以上，脉搏 110 次/min 以上，血压下降，双肺满布哮鸣音或呼吸音消失，严重脱水。

（三）护理

1. 护理要点

体位、饮食、环境指导，消除紧张焦虑情绪，观察病情，合理用药，预防复发，健康教育。

2. 护理措施

（1）休息与活动：急性发作期应卧床休息，抬高床头，取舒适端坐位或半坐卧位，以利呼吸。

（2）心理指导与干预：由于长期反复哮喘发作，患者多有悲观及紧张焦虑情绪，医生应根据社会心理因素和心理环境的不同，同患者分析哮喘发生的原因，探讨主要治疗方案，采取多种社会心理手段，主要有以下几种：①病理、生理介绍及各种哮喘治疗情况的介绍，解除患者恐惧，树立治疗信心；②纠正对疾病的行为举止：哮喘患者身上的心理症状如极度恐惧或掩盖恐惧，往往使他们形成有百害而无一利的疾病行为举止，应积极纠正；③学习放松和呼吸技术，以便情况紧急时有时间找医生或去医院；④避免提及或幻想诱发因素，通过减少内心压力和接受相似症状的体验，达到稳定心理的目的。

（3）补充营养：给营养丰富、高纤维素的流质或半流质为主，忌食过敏食物和

油腻食物，多饮水。

（4）环境：保持室内空气流通、新鲜，温度、湿度适宜。不宜在室内放花草，不宜用羽毛枕头，注意避免房间内尘埃飞扬。

（5）注意观察病情变化，如血压、脉搏、呼吸、神志等变化。

（6）预防：制止哮喘发作的最好方法是预防，在发作时应及时就诊，以及早确定诊断，制订有效的治疗方案，发作后应与患者或家属一起查找是什么引起了此次发作，正确鉴定和控制触发因素。最常见的触发因素是尘螨、烟草烟雾、有皮毛的动物、蟑螂变应原、花粉和霉菌以及烧木材炉子发出的烟雾，病毒性呼吸道感染和体力活动也是常见的触发因素。

① 尘螨是室内尘土的主要成分，体积很小，肉眼无法观察，以人的皮肤脱屑为食并生活于床垫、毛绒毯、地毯、长毛玩具及沙发中，在阴暗潮湿的环境中繁殖很快。婴幼儿暴露于螨变应原与哮喘的发生有很大的关系。避免方法：每周用 55℃以上热水洗床上用品并在阳光下晒干，取走地毯，不用布面家具，用不透气被罩及枕头罩，定期洗涤窗帘和长毛玩具。来自动物皮毛的变应原包括小啮齿动物、猫、狗等，均能触发哮喘，应从家中移走，尤其不能在卧室内饲养。

② 烟草烟雾有提高儿童（尤其是婴儿）对变应原的致敏程度的危险，并加重儿童症状，应避免主动及被动吸烟。

③ 蟑螂变应原与哮喘密切相关，应彻底清扫有蟑螂寄生的房屋使用杀虫剂。

④ 霉菌和其他真菌孢子及花粉的避免方法，在花粉和霉菌出现的高峰期，要关好门窗呆在室内，在保证空调机内外部件清洁的情况下空调是有益的。将炉火通风管通向室外，避免烧木材炉子发出的烟雾

避免使用家庭喷雾剂和上光剂。

⑤ 居住在新装修的房子内也可诱发哮喘。

⑥ 上呼吸道感染可触发哮喘，尤其在儿童中，应每年给中重度哮喘患者注射流感疫苗，一有感冒症状即给予吸入短效 β_2 受体激动剂，并连用口服吸入皮质激素数周以控制哮喘发作。

⑦ 运动虽可诱发哮喘，但通过正确的用药方案，多数哮喘患者可完全参加体力活动及体育锻炼，运动前吸入 β_2 激动剂或色甘酸二钠是非常有效的措施。

⑧ 特异性免疫治疗对部分哮喘患者有效，对由花粉、室尘螨、动物皮屑等引起的哮喘，特异性免疫治疗是有效的，可预防发作。但应严格监测使角，并应由经过特殊训练的卫生专业人员施行，以免出现过敏性休克及激发造成哮喘重症发作。

3. 生物学治疗

气道炎症是所有各种程度哮喘的基本病变，控制哮喘需要避免触发因素和选择适当药物以预防哮喘症状，也需要选择哮喘发作时能迅速控制症状的药物，医生与患者应建立长期的伙伴关系，制订长期治疗管理计划。

药物治疗的选择：哮喘的药物治疗是用来逆转及预防症状和气流受限。包括控制药物和缓解药物。

(1) 控制药物：是长期和每日都使用的药物，它包括抗炎药和长效支气管扩张剂。

(2) 缓解药物：包括短效支气管扩张剂，它能快速缓解支气管收缩及其他伴随的急性症状。

(3) 传统治疗方法，如中草药、针灸可作为辅助措施，应注意某些中草药具有潜在危险。

4. 健康教育

应针对哮喘的病因、预防、用药、保健等内容，对患者进行反复的教育、咨询或解释。虽不能治愈哮喘，但当患者学会控制他们的哮喘时，他们就可以工作、游戏和上学，应使患者了解有很多新的方法可以控制他们的疾病，使其过正常人的生活。

(1) 医生和患者建立伙伴关系以长期控制哮喘：应帮助患者学会控制他们的哮喘，可在家中及时治疗任何轻度的哮喘发作，预防严重的哮喘发作。可定期去医院随诊，完成长期治疗管理的计划。患者成为医生的伙伴，使患者通过指导性的自我管理教育可达到以下目的：①正确使用药物；②了解快速缓解药与长期预防药物的不同；③避免触发因素；根据症状和峰速值进行自我病情监测；④能了解哮喘加重的征象并采取相应的措施；⑤根据个体化的治疗步骤，终止哮喘发作；⑥适时及时就医以终止哮喘严重发作。

(2) 教会患者使用峰速仪：峰速仪可帮助患者了解哮喘发作的严重程度，评估肺功能昼夜变化程度帮助医生随时不断地了解哮喘控制情况，甚至可以在出现喘息或咳嗽症状之前发现呼吸方面的问题，以指导提前使用预防用药，长期哮喘患者应自备峰速仪，按下述要求正确使用：①将游标拨到零点；②起立，张开嘴，深吸一口气，一只手拿峰速仪，手指远离标尺；③用口唇快速紧包口器，不要用舌头挡住口器，以最快速度最大力量呼出一口气；④读出游标停止处的数字并记录；⑤再吹2次，每次将游标拨至零点，每次记录下数字；⑥每天早、晚各吹3次并记录峰速值；⑦每3个值中的最高值就是你的峰流速值。

(3) 教会患者使用气雾吸入器：在哮

喘的防治中，的地位，应教会患者正确使用气雾吸入器：摘下盖子，摇晃吸入器；起立深呼气；把吸入器放入你的嘴里或刚好放在嘴的前部，当你开始吸气的同时，按下吸入器的顶部并继续慢慢吸气；屏气10s，呼气；儿童可用储雾器进行吸入：将药物1次喷入储雾器中，然后深吸气并屏气10s将呼气到储雾器中，再次吸气，但不用再喷药。

（4）保健：增强全身体质可改善气道局部症状，并可增强抵抗病毒感染的能力，在缓解期应鼓励患者参加力所能及的体育活动，如气功、太极拳、跑步、游泳等，积极参加文娱活动以调整紧张情绪，保证充足睡眠时间及生活规律，可参加当地哮喘患者俱乐部或哮喘之家，以获取哮喘防治的知识，并从个人经验交流中获益。应多参加唱歌活动，增加肺活量还应多吃富含维生素的食物，避免可引起过敏的食物。

四、支气管扩张

支气管扩张是指支气管及其周围肺组织的慢性炎症损坏管壁，以致支气管变形和扩张，多见于儿童及青少年。先天性支气管扩张系支气管壁先天发育缺陷所致，如支气管壁弹力纤维不足，或软骨发育不全，出生后受呼吸运动的影响，形成扩张，按扩张的形态分为柱状、束状和混合型，多呈囊状。后天性支气管扩张的主要原因为：①支气管腔的阻塞或支气管壁本身的瘢痕形成，致使狭窄以下支气管分泌物引流不畅，导致炎变及扩张；②支气管本身的炎症病变引起了黏膜的破坏；③肺部病变对支气管的牵拉和压迫（如慢性炎症、结核、肺纤维化等）。支气管感染和阻塞是引起后天性支气管扩张的2个重要因素，且相互影响，使支气管弹性纤维破坏，加

上胸腔负压增加、支气管内炎性细胞浸润，以及内分泌物潴留的机械作用，促成并加剧了支气管扩张的进展。

（一）常见病因

后天性支气管扩张的主要原因为：①支气管腔的阻塞或支气管壁本身的瘢痕形成，致使狭窄以下支气管分泌物引流不畅，导致炎症病变及扩张；②支气管本身的炎症病变引起了黏膜的破坏；③肺部病变对支气管的牵拉和压迫（如慢性炎症、结核、肺纤维化等）。支气管感染和阻塞是引起后天性支气管扩张的2个重要因素，且相互影响，使支气管弹性纤维破坏，加上胸腔负压增加、支气管内炎性细胞浸润，以及内分泌物潴留的机械作用，促成并加剧了支气管扩张的进展。

（二）临床表现

1. 临床特点

支气管扩张以咳嗽、咳多量的脓性臭味的痰、咯血（咯血从少量的痰中带血到大咯血，程度不等，以较大量的咯血多见）为3大主要症状。此外，呼吸道的反复感染、发热、胸痛，亦是较常见的临床表现。

2. X线表现

（1）平片所见：①肺纹理增强；肺纹理增多、增粗、紊乱、模糊；②囊状或蜂窝状阴影显示为多个圆形薄壁透光区，直径 $0.5 \sim 3.0cm$，有时透亮区内见小液平面；③肺内炎症：表现为斑片状密度增高的边缘模糊的阴影，也可呈大片状。肺不张以中叶多见，表现为右心缘处密度增高的模糊阴影，侧位片上呈致密、狭长三角形阴影，尖端指向肺门。

（2）支气管造影所见：①柱状扩张：远端支气管增粗呈杆状、柱状不规则的串

珠状或伴有短缩缱绻曲；②囊状扩张：支气管远端呈囊状扩大，多个囊腔集聚在一起呈葡萄状；③混合型：柱状和囊状扩张同时存在。

3. CT 表现

囊状支气管扩张表现为多数分布集中的圆形或卵圆形薄壁气性低密度影，可以成簇、蜂窝状、成串，伴管壁增厚（轨道状），其内可见小液平，直径 0.5~3cm 不等。若周围肺部感染时，可见不规则形斑片状高密度影。柱状支气管扩张内含黏液时，可呈枝状、杵状或结节状高密度影，无内容物时，扩张的支气管所伴随肺动脉管径明显增大，呈环状透亮影，管壁增粗。混合型支气管扩张，上述 2 种表现可同时存在，且病变的范围更为广泛。由肺内病变牵拉导致的支气管扩张，常可见到局部支气管的扭曲及聚拢，呈串珠状外形。

（三）护理

1. 护理目标

（1）呼吸道通畅，患者不发生窒息。

（2）患者主诉紧张和恐惧感减轻。

（3）患者能保持最佳气体交换功能，动脉血气值在正常范围内。

2. 护理措施

（1）保持呼吸道通畅

① 支气管扩张患者因咳嗽、痰多，可给予雾化吸入，每日 2 次，以稀释痰液，利于排出，必要时给予吸痰。

② 指导患者采用不同的体位进行支气管引流，如病变部位使患侧向上、使痰液引流至气管、间歇作深呼吸后用力咳痰，同时辅助轻拍患者背部，借助重力作用使痰液脱离小支气管而引流至大支气管，可提高引流效果。每日 2~4 次，每次 15~30min。患者体位引流宜空腹进行。如引流

过程中出现咯血、头晕、发绀、疲劳等症状，应立即停止后平卧。观察引流出痰液的颜色、量、性质，留取标本送检及作药敏试验。

③ 给患者有利于呼吸的体位，如半卧或高枕卧位。

④ 遵医嘱给予氧气吸入，以补充呼吸困难所致的血氧不足。

⑤ 咯少量血时患者应卧床休息，大咯血时绝对卧床休息，头偏向一侧，平卧位或侧卧位，避免窒息。

⑥ 大咯血时

a. 应头偏向一侧，尽量把血咯出，必要时可进行电动吸引。

b. 迅速建立静脉通道，遵医嘱静脉滴注垂体后叶素或止血药物。

c. 密切观察 Bp、P、R、T 等生命体征。

d. 如大咯血骤然停止，患者面色青紫、神志呆滞、喉头有痰鸣，应考虑有窒息的可能。立即置患者于头低足高位，拍背，用粗吸痰管将血块吸出，必要时气管插管或气管切开，以解除呼吸道梗阻。

e. 加强巡视，早期发现咯血的先兆症状，如喉痒、喉部作响、肺部有水泡、胸部发热等。

（2）提供安静舒适的环境，以促进康复

① 保持室内空气流通，调节室内的温度与湿度。去除室内臭味，如使用防臭、除臭剂，除去痰臭，使用一次性带盖痰杯，及时倾倒痰液。

② 去除刺激及诱发咳嗽的因素。

③ 根据患者的耐受程度进行活动。

④ 应及时更换咯血污染的衣物，保持清洁无臭味。

⑤ 指导患者不吸烟或避免处在尘烟多

的环境中，鼓励患者处在温暖、干燥的环境中。

（3）心理护理与自我调适指导

① 介绍有关疾病和自我护理方面的知识，消除患者的思想顾虑。

② 患者因精神因素的刺激、发怒、兴奋、恐惧、活动过度以及气候变化等，均可诱发咯血，护理人员要陪伴和安定患者的情绪，使之保持镇定，配合治疗。

③ 做好各项检查、治疗前的宣教工作，如注意事项和目的。解除紧张恐惧心理，取得患者的配合，以利检查、治疗的顺利进行。

④ 鼓励同种疾病患者之间进行治病经验交流，保持性格开朗，心情愉快。

⑤ 患者大咯血时，工作人员应保持镇静，安慰患者，使之消除对咯血的顾虑，增强治疗的信心。

（4）补充营养，增强体力

频繁的咳嗽和大量脓痰的产生需要消耗营养，咳嗽可导致恶心、呕吐，痰臭可使患者食欲不振。因此，摄取足够的营养对增加抵抗力、补充机体的消耗很重要。

① 给予高热量、高蛋白、高维生素和容易消化的饮食。

② 鼓励患者多喝开水，以保持水及电解质平衡。

③ 饮食应采用少量多餐，避免冰冷的食物，以免刺激咳嗽。

④ 忌饮浓茶、咖啡等刺激性饮料。

⑤ 大量咯血时暂禁食，咯血停止后或少量咯血可给予流食或半流质饮食。

⑥ 保持大便通畅，多吃水果和蔬菜，必要时给缓泻剂。

（5）保持口腔清洁，增进食欲

① 体位引流后，消除痰液咳出时引起的口臭，每次引流完毕需要清洁口腔，用漱口水彻底漱口。

② 经常保持口腔清洁，吃饭前后应清洁口腔。

（6）治疗知识指导

① 除去病因，积极抗感染。

② 根据病情、痰培养及药敏试验结果选用抗生素。

③ 加强体位引流，保持呼吸道通畅。

④ 做好咯血时的处理。

⑤ 预防复发。

（7）出院指导及健康教育

① 支气管扩张为不可逆病变，对此要有充分的认识，学会自我监测病情。

② 掌握体位引流的方法。

③ 加强锻炼，减少急性发作，吸烟者应戒烟。

五、慢性阻塞性肺气肿

慢性阻塞性肺病（chronic obstructive pulmonary disease，COPD）是慢性气道阻塞性疾病的总称，包括慢性支气管炎、肺气肿，其共同特点是具有慢性气道阻塞所致的一系列病理生理改变和相似的临床表现，部分患者在较长时间内逐渐发展为呼吸衰竭，甚至因右心衰竭或呼吸衰竭而死亡。

（一）病因与发病机制

1. 慢性支气管炎

是引起 COPD 最常见的原发病，它是由各种原因引起的气管、支气管黏膜及周围组织的慢性非特异性炎症，其主要病理变化是支气管黏膜杯状细胞明显增生，黏液腺增生肥大，分泌功能亢进，支气管黏膜上皮细胞变性、坏死、增生、再生和鳞状上皮化生、纤毛脱落；支气管壁有充血水肿、炎症细胞浸润和纤维组织增生，管腔塌陷。炎症往往迁延至远端，累及细支气管，形成细支气管周围炎，引起肺组织结构破坏或纤维组织增生，逐渐导致呼吸道狭窄阻塞形成COPD。

2. 支气管哮喘

是在支气管反应性增高的基础上，由于变应原或其他原因刺激引起不同程度的支气管广泛痉挛，逐渐伴发支气管炎性改变、气道狭窄的疾病，可形成COPD。病理学改变为：肺膨大及肺充气较为突出，支气管及细支气管内含有黏稠痰液及黏液栓，杯状细胞增多并增大，支气管壁增厚，黏膜充血肿胀、黏膜下及肥厚的肌层中有浸润性炎症、黏液栓，可发现肺不张，肺实质除肺气肿外，可有纤维化，从而形成COPD。近来具有倾向性的认识是支气管哮喘在发作间期小气道无阻塞情况，而哮喘病例伴有持久性气道阻塞系呼吸道反复感染所致，故应归并到合并慢性支气管炎阶段。

3. 肺气肿

是指终末细支气管远端的气腔（包括呼吸细支气管、肺泡管、肺泡囊和肺泡）的持久性膨胀，并伴有气腔壁的破坏。其病理改变有3种类型：①全小叶型肺气肿，呈弥漫性改变，病变累及全肺各小叶的呼吸性细支气管、肺泡管、肺泡囊和肺泡。表现气腔扩大并有不同程度的结构破坏，使正常的呼吸性细支气管、肺泡管、肺泡囊和肺泡被不规则的气腔所取代；②小叶中央型肺气肿：病变限于呼吸性细支气管，气腔扩大、融合，管壁破坏，有时可形成大泡；③混合型或不规则型肺气肿，以上2种改变兼有或以其中之一为主，由于气腔扩大，气道管壁破坏，尤其是软骨组织常萎陷，使小气道在呼气时因失去支架而闭陷，引起肺功能损害，加之晚期肺气肿组织弹性回缩力丧失，肺总量增加及氧弥散损害，从而形成COPD。

（二）临床表现

1. 慢支、肺气肿

病程缓缓，主要表现为慢性反复发作的咳嗽、咳痰及喘息。一般在冬、春2季受凉时发病，天暖时好转。轻者表现为早晚有刺激性咳嗽、咳少量黏痰。如反复发作，则咳嗽频繁、咳痰增多，甚至咳嗽全年不断，且症状逐年加重。当合并感染时则有发热、咳脓痰，呼吸困难，肺部听诊有湿性啰音。部分患者出现喘息、气急，肺部听诊可听到哮鸣音，称为喘息型支气管炎。病程长者可发展为阻塞性肺气肿。除咳、痰、喘外，还可出现渐进性劳力性呼吸困难，最后发展为呼吸衰竭或（和）心力衰竭。临床上全小叶型即红喘型（pink puffer，简称PP型）肺气肿化以全小叶型肺气肿为主，呼吸困难突出，但无明显发绀。小叶中央型即蓝肿型（blue bloater，简称BB型）肺气肿，呼吸困难相对较轻，发绀明显，体型多肥胖臃肿，以慢性低氧血症和肺动脉高压和右心衰竭为显著改变，其预后较PP型差。临床上，大部分患者往往难以明确分型。肺气肿患者症状明显者，体征可见呼吸困难和发绀，胸廓呈桶状，肋间隙增宽，呼吸幅度变浅。语音震颤减低，叩诊呈鼓音，肝上界降低，呼吸音减低，呼气延长。颈静脉于呼气时明显怒张。这是由于呼气时胸内压更高，静脉血回心受阻的缘故。慢支晚期X线检查双肺纹理增加，下肺野肺纹理增粗。发展为肺气肿可有肋间隙加宽，肺透亮度增强，常可见肺大泡，肺功能障碍早期主要表现为通气功能障碍，晚期则发生换气功能减低。残气容积（RV）及其与肺总量（TLC之百分比（RV/TLC％）增大，对肺气肿具有重要诊断价值。血气分析可出现动脉血氧分压（PaO_2）减低，常伴有动脉血二氧化碳分压（$PaCO_2$）增高。

2. 支气管哮喘

临床特点为发作性胸闷、咳嗽、以呼气为主的呼吸困难伴有哮鸣音，反复间歇发作，间歇时间长短不一，几小时、几天、数月或数年。部分幼年发病者至青春期可自然缓解。外源性哮喘在接触过敏源后立即发病，内源性哮喘一般在呼吸道感染后缓慢发病，春、秋季节易发作。哮喘发作典型临床表现是：先有鼻腔发痒、喷嚏、流清涕、胸闷、咳嗽，随之感胸闷，呼吸逐渐困难，被迫坐起，两肩耸起，前额大汗，呼气时间延长，吸气短促伴喘鸣音甚至可出现发绀等，当开始咳嗽、咳出少量痰后，哮喘即停止。哮喘严重发作，症状进行性发作24h以上，经一般扩张支气管药物治疗无效，并出现呼吸衰竭，称为哮喘持续状态。患者表现为极度痛苦状，严重呼吸困难，大汗淋漓、焦虑、恐惧、疲惫，甚至全身衰竭。如肺部听诊呼吸音极低，哮鸣音减弱甚至消失，称为闭锁肺（或寂静肺），为支气管极度痉挛和广泛支气管黏液栓塞所致。

（三）护理

1. 护理重点

（1）持续低流量吸氧：COPD患者通气功能受损，血中CO_2分压升高，呼吸中枢多处于二氧化碳麻醉状态，呼吸驱动主要靠缺氧对颈动脉窦及主动脉体的化学感受器的刺激来维持。如果高浓度吸氧使PaO_2突然升至8.6kPa（65mmHg）以上，则使呼吸中枢失去唯一的缺氧刺激，可造成严重呼吸抑制，甚至呼吸停止。低流量

持续吸氧，使PaO_2维持在7.3kPa（55mmHg）左右，正处氧离曲线的陡直部，此时，氧分压虽提高不多，但氧饱和度可大幅度提高（达85％以上），在满足机体对氧的基本需求的同时不会对呼吸造成明显抑制。

（2）通畅气道，控制感染：患者通气功能受到不同程度损伤，为改善通气功能，防止其进一步减退，应保持气道通畅，进行有效的咳痰，减少耗氧量。选用敏感抗菌素的同时注意无菌操作，防止医源性感染。

（3）进行预防宣教，控制病情发展。

2. 观察重点

（1）神志情况：COPD患者尤其是COPD伴呼吸衰竭的患者，观察其神志情况极为重要，早期神志表现为睡眠型态紊乱，白天嗜睡，夜间兴奋，谵妄，神志恍惚，后期表现为嗜睡、昏迷。早期的精神兴奋，尤其是夜间兴奋容易与普通的睡眠障碍相混淆，两者在病因和处理原则上都有本质的区别。呼吸衰竭早期的兴奋与血中氧浓度降低、二氧化碳浓度增高有关，而普通的失眠常与精神因素有关，前者处理原则是改善通气，加速CO_2排出，常应用呼吸兴奋剂，如可拉明、洛贝林加入液体中静滴，禁用催眠、镇静药。

（2）咳嗽、咳痰的观察：频繁咳嗽可影响休息与睡眠，剧烈咳嗽对人体有害，气道内纤毛可被折断，黏膜上皮受损。对频繁咳嗽的患者应注意观察和询问，对患者进行咳嗽指导，有意识地进行控制性咳嗽。观察痰的颜色、性质和量。但对呼吸衰竭患者禁用镇咳药，以防痰液淤积，加重呼吸衰竭。

（3）呼吸情况：包括呼吸频率、节律、深度和用力情况。呼吸困难者观察其是否

为呼气性，肺气肿时由于肺泡弹性减弱，支气管哮喘时小支气管狭窄与痉挛，患者表现为呼气慢而长，并伴有笛音。如呼吸浅慢，伴神志不清，常提示有肺性脑病，应及时处理。

（4）发绀情况：由于缺氧致血中还原血红蛋白增多，使皮肤、黏膜呈现弥漫性青紫色，称为发绀。在皮肤薄，色素少而血液充足的部位容易观察，如口唇、甲床、鼻尖、耳垂、颊部等处。贫血的患者可因血红蛋白过低，致使还原血红蛋白达不到产生发绀的浓度而不出现发绀。

（5）肺气肿分期与分度：肺气肿临床可分5期：第1期无自觉症状；第2期有通气障碍，患者有发作性或持续性呼吸困难，肺功能检查显示通气障碍和残气容积增加；第3期出现低氧血症，可见发绀；第4期 CO_2 潴留，出现嗜睡或意识障碍；第5期并发肺心病。第3～5期需要积极治疗．细心护理。分度：临床按残气容积/肺总量比值将肺气肿分为3度，轻度35％～45％，中度46％～55％，重度56％以上。中、重度肺气肿常导致呼吸衰竭。

（6）血气观察。

3. 控制性氧疗的护理

（1）吸氧装置：中心供氧或氧气钢瓶供氧都必须有氧流量表、湿化瓶、吸氧导管。为防止医源性感染，湿化瓶每天进行消毒，更换无菌蒸馏水。吸氧导管采用一次性的专人专用导管，有单孔鼻导管，双孔鼻导管、鼻塞、气管导管、贮气导管、按需脉冲阀式导管、通气面罩等给氧方式。目前临床常用的为双侧鼻导管给氧，患者易于接受，不影响咳嗽和进食且易于固定。

（2）氧浓度：必须＞35％，一般调节氧流量为1～2L/min，必须坚持24h持续

吸入，氧疗疗程≮3～4周。向患者和其家属解释低流量吸氧的意义及高浓度吸氧的危害，嘱切勿自行调节流量。

（3）氧疗效果的评定：观察 PaO_2 ～ $PaCO_2$ 差值比单纯观察 PaO_2 值更合理，健康成人差值为5.33～8kPa，肺心病呼吸衰竭者差值为负值，当差值升至2～2.67kPa，提示氧疗效果满意，＜2.13kPa提示效果差。

（4）氧疗撤离：当患者神志、精神好转，呼吸平稳，发绀消失，PaO_2＞8kPa，$PaCO_2$＜6.67kPa即可考虑撤氧。撤氧前应间断吸氧7～8d。每日吸氧12～18h，并观察血气变化。

（5）家庭氧疗：又称缓解期氧疗。氧疗对于患者的病情控制，存活期的延长和生活质量的提高有着重要的意义，因此，越来越多的患者的氧疗由医院转入家庭。家庭氧疗时应注意氧流量的调节，严禁烟火，防止火灾。

4. 通畅气道

COPD患者呼吸道的净化防御功能减退，炎性分泌物增多，因此应加强咳嗽排痰。如因发热、水分的摄入减少等因素使痰液干结不容易咳出，应予气道湿化。

（1）痰的清除：COPD患者常常有通气功能损伤，因此保持呼吸道通畅，非常重要。痰液黏稠干燥容易结痂，致肺泡通气不足，神志清醒的患者应鼓励自行咳痰，并教其进行有效的咳痰，减少无效咳嗽。痰黏不易咳出者，可用蒸气吸入，雾化吸入，使痰湿化易咳出，亦可用机械刺激或环甲膜穿刺注入生理盐水诱发咳痰，必要时可行纤支镜下的气道冲洗吸痰。咳痰时结合叩背效果更好。对于发热、利尿者应多喝水。

（2）支气管扩张剂的使用：临床支气

管扩张剂主要有 3 类：茶碱类、肾上腺素类、肾上腺皮质激素类。对哮喘发作严重者可予氨茶碱注射液 0.25g 加入 NS 或 5％ GS 40ml 中缓慢推注，不可与酸性液体配伍，如高渗糖、维生素 C，推注时应注意观察患者的面色、表情。舒喘灵气雾剂亦可迅速控制症状，使用前充分摇匀。在哮喘发作季节来临前，规律地使用必可酮气雾剂，可有效防止哮喘发作。使用方法为1掀或 2 掀/次，3 次/d。使用气雾剂时，患者应深吸气。对于夜间发作的患者可在睡前予口服复方长效氨茶碱 1 片。

（3）呼吸锻炼：教患者放松腹部和下胸部，并让腹部在吸气时鼓起，使膈肌最大程度下降，呼气时把嘴唇缩拢如吹口哨，持续缓慢呼气，同时收缩腹部，可提高呼气期小气道内压力，防止小气道过早闭陷。

5. 健康教育

慢性阻塞性肺病发展为呼吸衰竭、心力衰竭是一个缓慢进展的过程，常需 10 年左右时间，临床观察研究表明，病情的进展与性别、年龄、病程无关，而与病情及治疗情况关系密切。病情反复迁延不愈又不能坚持系统防治者易致肺源性心脏病或（和）呼吸衰竭。因此，进行有效的预防，对 COPD 的预后和防止呼吸衰竭的发生起着至关重要的作用。

（1）防治感染，增强体质：平时注意增加营养，补充食物中营养，静脉输白蛋白、血浆及氨基酸等。根据病情做适量体力活动，如散步、广播操、太极拳等，以增强体质，提高机体免疫力。当发生感染时，即咳嗽、咳痰症状加重时及时就诊并适当选用抗菌素。

（2）戒烟：患者本人及一起工作、生活的人均应戒烟。吸烟会促进蛋白酶对肺泡结构的破坏，加重肺气肿。烟中的 CO 与血红蛋白结合使 O_2 和血红蛋白结合减少，血氧含量下降。烟中有害物质引起支气管痉挛，气道阻力增加，肺泡通气量下降，使血液粘稠度增加，微血栓形成。

（3）防寒避暑：寒冷引起支气管痉挛，分泌物增加，同时寒冷易致感冒，增加支气管及肺部感染的发生。因此，冬季应适当提高居室温度，秋季进行耐寒锻炼防治感冒，夏季避免大汗，防止痰液过稠而难咳出。

（4）预防过敏反应的发生：尽量避开过敏原，进行脱敏治疗。

（5）避免吸入污染空气，不去或少去人多的公共场所，定居于空气清新的地区或室内安装空气净化器。

（6）防止呼吸肌疲劳：减少能量消耗，切勿过度疲劳。进行有效的咳痰，坚持进行呼吸锻炼。

六、呼吸衰竭

呼吸衰竭（respiratory failure）是由于各种原因引起的肺通气或换气功能严重障碍，以致于不能进行有效的气体交换，导致缺氧伴或不伴有二氧化碳潴留，从而引起一系列生理功能和代谢紊乱的临床综合征。如在海平面大气压下，于静息条件下，呼吸室内空气，并排除心内解剖分流和原发于心排出量降低情况下，动脉血氧分压（PaO_2）＜8kPa（60mmHg）或伴有一氧化碳分压（PaO_2）＞6.67kPa（50mmHg），即为呼吸衰竭。

（一）病因与发病机制

（1）气管、支气管疾病：如慢性支气管炎、哮喘。

（2）肺部疾病：如严重肺气肿、肺心病、肺纤维化。

（3）胸廓疾病：如胸廓畸形、高压性气胸。

（4）呼吸中枢病变：如脑部炎症、损伤、肿瘤、药物中毒。

（5）神经肌肉病变：如脊髓灰质炎、多发性神经根炎、进行性肌萎缩。

（6）其他：如成人呼吸窘迫综合征，高原性低氧血症，胸部或上腹部手术引起通气限制。

慢性阻塞性肺部疾病（包括慢性支气管炎、肺气肿、肺心病）是引起呼吸衰竭最常见的病因。呼吸衰竭的根本病理生理改变是缺氧伴或不伴有二氧化碳潴留，其主要发生机制为肺泡通气不足气体弥散障碍，通气/血流比例失调。

（二）病理生理

缺氧和二氧化碳潴留影响全身各个器官，产生一系列病理生理变化。

1. 缺氧

发生早，恢复也缓慢。对中枢神经、心血管、呼吸系统以及肝、肾损害较大，晚期常造成不可逆的变化。

（1）对中枢神经的影响：脑对缺氧的耐受性很差，因脑耗氧量大，约占全身耗氧的 $1/4 \sim 1/5$，每 100 克脑组织每分钟耗氧 3ml。缺氧使脑血管扩张，脑血流量增加，引起颅内高压，间质水肿；脑细胞缺氧，引起脑细胞水肿，甚至脑细胞坏死。颅内压升高加重脑组织受压，血供恶化缺氧加重，形成恶性循环。

（2）对心、血管的影响：心肌对缺氧也极为敏感，每 100 克心肌组织每分钟耗氧 10ml。缺氧使心率和搏出量增加；心肌和传导系统缺氧引起兴奋性增加，发生心律失常，严重时可引起心室颤动和心跳骤停。缺氧使肺小动脉痉挛、收缩，肺循环

阻力增加，产生肺动脉高压和右心室肥厚。

（3）对呼吸影响：主要通过颈动脉窦和主动脉体化学感受器，反射性刺激呼吸中枢，使通气量增加。在有严重二氧化碳潴留、呼吸中枢受抑制时，缺氧是驱动呼吸、维持通气量的主要环节。

（4）对肝、肾功能影响：轻度缺氧使肾血流量和肾小球滤过率增加，但严重缺氧不仅使肾血流量减少，且直接损伤肾实质，引起肾功能障碍。肝细胞因缺氧发生变性坏死，出现肝功能异常。

（5）其他：缺氧使组织无氧代谢增加，能量产生减少，乳酸增加，导致代谢性酸中毒。能量减少，直接影响到钠泵和离子交换，使氢离子和钠离子进入细胞内，钾离子移到细胞外，导致细胞内酸中毒和血钾升高。消化道黏膜缺氧，发生糜烂，引起消化道出血。缺氧可通过肾小球旁细胞产生促红细胞生成因子，使红细胞生成素增加，从而刺激骨髓引起继发性红细胞增多。缺氧和酸中毒在毛细血管内皮细胞损伤的基础上，加上红细胞增多，血液黏稠度增加，促使凝血而发生弥漫性血管内凝血（DIC）。

2. 二氧化碳潴留

（1）对中枢神经的影响：小量二氧化碳可兴奋呼吸中枢，使通气量增加，但超过一定浓度，如。$PaCO_2$ 升高至正常的 2 倍时，对呼吸中枢产生抑制作用，可引起嗜睡直至昏迷等不同程度的二氧化碳麻醉现象（称肺性脑病）。$PaCO_2$ 升高也使脑血管扩张，血流量增加，加重缺氧引起颅内压升高和脑水肿。

（2）对心、血管的影响：使心率加快，心搏出量增加，血压升高。使周围静脉和毛细血管扩张，出现四肢皮肤温暖、多汗。

（3）对呼吸的影响：通过对呼吸中枢

的兴奋到抑制，使呼吸由加深、加大到变浅、变慢，直到呼吸停止。

（4）对酸碱平衡的影响：二氧化碳是人体代谢过程中产生最多的物质。在碳酸酐酶作用下，能与水结合生成碳酸。正常肺脏每天排出的二氧化碳约相当于碳酸 15mmol/L。由此可见，二氧化碳潴留时，$PaCO_2$ 升高使 pH 值降低，发生呼吸性酸中毒，如肾脏功能好，经过一定时间（一般 3～5d）通过 HCO_2 回收增加，使 pH 恢复正常，称代偿性呼吸性酸中毒。但如 $PaCO_2$ 升高过快、过高，超过肾脏代偿能力，则 $PaCO_2$ 升高远远超过 $BHCO_3$ 的增加，使 pH 低于正常，为失代偿性呼吸性酸中毒。

随着呼吸性酸中毒的发生，相继出现电解质紊乱，钠离子、氢离子进入细胞内，钾离子眵向细胞外，发生细胞内酸中毒及高血钾症。而肾脏排出氢离子及氯离子增加（以换回钠离子及碳酸氢根），氯离子进入红细胞内使碳酸氢根进入血浆，故引起低氯、低钠血症。

（三）分型

1. 按动脉血气分析分型

（1）缺氧无 CO_2 潴留，或伴 CO_2 降低（Ⅰ型）见于换气功能障碍（通气/血流比例失调、弥散功能损害和肺动－静脉样分流）的病铡，是氧疗的适应证。

（2）缺 O_2 伴 CO_2 潴留（Ⅱ型）系肺泡通气不足所致。单纯通气不足者，缺 O_2 和 CO_2 潴留的程度是平行的，若伴换气功能损害，则缺 O_2 更为严重。增加肺泡通气量，必要时加氧疗。

2. 按病变部位分型

中枢性和周围性呼衰。

3. 按病程可分型

急性和慢性。

（1）急性呼衰是指呼吸功能原来正常，由于前述病因引起通气或换气功能在短时间内受到严重损害出现呼衰的临床表现，如脑血管意外、药物中毒抑制呼吸中枢、呼吸肌麻痹、肺梗死、ARDS 等。因机体不能很快代偿，如不及时抢救，危及患者生命。

（2）慢性呼衰多见于慢性呼吸系疾病，如慢性阻塞性肺病、重度肺结核等，其呼吸功能的损害逐渐加重，虽有缺 O_2 或伴 CO_2 潴留，但通过机体代偿适应，日常生活仍能自理，称为慢性代偿性呼衰。一旦并发呼吸道感染，或其他原因使呼吸功能进一步损害，代偿丧失，即可出现严重缺 O_2、CO_2 潴留和酸中毒的临床表现，称为慢性失代偿性呼衰，本节将予重点阐述。

（四）临床表现

1. 呼吸困难

轻者仅感呼吸费力，重者出现呼吸窘迫，呼吸加深加快，呼吸频率和节律的改变。呼吸器官的病变所致的周围性呼吸衰竭，由于呼吸劳累，呼吸辅助肌参与活动，表现为点头提肩或皱眉样呼吸等。严重的肺气肿并发呼吸衰竭或肺性脑病，进入 CO_2 麻醉阶段，可能没有明显的呼吸困难主诉。

2. 发绀

是缺 O_2 的典型症状，当动脉血氧饱和度低于 85％时，可在口唇、指甲出现发绀；另外应注意红细胞增多者发绀可明显，贫血者则不明显或不出现；严重休克者即使动脉血气分析正常，也可出现发绀，发绀还受皮肤色素及心功能的影响。

3. 神经系统症状

缺氧可引起判断力减退，轻度共济失调，焦虑不安、失眠、眩晕等；高碳酸血症可引起头痛、嗜睡、昏迷、肌肉震颤和颅内压升高。在出现缺氧伴二氧化碳潴留而导致神经精神症状时，称为肺性脑病。

4. 循环系统症状

缺氧（尤其是急性缺氧）和严重的二氧化碳潴留可引起心律不齐；显著缺氧可引起心动过速，血压上升；极严重的缺氧可导致心率缓慢，血压下降。

5. 消化和泌尿系统症状

呼吸衰竭对肝、肾功能都有影响，如肝细胞缺氧发生变性坏死或肝脏瘀血，血清谷-丙转氨酶高达 $100\sim200U$ 或更高。严重缺 O_2 和 CO_2 潴留常有消化道出血，可能是胃肠道黏膜充血水肿糜烂渗血或应激性溃疡所引起。肾功能的损害表现在非蛋白氮升高，蛋白尿，尿中出现红细胞和管型。上述肝、肾功能异常，可随着呼吸衰竭的缓解，逐渐恢复正常；消化道出血在缺氧和二氧化碳潴留纠正后迅速控制。

6. 休克、DIC 等表现

呼吸衰竭可伴感染性、心源性或失血性休克，DIC 引起脏器微循环障碍或出血时导致功能紊乱，例如脑出血时使肺性脑病加重。慢性呼吸衰竭因长期缺氧，使肾上腺皮质功能萎缩，出现肾上腺皮质功能不全症状，皮肤色素沉着，血压偏低。

（五）护理

1. 护理要点

以纠正缺氧与二氧化碳潴留为主要目标。Ⅰ型呼吸衰竭应纠正缺氧，Ⅱ型呼吸衰竭还需要提高肺泡通气量。因此，保持呼吸道通畅、积极控制感染和合理给氧，作为治疗呼吸衰竭的 3 大措施。

2. 观察要点

（1）呼吸困难：注意观察呼吸节律与频率的改变。

（2）发绀：以口唇的发绀为观察重点，同时注意吸氧后的表现。

（3）神志改变：烦躁不安、神志恍惚、昏迷、双侧瞳孔缩小和颅内压升高的表现。

（4）心血管系统改变：心动过速、过缓，心律不齐，血压升高，降低。休克或周围循环衰竭。

3. 保持呼吸道通畅

分泌物积聚在呼吸道是极其有害的。它可加重气道阻力，降低通气量，容易引起肺不张，加重通气/血流比例失调，降低肺顺应性。分泌物的潴留使呼吸道和肺部容易发生感染，分泌物黏稠、咳嗽反射迟钝和支气管平滑肌痉挛可造成分泌物积聚，妨碍通气。保持呼吸道通畅，应积极排痰，解痉平喘，刺激咳嗽，辅助引流，必要时行气管插管或气管切开，机械呼吸，这些都是十分重要有效的措施。

（1）痰液湿化：患者饮水不足，烦躁不安，呼吸急促，加上呼吸道感染，必然引起分泌物黏稠或干燥，促进痰液稀释的方法，一是补充水分；二是使用药物。

鼓励饮水，蒸气吸入，雾化吸入和静脉输液可达到补充水分的目的。呼吸急促的患者从呼吸道丧失水分较多，每天入量应给 2000ml 左右。哮喘持续状态导致呼吸衰竭者，每天补液量应达到 $2500\sim3500ml$，在大量补液的同时，需要监测心率、血压、尿量，必要时测中心静脉压。急性呼吸衰竭无明显脱水时，补液量不要太多，每天约 1500ml。促进痰液稀化的药物有必嗽平、痰易净、α-糜蛋白酶等。痰稠厚或脓性是呼吸道感染的结果，抗生素的应用对脓性痰的稀化起重要的作用。

（2）刺激咳嗽：呼吸衰竭的患者吸气深度不足，最大呼气流速降低，喉肌无力，或神志不清，均可造成咳嗽无力，咳嗽反射迟钝加重气道阻塞。对咳嗽无力的患者应刺激咳嗽，连续做几次深呼吸或叩击背部诱发咳嗽，吸痰管插入喉部借助吸引对局部的刺激也可引起咳嗽，用生理盐水特别是高渗生理盐水气雾吸入，可诱发咳嗽。

（3）辅助排痰：呼吸衰竭的患者，尤其是慢性阻塞性肺疾病患者，痰量增加并滞留在下呼吸道，排痰困难。故采用辅助排痰的方法，以改善通气。辅助排痰法包括：叩击、吸引。叩击应在患者清醒状态咳嗽反射存在的情况下，由医护人员帮助翻身，先翻向一侧，然后叩击背部，使痰栓松动、脱落，可将分泌物驱入支气管主干，再刺激咳嗽排出痰液。吸引的方法包括经鼻或口腔插入吸痰管作咽部吸引，同时亦可用辅助拍击法或经纤维支气管镜用小量盐水冲洗吸引，经气管插管或气管切开吸引。

（4）支气管扩张剂的作用：慢性阻塞性肺气肿所致呼吸衰竭都有不同程度的支气管痉挛，加之呼吸衰竭时容易继发支气管、肺部感染，炎症刺激也会造成支气管平滑肌张力增高，因此适当应用支气管扩张剂，可使支气管平滑肌松弛，气道阻力下降，呼吸肌作功减少，血氧饱和度改善，中枢对二氧化碳敏感性增高，有助于呼吸衰竭的恢复。

静脉应用氨茶碱仍为最佳方法，取氨茶碱 0.25g 加入 50%GS 20ml 在 20～40min 内推完，或 5% 葡萄糖 250～500ml 加氨茶碱 0.25～0.5g 静滴，维持量 0.4mg/（kg·h），如效果不佳，可增至 0.9mg/（kg·h），有心功能不全者，推注速度要缓慢，注意患者有无恶心、呕吐、心律失常等副作用，

过高浓度、过快速度滴入可引起心室颤动。

其他支气管扩张剂有异丙肾上腺素、舒喘灵。糖皮质激素能减轻支气管痉挛，减少分泌物、平喘效果肯定。在成人呼吸窘迫综合征的早期，可大量短程应用激素，如地塞米松 30mg/kg，必要时 6h 重复1次，1～2d 停药，可改善肺毛细血管通透性，消除肺间质水肿，并可促进表面活性物质的合成与分泌，防止肺泡萎缩，从而降低 ARDS 的死亡率。在肺性脑病的早期，每日应用地塞米松 10mg 静注，连续 2～3d，多能使病情得到改善，但皮质激素不宜长期使用，它会引起感染扩散，消化道出血甚而溃疡穿孔等副作用，因而在用药期间特别要警惕这类并发症的发生。

（5）气管插管、气管切开和辅助呼吸：呼吸衰竭患者呼吸道分泌物积滞，通气严重不足，上述治疗无效或精神症状加重，患者陷入昏迷、半昏迷时，应给予气管插管，以保证呼吸道通畅，便于吸痰和给氧。气管插管不宜安放过久，以免损伤声带或发生喉头水肿。患者神志清醒，病情仍需要时可考虑气管切开。

4. 积极控制呼吸道感染

呼吸道感染是诱发呼吸衰竭的重要原因，特别是 COPD 所致的呼吸衰竭，当肺功能明显减退时，较轻的感染，足以使肺功能失代偿，感染能否控制，直接关系治疗的成败，抗生素的选择，应针对并参考药物敏感试验，同时还要根据感染的轻重、机体状况、既往用药等进行全面参考，选用适当的抗生素。

5. 合理用氧

在呼吸衰竭的处理中，氧疗是个十分重要的问题。急剧发生的严重缺氧可产生神经、心血管系统不可逆的损害。原发于肺部疾病并有二氧化碳潴留的患者，吸氧

浓度偏高，容易诱发加重肺性脑病。

呼吸衰竭患者需要吸氧时，一般采用鼻导管吸氧，不影响进食与咳痰。Ⅰ型呼吸衰竭的患者无二氧化碳潴留，中枢对二氧化碳有正常的反应性，可不必采用控制性给氧；轻度的低氧血症 $PaO_2 6.67 \sim 8.53kPa$，患者只需吸低浓度氧，有严重通气/血流比例失调或分流样效应重症Ⅰ型呼吸衰竭者 $PaO_2 < 4.67kPa$ 吸中等浓度的氧，不会出现 $PaCO_2$ 升高。Ⅱ型呼吸衰竭的患者有二氧化碳潴留，呼吸中枢对 CO_2 敏感性降低，呼吸驱动靠缺氧来刺激，如需吸氧，只能采用控制性氧疗，即持续低流量吸氧，开始时吸氧浓度 24%，以后略升高，一般不超过 32%，使 PaO_2 维持在 6.67kPa（50mmHg），达到基本安全水平即可，不必加大吸氧浓度。Ⅱ型呼吸衰竭的患者，氧疗后 $PaCO_2$，会有一定程度升高。中度低氧血症 $PaO_2 1.67 \sim 6.53kPa$ 和重度低氧血症在控制性吸氧后，预计 $PaCO_2$ 上升 $2.00 \sim 2.67kPa$，如患者氧疗前 $PaCO_2$ 只有轻微增高，这样的上升不致产生昏迷或严重的问题。但如果氧疗前 $PaCO_2$。较高者，如此上升可使患者进入二氧化碳麻醉状态。对 $PaCO_2 > 9.33kPa$ 患者。用氧应极为小心。对于这类患者开始只用 24% 的氧，以后再逐步提高氧浓度，如吸 28% 的氧能使 PaO_2 达到 6.67kPa 而 $PaCO_2$ 升高也在安全范围内，则 28% 的氧为最合理的氧浓度。

（1）给氧的方法：临床上选用氧疗工具依据 3 个条件：①能提供比较稳定的氧浓度；②患者用后无不适感觉；③易于接受，并能坚持长时间应用。

鼻导管或鼻塞对于非气管插管或气管切开的一般患者是较合适的常用给氧方式，因为它具有简单、价廉、方便并为多数患者接受等优点。

（2）鼻导管一般用橡皮管或塑料管制成，从鼻孔沿鼻腔底部插入一定深度，其尖端达到软腭后（插入长度为 10cm）为适中。其缺点有 3：①易堵塞；②对局部有刺激性，如给氧流速 >6L/min 可导致鼻黏膜干燥不适；③万一滑入食管可导致上消化道胀气。

（3）鼻塞用较硬而光滑的材料（如含硅胶、塑料）制作。给氧前擦净鼻腔、调节氧流量，再将鼻塞塞入鼻孔内，长时间用氧适合此法，患者感觉舒适。使用方便。

鼻塞、鼻导管吸氧浓度（%）=21+4×氧流量（L/min）。

（4）呼吸机供氧：上述方法不能有效地改善缺氧或二氧化碳分压呈进行性升高，可用呼吸机供氧。其浓度不超过 60% 为宜。

（5）氧疗失败的原因：①吸入氧浓度不够，如鼻导管吸氧时，用口腔呼吸，降低了吸氧浓度；②气道严重阻塞，影响了氧进入肺泡；③心输出量严重降低所致组织供氧不足；④严重贫血引起的组织缺氧；⑤通气/血流比例失调，导致生理性分流，如成人呼吸窘迫综合征；⑥氧疗后发生二氧化碳麻醉；⑦高浓度氧疗法引起合并症，如氧中毒肺损害、肺不张、抽搐或呼吸抑制。

（6）氧疗的效果评价：如呼吸频率减慢，节律正常，血压上升，心率减慢，心律失常消失，皮肤发绀改善，皮肤温暖，少汗，神志恢复，尿量增多，呼吸困难减轻，提示组织缺氧改善。还可根据 $PaCO_2$ 和 $PaCO_2$ 改善程度判断氧疗效果。

停氧的指标：呼吸平稳、心律规整、心率下降、血压正常、神志清楚、精神好转，口唇、甲床发绀消失，停氧后 $PaO_2 > 8.0kPa$（60mmHg）不再下降，$PaCO_2 <$

6.7kPa（50mmHg）不再上升。在停止吸氧前，必须间断吸氧几日，方可完全停止氧疗。

（7）氧疗监护内容：①体温、脉搏、呼吸、血压监测；②观察咳嗽、发绀、神志精神的变化；③防止氧中毒。

6. 呼吸兴奋剂的使用

通气不足伴有明显的二氧化碳潴留，应用氧疗的同时，可考虑应用呼吸兴奋剂，以可拉明最为常用，该药作用快，呼吸幅度、频率即刻增加，发绀减轻，神志清醒，副作用为皮肤潮红、瘙痒、肌肉抽动、烦躁不安，但减缓滴注或停用后症状可缓解或消失。Ⅱ型呼吸衰竭患者在伴有神志不清时，可适量应用呼吸兴奋剂，它的疗效基于促使神志清醒，加强咳嗽反射，改善痰液引流。通气功能得以改善，所以使用呼吸兴奋剂后，如神志转清，应争取这一机会采取措施（如呼吸道湿化、鼓励咳嗽、帮助腹式呼吸等），如只用呼吸兴奋剂，不注意保持呼吸道通畅，不仅收效甚微，反而增加氧耗量，临床上应用呼吸兴奋剂治疗12h无明显效果时，则考虑气管插管或切开，加用机械呼吸，以免贻误病情。

7. 酸碱失衡及电解质紊乱的处理

慢性呼吸衰竭失代偿常伴有酸碱失衡，而酸中毒常见，酸中毒治疗关键在于改善通气，排出过多的二氧化碳。但pH太低，可造成严重的心律失常、低血压或昏迷。呼吸性酸中毒合并代谢性酸中毒pH<7.20者，可小量多次静脉注射碳酸氢钠。在血气的监护下使pH升至7.20以上，但不可急于恢复正常，如补碱过量，加之改善通气过程中，$PaCO_2$迅速下降则可产生致使性的碱中毒。呼吸性酸中毒合并代谢性酸中毒时常并发低钾、低氯、低钠血症，故需要补充钾钠氯离子，氯化钾可静滴或口

服，根据病情每日补充4.0g左右。低氯者给予盐酸精氨酸静滴10～20g。低钠者给予10%氯化钠静滴。同时存在严重低钾、低钠者，应先补钾后补钠。电解质紊乱酸碱失衡患者及时抽血监测血气及电解质，调整用量指导治疗。

8. 支持治疗

慢性呼吸衰竭失代偿期多由于病程长，病情反复，饮食减少，体内消耗增多等原因，常伴有不同程度水、电解质和能量代谢失调。营养不良可造成全身和呼吸道抵抗力降低，黏膜屏障功能减弱，白细胞杀菌能力受损，营养低下还使代谢负荷增加，容易发生呼吸衰竭。如患者只靠葡萄糖供给营养，每日热量不足2100kJ，3～4d以后，呼吸中枢对缺O_2和CO_2反应降低，加重呼吸衰竭。因此，对昏迷或吞咽困难及气管插管的患者，应首先考虑鼻饲饮食给予4184～5021kJ，其中碳水化合物60%～70%，脂肪15%～20%，蛋白15%，胃肠功能差的患者可改用静脉营养法，如脂肪乳剂、复合氨基酸静脉滴注。

（高淑珍）

第三节　循环系统疾病护理

循环系统由心脏和血管组成。循环系统疾病包括心脏和血管的病变，其中以心脏病最为多见。循环系统疾病是常见病，在内科疾病中占较大比重，且多较严重，常显著地影响患者的生活质量和工作能力，并引起较高病死率。因此，积极研究循环系统疾病现代诊疗技术及护理，对保障人民健康和提高患者生活质量有重要意义。

一、心力衰竭护理

心力衰竭（heart failure）是由于心脏

收缩机能及（或）舒张功能障碍，不能将静脉回心血量充分排出心脏，造成静脉系统瘀血及动脉系统血液灌注不足，出现的综合征。

（一）病因

1. 基本病因

（1）心肌损伤：任何大面积（大于心室面积的40%）的心肌损伤都会导致心脏收缩及/或舒张功能的障碍。

（2）心脏负荷过重：压力负荷（后负荷）过重，心脏排血阻力增大，心排血量降低，心室收缩期负荷过度，引起心室肥厚性心衰；容量负荷（前负荷）过重，心脏舒张期容量增大，心排血量减低，引起心室扩张性心衰。

（3）机械障碍：腱索或乳头肌断裂，心室间隔穿孔，心脏瓣膜严重狭窄或关闭不全等引起的心脏机械功能衰退，导致心力衰竭。

（4）心脏负荷不足：如缩窄性心包炎，大量心包积液，限制性心肌病等，使静脉血液回心受限，因而心室心房充盈不足，腔静脉及门脉系统瘀血，心排血量减低。

（5）血液循环容量过多：如静脉过多过快输液，尤其在无尿少尿时超量输液、急性或慢性肾炎引起高度水钠潴留，高度浮肿等均引起血循环容量急剧膨胀而致心力衰竭。

2. 诱发因素

（1）感染：感染可增加基础代谢，增加机体耗氧，增加心脏排血量而诱发心衰，尤其呼吸道感染较多见。

（2）体力过劳：正常心脏在体力活动时，随着身体代谢增高心脏排血量也随之增加。而有器质性心脏病患者体力活动时，心率增快心肌耗氧量增加．心排血量减少，

冠状动脉血液灌注不足，导致心肌缺血，心慌气急，诱发心衰。

（3）情绪激动：情绪激动促使儿茶酚胺释放，心率增快，心肌耗氧增加，动脉与静脉血管痉挛，增加心脏前后负荷诱发心衰。

（4）妊娠与分娩：风湿性心脏病或先天性心脏病患者，心功能低下，在妊娠32～34周，分娩期及产褥期最初3d内心脏负荷最重，容易诱发心力衰竭。

（5）动脉栓塞：心脏病患者长期卧床，静脉系统长期处于瘀血状态，容易形成血栓，一旦血栓脱落导致肺栓塞，加重肺循环阻力诱发心力衰竭。

（6）水、钠摄入量过多：心功能减退时，肾脏排水、排钠机能减弱，如果水、钠摄入量过多可引起水钠潴留，血容量膨胀。

（7）心律失常：心动过速可使心脏无效收缩次数增加而加重心脏负荷；心脏舒张期缩短使心室充盈受限进而降低心排血量，同时心脏氧渗透期缩短不利于心肌代谢。

（8）冠脉痉挛：冠状动脉粥样硬化，容易发生冠脉痉挛，心肌缺血导致心脏收缩或舒张功能障碍。

（9）药物反应：因用药或停药不当，导致的心衰或心衰恶化不在少数。慢性心衰不该停用强心剂而停用，服用过量洋地黄、利尿药或抗心律失常药，都可导致心衰恶化。

（二）病理生理

1. 心脏的代偿机制

正常心脏有比较充足的储备能力，以适应一般生活需要所增加的心脏负担。当心脏功能减退，心排血量降低不足以供应

机体需要时，机体将同时通过神经、体液等机制进行调整，力争恢复心排血量。

（1）反射性交感神经兴奋，迷走神经抑制，代偿性心率加快及心肌收缩力加强，以维持心排血量。由于交感神经兴奋，周围血管收缩，小动脉收缩可使血压维持正常而不随着心排血量降低而下降；小静脉收缩可使静脉回心血量增加，从而使心搏血量增加。

（2）心肌肥厚：心室扩张、长期的负荷加重，使心肌肥厚和心室扩张，维持心输出量。然而，扩大和肥厚的心脏虽然完成较多的工作，但它耗氧量也随之增加，可是心肌内毛细血管数量并没有相应的增加，所以，扩大肥厚的心肌细胞相对的供血不足。

（3）心率增快：心率加快在一定范围内使心输出量增加，但如果心率太快则心脏舒张期显著缩短，使心室充盈不足，导致心输出量降低及静脉瘀血加重。

2. 心脏的失代偿机制

当心脏储备力耗损至不能适应机体代谢的需要时，心功能便由代偿转为失代偿阶段，即心力衰竭。

心力衰竭时，心排血量相对或绝对的降低，一方面供给各器官的血流不足，引起各器官组织的功能改变，血液重新分配，首先为保证心、脑、肾血液供应，皮肤、内脏、肌肉的供血相应有较大的减少。肾血流量减少时，可使肾小球滤过率降低和肾素分泌增加，进而促使肾上腺皮质的醛固酮分泌增加，引起水、钠潴留，血容量增加，静脉和毛细血管充血和压力增加。另一方面，心脏收缩力减弱，不能完全排出静脉回流的血液，心室收缩末期残留血量增多，心室舒张末期压力升高，遂使静脉回流受阻，引起静脉瘀血和静脉压力升

高，从而引起外周毛细血管的漏出增加，水分渗入组织间隙引起各脏器瘀血水肿；肝脏瘀血时对醛固酮的灭活减少；以及抗利尿激素分泌增加，肾排水量进一步减少，水、钠潴留进一步加重，浮肿发生和加重。

根据心脏代偿功能发挥的情况及失代偿的程度，可将心力衰竭分为3度，或心功能Ⅳ级。

Ⅰ级：有心脏病的客观证据，而无呼吸困难、心悸、浮肿等症状（心功能代偿期）。

Ⅱ级：日常劳动并无异常感觉，但稍重劳动即有心悸、气急等症状（心力衰竭Ⅰ度）。

Ⅲ级：普通劳动亦有症状，但休息时消失（心力衰竭Ⅱ度）。

Ⅳ级：休息时也有明显症状，甚至卧床仍有症状（心力衰竭Ⅲ度）。

（三）临床表现

心力衰竭在早期可仅有一侧衰竭，临床上以左心衰竭为多见，但左心衰竭后，右心也相继发生功能损害，最后导致全心衰竭。临床表现的轻重，常依病情发展的快慢和患者的耐受能力而不同。

1. 左心衰竭

（1）呼吸困难：轻症患者自觉呼吸困难，重者同时有呼吸困难和短促的征象。早期仅发生于劳动或运动时，休息后很快消失。这是由于劳动促使回心血量增加，肺瘀血加重的缘故。随着病情加重，轻度劳动即感到呼吸困难，严重者休息时亦感呼吸困难，以致被迫采取半卧位或坐位，为端坐呼吸。

（2）阵发性呼吸困难：多发生于夜间，故又称为阵发性夜间性呼吸困难。患者常在熟睡中惊醒，出现严重呼吸困难及窒息

感,被迫坐起,咳嗽频繁,咯粉红色泡沫样痰液。轻者数分钟,重者经1~2h逐渐停止。阵发性呼吸困难的发生原因为:①睡眠时平卧位,回心血量增加,超过左心负荷的限度,加重了肺瘀血;②睡眠时,膈肌上升,肺活量减少;③夜间迷走神经兴奋性增高,使冠状动脉和支气管收缩,影响了心肌的血液供应,发生支气管痉挛,降低心肌收缩性能和肺通气量,肺瘀血加重;④熟睡时中枢神经敏感度降低,因此,肺瘀血必须达到一定程度后方能使患者因气喘惊醒。

(3)急性肺水肿:是左心衰竭的重症表现,是阵发性呼吸困难的进一步发展。常突然发生,呈端坐呼吸,表情焦虑不安,频频咳嗽,咯大量泡沫状或血性泡沫性痰液,严重时可有大量泡沫样液体由鼻涌出,面色苍白,口唇青紫,皮肤湿冷,两肺布满湿啰音及哮鸣音,血压可下降,甚至休克。

(4)咳嗽和咯血:为肺泡和支气管黏膜瘀血所致,多与呼吸困难并存,咯白色泡沫样黏痰或血性痰。

(5)其他症状:可有疲乏无力、失眠、心悸、发绀等。严重患者脑缺氧、缺血时可出现陈-施氏呼吸、嗜睡、眩晕、意识丧失、抽搐等。

(6)体征:除原有心脏病体征外,可有舒张期奔马律、交替脉、肺动脉瓣音区第2音亢进。轻症肺底部可听到散在湿性啰音,重症则湿啰音满布全肺。有时可伴哮鸣音。

(7)X线及其他检查:X线检查,可见左心扩大及肺瘀血,肺纹增粗。急性肺水肿时可见由肺门伸向肺野呈蝶形的云雾状阴影。心电图检查可出现心率快及左心室肥厚图形。臂舌循环时间延长(正常10~15s),

臂肺时间正常(4~8s)。

2. 右心衰竭

(1)水肿:皮下水肿是右心衰竭的典型症状。在水肿出现前,由于体内已有钠、水潴留,体液潴留达5kg以上才出现水肿,故多只有体重增加。水肿多先见于下肢,卧床患者则在腰,背及骶部等低重部位明显,呈凹陷性水肿。重症则波及全身。水肿多于傍晚发生或加重,休息一夜后消失或减轻,伴有夜间尿量增加。这是由于夜间休息时,回心血量比白天活动时增多,心脏能将静脉回流血量排出,心室收缩末期残留血量减少,静脉和毛细血管压力有所减轻,因而水肿减轻或消退。

少数患者可出现胸水和腹水。胸水可同时见于左、右两侧胸腔,但以右侧较多,其原因不甚明了。由于壁层胸膜静脉回流体静脉,而脏层胸膜静脉血流入肺静脉,因而胸水多见于左、右心衰并存时。腹水多由心源性肝硬化引起。

(2)颈静脉怒张和内脏瘀血:坐位或半卧位时可见颈静脉怒张,其出现常较皮下水肿或肝肿出现为早,同时可见舌下、手臂等浅表静脉异常充盈。肝肿大并压痛可先于皮下水肿出现。长期肝瘀血、缺氧,可引起肝细胞变性、坏死,并发展为心源性肝硬化,肝功能检查不正常或出现黄疸。若有三尖瓣关闭不全并存,肝脏扣诊呈扩张性搏动。胃肠道瘀血常引起消化不良、食欲减退、腹胀、恶心和呕吐等症状。肾瘀血致尿量减少,尿中可有少量蛋白和细胞。

(3)发绀:右心衰竭者多有不同程度发绀,首先见于指端、口唇和耳部,较单纯左心功能不全者为显著,其原因除血红蛋白在肺部氧合不全外,与血流缓慢,组织自毛细血管中吸取较多的氧而使还原血红蛋白增加有关。严重贫血者则不出现发绀。

（4）神经系统症状：可有神经过敏，失眠，嗜睡等症状。重者可发生精神错乱，可能是脑瘀血，缺氧或电解质紊乱等原因引起。

（5）心脏及其他检查：主要为原有心脏病体征，由于右心衰竭常继发于左心衰竭的基础上，因而左、右心均可扩大。右心扩大引起了三尖瓣关闭不全时，在三尖瓣音区可听到收缩期吹风样杂音。静脉压增高。臂肺循环时间延长，因而臂舌循环时间也延长。

3. 全心衰竭

左、右心功能不全的临床表现同时存在，但患者或以左心衰竭的表现为主或以右心衰竭的表现为主，左心衰竭肺充血的临床表现可因右心衰竭的发生而减轻。

（四）护理

1. 护理要点

（1）减轻心脏负担，预防心力衰竭的发生。

（2）合理使用强心，利尿，扩血管药物，改善心功能。

（3）密切观察病情变化，及时救治急性心衰。

（4）健康教育。

2. 减轻心脏负担，预防心力衰竭

休息可减少全身肌肉活动，减少氧的消耗，减少静脉回心血量及减慢心率，从而减轻心脏负担。根据患者病情适当安排其生活和劳动，可以尽量减轻心脏负荷。对于轻度心衰患者，可仅限制其体力活动，并规定充分的午睡时间或较正常人多一些的夜间睡眠时间。较重的心力衰竭患者均应卧床休息，并尽可能使卧床休息患者的

体位舒适。当心力衰竭表现有明显改善时，应尽快允许和鼓励患者逐渐恢复体力活动，恢复体力活动的速度和程度视患者心力衰竭的严重程度与发作时间的长短及患者对治疗的反应等而定。如心脏功能已完全恢复正常或接近正常，则每日可作轻度的体力活动。

饮食应少量多餐，给予低热量、多维生素、易消化食物，避免过饱，加重心脏负担。目前，由于利尿剂应用方便，对钠盐限制不必过于严格，一般轻度心衰患者每日摄入食盐 5g 左右（正常人每日摄入食盐 10g 左右），中度心衰患者给予无盐饮食（含钠 2～4g），重度心衰患者给予低钠饮食。如果经一般限盐、利尿，病情未能很好控制者，则应进一步严格限盐，摄入量不超过 1g。饮水量一般不加限制，仅在并发稀释性低钠血症者，限制每日入水量 500ml 左右。

3. 合理使用强心药物并观察毒性反应

洋地黄类强心甙是目前治疗心力衰竭的主要药物，能直接加强心肌收缩力，增加心排血量，从而使心脏收缩末期残余血量减少，舒张末期压力下降，有利于缓解各器官的瘀血，增加尿量，减慢心率。常用的给药方法：负荷量加维持量，在短期内，1～3d 给予一定的负荷量，以后每日用维持量，适用于急性心衰，较重的心衰或需尽快控制病情的患者；单用维持量，近年来证实，洋地黄类药物治疗剂量的大小与其增强心肌收缩力作用呈线性关系，故对较轻的心力衰竭和易发生中毒的患者可用较小的剂量，而不采用惯用的洋地黄负荷量法，尤其对慢性心衰更适用。

洋地黄用量的个体差异大，且治疗剂量与中毒剂量较接近，故用药期间需要密切观察洋地黄的毒性反应。洋地黄毒性反

应有：①消化道反应：食欲不振、恶心、呕吐、腹泻等；②神经系统反应：头痛、头晕、眩晕，视觉改变（黄视或绿视）；③心脏反应：可发生各种心律失常，常见的心律失常类型为：室性期前收缩，尤其是呈二联、三联或呈多源性者。其他有房性心动过速伴有房室传导阻滞，交界性心动过速，各种不同程度的房室传导阻滞，室性心动过速，心房纤维颤动等；④血清洋地黄含量：放射性核素免疫法测定血清地高辛含量<2.0ng/ml，或洋地黄毒苷<20ng/ml为安全剂量。中毒者多数大于以上浓度。

使用洋地黄类药物时注意事项：①服药前要先了解病史，如询问已用洋地黄情况，利尿及电解质浓度如何，如果存在低钾、低镁容易诱发洋地黄中毒；②心衰反复发作，严重缺氧，心脏明显扩大的患者对洋地黄药物耐受性差，宜小剂量使用；③询问有无合并使用增加或降低洋地黄敏感性的药物，如心得安、利血平、利尿剂、抗甲状腺药物、异搏停、胺碘酮、肾上腺素等可增加洋地黄敏感性；而消胆胺，抗酸药物，降胆固醇药及巴比妥类药则可降低洋地黄敏感性；④了解肝脏肾脏功能，地高辛主要自肾脏排泄，肾功能不全的，宜减少用量；洋地黄毒苷经肝脏代谢胆道排泄，部分转化为地高辛；⑤密切观察洋地黄毒性反应；⑥静脉给药时应用5%～20%的GS溶液稀释，混匀后缓慢静推，一般不少于10～15min，用药时注意听诊心率及节律的变化。

4. 观察应用利尿剂后的反应

慢性心力衰竭者，首选噻嗪类药，采用间歇用药，即每周固定服药2～3d，停用4～5d。若无效可加服氨苯蝶啶或安替舒通。如果以上2药联用效果仍不理想可以速尿代替噻嗪类药物。急性心力衰竭或肺水肿者，首选速尿或利尿酸钠或撒利尿等快速利尿药。在应用利尿剂1h后，静脉缓慢注射氨茶碱0.25g，可增加利尿效果。应用利尿剂后要密切观察尿量，每日测体重，准确记录24h液体出入量，大量利尿者应测血压、脉搏和抽血查电解质，观察有无利尿过度引起的脱水，低血容量和电解质紊乱的表现，尤其是应用排钾利尿剂后有无乏力、恶心、呕吐、腹胀等低钾表现。对于利尿反应差者，应找出利尿不佳的原因，如了解肾脏功能情况，是否存在低血压、低血钾、低血镁或稀释性低钠血症，及用药是否合理等。

5. 合理使用扩血管药物并观察用药反应

血管扩张剂既可以扩张周围小动脉，减轻心脏排血时的阻力，而减轻心脏后负荷；又可以扩张周围静脉，减少回心血量，减轻心脏前负荷，进而改善心功能。常用的扩张静脉为主的药物有：硝酸甘油、硝酸脂类及吗啡类药物；扩张动脉为主的药物有：平胺唑啉，肼苯达嗪、硝苯吡啶；兼有扩张动脉和静脉的药物有：硝普钠、哌唑嗪及疏甲丙脯酸等。在开始使用血管扩张剂时，要密切观察病情和用药前后血压，心率的变化，慎防血管扩张过度，心脏充盈不足，血压下降，心率加快等不良反应。用血管扩张药注意，应从小剂量开始，用药前后对比心率，血压变化情况或床边监测血流动力学。根据具体情况，每5～10min测量1次，若用药后血压较用药前降低1.33～2.66kPa应谨慎调整药物浓度或停用。

6. 急性肺水肿的救治及护理

急性肺水肿为急性左心功能不全或急性左心衰竭的主要表现。多因突发严重的左心室排血不足或左心房排血受阻引起肺静脉及肺毛细血管压力急剧升高所致。当肺毛细血管压升高超过血浆胶体渗透压时，液体即从毛细血管漏到肺间质、肺泡，甚至气道内，引起肺水肿。典型发作表现为突然严重气急，每分钟呼吸可达30～40次，端坐呼吸，阵阵咳嗽，面色苍白，大汗，常咯出泡沫样痰，严重者可从口腔和鼻腔内涌出大量粉红色泡沫液。发作时心率、脉搏增快，血压在起始时可升高，以后降至正常或低于正常。两肺内可闻及广泛的水泡音和哮鸣音。心尖部可听到奔马律。

（1）治疗原则：①减少肺循环血量和静脉回心血量；②增加心搏量，包括增强心肌收缩力和降低周围血管阻力；③减少血容量；④减少肺泡内液体漏出，保证气体交换。

（2）护理措施：①患者取坐位或半卧位，两腿下垂，减少下肢静脉回流，减少回心血量；②立即皮下注射吗啡10mg，或度冷丁50～100mg，使患者安静及减轻呼吸困难。但对昏迷、严重休克、呼吸道疾病或痰液极多者忌用，年老，体衰，瘦小者应减量；③改善通气——换气功能，轻度肺水肿早期高流量氧气吸入，开始是2～3L/min，以后逐渐增至4～6L/min，氧气湿化瓶内加75％酒精或选用有机泡沫剂，以降低肺泡内泡沫的表面张力，使泡沫破裂，改善通气功能。肺水肿明显出现即应作气管插管进行加压辅助呼吸，改善通气与氧的弥散，减少肺内分流，提高血氧分压。肺水肿基本控制后，可采用呼吸机间歇正压呼吸，如果动脉血氧分压<9.31kPa时，可改为持续正压呼吸；④速给西地兰0.4mg或毒毛旋花子苷K 0.25mg，加入葡萄糖溶液中缓慢静推；⑤快速利尿，如速尿20～40mg或利尿酸钠25mg静脉注射；⑥静脉注射氨茶碱0.25g用50％葡萄糖液

20～40ml稀释后缓慢注入，减轻支气管痉挛，增加心肌收缩力和尿排出；⑦氢化考的松100～200mg或地塞米松10mg溶于葡萄糖中静脉注射。

7. 健康教育

随着人们生活水平的不断提高，对生活质量的要求越来越高。心力衰竭的转归及治愈程度将直接影响患者的生活质量。预防心力衰竭发生以保证患者的生活质量就显得更为重要，首先要避免诱发因素，如气候转换时要预防感冒，及时添加衣服；以乐观的态度对待生活，情绪平稳不要大起大落过于激动；体力劳动不要过重；适当掌握有关的医学知识以便自我保健等。其次，对已明确心功能Ⅱ、Ⅲ级的患者要按一般治疗标准，合理正确按医嘱服用强心利尿扩血管药物，注意休息和营养，并定期门诊随访。

二、心律失常护理

（一）窦性心律失常

窦性心律冲动起源于窦房结，受神经体液因素的调节以适应身体内外环境改变的需要。迷走神经兴奋可抑制窦房结的自律性，使其冲动的产生减慢以至暂停；交感神经兴奋则提高窦房结的自律性使心率增快。各种体液因素，如脑垂体、肾上腺、甲状腺等激素；钾、钠、钙、镁等电解质以及氧与二氧化碳张力，氢离子浓度等都对心脏活动起着调节作用。正常窦性节律比较匀齐，婴幼儿较快每分钟可达130～150次，成人一般为60～100次。其心电图特点为：①窦性P波（导联Ⅰ、Ⅱ和aVF直立，aVR倒置）；②P-R间期正常范围是0.12～20s；③P波频率为60～100次/min。

1. 窦性心动过速

成人窦性心率超过100次/min者称为

窦性心动过速，短暂的窦性心动过速极为常见，多为剧烈运动或情绪激动时的一种生理反应。异丙肾上腺素、麻黄素、阿托品等药物；发热、疼痛、缺氧、贫血、低血压等全身性疾患，甲状腺功能亢进，心肌炎、心包炎以及伴有心功能不全的各种器质性心脏病均可引起窦性心动过速。心率一般不超过 140 次/min，罕有超过 170 次/min 者。当速率超过 140 次/min 时需与室上性阵发性心动过速，以及 2：1 传导的心房扑动相鉴别。其心电图特点：①窦性 P 波；②P 波频率在 100 次/min 以上；③P-R 间期＞0.12s。

对窦性心动过速，除病因治疗外，常不需特殊处理。少数可酌情选用镇静剂，β阻滞剂对高动力循环状态的心动过速有效，但对心力衰竭时的心动过速，因其减弱心肌收缩力不宜应用。

2. 窦性心动过缓

窦性心律频率低于每分钟 60 次者称为窦性心动过缓，常见于老年人，运动员和迷走神经张力过高者。有些抗心律失常药物或其他药物，如利血平、吗啡等也可以引起窦性心动过缓。心率多在 45 次/min 以上，偶有＜40 次/min 者。一般不引起症状，若心率过于缓慢或伴有器质性心脏病时，可有头昏、乏力、胸闷或心功能不全等表现。其心电图特点为：①窦性 P 波；②P 波频率＜60 次/min；③P-R 间期＞0.12s。

窦性心动过缓是否需要治疗，取决于患者是否有自觉症状。短暂的发作，如继发于迷走神经反射亢进或前壁心肌梗死并伴有低血压时，可采用阿托品 1mg 静脉注射治疗。如果是长期慢性病变，则需要安装心脏起搏器。伴有心室功能不良的心动过缓可引起进行性心功能不全。

3. 窦性心律不齐

窦性心律时出现较明显的快慢不规则，称为窦性心律不齐，常见于健康儿童和青少年。大多数窦性心律不齐与呼吸周期有关，称为呼吸性窦性心律不齐。吸气时心率较快，呼气时变慢，深呼吸时尤为显著，屏气时消失，其产生与呼吸时迷走神经张力改变有关。窦性心律不齐一般无症状，其心电图特点为：①窦性 P 波；②P-P 间隔不匀齐，相差＞0.12s；③ P-R 间期＞0.12s。

4. 窦性停搏

窦房结在多个心动周期中不能形成冲动，以致不能激动心房或整个心脏时，称为窦性停搏或窦性静止。窦房结功能低下见于迷走神经兴奋或洋地黄中毒、高血钾、心肌炎、病窦综合征等。其心电图特点为：一段长间歇中见不到 P 波，间歇期与基本的窦性 P-P 间期无公倍数关系。

治疗除针对病因外，可予以阿托品、麻黄素或异丙基肾上腺素。若患者有头昏、头晕、黑矇、晕厥等脑缺血症状时，护理中要注意患者的安全，防止发生意外。

（二）房性心律失常

1. 房性早搏

房性早搏很常见，可发生于正常人，也可能是各种临床情况的反应，如肺部疾病、心肌缺血、感染等。若无症状、房性早搏不需要治疗。但有时房性早搏是其他房性心律失常的先兆，如房扑、房颤等。其心电图特点为：①提前出现的 P′波，P′波形态不同于窦性 P 波；②P-R 间期≥0.12s；③QRS 波群形态与窦性心律者相似；④早搏后往往有个完全性代偿间歇。

2. 心房扑动与心房颤动

均为房性快速心律失常，其房性异位激

动频率分别达到 250～350 次/min 与 350～600 次/min。心房颤动远较心房扑动常见，其发生率约为（10～20）：1，两者在病因与发病机制方面密切相关，且可互相转化。

心房颤动时，房性异位激动快而不规则，心房肌处于连续而不协调的颤动中，不能进行有效而协调的收缩，失去了辅助心室充盈的作用。其对心脏功能，血流动力学影响及所引起的症状，主要取决于原有心脏病基础和心室率的快慢。早期症状心室率多较快，常在 120～200 次/min，可有心悸、胸闷、晕厥、心绞痛、肺水肿或充血性心力衰竭等表现，病程较久者，尤以老年人常同时合并有房室结病变，房室间传导减少，心室率可接近正常。心脏听诊心律极不规则，心率忽快、忽慢，心音强弱不一，体格检查可见脉率低于心率的绌脉，体力活动的心率加速，不规则更加明显。其心电图特点为：①P 波消失，由大小，形态不一，毫无规律的 f 波所取代，其频率在 350～600 次/min；②QRS 波群间距不等，形态与窦性心律相似，伴有室内差异性传导时形态可有变异。

心房扑动多为阵发性，可历时数分钟，数日或转为心房颤动，少数也可持续数年之久。室率快而不规则时常有心悸、胸闷、眩晕等，室率慢而规则的可无症状。通常心房率为 250～350 次/min 快而规则。多按 2：1，3：1 或 4：1 传入心室，以 2：1 传导最为常见，心室率乃在 150 次/min 左右。若为 3：1 或 4：1 房室传导，心室率则为 70～100 次/min，听诊可被误认为正常窦性心律；若房室传导比例不固定，也可被误认为心房颤动。其心电图特点为：①P 波消失，代以形态，间距及振幅均绝对规整呈锯齿样的 F 波，F 波间无等电位线，其频率为 250～350 次/min；②QRS 波群形

态多与窦性心律时类似，也可有室内差异性传导；③房室传导比例多为 2：1，3：1 或 4：1，有时传导比例不固定，则心室律也不规则。

（1）准确识别心电图，分清房颤和房扑，同时观察患者的心律、心率与脉搏，确定有无短绌脉，了解患者心房颤动发作的性质是阵发性还是持续性的。

（2）房颤发作时，患者宜安静休息，必要时给予镇静，吸氧，对发作短暂，无明显症状者可不予处理，但应定期随访。

（3）房颤发作的主要处理是控制心室率。一般选用洋地黄制剂来增加心肌收缩力，减慢心室率，改善全身血液供应。常用的洋地黄制剂有西地兰、地高辛，西地兰 0.4～0.8mg 稀释后静脉缓慢注射，必要时 2h 后可以重复使用初始剂量的一半，以后改为地高辛口服。使用洋地黄制剂护理上要注意及时发现洋地黄的毒性反应。

（4）药物复律，主要用奎尼丁，用法为：第 1 日每次 0.2g，每 2h 一次，连服 5 次；如已转复，每日用 2～3 次维持疗效即可。如未奏效，又无明显毒性反应可加大剂量。由于奎尼丁的安全范围小，不良反应多，且个体差异大，所以患者必须住院，在严密的护理与心电图监测下才能服用。服药安排在白天，每次给药前后均应记录患者的血压，心率与心律的变化，若有血压下降，要防止发生奎尼丁晕厥；若 QRS 波群增宽超过 25% 提示接近中毒，若超过 50% 则肯定为奎尼丁中毒。阵发性房颤应用胺碘酮效果更佳。

（5）药物复律无效者可选用同步直流电复律。

（6）房扑无症状者可以不予治疗。伴有心功能不全且持续时间较长的患者，应当吸氧，建立通畅的静脉通路，控制液体

入量，接受同步电复律治疗，电击能量50J，其成功率在90%以上。

（7）心房颤动或扑动时，房内可形成血栓，血栓脱落可引起动脉栓塞，护理中注意防止脑栓塞和肺栓塞。

（三）室性心律失常

1. 室性早搏

室性早搏是较常见的心律失常之一。随着年龄的增长，其发生率有明显的增加，而且，室性早搏也是很多疾病的临床表现之一。在心肌受到直接的化学或电刺激时，也可以发生室性早搏，引起室性早搏的几个最常见的因素包括：心肌缺血、感染和全身麻醉。个别的或偶发的早搏多不引起症状，常在体检时偶然发现，在部分比较敏感的患者可有心悸或漏搏感。频发早搏可使心排血量降低和重要脏器的灌注减少，出现乏力、头晕、胸闷或使原有的心绞痛或心力衰竭症状加重。其心电图特点为：①提前出现的 QRS 波群，其前无相关的 P 波；②提前 QRS' 波群宽大畸形，时程常≥0.12s；③有继发性 ST-T 改变；④常有完全性代偿间歇。治疗与护理措施如下：

（1）注意观察室性早搏发生的频率及有无相关诱因。尤其是急性心肌梗死或低钾血症出现的室性早搏，应密切观察心电监护，可能是室性心动过速或室颤的前奏。

（2）嘱患者安静休息，给予高流量的氧气吸入，及时建立静脉通路合理用药。心力衰竭患者的室性早搏，若系洋地黄剂量不足引起者，则应酌加洋地黄剂量；反之，对洋地黄本身毒性反应引起的室性早搏，则宜用苯妥英钠，而对于频繁的室性早搏则宜用利多卡因。

2. 心室扑动与心室颤动

是最严重致命性的异位心律，心室呈快速微弱无效的收缩或心肌进行快速而完全不协调的颤动。心室扑动多为暂时性的，常迅速转为心室颤动，两者对循环功能的影响均相当于心室停搏，常为临终前的表现。发作时患者意识丧失、抽搐，继而呼吸停止，面色青紫或苍白，心音消失，血压脉搏测不出。其心电图特点为：心室扑动为各波不能分辨，代以一系列较为规律、宽大、连续出现振幅较高的波形，向上和向下的波幅相等，频率为 150～300 次/min。心室颤动为各波消失，代以振幅较低，形态、大小不一，快慢不均的连续波动，频率 250～500 次/min。

（四）阵发性心动过速

1. 临床表现

阵发性心动过速是阵发性快速而规则的异位心律。突然发作，突然中止，发作持续时间长短不一，按异位起搏点的部位分为房性、房室交界区性和室性，前两者难以区分时统称室上性。

室上性者心率常为 160～220 次/min，多见于健康人，由于房室收缩顺序未受明显影响，仅有心悸、恐惧、多尿等轻微症状。如在器质性心脏病基础上，心率超过 200 次/min，持续时间长，可出现晕厥、休克、心绞痛或心衰，室上性心动过速心律绝对规则，心音强度一致，可通过刺激迷走神经的方法来中止发作。室性心动过速多发生在器质性心脏病基础上，房室收缩不协调，可产生严重的血流动力学障碍，出现休克、晕厥等严重表现。心率常为 140～160 次/min，节律可略不规则，刺激迷走神经不能中止发作。

2. 心电图特点

（1）房性心动过速：①房率通常为 160～220 次/min，节律整齐；②异位 P 波形态与窦性 P 波不同，常与前面的 T 波重叠，与 QRS 波群有固定关系，P-R 间期正常；③QRS 形态与窦性心律相似。

（2）房室交界区性心动过速：①室率通常为 160～220 次/min，节律整齐；②P′波为逆行性，可能在 QRS 波群之前，中或后；③QRS 时间常不超过 0.1s。

（3）室性心动过速：①3 个或 3 个以上连续、快速和畸形的 QRS 波群，QRS 时间≥0.12s，频率常在 140～200 次/min，节律不十分规整；②窦性 P 波与 QRS 波群无关，往往埋没于 QRS 波群内不容易发现；③有时可见心室夺获和心室融合波。

3. 治疗与护理

（1）发生在无器质性心脏患者的短暂室上速可自行恢复，不需要特殊处理。

（2）对几分钟内发作仍未停止者，可用刺激迷走神经方法使其终止。护理上要注意心律的变化，如果突发心脏停搏，应立即停止给予肾上腺素或阿托品。常用的方法有：①令患者深吸气后屏气，再用力作呼气运动；②刺激咽部（手指、压舌板）引起恶心、呕吐；③按摩颈动脉窦。患者取卧位，头稍向后仰并转向一侧，术者用中间 3 个指头放在甲状软骨上缘水平胸锁乳突肌内缘，向颈椎方向轻轻按压颈动脉窦，每次 10s 以内。休息数分钟后可重复按摩，一般先压右侧，无效后再压左侧，切不可同时按摩两侧。有脑血管病史者禁用；④压迫眼球。患者平卧，闭目，眼球向下"看"。术者用手指压眼眶下方眼球上部，每次 10～30s。一般先压一侧，不宜同时压两侧。有青光眼者忌用。

（3）伴有低血压的室上速者，可以使用儿茶酚胺类药物，如异丙肾上腺素 1mg，静脉推注；伴有心功能不全的室上速，可以使用各种正性肌力药物，如西地兰 0.2～

0.8mg 稀释后静脉推注；不伴有器质性心脏病的阵发性室上性心动过速，可首选异搏定 5～10mg 稀释后缓慢静脉推注，数分钟内即可起效。

（4）对任何一个室性心动过速的患者，应当即给予高流量吸氧和心电监护；建立通畅的静脉通路，纠正低血压；服用地高辛者应急查血地高辛浓度。

（5）合理使用抗心律失常药利多卡因。立即给予利多卡因 50～100mg 静脉注射，如无效在 10～15min 后可重复使用，但总量不得超过 300mg。继之以 2mg/ml 或 1mg/ml 的利多卡因液体维持使用 24～72h。

（6）药物难以纠正的室性心动过速，特别是伴有休克或心衰者，应考虑行电击复律，使用功率为 250～300J。

（五）窦房传导阻滞

指窦房结发出的冲动经窦房结周围的窦房连接组织传入心房时受阻。按其程度分为：

1. Ⅰ度窦房阻滞

无临床症状及体征，常规心电图上也无表现。

2. Ⅱ度窦房阻滞

临床上可无症状，若心动显著过缓可引起乏力、头昏、胸闷、心悸等，停顿间歇过长又无低位起搏点逸搏心律出现时诱发昏厥及抽搐，出现阿—斯综合征。心电图示在窦性心律中有 1 次或 1 次以上的 P-QRS-T 波群消失，其前后的 P-P 间距恰是原来窦性心律 P-P 间距的倍数。

3. Ⅲ度窦房阻滞

临床表现与窦性停搏一样，心电图无法区别。

4. 病窦综合征

（1）临床表现：病窦综合征是由于窦

房结及其周围组织的器质性病变引起起搏及传导机能障碍，导致心律失常和由此造成不同程度血流动力学障碍所产生的各种临床表现。起病隐袭，发展缓慢，常难以明确发病日期，往往有头昏、乏力、胸闷、心悸等症状，且可有阿-斯综合征的发作。平时心率常缓慢，即使在运动、疼痛、发热、心功能不全时亦不相应地增快。少数患者尚可合并有快速的室上性和室性心律失常，心动过缓与过速反复交替出现，称为心动过缓-过速综合征。其心电图特点为：①窦性心动过缓、心率常慢于 50 次/min；②窦性停搏或窦房阻滞伴或不伴有房室交界区性逸搏或逸搏心律；③窦性心动过缓伴快速性室上性或室性心律失常，如室上性或室性心动过速、心房扑动或颤动、心室颤动等；④心房颤动伴缓慢的心室率，电转复不能恢复窦性心律或窦房结恢复时间延长。

（2）治疗与护理：①病窦综合征患者若无明显症状不需要特殊治疗。但要避免使用可能减慢心率的药物，即使出现快速心律失常必需使用时也应谨慎；②心率较慢者可口服阿托品 0.3mg，3 次/d，心率过慢引起阿-斯综合征发作者，护理上应做好患者自身安全的保护工作，抽搐时牙齿间垫以软棉垫防止咬断舌头；住院治疗时要密切注意心电监测情况，防止晕厥发作，必要时考虑安装心脏起搏器；③心动过缓-过速综合征患者安装起搏器后也有利于心律失常的控制和抗心律失常药物的应用。

（六）房室传导阻滞

指冲动从心房传至心室过程中的时间延迟，部分或全部传导受阻。阻滞部位可在心房、房室结、希氏束及双束支，希氏束图可协助鉴别，AH 间期延长超过 160ms

提示房室结水平阻滞，H 波分裂或增宽提示希化束内阻滞，HV 间期延长超过 55ms 为束支水平阻滞。根据阻滞程度可分为：

1. Ⅰ度房室传导阻滞（Ⅰ度 AVB）

指激动自心房传至心室的时间延长，但每次均能下传。常无自觉症状，听诊时心尖部第 1 音减弱，心电图示 P-R 间期延长至 0.20s 以上或在心率无明显改变的情况下，P-R 间期虽未达 0.20s，但较前延长超过 0.04s，每个 P 波后均有 QRS 波群。

2. Ⅱ度房室传导阻滞（Ⅱ度 AVB）

自心房传至心室的激动部分受阻不能下传，因而心室激动次数少于心房。当心室脱漏偶有出现时，可无症状或有心悸感。若心室脱漏频繁致室率过慢时，可有头晕、乏力、胸闷、昏厥、抽搐和心功能不全。听诊时有心搏脱漏，视阻滞程度不同，心搏可在每 2、3 次……6、7 次中脱漏 1 次，成为有一定规律的不规则心律，若为 2：1、3：1 房室传导时，室率也可慢而规则。心电图表现可分为 2 型：Ⅱ度Ⅰ型称文氏现象（wenckenbach）或莫氏Ⅰ型，其特点为：P-R 间期逐渐延长，R-R 间期逐渐缩短，直至脱漏 1 次 QRS 波群。Ⅱ度Ⅱ型称为莫氏Ⅱ型（Mobitz），较少见。其特点为：P-R 间期固定不变，可正常或延长，间歇出现 QRS 波脱漏，房室传导比例可呈 2：1，3：2，4：3……

3. Ⅲ度房室传导阻滞（Ⅲ度 AVB）

心房激动完全被阻不能传入心室，房、室各按其自身节律搏动，互不相关。症状取决于起病缓急，病程长短，心肌情况，或与室率快慢关系密切，可无症状或有头晕、乏力、心悸、气急以及阿-斯综合征的突然发作。体检示心率慢而规则，多在 30～60 次/min。阿-斯综合征发作时患者意识丧失，脉搏和心音消失，可伴有癫痫样抽搐和呼吸暂停，瞳孔扩大，多持续短暂自然恢复，否则造成死亡。Ⅲ度AVB心电图特点为：P与QRS波以各自的频率和节律出现，互不相关，心房率大于心室率，室率慢而规则，起搏点来自希氏束分支以上者QRS波群不增宽，频率在40～60次/min；若起搏点位于束支侧QRS波呈宽大畸形，频率在30～40次/min。

4. 治疗与护理

（1）1度AVB与Ⅱ度Ⅰ型AVB，症状不明显，一般不需要特殊处理，定期复查心电图。

（2）Ⅱ度Ⅱ型AVB易发展为Ⅲ度AVB，发作期内限制活动，卧床休息，给予心电监测严密观察病情发展趋势，适时给予阿托品、异丙肾上腺素等药物。阿托品用于迷走神经过度兴奋所致的房室传导阻滞，异丙肾上腺素适用于心室自身节律缓慢，高位房室传导阻滞者。

（3）Ⅲ度AVB患者发作时，要加强病情观察，给予阿托品、异丙肾上腺素持续静滴，持续心电监测，时刻警惕心源性脑缺氧综合征（阿-斯综合征）的发生，做好相应的准备。

（4）对伴发阿-斯综合征者的抢救。此综合征发生时无任何先兆，也可因心室率突然减慢而感到胸部或心前区不适。发作持续时间长短与病情有关。如果心室停搏仅3～5s，患者可感到暂时性头晕，眼前短暂发黑与全身乏力；如果心室停搏5～10s，常引起昏厥，伴有面色苍白、两眼发直；如果心室停搏15s以上，将发生昏厥，抽搐，发绀，呼吸先困难后停搏；若停搏3～5min以上，往往造成严重的脑缺氧性损害，甚至死亡。紧急处理包括：①立即用拳捶击心前区2～3次；②如果拳捶后心脏搏动仍未见恢复，即给予胸外心脏按摩；③人工

呼吸（口对口呼吸）；④如果心跳仍未恢复，向心脏内注射肾上腺素1：1000溶液0.5～1.0ml，并继续心脏按摩。

（5）Ⅲ度AVB患者发作后的护理：①对Ⅲ度AVB患者的康复早期，无论有无阿-斯综合征发作史，其下床活动时间的迟早和增加活动量的多少，应依病情慎重确定，以防因活动失当而再次诱发房室传导阻滞与阿－斯综合征。对长期遗留Ⅲ度AVB而未安装人工心脏起搏器者，其活动量以活动后不觉头晕与心前区不适为宜。不宜情绪激动、不宜嬉戏追跑，因为突然增加活动量后，其心搏次数与心排血量均不能相应增加，冠状动脉暂时供血不足可诱发心搏骤停；②在窦性心律恢复初期，患者的自身心律不甚稳定，极容易因翻身，在床上大小便或下地活动而再度出现Ⅲ度AVB或阿-斯综合征。对中止药物治疗，心脏起搏的患者，在1～2周内应保持静脉通路或保留起搏用电极，供发生紧急情况时再度使用；③应积极预防感冒、肺炎以及各种医院内感染。防止因发热，缺氧及电解质紊乱等因素诱发Ⅲ度AVB或阿-斯综合征。

（七）心室内传导阻滞

指阻滞发生于希氏束以下的传导系统如左，右束支：左束支前，后分支；浦肯野纤维网和心室肌群内。可见于冠心病、风湿性心脏病、束支系统纤维性变、高血压病等，也可为功能性。

1. 完全性右束支传导阻滞

① QRS时间≥0.12s；② V_1 导联呈rSR'型或宽大有切迹的R波，V_5、V_6、I导联S波及aVR导联R波增宽；③ T与QRS波群主波方向相反。

2. 完全性左束支传导阻滞

① QRS 时间 ≥0.12s；② V_5、V_6、I、aVL 导联呈宽大的 R 波，顶端平坦带有切迹，其前无 Q 波，V_5 导联呈 QS 波或 rS 波，S 波宽大；③ T 波与 QRS 波群主波方向相反。

3. 不完全性左或右束支传导阻滞

与完全性左或右束支传导阻滞图形类似，但 QRS 时间不超过 0.11s。

4. 左前分支阻滞

① 电轴左偏 ($-45°\sim-90°$)；② I、aVL 导联呈 qR 型，但 RaVL＞R_1；II、IV、aVF 导联呈 rS 型，但 SII＞SI；③ QRS 时间不超过 0.11s。

5. 左后分支阻滞

① 电轴右偏（达 +120° 或以上）；② I、aVL 导联呈 rS 型、II、III、aVF 导联为 qR 型；③ QRS 时间不超过 0.11s。

束支阻滞除针对病因治疗外，本身常无特殊处理。若左、右束支同时阻滞引起高度房室传导阻滞时，因室性自主心律起搏点低，频率太慢容易发生阿-斯综合征，应及时安装人工心脏起搏器。

三、高血压病护理

高血压病可导致血管、心脏和肾脏的病变，是危害人类健康的主要疾病。世界卫生组织建议的血压判别标准：①正常成人收缩压 ≤18.6kPa，舒张压 ≤12.0kPa；②成人高血压为收缩压 ≥21.3kPa，及（或）舒张压 ≥12.6kPa；③临界高血压指血压数值在上述两者之间。

在某些疾病中，高血压只是其临床症状之一，血压是随着其原发疾病的发展而变化的，称为症状性高血压或继发性高血压。高血压作为主要临床表现而病因不明者，称为原发性高血压或高血压病。临床所见高血压绝大多数属于原发性高血压。约占所有高血压的 90%，是危害人民健康的常见病。

（一）病因

1. 家族与遗传

国内外研究已证实，双亲均为正常血压者子女患高血压的概率是 3%，而双亲均为高血压者其概率则为 45%。动物实验研究已成功地建立了遗传性高血压大鼠株，繁殖几代后几乎 100% 发生高血压，提示本病有遗传缺陷的内在因素。

2. 肥胖

流行病学调查发现，无论是工业发达国家还是不发达国家，血压正常人群均显示体重与血压呈正相关性。在体重不伴随年龄增长而增加的人群，动脉压亦不随年龄的增长而升高，超重是发生高血压的独立的危险因素。因热量过剩引起肥胖而导致高血压的可能机制：①血容量和心输出量增加；②因伴有高胰岛素血症或肾素与醛固酮关系异常而引起体内水钠潴留；③神经内分泌调节的紊乱；④细胞膜协同转运功能缺陷，钠-钾泵活性异常，都可能是引起高血压和肥胖的细胞病理基础。

3. 饮酒

酒是导致许多疾病的危险因素，有研究报告表明，饮酒量与血压之间存在着剂量-反应关系，随着饮酒量的增多，收缩压和舒张压也逐渐升高，统计学差异有显著意义。重度饮酒者（约 65g 酒精），或长期饮酒者的高血压患病率及平均血压值均升高，尤其是收缩压。饮酒引起血压升高的可能机制：①长期饮酒者的皮质激素水平升高，儿茶酚胺水平上升；②饮酒影响肾素-血管紧张素及血管加压素和醛固酮的作用；③饮酒影响细胞膜的流动性，通透性，引起钠-钾泵活性异常和离子转运功能障碍。

4. 高盐摄入

盐摄入与高血压患病率之间呈线性相关。高血压患者有盐敏感型和非盐敏感型，盐敏感者占高血压人群的 30%～50%。高钠可能通过提高交感神经活性，促进排钠激素分泌，影响机体小动脉等自动调节机制而导致高血压。

5. 职业与环境

凡需要注意力高度集中，过度紧张的脑力劳动，对视听过度刺激的工作环境，均易使血压增高。城市中生活和工作环境也容易促使本病的发生。

6. 年龄

40 岁以后本病患病率明显增多，女性还常发生绝经期高血压，提示随年龄增长而发生的内在生理变化或长时间的外界因素作用，能促发本病。

（二）发病机理

高血压病发病机制亦未完全阐明，主要学说如下。

1. 精神原学说

认为机体内、外环境的不良刺激，引起反复的精神紧张和创伤，导致大脑皮质兴奋和抑制过程失调，皮质下血管舒缩中枢形成以血管收缩神经冲动占优势的兴奋灶，引起全身小动脉痉挛，周围阻力增高，因而导致血压升高。

2. 神经原学说

认为周围小动脉是自主神经系统调节血压的反射弧的靶器官，当此反射弧出现异常情况，如压力感受器过度敏感，血管收缩传出神经刺激增多，加压激素释出增多，都可使靶器官——周围小动脉痉挛而致血压升高。

3. 肾原学说（肾素-血管紧张素-醛固酮学说）

认为肾脏缺血时，或/及血钠减少，血钾增多时，引起肾素分泌增加。肾素进入血循环中将肝脏合成的血管紧张素原水解为血管紧张素Ⅰ，再在肺转换酶的作用下转化为血管紧张素Ⅱ。血管紧张素Ⅱ作用于中枢增加交感神经冲动发放，或直接收缩血管，还刺激肾上腺分泌醛固酮引起钠潴留。肾素-血管紧张素-醛固酮系统是体内调节血管阻力与细胞外液的重要机制，而后两者又是决定血压的主要因素。

4. 内分泌学说

认为肾上腺髓质的激素中去甲肾上腺素引起周围小动脉收缩，肾上腺素增加心排出量。肾上腺皮质激素使钠和水潴留，并影响血管的反应性，都可导致血压升高。近年来发现肾脏髓质产生前列腺素 A_2、E_2、调节肾血流分布，使皮质血流增多，髓质血流减少，抑制钠的再吸收，并影响肾外小动脉而降低血压。此外，由肾、胰等器官产生的激肽酶作用于激肽原使其转化为激肽，激肽扩张血管，利钠利水，还促进前列腺素的释放，使血压下降。激肽酶-激肽-前列腺素系统的缺陷可以导致血压升高。

（三）高血压病分期

根据 1979 年"心血管病流行学和人群防治科研工作汇报讨论会"修订的高血压临床分期标准，按临床表现将本病分为 3 期：

1. 第一期

血压达确诊高血压水平，临床无心、脑、肾表现。

2. 第二期

血压达确诊高血压水平并有下列一项

者：（1）体检、X线、心电图或超声心动图示左心室肥大；（2）眼底检查示眼底动脉普遍或局部狭窄；（3）蛋白尿或血浆肌酐浓度轻度增高。

3. 第三期

血压达确诊高血压水平并有下列一项者：（1）脑出血或高血压脑病；（2）心力衰竭；（3）肾功能衰竭；（4）眼底出血或渗出，伴或不伴有视神经乳头水肿。

（四）临床表现

1. 缓进型高血压

起病隐匿，病程进展缓慢，故亦称良性高血压。早期多无症状，偶于体格检查时发现血压增高，或在精神紧张，情绪波动或劳累后出现轻度而暂时的血压升高、头晕、头痛、眼花、耳鸣、失眠、乏力、注意力不集中等症状。后期血压持续在高水平，可出现脑、心、肾等器官的器质性损害和功能障碍。

（1）脑部表现：头痛、头晕和头胀是本病常见症状。血管急剧升高常发生脑血管痉挛，短暂性的脑血管痉挛引起一时性脑缺血，出现头痛、失语、肢体瘫痪，历时数分钟至数天恢复。普遍而剧烈的脑血管痉挛引起脑水肿，颅内压增高，此时血压显著增高，头痛剧烈，并有呕吐、抽搐或昏迷。在脑部小动脉硬化的基础上，可发生脑出血或脑血栓。脑出血的临床表现视出血部位、出血量多少而定，多在体力或脑力紧张活动时发病，起病急，可有面瘫、失语、头痛、呕吐、嗜睡、昏迷等症状。脑血栓形成多发生在休息或睡眠之中，常有头晕、肢体麻木、失语等症状，然后逐渐发生偏瘫，一般无昏迷或有短暂神志不清。

（2）心脏表现：长期高血压引起心脏形态和功能改变称为高血压性心脏病。早期心功能代偿阶段，患者除有时感觉心悸外，其他心脏方面的症状可不明显。代偿功能失调时，出现左心衰竭，反复或持续的左心衰竭可发展为全心衰竭。体检发现心尖搏动呈抬举性，心浊音界向左扩大，主动脉瓣区第二音亢进。心电图示左心室肥厚及劳损，晚期有心律失常。X线检查见左心室肥大，主动脉弓延长弯曲。由于高血压可促进动脉粥样硬化，部分患者可合并冠状动脉粥样硬化性心脏病而有心绞痛，心肌梗死等表现。

（3）肾脏表现：长期血压增高致肾小动脉硬化，逐渐影响肾脏功能。开始时临床上一般无明显泌尿系统症状。当肾功能减退时，可出现多尿、夜尿等，反映肾脏浓缩功能减退。当肾功能进一步减退时，尿量减少，出现血尿，最后出现氮质血症及尿毒症。

（4）眼底改变：早期视网膜动脉痉挛，动脉变细（Ⅰ级）；以后发展为视网膜动脉狭窄，动脉交叉压迹（Ⅱ级）；眼底为出血或棉絮状渗出（Ⅲ级）；视冲经乳头水肿（Ⅳ级）。

2. 急进型高血压

临床表现基本上与缓进型高血压病相似，但有病情严重、发展迅速、视网膜病变和肾功能迅速恶化等特点，故亦称为恶性高血压，占高血压的1%左右。可由缓进型突然转变而来，亦可以发病起即为急进型。血压显著升高，舒张压多持续在16.7～18.5kPa或更高。各种症状明显，常于数月至1～2年内出现严重的脑、心、肾损害。常有视力模糊或失明，视网膜可有出血、渗出物及视神经乳头水肿。迅速出现蛋白尿、血尿及肾功能减退，最后常因尿毒症死亡，也可死于脑血管意外或心力衰竭。

3. 高血压危象及高血压脑病

在高血压病程中，血压急剧升高，外周血管发生暂时性强烈痉挛，引起一系列血管加压性危象及某些器官性危象症状，称为高血压危象。脑部出现危象的严重状态，称为高血压脑病，多发生于急进型高血压。缓进型高血压患者除非血压超过33.25/19.9kPa（250/150mmHg）否则少见。需要积极处理常可迅速缓解，否则，预后凶险。

（五）护理

心血管病每年夺走 1200 万人的生命，接近世界人口总死亡的 1/4，已成为人类健康的头号大敌。可是，尽管心血管病是头号杀手，但如果积极开展预防，每年可挽救 600 万人的生命。高血压是冠心病、脑卒中的危险因素，大量材料证明高血压是可以预防的，伴随高血压病患病率的下降，脑卒中与冠心病的发病率和死亡率也下降了。

高血压病的预防策略可以分为 3 级，即一级、二级、三级预防。一级预防是指已有危险因素存在，而疾病尚未发生，或疾病处于亚临床阶段时即采取预防措施，控制或减少疾病的危险因素，以减少个体发病几率和群体发病率。一级预防的概念相当于祖国医学"黄帝内经"中的"上医治未病"。二级预防是指对已患病的个体或群体采取措施，防止疾病复发或加重，这些措施常包括一级预防的措施、合理药物治疗及病后咨询等。三级预防是指重病抢救，以预防其并发症的发生和患者的死亡，其中还包括康复治疗。二级预防和三级预防相当于黄帝内经中的"中医治已病"。

1. 一级预防措施

高血压患者群防治的目标不仅是要降低高血压患病率，更重要的是预防人群血压曲线右移，从而减少脑卒中发病，减少或延缓冠心病的发生。高血压的一级预防有 2 种互为补充的策略：一是针对高危人群进行，即寻找出将来可能发生高血压的人（如有明显的高血压家族史者，在儿童少年时期血压偏高者及肥胖者等），在非常早期、血压尚未升高前进行预防。二是针对整个人群进行预防，这种策略干预的是社会全体人群，促使人们从儿童-青年时期（一生习惯的形成期）就采取有益健康的生活方式和行为。

（1）减轻体重：许多研究几乎一致地证明超重或肥胖是血压升高的重要危险因素。体重指数［体重（kg）/身高平方（m²）］在 22 时，心血管疾病及多种慢性病的患病率、死亡率最低，体重指数＞25 称为超重，体重指数＞30 称为肥胖。超重者至少有 60% 将发生高血压。肥胖人高血压的患病率是同年龄体重正常者的 2～3 倍。减重的措施一是限制过量的饮食，二是增加运动量。限制饮食要注意平衡膳食，不提倡使用抑制食欲的药物。由于各类脂肪提供的热量都很高，因此，脂肪的摄入应限制在总热量的 20% 以下。少吃多餐，每日四五餐有助减肥。在低热量饮食的同时，应增加体力活动，如开展一些体育运动、气功、健美操等。工作单位应提供体育活动的场所，长期坚持，定会收到很好的减肥效果。

（2）改进膳食结构

① 减少钠摄入：膳食中过多的钠盐可使血压升高，人群中高血压的患病率与平均食盐摄入量几乎呈线性相关。据 WHO 报告，人群每日摄盐量减少 5g，能使舒张压平均下降 0.53kPa。理想的摄钠标准应为每日 5g 食盐，而我国人群中摄盐量，北方

15～18g/d，南方 7～12g/d。因此，建议北方居民第一步将食盐减到每天 10g 以下，南方居民减到每日 7g 以下。低钠高钾盐（含氯化钠约 70%，氯化钾约 25%）是一种较好的保健食盐，应推广食用。

② 增加钾：钾与高血压之间呈明显的负相关。增加膳食钾主要是多食新鲜蔬菜、水果、豆类等。营养学建议每人每月吃蔬菜 12kg（相当于每日 400g），水果每月 1kg（相当于每日 33g）。

③ 增加钙：膳食中低钙与高血压有关，每日摄钙 450～500mg 者患高血压的危险是每日摄钙 1400～1500mg 者的 2 倍。我国人群普遍钙摄入量不足，营养学建议的钙供给量标准为 800mg（成年男子标准）。牛奶、豆类中含钙量较高，每毫升牛奶含钙约 1mg，每日补充 250ml 牛奶即可满足需要。新鲜蔬菜中油菜、芹菜、萝卜缨中含钙较高，蘑菇、木耳、虾皮、紫菜等用以配菜也可补充钙的成分。

④ 减少膳食脂肪，补充优质蛋白质。流行病学研究表明，即使不减少膳食中钠盐摄取和减重，如能将膳食脂肪控制在总热量 25% 以下，多不饱和脂肪酸与饱和脂肪酸比值（P/S）维持在 1，连续 40d 可使男性收缩压和舒张压下降 12%，女性下降 5%。营养学建议成人每人每月摄入谷类 14kg，薯类 3kg，蛋类 1kg，肉类 1.5kg，鱼类 500g。

（3）限制饮酒：一般少量饮酒对高血压发病率并无影响，但大量饮酒（指每日饮酒超过 2～4 份以上，每份相当于 15ml 酒精或啤酒 300ml 或葡萄酒 100ml 或白酒 25ml）肯定促使血压上升。饮酒与血压呈 U 形相关，存在"阈值"反应。每日 40g 酒精是阈值，每日酒精摄入量超过 78g 的重度饮酒者的高血压患病率是不饮酒者的 2 倍，但每日 40g 酒精摄入量以下的饮酒者的血压水平与不饮酒者无明显差异。因此，为预防高血压，最好不饮酒，已有饮酒习惯的人要戒酒或减少饮酒量，每天最多不应超过 1 两（50g）白酒。

（4）增加体力活动：经常坚持体力活动可预防和控制高血压。为取得运动训练的良好效果，要确定运动的方式、强度、时间和频度。运动的方式有 2 种：一种是耐力性运动训练或有氧运动训练，是影响血液动力学改变的大肌群运动，如陡走、跑步、骑自行车、游泳、滑雪等，这种运动有降压作用；另一种运动方式是无氧运动训练或力量训练如举重、角斗等，只涉及有限的肌运动，并不引起血流动力学的改变，降压效果不明显。运动强度可根据 karvonen 公式计算：

运动时心率 ＝ ［X·（最大心率－休息时心率）］＋休息时心率

X＜50% 为轻度运动量。

X＝50%～75% 为中度运动量。

X＞75% 为重度运动量。

（注：最大心率可由运动试验估计，也可用公式计算：最大心率 ＝ 210－年龄）。每次运动持续时间为 10～30min，个人体力允许者可达 60min。运动频度指每周运动次数，一般为 3～7 次。以上公式并非十分精确，有时受药物的影响。对个体来说，先从轻度或中等强度的运动开始，逐渐增加运动量。

2. 二级预防的实施

二级预防就是及时的，正确的治疗高血压，以预防其病情加重或发生并发症。

现代观点认为，高血压的合理治疗应当包括：（1）通过逐渐降压治疗，使血压降至正常范围；（2）保持靶器官免受损害；（3）兼顾其他危险因子的治疗。因此，心血管病的防治应采取综合性措施及因人而异的个体化治疗方案。

二级预防的具体实施是：（1）增强健康意识，培养健康行为：合理的膳食及其他非药物疗法，是健康的生活方式，是整个治疗必不可少的基础。对患者来说，只有提高自我保健的意识，知识和能力，提高其配合治疗的积极性，即提高"顺应性"，认识疾病的危害，看到治愈的希望和需要克服的困难，思想上有长期坚持配合的准备，才有可能在旷日持久的高血压预防中取得成功。往往因对治疗方法认识不足，许多患者不治疗或间断治疗，或半途而废，仅有少数能坚持与医生长期配合取得良好效果；（2）采用简便、有效、安全、价廉的药物；（3）兼顾其他危险因素的治疗。

高血压的二级预防本身就是动脉粥样硬化、脑卒中、冠心病的一级预防。只有兼顾了控制吸烟、减少饮酒、控制体重、适当运动、保持心理平衡等综合治疗才能取得最佳效果。

四、冠状动脉硬化性心脏病护理

冠状动脉硬化性心脏病简称冠心病，是指由于冠状动脉粥样硬化或功能性冠状动脉痉挛使血管腔狭窄或阻塞，引起冠状动脉血流和心肌氧供需之间不平衡而导致心肌缺血缺氧或坏死的心脏病，亦称缺血性心脏病。血流动力学改变而引起的心肌缺血，严重心肌肥厚、主动脉瓣狭窄或关闭不全、主动脉夹层动脉瘤破裂等，则不包括在内。临床上冠心病可分成心绞痛、心肌梗死、隐性或无症状性冠心病、心肌硬化（心律失常和心力衰竭）、猝死5种类型。

（一）冠心病与其他因素的关系

冠心病的容易患因素主要有高血压、高血脂、吸烟、糖尿病等。

高血压引起心肌梗死的发病机制可能为：高血压诱发动脉粥样硬化过程的加速；左心室肥厚导致心肌代谢增加以及冠状动脉储备相对减少；高血压时血流阻力增加引起血管壁调节或机械疲劳。

1. 冠心病与高脂血症

世界各国的冠心病流行病学研究都证实了血浆胆固醇与冠心病的患病率和死亡率有肯定的关系。血浆中有各种脂质，如甘油三酯、磷脂、胆固醇及胆固醇酯等，它们以脂蛋白形式存在于血浆中，随着血液循环而运转。脂蛋白对脂质代谢起调节作用。血浆的脂类和各种脂蛋白的质及量与动脉粥样硬化的发生有密切关系。一般认为动脉粥样硬化病变区的脂质来自血液，在病理情况下，血浆 β-及前 β-脂蛋白大量透过动脉的内皮，沉积在血管壁内，可使内皮细胞及平滑肌细胞损伤，并结合其他各种因素的作用，最后形成粥样斑块。

2. 冠心病与吸烟

吸烟对心血管危害的机制是通过烟中尼古丁及血中一氧化碳含量对心血管造成损害，促使动脉壁平滑肌细胞蜕变，增加血小板凝集和血栓形成，减低室颤阈和诱发冠状动脉痉挛。

3. 冠心病与糖尿病

糖尿病患者冠心病的患病率及死亡率远较无糖尿病者高而且发病年龄早。糖尿病能单独促发冠心病，但其常伴有高血压、高脂血症、高胰岛素血症，而所有这些因子均增加冠心病的发生率。

4. 冠心病与其他容易患因素

（1）肥胖：世界卫生组织的 MONICA

研究明确了中国人群平均体重指数与冠心病的发病率及死亡率呈正相关。肥胖是成人血脂及脂蛋白水平的一个重要决定因素。

（2）体力活动减少：体力活动减少者，冠心病发病率较高。体力活动能增加HDL2及脂蛋白脂肪酶的活性，减轻体重，降低血压，促进纤维蛋白溶解，减少血小板凝集和提高心电的稳定。

（3）心理社会因素：①反应过度：对体力或精神负荷的过度生理反应者容易患冠心病；②社会支持：配偶、亲友和团体的亲密关系对冠心病有独立的防护作用。

（二）心绞痛护理

1. 症状

疼痛是心绞痛的主要症状，典型的发作为突然发生的疼痛，多有诱发因素，如劳力过度、情绪激动、饱餐或突然受冷等。典型的疼痛部位为胸骨后或心前区，可放射至颈颔部、左肩胛部、右臂内侧或上腹部。疼痛范围往往是一个区域，很少为一点。疼痛的性质因人而异，主诉有沉重、压榨、紧束、憋气或窒息感，刀刮样或针刺样痛大多不是心绞痛。疼痛的程度可轻可重，重者常迫使患者停止动作，面色苍白，甚至出冷汗。疼痛持续的时间多为1~5min。

（1）劳累性心绞痛：常在运动、劳累、情绪激动或其他增加心肌耗氧量时发生心前区疼痛，而在休息或舌下含服硝酸甘油后迅速缓解。

（2）稳定型心绞痛：反复发作劳累性心绞痛，且性质无明显变化，历时1~3个月。心绞痛的频率、程度、时限以及诱发疼痛的劳累程度无明显变化，并对硝酸甘油有明显反应。

（3）恶化性心绞痛：亦称剧增型心绞痛，即原为稳定型心绞痛，但在最近3个月内心绞痛程度和发作频率增加、疼痛时间延长以及诱发因素经常变动，通常在低心肌耗氧量时引起心绞痛，提示病情进行性恶化。

（4）自发性心绞痛：心绞痛发作与心肌耗氧量增加无明显关系，疼痛时间较长并且程度较重，含服硝酸甘油不容易缓解。心电图出现一过性ST-T段收变，但不伴有血清酶变化。

（5）卧位型心绞痛：常在半夜熟睡时发生，可能与做梦、夜间血压波动或平卧位时使静脉回流增加，引起心功能不全，致使冠状动脉灌注不足和心肌耗氧量增加有关。严重者可发展为心肌梗死或心性猝死。

（6）变异性心绞痛：通常在某一固定时间自发性发作心前区疼痛，心绞痛程度严重，发作时心电图示有关导联ST段抬高及相背导联ST段压低，常伴严重室性心律失常或房室传导阻滞。

（7）中间综合征：亦称冠状动脉功能不全、心绞痛状态或损害前心绞痛。患者在休息或睡眠时自发性发作心绞痛，且疼痛严重，疼痛时间在30min以上，但无心肌梗死的心电图和血清酶变化。

（8）梗死后心绞痛：为急性心肌梗死发生后1~3个月内重新出现的自发性心绞痛。由于与梗死有关的冠状动脉发生再通（不完全阻塞）或侧支循环形成，由存活但缺血的心肌导致心绞痛。这些患者的再梗死发生率较高。

（9）混合性心绞痛：患者在休息和劳累时均发生心绞痛，由于冠状动脉一处或多处严

重狭窄，使冠状功脉血流突然和短暂减少等所致。

2. 体征

多数心绞痛发作时无特殊的体征，有的患者发生时可有心率增快和血压增高，发作严重者可面色苍白，满头大汗，有时可听到心尖部第 3、4 心音及乳头肌功能不全而产生关闭不全。

3. 检查

（1）心电图：在心绞痛发作时，心电图的连续记录有助于发现各种变化，包括以 R 波为主的导联上可有 ST 段压低及 T 波低平或倒置等心内膜下心肌缺血性改变。超急性期的 ST 段抬高，R 波幅度降低，出现室内或束支传导障碍和各种心律失常，最常见的是室性早搏。

（2）心电图负荷试验：心电图负荷试验的主要目的是观察患者对分级负荷试验的功能反应，运动中心率增加与心肌耗氧增加呈线性关系。活动平板是大运动量试验，运动负荷通过逐级增加运动量而获得，故又称多级运动试验。当运动中心率达该年龄组最大心率时，心肌耗氧量亦达最高值，称达极量；当心率达最大心率的 85%，称达亚极量。

4. 护理

（1）降低心脏负荷，缓解疼痛发作：降低心脏负荷。当心绞痛发作时立即停止步行或工作，休息片刻可缓解。对于频发或严重心绞痛者，严格限制体力活动，直至绝对卧床休息。

合理使用血管扩张剂缓解心绞痛发作。硝酸酯类是最有效的抗心绞痛药物，通过扩张全身小静脉，减少回心血量从而使心脏前负荷减轻；通过扩张全身小动脉，使外围阻力降低从而减轻心脏的后负荷，但前者作用明显地比后者作用强，由于心脏前后负荷减轻，因此心肌耗氧量减少。常用的制剂有舌下含用的硝酸甘油片，作用时间迅速，2～3min 即起作用，但维持时间短，只有 15～30min。硝酸甘油贴片敷贴于左侧胸部，每日 1～2 片即可有效。较长效的亚硝酸异山梨醇（消心痛），舌下含用或口服，维持时间达 4～6h。这类药物的副作用有血管扩张引起的头痛、面红。有时剂量较大，使周围血管明显扩张而产生低血压、恶心等；β受体阻滞剂主要作用为抑制或降低心肌对交感神经兴奋或儿茶酚胺的反应，减慢心率，使心肌收缩力减弱，从而降低心肌耗氧量使心绞痛缓解。但对于有潜在心衰及有支气管哮喘或阻塞性肺气肿者应忌用。

（2）严密观察病情，预防诱发心肌梗死：对于不稳定型心绞痛患者应卧床休息，密切观察心电图动态变化、胸痛、心率、心律等情况，及时发现缓慢或快速心律失常，及时处理，避免发展为心肌梗死。

（3）冠状动脉腔内成形术的开展：经皮腔内冠状动脉成形术（PTCA）是改善心肌血供、缓解症状并减少急性心肌梗死发生的一种内科治疗技术，其治疗效果较药物治疗可靠且理想，又较心外科冠状动脉搭桥术简单且痛苦小，是当今冠心病的主要治疗技术之一。

5. 患者教育

（1）纠正冠心病易患因素：积极治疗高血压、高脂血症；饮食要少量多餐，限制动物脂肪及高胆固醇的食物，特别肥胖者要限制食量，减轻体重，从而减少心脏负担；停止吸烟；合并糖尿病者需降低血糖；如有贫血、甲亢、心力衰竭者注意避免使用任何增加心肌耗氧的药物。

（2）指导调整生活方式：减轻或避免心肌缺血的发作。教会患者自测体力活动耐度，调整

日常活动及工作量。避免突然型的劳

力动作，尤其在较长时间休息以后（根据对昼夜心绞痛发作规律的研究发现，凌晨起来后的短时间内，心绞痛阈值较低），起床后活动动作宜慢，必要时需服用硝酸甘油作预防。性生活的劳力程度大约相当于心率 120 次/min 的体力活动，心绞痛者应注意 1h 前及 15min 前分别另加口服短时作用的 β-阻滞剂及口含硝酸甘油片 1 次，多数慢性稳定型心绞痛患者可继续正常性生活。对于频发或严重心绞痛者，应严格限制体力活动，并绝对卧床休息。寒冷天气可诱发心绞痛发作，外出应戴口罩或围巾。湿热环境也可触发心绞痛，应避免进入这类环境或安置空调。焦虑、过度兴奋、竞争性活动、饱餐后劳作均会诱发心肌缺血发作，应注意避免。

（3）指导自救自护，预防病情突然加重：指导患者定期门诊检查；按医嘱服用各类药物。药物存放在避光干燥处为宜，避免潮解失效；随身携带心绞痛急救盒，当心绞痛发作时，立即就地休息，口含硝酸甘油，请求现场其他人员协助救护；备有氧气以便心绞痛发作时使用；自测心绞痛发作的特点，如果出现疼痛时间、程度等变化，立即就诊检查。

（三）心肌梗死护理

1. 症状

（1）先兆：急性心肌梗死前出现的先兆以频发心绞痛最常见，其次是胸闷。临床上有列情况应视为急性心肌梗死的先兆：①原来稳定型或初发型心绞痛患者其运动耐量突然下降；②心绞痛发作的频度、严重程度、持续时间增加，诱发因素不明显，以往有效的硝酸甘油剂量变为无效；③心绞痛发作时出现新的临床表现，如伴有恶心、呕吐、出汗、心悸或心动过缓，疼痛

放射到新的部位，出现心功能不全或原有的心功能不全加重，出现严重心律失常；④心电图出现新的变化，如 T 波高耸，ST 段一时性明显抬高（变异性心绞痛）或压低，T 波倒置加深等。

（2）疼痛：疼痛是急性心肌梗死中最早出现，最为突出的症状。心肌梗死与心绞痛的性质和发生部位很相似，须予以鉴别：①心肌梗死的疼痛多无明显诱因，常发生于安静时；②发作后经安静休息不能使之消失，含硝酸甘油也无明显效果；③疼痛时间较心绞痛长，可达数小时，甚至时重时轻达数日之久；④疼痛更为剧烈，难以忍受，常需用麻醉性强镇痛药才能减轻；⑤患者常烦躁不安；⑥疼痛的范围较心绞痛更广，常包括整个心前区，疼痛也可放射至下颌，或颈、背等处，但不如心绞痛时明显。

急性下壁心肌梗死时可主要表现为上腹痛，容易误诊为胃穿孔、急性胆囊炎、胆石症、急性胰腺炎等急腹症。

（3）全身症状：有发热、白细胞增高和红细胞沉降率增快等。一般在发病 24～48h 出现，为组织坏死及炎性反应的非特异性表现。

（4）胃肠道症状：发病早期，特别是当疼痛剧烈时，常发生恶心、呕吐，少数患者以此为主要症状，机制可能与迷走神经受病变处的心肌刺激有关。

（5）心律失常：急性心肌梗死中心律失常的检出率高达 75%～95%，发病早期即可出现。常见的心律失常有以下几种：窦性心律失常、房性心律失常、加速性交界性心律、室性心律失常、传导阻滞。

（6）充血性心力衰竭：急性心肌梗死患者 24%～48% 存在不同程度的左心衰竭。表现为双肺有湿啰音，窦性心动过速及第 3

心音奔马律，可有轻重不一的呼吸困难。严重者发生肺水肿。严重右心室梗死患者伴有右心衰竭。

（7）休克：急性心肌梗死中心原性休克的发生率约为4.6%～16.1%，是由于心肌梗死面积广泛（40%以上），心排出量急剧下降所致。

（8）不典型的临床表现：急性心肌梗死可以不发生疼痛。无痛病例绝大多数有休克、重度心力衰竭或脑血管意外等并发症或发生于外科各种手术后，胸痛被其他严重症状所掩盖

2. 检查

（1）心电图：急性心肌梗死完整的心电图诊断需具备以下几点：①坏死性Q波、损伤性ST段和缺血性T波的改变；②上述改变的动态演变，可分为极早期、急性期、亚急性期、陈旧期4个阶段；③通过一定导联上的上述改变反映心肌梗死的部位。

（2）白细胞计数：白细胞增高常与体温升高平行发展，出现于发病后24～48h，持续数日，计数在（10～20）×10⁹/L，中性粒细胞减少或消失。

（3）红细胞沉降率：红细胞沉降率增快约在发病后24～48h出现，持续2～3周。常为轻-中度增快。

（4）血清酶测定：血清酶的测定对诊断急性心肌梗死很有价值，尤其是对症状不典型或症状典型而心电图未出现典型改变时。目前，临床上常测定的血清酶有肌酸磷酸激酶、谷丙转氨酶、乳酸脱氢酶及其同功酶。肌酸磷酸激酶增高时间最早，急性心肌梗死后5～8h开始上升，24h达高峰。乳酸脱氢酶增高的时间最晚，在梗死后24～48h开始上升，3～6d达高峰。

3. 观察要点

（1）疼痛：心肌梗死疼痛与心绞痛的性质和部位很相似，在疼痛时间、范围、程度等方面须予鉴别。

（2）心电监测：持续的心电图监护，观察心电图的动态演变，判断病情的发展，确定抢救，治疗方案。

（3）血清酶监测：定时抽取血标本送检，持续监测血清酶的改变，并且进行详细记录。

（4）严密观察呼吸、血压、尿量等变化，及早发现心力衰竭，心源性休克等严重并发症的先兆。

4. 护理

（1）急性期监护：在急性期，有条件时应送入冠心病监护病房（CCU）进行连续的心电、血压、呼吸的监测，无监护病房条件时，也应使用心电示波仪器或心电图机，定期观察心率、心律、血压、呼吸等各项生命指标。及时检出可能作为恶性心动过速先兆的任何室性早搏，以及室颤或完全性房室传导阻滞，严重的窦性心动过缓，房性心律失常等，及时予以诊治。每日应检查除颤器、呼吸机、临时起搏器等仪器的功能是否良好，并置于备用状态。检查和补齐抢救物品。

（2）卧床休息：急性期需要绝对卧床休息，病情轻无并发症者，第3～4日可在床上活动，第2周可下床活动，先在床边站立，逐步过渡到在室内缓步走动。病情重者，卧床时间延长。

（3）氧气吸入：即使无并发症的急性心肌梗死，部分患者起病初就有轻—中度缺氧，发生机制可能与通气—血流比例失调有关。合并充血性心力衰竭的患者常伴有严重的低氧血症。低氧血症使心肌更为缺氧，缺氧严重时心绞痛不容易缓解，并

且容易并发心律失常。因此，急性心肌梗死发病1周内，给予常规吸氧。一般患者可用双鼻孔导管低流量持续或间歇给氧。并发严重心力衰竭或肺水肿的患者，必要时可作气管内插管机械通气。

（4）饮食：由于患者心肌供血不足，心功能低下，心排出量减少，加上长时间卧床，胃肠蠕动减弱，消化功能低下，所以宜进低脂、低胆固醇、清淡容易消化的流质或半流质饮食，避免食用辛辣食物或发酵食物，以减少便秘与腹胀。进食不宜太快及过饱，以免加重心脏负担。

（5）预防便秘：无论急性期或恢复期的患者，均可因便秘排便用力而诱发心律失常，心源性休克，心力衰竭等并发症，甚至有的因此而发生心脏破裂。排便动作包含着一些生理刺激，如血压升高，脉搏加快，心脏负荷增加及在用力排便时采用乏氏动作（即深呼吸后憋住气再用力作呼气动作等），这些刺激对急性心肌梗死的患者十分不利。因此，急性心肌梗死患者应保持大便通畅，入院后常规给缓泻剂；若2天无大便时需要积极处理，可用中药番泻叶200g代茶饮或麻仁50g水煎服，有便秘者给开塞露或少量温盐水灌肠。排便时必须有专人看护，严密观察心电图的改变。饮食中适当增加纤维食物；避免用力排便，防止因腹内压急剧升高，反射性引起心率及冠状动脉血流量变化而发生意外。

（6）止痛：在急性心肌梗死时，胸闷或胸痛均可使交感神经兴奋，加重心肌缺氧，促使梗死范围扩大，诱发严重心律失常或心源性休克，因此迅速止痛极为重要。轻者可肌注罂粟碱30～60mg，每4～6h一次，重者可应用吗啡2～5mg或哌替啶50～100mg静脉注射或肌注。老年患者有呼吸功能不全或休克时应慎用。也可以应用硝酸甘油5～10mg，溶解于500ml葡萄糖溶液中静脉点滴，需要密切观察血压和心率以调节滴速，止痛剂的应用应达到疼痛完全消失的目的，才能有效地制止梗死范围的扩展。

（7）病情观察及心电监护：当出现心绞痛突然严重发作或原有心绞痛程度加重、发作频繁、时间延长或服硝酸甘油无效；心前区疼痛伴恶心、呕吐、大汗、心动过缓；中老年患者出现不明原因的急性左心衰竭、休克，严重心律失常；心电图检查S-T段上升或明显下降，T波高尖或倒置等情况时，应考虑急性心肌梗死。心电监护如出现室性早搏呈频发性、多源性、二联律或三联律、R波落在前一搏动T波上等变化，有可能发展为室性心动过速或心室颤动，应立即给予利多卡因50～100mg稀释后静脉推注，当早搏消失或减少时，可继续给予1～4mg/min静脉滴注维持疗效。当出现室性心动过速或室颤时，给予紧急电除颤复律。如发现患者烦躁、脉搏细和呼吸加快、皮肤湿冷、收缩压下降至10.71kPa以下，脉压<2.67kPa，或原有高血压者，血压下降超过原有水平的20%以上时，应考虑低血压或休克。每小时尿量<30ml，提示肾血流灌注不足。此外，一旦发现意识状态及体温变化、肺部感染等，均应立即与医生联系，以便及时采取有效的救治措施。

（8）重视血流动力学监测：预防泵衰竭的发生。血流动力学监测不仅能发现早期的左心功能不全，判断心功能不全的程度，鉴别低血容量性和心源性休克，而且可帮助判断预后，指导治疗。血流动力学监测的方法是用三腔带气囊的漂浮导管（Swan-Ganz导管）经静脉进入到肺动脉。在导管的心房侧孔，可测得右心房压力

（中心静脉压），反映右心室充盈情况，正常值为 0.39～1.18kPa。导管的端孔在气囊充气和放气时分别可测得肺毛细血管嵌顿压（肺楔压）及肺动脉压，前者能直接地反映左心室舒张早期压及肺瘀血的程度。正常肺楔嵌压为 0.7～1.60kPa。在距导管顶端 4cm 处，有一个温度传感器，它通过右心房注入 0℃5％葡萄糖液 10ml 可测得温度稀释曲线，输入有电脑装置的心排量测定仪，可计算出心排出量和心排指数，前者正常值为 4～8L/min，后者为 2.4～4L/(min·m²)。急性心肌梗死时心力衰竭是以左心衰竭为主。若肺楔压＞2kPa 以上，可选用血管扩张剂硝普钠加入 50ml 葡萄糖液中静脉点滴，根据血流动力学的各种参数调整滴速和用量。并发休克时补充血容量或应用血管扩张剂及儿茶酚胺类药物。在做血流动力学监测时，应定期用肝素稀释液冲洗，以保持导管通畅。最好用输液泵控制血管扩张剂的滴速，以保证疗效和防止血压下降。

5. 正确执行溶栓治疗，提高溶栓疗法的有效率

溶栓疗法能使急性心肌梗死的预后明显改观。已成为急性心肌梗死治疗中最重要的方法之一。

（1）常用的溶栓药物：目前使用的溶栓剂可分为 2 类：一类为"纤维蛋白选择性"溶栓剂，包括 tr-pA（recombinant tissue-type pas-minogen activator，重组组织型纤溶酶原激活剂）和 pro-uk（pro-urokinase，单链前尿激酶）；另一类为"非纤维蛋白选择性"溶栓剂，包括链激酶、尿激酶（urokinase）和 AP-SA-C。

（2）冠脉内给药法：先作左室及冠脉造影、判明梗死相关冠状动脉狭窄或闭塞情况，向冠脉内注入硝酸甘油 0.2～

0.5mg/min 后重复造影，如闭塞仍存在，可排除冠状动脉痉挛。将特制的 2.5F 滴注导管推进至血栓闭塞处，15min 内注入链激酶或尿激酶 15 万 U，继以 4000U/min 速度持续滴入。输注期间每 15min 重复造影 1 次，以判明血管是否再通。血管再通后以 2000U/min 的剂量维持滴注 60min。

（3）静脉给药法：用尿激酶静滴 50 万～100 万 U 左右，全剂量于 30～60min 内输入，剂量的调整依据患者体重及体质情况而定。注明尿激酶的生产厂名，批号及有效期。溶栓剂输入后，每 2h 测激活的全血凝固时间（activated coagulation time of whole blood，ATPP）或凝血时间（Lee white 主管法），待恢复至正常值的 1.5～2 倍之间时，静滴肝素，通常 500～1000U/h，以后依据凝血时间调整剂量，使凝血时间保持在正常值的 1.5～2 倍。5d 后停用。输注溶栓剂前，先建立可靠的静脉输液及采血通道，溶栓治疗后应避免肌内注射和反复静脉穿刺。

（4）给药护理重点：溶栓药物存放在冰箱内妥善保管，药液必须新鲜配制，严格按照给药时间、剂量用药；密切观察胸痛变化、观察皮肤、黏膜、痰、呕吐物及尿有无出血征象，如出血严重者须紧急处理；观察心电图变化，治疗开始后 2h 内每 30min 记录 12 导联心电图。之后每 1～2h 记录心电图，至用药后 12h；定时测定心肌酶，每 2～4min 测 CPK，至发病后 24h；认真观察溶栓疗法的效果，心电监测：心电图抬高的 ST 段在输注溶栓剂后 2h 内，在任何 1 个 30min 期间内迅速回降≥50％；胸痛自输入溶栓剂后 2h 内消失；血清 CPK 酶峰提前，在发病 14h 以内，这是再灌注后心肌酶从不可逆损伤的心肌细胞内快速冲刷入血的结果。

6. 配合经皮冠状动脉腔内成形术

确保再灌注治疗效果。

7. 患者教育

（1）心理支持：患者常有恐惧、忧郁、沮丧的心理反应，应加强床边巡视，给予心理支持。

（2）饮食指导：康复期可恢复冠心病饮食，进食不宜过饱，有心功能不全者适当限制钠盐。

（3）保健指导：注意劳逸结合，根据心功能进行康复锻炼；避免诱发因素；节制饮食，禁忌烟酒；按医嘱服药；指导患者及家属掌握简要急救措施，定期复查。

（4）康复指导：有计划的康复期锻炼能使患者的体力及自我照料的能力增强，更快、更好地恢复工作，更乐观更有信心地生活，康复锻炼分以下4个程序。

第1阶段：从监护室阶段开始，适合于临床情况稳定，无并发症的患者，康复护理内容包括自我照料（进食、修面、在护理人员帮助下使用床边便器）；严密心电图监视下作主动或被动的肢体运动以减少静脉瘀血及维持肌肉的张力和柔顺性，并开始床边坐椅。长时间卧床可引起"失调节现象"，包括体力活动能力降低，劳力引起不适当的心率反应，对变换体位的适应能力降低而引起体位性低血压，循环血容量降低，肺容量和肺活量降低，血浆蛋白浓度降低、钙和氮失衡及肌肉的收缩力降低等。还可引起血栓形成和栓塞以及情绪异常（如焦虑、忧郁）等。早期活动有助于减轻或克服这些"失调节现象"。在发现下述情况时应将运动量减低：出现胸痛和呼吸困难；心率增快超过120次/min；ST段改变；出现有意义的心律失常；收缩压下降>2.66kPa。

第2阶段：从监护病室转到普通病房

后，康复护理内容包括自我照料、床边坐椅逐渐增加次数、开始在病室内行走，体力活动与休息交替进行。避免餐后立即活动。用于识别运动量过大超过患者耐受力的标准与上述第1阶段的标准相同。

第3阶段：是康复期的锻炼指导，其目的是逐渐增加活动量，在第8周或第12周可以恢复工作。患者在这一阶段可以完全自理生活，作一些轻的家务。步行是活动的重要内容，步行距离和速度应逐渐增加。在第6周末，一般患者每日可以步行2～3km，分2～3次完成。如患者没有不适反应，活动量再逐渐增加。在第3阶段结束，患者可以每小时步行4km而无症状。在每一次增加活动量前，必须评价患者对按照运动计划所进行的活动的反应，作心电图检查以及作相当于或超过计划活动量时的心功能测试。只有检查结果表明患者对计划活动量无不良反应时才增加活动量。通过这一阶段的锻炼，增强患者信心和体力。

第4阶段：康复护理的目的在于进一步恢复并保持患者的体力和心功能。这一阶段开始于第8或第12周后，患者已恢复以前的工作或活动。可以开始更大活动量的锻炼，而在开始之前，应先作多种运动试验，制订活动计划。活动量取该患者运动试验能达到的最大心率的 $75\%\sim85\%$。运动开始时先"预热"，即作较轻的活动使心率慢慢升至合适的范围。运动结束时须"预冷"，即逐渐减轻活动然后停止，使血液从肢体返回中央循环。运动时间包括"预热"和"预冷"期共30min左右。每周作2～3次，每次隔1～2d。

指导患者随时报告胸痛、呼吸困难、心悸、头晕或其他新的症状。这些症状的出现可能需要暂时中断活动或减轻活动量。

（张兰芳）

第四节 消化系统慢性疾病的护理

俗话说："病从口入"。不注意饮食卫生，不良的饮食习惯，都会引起消化系统的各种疾病。如吃了不洁的食物，不注意手和餐具的卫生，可引起消化系统传染病；饮食不规律、不节制可引起消化性溃疡等疾病。这些疾病给人们带来痛苦，甚至危及生命。因此，预防消化系统疾病的发生，必须做到人人讲卫生，培养良好的饮食习惯，杜绝"病从口入"。

下面介绍几种常见的消化系统慢性疾病及护理要点。

一、慢性胃炎

（一）病因

慢性胃炎是胃黏膜的慢性炎症，可因多种原因所致。急性胃炎未能得到及时、彻底的治疗而转为慢性胃炎；长期饮酒、喝咖啡、喝浓茶，刺激胃黏膜引起慢性炎症；不良的饮食习惯、暴食暴饮、进食过快，经常吃刺激性的食品如辣椒等，刺激胃黏膜；营养缺乏、胃酸缺乏等，都可引起慢性胃炎。

（二）临床表现

本病起病缓慢，时好时坏。常有食欲不振、恶心、呕吐、嗳气、打嗝、反酸、上腹胀或疼痛，有时可有消化道出血。

（三）护理要点

1. 急性发作时应注意适当休息，病情好转后应加强体育锻炼，增强体质。

2. 改变不良的饮食习惯，即进食要有规律，按时进餐，饮食定量，不要暴食暴饮，少食刺激性食物，以免刺激胃黏膜，进食易消化的食物。同时要戒烟，少饮酒。

3. 如有呕吐，患者情绪要安定，不要着急。随时清除呕吐物，用清水漱口，保持口腔清洁。要注意呕吐物内容，有无血液。假如呕吐频繁或呕吐物中有血，应及时到医院就诊。

4. 如有腹痛，可用热水袋敷腹部。

5. 遵照医生嘱咐，按时服药，坚持治疗。

二、消化性溃疡的护理

（一）病因

指胃溃疡和十二指肠溃疡。由于胃液中盐酸、胃蛋白酶的自身消化作用，致使消化道黏膜形成溃疡，叫消化性溃疡。正常的胃黏膜屏障、黏液、黏膜血流等防御因子的保护，胃液中的盐酸和胃蛋白酶不会引起溃疡，但身体发生某些变化时，如持续的精神紧张和忧虑、过度的脑力劳动，使大脑皮层功能紊乱；长期吃刺激性食物，不规律的进食或暴食暴饮、吸烟或服某些有刺激性的药物，如阿司匹林、保太松等原因，使胃黏膜正常的防御因素受到破坏而引起溃疡病的发生。

（二）临床表现

上腹疼痛是消化性溃疡的主要特点，常为空腹或夜间痛，一般为隐痛，重者可如刀割痛。胃溃疡疼痛部位在剑突下（心口窝）或左季肋部，十二指肠溃疡疼痛部位在右季肋部，还可放射至胸骨旁或脊椎旁。

（三）护理要点

1. 休息

消化性溃疡患者应有充足的睡眠时间，

饭后应休息 0.5~1h，使胃得到安静。病变活动期或有合并症（如溃疡出血）时，应绝对卧床休息，病情稳定后应安排适当的工作，但应避免劳累和紧张。

2. 饮食

合理的饮食对促进溃疡组织的修复和全身状况的恢复有重要意义。平时应吃易消化的食物，如粥、牛奶、鱼肉等。生活要有规律，按时进餐，饮食要定量，不要吃得过饱，要细嚼慢咽，不要吃辣椒、大蒜、芥末等刺激胃的食物，不喝咖啡、浓茶、可可等饮料，不吃过冷、过热的食物。

3. 心情

保持心情舒畅，避免不良刺激，因为精神和心理刺激与溃疡病的发生及复发有密切关系，因此，家庭应有愉快、和谐的气氛，使患者心情舒畅，避免不良刺激引起溃疡病的复发。

4. 腹痛时的护理

若腹部隐痛，用热水袋敷上腹部，可以缓解疼痛；如有剧烈腹痛，可能发生溃疡穿孔或腹膜炎，应立即到医院就诊。

5. 注意

呕吐物的颜色，有无出血，注意大便的颜色，是否有黑便。呕血和黑便是溃疡出血的表现，应立即到医院就医。按时服药，坚持治疗，定时复查。

三、肝硬化

（一）病因

肝硬化是一种常见的慢性进行性肝病。由于慢性肝炎、亚急性肝炎加重发生广泛的肝细胞坏死，长期饮酒和营养不良造成肝代谢障碍，使肝实质变硬、萎缩。

引起肝硬化的原因有：乙、丙、丁型肝炎后转变为慢性肝炎，发展而成肝硬化；长期饮酒导致慢性酒精中毒而致；化学或药物中毒引起中毒性肝炎，细胞广泛坏死；营养不良，缺乏蛋白质及 B 族维生素，引起脂肪肝致肝硬化；血吸虫致肝硬化等。但多数肝硬化是肝炎引起的。

（二）临床表现

肝硬化起病慢，数年至十多年。开始患者有食欲不振，消化不良，恶心、呕吐、嗳气，饭后上腹部胀满，有时有腹泻或便秘等消化道症状。患者易疲劳、乏力。经过 1~2 年，食欲减退，营养不良、贫血、低热、腹胀腹泻，出鼻血，皮肤、巩膜出现黄染，继而因门静脉梗阻出现腹水，腹壁静脉、食道静脉和胃底静脉曲张。由于大量腹水，可引起呼吸困难，不能平卧。腹胀，不能进食，下肢及阴囊水肿。最后患者可因肝功能衰竭而出现肝性昏迷，也可因曲张的静脉破裂引起大量呕血和便血，危及生命。

（三）护理要点

1. 休息

早期症状较轻，可做一些轻工作，但应避免过于劳累。病情严重者如有腹水等症状应绝对卧床休息，可以减轻肝脏负担和避免肝脏受损害。呼吸困难时应取半坐卧位或使患者感到较舒适的位置。

2. 饮食

宜食高蛋白、高维生素、低脂肪容易消化食物，特别是贫血患者应补充蛋白质，无肝昏迷症状者每天每公斤体重需蛋白质 1.5~2g。但肝昏迷或肝功能不全者应吃低蛋白饮食，减少到每日 30g，目的是减少氨基酸分解产生的氨对神经系统的刺激。饮食中应有足量的维生素 B 和维生素 C；少食脂肪，控制在每日 30~50g，有腹水和水肿时，应食低盐饮食并限制水的摄入量，摄入水量（包括饮食中的水）每日不超过1000ml，盐类每日不超过3～5g。

3. 心理护理

患者长期卧床不起，情绪急躁或悲观，家人应给予无微不至的关怀，使患者树立信心，配合治疗，战胜疾病。

4. 注意出血情况

注意患者有无出血斑及其他部位有无出血情况，应用软牙刷刷牙以避免牙龈出血。如鼻出血可用压迫止血。有便血，应到医院治疗。

5. 呕吐

如患者呕吐应将头侧向一边，及时清理呕吐物。注意口腔清洁，并注意呕吐物的内容，如系呕血，应立即送到医院抢救。

6. 腹水、水肿

严重腹水，腹部胀满，使横膈上升，引起呼吸困难。患者穿着的衣服要宽松，卧位要舒适，亦可取半卧位。要注意患者的摄入水量和排出液体量。

7. 精神与神志

当肝功能衰竭时，肝脏解毒功能降低，有毒的代谢产物引起中枢神经系统紊乱，致肝昏迷的发生。应注意患者的神志是否清楚，精神有无改变，是否恍惚，有无抽搐、尿闭、大便失禁等，如有便是肝昏迷的前期，应立即送往医院就诊。

四、肠道传染病

肠道传染病是指微生物经口侵入由粪便排出的一类疾病。患者或病原微生物携带者的粪便，如不经处理（消毒、灭菌），可污染环境，然后通过水、食物、手、苍蝇等媒介经口传染给健康人。

（一）病毒性肝炎

病毒性肝炎是由多种肝炎病毒引起的肝脏病变。目前已发现5种肝炎病毒，即甲型肝炎病毒（HAV）、乙型肝炎病毒（HBV）、丙型肝炎病毒（HCV）、丁型肝炎病毒（HDV）、戊型肝炎病毒（HEV）。按照病毒类型可分甲、乙、丙、丁、戊型肝炎。

1. 传染源

肝炎的传染源是肝炎患者和肝炎病毒携带者。

2. 传播途径

主要通过粪、口。即肝炎患者或携带者的粪便有肝炎病毒，如果这些粪便未经处理，直接或间接污染了食物和水源，就可引起传播。如果集体单位（托儿所、学校等），吃了被污染的食物或水生贝类，喝了被污染的水，可引起暴发流行。甲型与戊型肝炎的传染主要是通过这种方式。乙、丙、丁型肝炎患者和慢性病毒携带者的血液、体液中有肝炎病毒，可通过输血及血制品、预防接种、注射、针刺等方式传染。孕妇可通过胎盘、分娩、哺乳等方式传染给婴儿。唾液、精液、阴道分泌物亦都可传播。

3. 临床特点

急性乙、丙、丁型肝炎容易转为慢性肝炎。慢性肝炎又分为慢性迁延性肝炎和慢性活动性肝炎。慢性迁延型肝炎主要是无黄疸型肝炎，病程经过半年以上，反复出现疲乏、食欲减退、恶心、呕吐、肝区不适、肝区疼痛、肝脏肿大等症状，肝功能中转氨酶可反复或持续升高，其余可无异常，病程可迁延数年。慢性活动型肝炎的病程持续半年以上，且上述症状比较明显，肝功能持续异常，肝脾肿大，可有黄疸，患者呈肝病面容。

4. 护理要点

（1）休息。患者休养环境应安静，室内空气流通。应有充足的睡眠，慢性患者不需绝对卧床，可适当活动，动静结合；但慢性活动期的患者，应多休息，饭后休息1～2h，以静为主。病情稳定的患者，可以从事一些轻工作。症状完全消失，肝功能正常3个月后，可恢复正常工作，但生活要有规律，不宜过度劳累。

（2）饮食。宜食高蛋白、高维生素、低脂肪容易消化的饮食。应补充鱼类、蛋类、乳制品和大豆等豆制品。不宜进食过多的糖，以免引起糖代谢紊乱。酒精对肝脏有毒性作用，故应禁酒。多吃新鲜蔬菜、水果，以补充维生素。

（3）患者较长时间休养，难免心情不好，表现急躁、焦虑等，应多给予关心体贴，使之安心休养。

（4）注意观察有无复发的先兆，如精神异常，食欲不振等。

（5）注意隔离、消毒、预防交叉传染。接触患者及患者所用物品后，必须用肥皂、水（最好是流动水）洗净双手。患者的餐具应煮沸消毒；患者的呕吐物、排泄物需要经消毒处理后方可弃去，患者要有专用的剪刀、剃刀、指甲刀。

（二）细菌性痢疾

1. 病因

细菌性痢疾（简称菌痢）是由痢疾杆菌引起的急性肠道传染病。患者和带菌者的粪便中有痢疾杆菌，当粪便排出后，污染了食物、水、手、生活用品，经口传播，也可因苍蝇、蟑螂污染了食物引起传播。如果水源、食物被污染，可引起暴发流行。本病多发生在夏、秋季。

2. 分类

（1）急性菌痢可分为轻型、普通型、中毒型。轻型大便次数每日3～5次、呈水样，无脓血，有轻度腹痛；普通型大便次数多，每日可10次至数十次，每次量少，开始为稀便，然后转为黏液脓血便，有腹痛及里急后重，如及早治疗，约1周病情逐渐好转至痊愈；中毒型起病急骤，有高热，体温可达40℃以上，表现严重的中毒症状，精神萎靡不振，嗜睡、昏迷、抽搐，会迅速出现循环及呼吸衰竭。中毒型菌痢患者早期肠道症状不明显，发病后24h才出现腹泻及脓血便。

（2）慢性痢疾：由于急性菌痢未及时治疗或治疗不彻底，可转为慢性菌痢，主要表现长期反复腹痛、腹泻、大便带有黏液和脓血。患者常感疲劳乏力，有营养不良及贫血现象。饮食不当、过度劳累和受凉等原因可诱发急性发作，出现腹痛、腹泻及脓血便。也有一些慢性菌痢患者无明显症状，只在大便培养时发现痢疾杆菌。

3. 护理要点

（1）急性菌痢患者应及早到医院就诊治疗，入院时只须带生活必需品，在治疗前应留取新鲜脓血便送化验。患者用过的餐具应进行煮沸消毒，患者呕吐物、排泄物消毒处理后，方可弃去。

（2）慢性菌痢患者可在家中休养治疗。创造一个良好的休养环境，室内空气流通，但要避免受凉；阳光充足，又要避免阳光直接照射患者。室内温度保持在20℃左右，湿度在50%～60%；患者生活要规律，适当锻炼，避免过度劳累；饮食以少渣易消化、高热量、富营养的食品为宜，不吃刺激性和过冷的食物，以免引起急性发作；腹痛可用热水袋热敷腹部；注意大便是否有脓血；按时服药治疗并定期到医院复查。注意隔离消毒，以免传染给其他人，患者用过的餐具要分开，并煮沸消毒，排泄物要消毒处理。

（高淑珍）

第五节　泌尿系统疾病护理

一、肾结石

肾结石主要是由尿中难溶的无机盐和有机盐及酸，还含有2%～9%的蛋白基质等组成，属于发生于泌尿系统的病理性变化，是常见的泌尿外科疾病之一，有明显的地区性，南方多于北方，男性较女性多见，男女之比约3∶1，上泌尿系结石与下泌尿道结石发生之比为5∶1。

（一）病因与发病机制

尿石形成的原因比较复杂，还未完全明了，一般认为与下列因素有关。

1. 流行病学因素

（1）相对高温环境及活动量少，饮食中动物蛋白、精制糖增多，膳食纤维减少，可促使尿路结石形成。

（2）大量饮水，使尿液稀释能减少尿中晶体形成。

2. 遗传因素

遗传性疾病如胱氨酸尿症、原发性高草酸尿症、痛风症等在尿石中只占少数。临床证实约30%的尿石症患者有尿石症的家族史。

3. 代谢异常

钙、磷、草酸、尿酸、枸橼酸、镁等代谢异常，其中钙代谢异常尤为重要。

4. 疾病

甲状旁腺功能亢进症、皮质醇症、创伤、截肢等长期卧床患者、恶性肿瘤患者在放疗和化疗期间、慢性肠道疾病、胆道疾病等都可影响钙代谢平衡。另外，一些导致肾氧自由基增加的原因，如肾缺血、高血糖、草酸和尿酸含量过多、某些毒素等可引起肾损害，诱导钙化或微结石形成。近年来发现维生素K缺乏，可影响抑制结石形成的重要物质——肾钙素合成，降低肾钙素的抑制作用，增大尿石形成倾向。

5. 饮食结构

饮水量不足，高嘌呤、高动物蛋白、高糖、高草酸、少纤维素的饮食。

6. 药物

糖皮质激素、维生素D中毒、磺胺、乙酰唑胺等，都可诱发结石。

7. 泌尿系统本身的因素

（1）尿路梗阻：梗阻可使尿中形成晶体、颗粒或微结石滞留在尿路中形成晶体，还可使潴留的尿液浓缩或并发感染。

（2）尿路感染：有些细菌可分泌一种尿素裂解酶，分解尿素形成氨，使尿液碱化，磷酸镁铵、碳酸磷灰石在碱性尿液中容易沉淀，形成特殊类型结石。

（3）尿路异物：如缝线、导尿管、金属片以及蜡块都可形成为结石核心。

（二）临床表现

1. 症状

与结石大小不成比例，主要表现为与活动有关的疼痛和血尿。

（1）疼痛：一侧肾区绞痛或钝痛较少、易活动的结石常表现为肾绞痛，较大结石摩擦、压迫或引起。肾积水的表现为肾钝痛，当结石嵌钝在肾盂、输尿管交界部，造成急性梗阻，引起肾盂、输尿管平滑肌强烈蠕动和痉挛，可发生剧烈肾绞痛，为突发的阵发性剧痛，从腰部开始，沿输尿管向下放射至下腹、外阴、大腿内侧。患者表现出辗转不安、面色苍白、冷汗、恶心、呕吐等。

（2）血尿：有结石直接损伤肾或输尿管黏膜所致。多见于疼痛发作或活动后。

疼痛和血尿相继出现是肾和输尿管结石的特点，多为镜下血尿，损伤小血管时有肉眼血尿。

（3）脓尿：因激发感染而出现脓尿。有的患者仅以脓尿为惟一症状就诊。若双侧肾结石引起完全性梗阻时，可出现肾功能不全和无尿。

2. 鉴别诊断

输尿管结石：症状与肾结石相似，但绞痛和血尿较肾结石更为明显，绞痛时患者面色苍白，全身冷汗，脉搏快速、细弱，甚至血压下降，常伴有恶心、呕吐和腹胀。输尿管结石可以合并急、慢性感染，出现寒战发热、肾区疼痛等。单侧肾、输尿管结石或孤立的肾结石引起梗阻，都可能发展成为尿毒症。

（三）护理

1. 护理要点

做好对症治疗护理，保证尿路通畅，控制炎症，防止肾功能损害。

2. 护理措施

（1）非手术期护理

① 向患者解释疼痛与活动的关系，尽可能减少大幅度的运动，了解并使用以往有效的非药物性缓解疼痛的方法，如热敷、针灸等，必要时遵医嘱给予止痛和解痉药，并观察效果。

② 密切观察血压、脉搏、呼吸及神志变化；注意肾功能、尿量、水及电解质平衡，防止高血钾和水中毒。准确记录24h尿量，一侧肾功能不全者应严密观察健侧肾功能。

③ 应用抗生素控制急性尿路感染，观察患者有无尿频、尿急、尿痛，发热和脓尿等。

④ 非手术治疗无效，又频繁肾绞痛、

血尿，严重导致肾积水者，应做好手术取石的准备。

（2）体外冲击波碎石护理

① 治疗前应先控制感染。

② 为提高疗效，减少并发症，除正确定位外，应选用低能量和限制每次冲击次数，若需要再次治疗，间隔时间不少于7d。

③ 治疗后观察排尿情况，及时了解碎石后有无尿道梗阻及急性尿潴留。

④ 注意观察排石过程中有无肾绞痛，发热及心肺功能情况，排石过程中出现血尿、疼痛可在1～2d后消失，每次尿液留存，必要时用纱布过虑。

⑤ 卧床1周，鼓励多饮水，有利于碎石的排出，每日饮水达3000ml以上，适当活动，配合体位排石。

⑥ 定期复查尿路平片，了解碎石排除情况。

（3）手术取石后的护理

① 手术后一般均置管引流，注意引流液性状及有无出血，如有尿外渗，应检查引流管是否脱落、扭曲。

② 肾周围引流管：在确定无尿外渗时方可拔除。如有高热或漏尿达10d以上，应检查有无残余结石感染或引流不畅。

③ 肾部分切除术至少卧床2周，防止肾实质出血。出血多时，留尿相互比色，动态观察。如有明显出血，应采取相应急救措施。

④ 保持大便通畅，避免过度用力排便而出现继发性出血。

⑤ 非开放性手术可能会发生肾实质损伤，出血等损伤性并发症，注意观察造瘘管的引流，保持造瘘管通畅，定时冲洗，每次冲洗量依肾积水与出血量而定。

⑥ 饮食指导，预防为主，宣传饮食结构与结石的相互关系。高钙结石：不宜食

用牛奶制品、精白面粉、巧克力、坚果等。草酸结石：不宜食用浓茶、番茄、菠菜、芦笋，多食用含纤维丰富的食物。尿酸结石：不宜食用高嘌呤食物，如动物内脏，应进食碱性食品。感染性结石：建议进食酸性食物，使尿酸化，限制食物中磷酸的吸收。

⑦ 饮水及运动指导，大量饮水，每日 2500～3000ml，甚至更多，适当运动，尿量保持 2000～3000ml/d。

⑧ 合理应用药物，尿酸和胱氨酸结石的患者在服药同时，应检查尿 pH，作为预防尿 pH 应保持在 6.5，作为治疗尿 pH 应保持在 7～7.5。

⑨ 观察患者有无剧烈肾绞痛，伴有恶心、呕吐、发热、寒战、尿液性状和气味改变。

二、尿道结石

（一）病因及发病机制

多来源于其上方的泌尿系统，男性多见，易嵌顿于尿道前列腺部，尿道舟状窝或尿道外口，也可由于尿道狭窄、憩室、异物等而形成原发性尿道结石。

（二）临床表现

（1）排尿困难：结石突然嵌入尿道时，常伴有尿频、尿急、有强烈尿意，出现排尿困难，尿线变细，无力或滴沥，有时出现尿流中断，甚至出现急性尿潴留。

（2）尿痛：一般为钝痛，结石部有明显疼痛和压痛，阴茎部尿道结石在疼痛处可扪到硬性肿物。

（3）尿道分泌物：患者常有终末或初始血尿，有时有血性分泌物，继发感染时有脓性分泌物。

（三）护理

1. 安慰患者，消除患者紧张情绪，适当应用解痉镇痛剂。

2. 鼓励患者多饮水，有利于冲洗尿道及小结石的排除。

3. 如有急性尿潴留，立即予以导尿引流尿液。

4. 应用抗生素预防和控制感染。

三、肾盂肾炎

肾盂肾炎（pyelonephritis）是由于微生物，大多数是细菌侵袭肾盂和肾实质引起的炎症病变。肾盂肾炎可分为急性和慢性，急性肾盂肾炎是指细菌入侵肾脏，引起急性间质性肾炎和肾小管细胞坏死。慢性肾盂肾炎是指慢性间质性肾炎改变的同时伴有肾盂、肾盏炎症、纤维化和变形或肾盏内有脓液。病变可累及一侧或两侧肾脏。临床表现主要有发冷发热、腰部酸痛、膀胱刺激症状、脓尿和菌尿等。

本病为一种常见病。根据我国普查统计，尿路感染的发生率占人口的 0.91％。本病多见于女性，已婚女性尤以生育年龄（18～40 岁）的已婚妇女为最多见，已婚：未婚为 12.8：1。男女发病约 1：8。

（一）病因与发病机制

1. 致病菌

最常见细菌为革兰阴性杆菌，占 90％以上，其中以大肠杆菌为多见，约占 60％～80％，其次为变形杆菌、克雷白杆菌、产气杆菌和绿脓杆菌。约有 5％～10％由革兰阳性细菌引起，其中主要是粪链球菌和葡萄球菌。大肠杆菌常见于首次发生的感染。绿脓杆菌常见于尿路器械检查后的感染。变形杆菌多见于伴有尿路结石者。金黄色葡萄球菌则常见于败血症等血源性感染。厌氧菌感染多发生于长期留置尿管者、肾移植及身体抵抗力极差的患者。

2. 感染途径

（1）上行感染：为最主要的途径，约占95％细菌经尿道口上行至尿道、膀胱、输尿管直至肾盂引起感染。其依据为：①感染常见致病菌大都为肠道内平时寄生的菌群；②女性性交后即作膀胱穿刺尿培养，多能培养出与尿道口寄生相同的菌种；③反复感染者，其尿道口周围的细菌较对照组多，且经常存在，其菌株与引起感染者相同。

细菌进入膀胱后，约30％～50％可经输尿管上行引起肾盂肾炎，其机制可能与膀胱输尿管反流有关。此外，亦可因某些致病菌的纤毛附着于尿路黏膜而上行至肾盂。致病菌上行至肾盂后，从肾盂通过肾乳头的Bellini管，沿着集合管上行。由于肾髓质血流供应较少，加上高渗和含氨浓度高，影响了吞噬细胞和补体的活力，杀菌能力较差，故细菌容易在肾髓质生长，造成感染。

（2）血行感染：致病菌可从机体任何部位感染灶经血流而播散到肾引起肾盂肾炎。此途径少见约占感染的3％。病变常为双侧。致病菌以金黄色葡萄球菌为多见。

（3）邻近器官感染：较罕见。阑尾脓肿、结肠憩室炎、腹腔或盆腔脓肿直接蔓延或经瘘管导致肾盂肾炎。

3. 机体的防御功能和细菌的致病力

细菌引起的肾盂肾炎取决于机体的防御功能和细菌本身的致病力。

（1）病原菌的致病力：健康人尿道周围平时寄存的细菌以乳酸杆菌、表皮葡萄球菌、类白喉杆菌及类链球菌为主。在感染发生前，该处菌种以大肠杆菌和变形杆菌为主。细菌黏附于尿道上皮细胞表面的能力在肾盂肾炎初始感染的发病中起着重要作用。在无膀胱输尿管反流的情况下，纤毛黏附于尿路上皮细胞表面的甘露糖受体是细菌上行肾脏的重要机制。大肠杆菌在pH4时对上皮细胞的黏附力最强，而在pH<3及pH>8时无黏附现象。

（2）机体的防御能力：主要有：①周期排尿使细菌难于在尿路停留；②膀胱黏膜可分泌抑制致病菌的有机酸、IgG、IgA等并通过吞噬细胞的作用来杀菌；③尿过分低张和高张均不利于细菌生长；④男性前列腺液具有抗革兰阴性肠道细菌的作用。

（3）免疫反应：在肾盂肾炎的病程中，常有体液免疫、细胞免疫和自身免疫反应参与。①体液免疫：病原菌入侵机体后可直接产生抗该种细菌抗原的抗体。此反应一方面利于病原菌的清除。另一方面可导致肾组织损害；②细胞免疫：肾盂肾炎时，细胞免疫功能减退而致肾感染发展；③自身免疫：细菌入侵肾脏后可直接破坏肾小管上皮，而死菌及其碎片可沉积在肾小管上皮表面通过自身免疫而损伤肾小管，细菌内毒素通过激活补体系统破坏肾小管上皮，导致肾盂肾炎和肾内瘢痕形成。

4. 易感因素

（1）尿流不畅：①各种原因引起的尿路梗阻：如结石、肿瘤、尿道狭窄、前列腺肥大、泌尿系统先天畸形、神经性膀胱。尿路梗阻后引起尿流不畅，细菌不容易被冲洗清除，而在尿流瘀积处大量繁殖；②妊娠：妊娠子宫压迫输尿管和孕酮分泌增加致输尿管平滑肌松弛，蠕动减慢。

（2）膀胱输尿管反流（指排尿时尿液从膀胱逆流至肾盂的异常现象）：正常无膀胱输尿管反流主要依赖于：①输尿管末端黏膜有活瓣作用；②输尿管斜行通过一段

黏膜下隧道进入膀胱，当膀胱压力增加时，压迫黏膜下输尿管使其闭合；③输尿管自身自上而下蠕动；如膀胱内黏膜下输尿管过短或缺如，膀胱内输尿管管腔长度与直径的比例减少，膀胱内压增高或输尿管开口偏向外侧及形态异常均可引起反流。当反流存在时，则膀胱含菌尿液可进入肾盂引起感染。

（3）机体抵抗力降低：如糖尿病、肝硬化、各种疾病造成的营养不良，以及长期使用肾上腺皮质激素。

（4）女性性生活、月经期：尿道口与阴道肛门靠近；性交后容易使尿道黏膜损伤。

（5）尿路器械的使用：①导尿，1次性导尿后持续性细菌尿的发生率为4%；保留导尿，停留导管1d，感染率约50%，3～4d，则高达90%；②膀胱镜检查和逆行肾盂造影。

（二）临床表现

1. 急性肾盂肾炎

（1）尿路刺激症状：尿频、尿急、尿痛、尿液混浊、偶有血尿。

（2）全身症状：寒战、发热（体温可达39～40℃）、头痛、呕吐、恶心或腹痛。血象增高，老年人或严重者出现败血症。

（3）局部体征：腰部或肋脊角压痛或叩痛。

2. 慢性肾盂肾炎

（1）尿路刺激症状不明显，常为间歇性出现无症状细菌尿、尿频、排尿不适等下尿路症状，轻微地肋部或肋腹部不适或间歇性低热。

（2）慢性肾小管间质性损害表现：尿浓缩功能损害，不能排出高渗尿，夜尿增多；肾小管重吸收钠的能力差而致低钠血

症；有部分患者可有高血压。

（三）实验室检查

1. 尿细菌学检查

它是诊断的关键手段。（1）尿细菌定性培养；（2）尿细菌定量培养。以中段尿或导尿方式取得尿液，培养菌落计数>10^5个/ml称为真性菌尿。若<10^4个/ml为阴性，介于10^4～10^5个/ml应结合临床表现判断或重复检查；（3）尿沉渣涂片镜检，当菌尿>10^5个/ml时，用本法有90%可找到细菌，并可确定是杆菌或球菌，以便于尽早选用抗生素。

尿细菌学检查因受诸多因素影响，屡见假阳性及假阴性结果，故在临床护理工作中应受到重视。常见假阳性结果的原因有：（1）中段尿收集时被白带或其他物品污染；（2）尿液标本在室温中放置超过1h后接种；（3）接种和检验技术上的错误。常见假阴性结果的原因有：（1）患者近2周内使用过抗菌药物；（2）尿液在膀胱内停留不足6h，细菌没有足够的时间繁殖；（3）收集标本时，不慎将消毒液混入其中；（4）饮水过多，尿液内细菌数被稀释；（5）病灶与尿路不通；（6）讲究生长环境的细菌，如腐物寄生性葡萄球菌、L型细菌，在常规培养基中不生长。

2. 尿常规检查

以白细胞尿为主，可有脓细胞及白细胞管型（表示有活动性）。尿蛋白量微量至"＋"，24h尿蛋白定量<2g，且为小分子蛋白尿。尿渗透压低（慢性肾盂肾炎时）。尿溶菌酶、β_2微球蛋白可增加。

3. 尿细胞计数

现采用每小时尿白细胞排泄率，此法准确又简便，检出率可达88.1%。正常人白细胞应<20万/h，白细胞>30万/h为阳

性，介于 20 万～30 万/h 者为可疑，应结合临床判断。作白细胞检查时必须注意：(1) 尿标本必须清洁，留取尿液前，女性要清洁外阴；(2) 尿液要新鲜送检，不宜在室温中放置超过 1h，以免白细胞被破坏使结果不准确；(3) 变形杆菌、克雷白杆菌、绿脓杆菌所致的严重感染，因尿呈碱性，尿中白细胞易解体，可呈假阴性。(4) 反复多次送检以提高准确率。

4. 尿沉渣中抗体包裹细菌（ACB）

肾盂肾炎为肾实质感染，机体可产生抗体将致病菌包裹。此法目前被认为是间接定位诊断最佳方法。其敏感性＞80%，特异性＞90%。ACB 的阳性标准为＞25% 的细菌带有荧光或 200 倍高倍镜下＞2 个荧光细菌。

5. X 线静脉肾盂造影（IVP）

目的是了解尿路情况，有无结石、畸形或膀胱输尿管反流；确定慢性肾盂肾炎。后者可表现为肾盏扩张变钝、肾皮质变薄或瘢痕，肾影缩小。

（四）治疗原则

控制症状，消灭病原体，去除诱发因素，防止再发。

1. 一般治疗

卧床休息，多饮水勤排尿，每日尿量＞1500ml。发热时给予降温治疗。尿路刺激征明显者用解痉剂，如阿托品、山莨菪碱，碱化尿液亦可减轻刺激征。

2. 抗菌治疗

抗生素应用原则：①抗菌针对性强且效果好，不易产生耐药性；②药物在肾组织、尿液及血液中有较高浓度；③副作用小，对肾脏无损害；④口服易吸收。常用药物有：

（1）呋喃坦啶：本药在尿中浓度较高，对革兰阴性或阳性细菌均有效。用法：口服 50～150mg，每日 3～4 次。常见食欲减退、恶心、呕吐及周围神经炎等副作用。

（2）磺胺类：对一般球菌、杆菌均有效。本药在血中乙酰化率低，而尿中浓度较血中浓度高数十倍，抗菌作用强，极少发生抗药菌株，肾毒性低，还可分泌于阴道液中，抑制阴道前庭和尿道口周围的细菌，从而减少感染再发。此类药用于轻型肾盂肾炎和再发性、复发性肾盂肾炎的长期预防治疗。常用药物磺胺甲基异恶唑用法：首次 2g，以后 1.0g，每日 2 次。14d 为 1 个疗程。用于预防性或长程治疗 0.5g，每晚 1 次。与碳酸氢钠合用可以增强疗效和防止磺胺结晶及血尿的发生。此药宜饭后服用，常见副作用：过敏、粒细胞减少。

（3）喹诺酮类：此类药具有广谱、低毒、可以口服等优点。常被用于对磺胺类过敏的患者。常用氟哌酸 0.2g，每日 3～4 次。氟嗪酸 0.1g，每日 3～4 次。

（4）氨基苷类：较为经典的抗尿路感染药，对革兰阴性菌效果佳，但肾毒性、耳毒性较其他类抗生素大。常用药：庆大霉素 8 万 U，每日 2 次，肌内注射。

（5）头孢菌素类：此类药颇多，作用强，抗菌谱广，适用于重症患者。亦可与其他类抗菌类合用。常用药：头孢噻肟、头孢唑肟、头孢三嗪（菌必治）、头孢哌酮（先锋必）。

（6）半合成广谱青霉素：1987 年 WHO 推荐为首选治疗绿脓杆菌感染的药物。常用氧哌嗪青霉素，40mg/kg，每 6h 静滴 1 次。

（五）护理

1. 观察要点

（1）对有尿路刺激症状的患者首先应做

的是：①检查出微生物方面的病因；②确定感染部位和感染程度；③排除尿路器质和功能性病变，选做 IVP、B 超。

（2）对急性病症者应注意临床症状与用药间的关系。慢性病症者观察肾功能变化，注意发现并发症的症状和体征。

2. 护理措施

（1）劝告患者在急性病症期应卧床休息。尽量饮水，日饮水量＞2000ml，以达到冲洗尿路，促进细菌及其分泌物排出，降低肾髓质及乳头部高渗性，不利于细菌繁殖的目的。

（2）充分认识本病的危害性。由于本病系青年已婚妇女的常见病，多发病，往往因治疗不及时或不正规而迁延数年或反复感染，给生活工作带来不便，其愈后约有 5％～10％转变为慢性肾衰。所以应加强患者医从性，按时定量服药，一俟症状消失仍需服药 10d，直至 3 次中段尿培养阴性为止。反复感染者可采用长期小剂量治疗方案，服药时间为每晚 1 次一个抗菌剂量，持续 6 个月。

（3）指导患者正确留取尿培养标本。尿培养结果是指导用药判断疗效的重要依据，因受诸多因素影响常会出现假性结果（如前所述），故应在使用抗生素前留取清晨隔夜尿送检或以膀胱穿刺法取尿标本更为准确。

（4）密切观察药物作用及副作用。当使用一种抗菌药物。72h 后症状无明显改善血尿常规变化不大时应更换其他类抗菌药物。

（5）注意观察并发症。肾盂肾炎严重并发症主要有：①肾乳头坏死（尿中有脱落的乳头坏死组织或 IVP 发现环形征）；②肾周围脓肿（出现明显的单侧腰痛或压痛）；③感染性结石（由变形杆菌等分解尿毒的杆菌所致，临床表现为急性肾绞痛、血尿）；④革兰阴性杆菌败血症（突然寒战、高热、甚至休克，长期留置导尿者易发生）。

（6）需长期留置尿管者应采取下列措施：①插导尿管时严格无菌操作；②使用无菌密闭的引流系统，减少各环节的开放更换次数；③采取尿标本时先进行碘酒、乙醇消毒，再以无菌空针抽吸尿液；④贮尿袋放置于膀胱水平以下并保持通畅的引流，一旦引流不通畅应及时更换；⑤患者一旦出现感染症状，立即给予全身使用抗生素，并更换导尿管，必要时考虑改变引流方式，如耻骨上膀胱造瘘引流术；⑥有条件时，患者置单人或双人房间。定期定时消毒室内环境，控制细菌数量，减少细菌密度。

3. 健康教育

（1）养成多饮水、勤排尿的习惯，每 2～3h 排尿 1 次，定量冲洗膀胱和尿道，避免细菌停留繁殖。这是最实用和有效的预防方法。

（2）注意个人卫生，尤其是阴部清洁，减少尿道口细菌群，特别是女性月经期、妊娠期

和产褥期，女婴、老人也应注意。指导此类人员正确清洁的方法，如专盆专用，冷开水坐浴，从前向后清洁，必要时使用清洁剂，如肥皂、洁尔阴、1∶5000 高锰酸钾洗液等。专用盆定期消毒晒干。男性如包皮过长，应经常注意翻开清洁，择期行包皮切除术。

（3）尽量避免使用尿路器械或行器械检查，必须使用时要严格无菌操作。在尿路器械使用 48h 后，宜做尿培养，以观察有无尿感发生。在尿路器械使用之前已有细菌尿者，应先服抗菌药物以控制感染，以往有反复感染史或尿路异常者，在尿路

器械检查前后 48h 宜服用抗生素。

（4）尿路感染发作较频繁的妇女，每晚服一个剂量的抗菌药预防或减少再发，一般选用复方新诺明 1.0g 或氟哌酸 0.2g 或呋喃坦啶 0.1g 中，任何一种口服，用至 6 个月至 1 年。与性生活有关的反复发作者，于性生活后宜即排尿，并按常用量服用一个剂量的抗菌药作预防，有关报告有效率达 80%。

（5）积极治疗诱因：有糖尿病、盆腔炎、结石、前列腺炎的患者应同时治疗原发病。

四、慢性肾小球肾炎

慢性肾小球肾炎（chronic glone merulonephritis，CGN）系指各种病因引起的两侧肾脏弥漫性或局灶性炎症反应。其基本发病机制为免疫反应。主要病理改变随着病因病程和类型不同而异，可表现为不同程度的膜性、局灶硬化、系膜增生和早期固缩肾。临床表现为起病隐匿，轻重程度不一，病程冗长，多有一个相当长的无症状尿异常期，然后出现高血压、水肿和肾功能减退，经历一个漫长的过程后，逐渐不停顿地破坏肾单位，出现贫血、视网膜病变，最终导致慢性肾功能衰竭。治疗以保护肾功能和防治影响肾功能恶化的各种因素。护理重点为饮食疗法，预防感染，提高患者对长期疗养的认识，作好生活指导。

（一）病因及发病机制

1. 病因

（1）绝大多数 CGN 由其他原发性肾小球疾病直接迁延发展而成，例如 IgA 肾病、非 IgA 肾病、系膜增生性肾炎，局灶性肾小球硬化、膜增生性肾炎、膜性肾病等。其起病多因上呼吸道感染或其他感染，出

现慢性肾炎症状。

（2）少数 CGN 由急性链球菌感染后肾炎演变而来。由于当时的急性肾炎不典型或患者忘记急性肾炎的既往史。据报道，大约 10% 本病患者有明确的急性肾炎既往史。

2. 发病机制

慢性肾炎的发病机制系免疫介导的炎症反应。病变累及双侧肾脏的大部分肾小球，根据电镜和免疫荧光检查，发现慢性肾炎患者的肾小球内有免疫复合物和补体成分沉积，抗原经过激活补体系统使肾小球产生一系列炎症或变态反应。由于免疫复合物的电荷、分子量和沉积部位的不同，所引起的肾小球病变亦不完全相同。病程后期绝大部分肾小球被破坏时，可导致肾功能不全或尿毒症。关于 CGN 不停顿破坏肾单位的机制，目前已知的是：①根底疾病持续进行活动；②肾实质性高血压引起肾小动脉硬化；③肾小球血流动力学介导的肾小球硬化症。

3. 病理改变

病理改变视病因、病程和类型不同而异，可表现为：

（1）增生性：系膜增生性，膜增生性或半月体肾小球肾炎，以及局灶、节段性增生性肾小球肾炎。

（2）硬化性：局灶性或弥漫性肾小球硬化。

（3）膜性肾病。

以上病理改变至后期肾脏明显萎缩，肾小球大部分硬化，且有明显的肾小管损害和间质纤维化。

（二）临床表现

1. 临床分型

为传统分型方法，目前较少应用，仅

在未行肾穿刺者或无条件行肾穿刺时参考。大多数隐匿起病，病情进展缓慢。早期表现为尿蛋白增加，尿沉渣轻度异常，轻度高血压及水肿，甚者有轻微氮质血症。而在晚期，则表现为贫血、慢性肾功能衰竭。从早期至晚期，可经历数年至几十年不等。根据临床表现不同，可分为下述类型：

（1）普通型：较多见。①持续中等度的蛋白尿，定量在 1.5～2.5g/d；②尿沉渣异常，可见颗粒管型和离心尿红细胞＞10 个/高倍视野；③轻中度水肿；④轻、中度高血压。

（2）高血压型：除具有普通型的表现外，以高血压为突出表现，舒张压常为中度以上升高，当舒张压超过 13.3kPa 以上时，会进一步加重肾血管痉挛、肾血流量下降、肾功能急骤变化。此型常伴有肾病眼底，眼底视网膜动脉细窄，迂曲和动、静脉交叉压迫现象及絮状渗出物或出血。此型容易误诊为原发性高血压。

（3）肾病型：除具有普通型表现外，主要表现为肾病综合征。①大量蛋白尿，24h 尿蛋白定量＞3.5g；②低血浆蛋白症，血清白蛋白＜3g/dl；③高度水肿，严重时可伴有浆膜腔（胸膜腔、腹膜腔）、积液；④部分患者有高脂血症。

（4）急性发作型：在病情相对稳定或持续进展过程中，由于细菌或病毒等感染或过劳等因素，经较短的潜伏期（1～3d），出现蛋白尿和尿沉渣异常的加重，肾功能恶化，经过一段时期后，常会自动地减轻，恢复至原来的情况。临床表现上有时颇似急性肾炎（蛋白尿、血尿、尿少、水肿、高血压、短暂肾功能损害和全身症状）。

2. 病理分型

（1）增殖性肾炎：①病理改变：系膜细胞增殖，系膜区和肾小球血管襻有免疫球蛋白和补体沉积；②临床表现：尿蛋白、血压和肾功能改变的各种表现。对糖皮质激素治疗略有反应。10 年后发展为肾功能不全的约占 10％～15％。

（2）IgA 肾病：①病理改变：系膜细胞增殖，系膜区有 IgA 沉着；②临床表现：潜在期有镜下血尿，血清 IgA 有时增高。进行期可有镜下血尿，亦可出现肉眼血尿。80％患者出现蛋白尿和肾小球疾病的各种临床表现。

（3）膜性肾病：①病理改变：肾小球血管襻壁肥厚，肾小球基膜肥厚。肾小球血管襻有免疫球蛋白和补体沉着；②临床表现：尿蛋白多，反复出现水肿、低蛋白症，肾上腺皮质激素治疗无效。较少发展至肾功能不全。

（4）膜性增殖性肾炎：①系膜细胞增殖和肾小球血管襻肥厚，系膜细胞和基质增生伸入基膜内或其内侧。肾小球血管襻和系膜区有补体沉着；②临床表现：蛋白尿、血尿、血压升高、肾功能不全。肾上腺皮质激素治疗多无效。10 年内 80％患者发展为肾功能不全。

临床和病理分型不是绝对的，各类型之间可以相互转化。在有条件时，力求行肾穿刺，进行病理分型。病理分型科学、准确，对指导用药及估计预后意义重大。

（三）实验室检查

（1）肾活检：为确定慢性肾小球肾炎病损的性质程度和病理类型，最好尽早适时作此项检查，以便指导用药及估计预后。

（2）肾小球滤过功能测定：①血肌酐（Cr）和尿素氮（BUN）测定；②内生肌酐清除率。动态观察肾功能损害程度。

（3）尿液检查：①尿常规：可见管型颗粒，持续性蛋白尿，尿中红细胞形态变形率＞30％；②尿蛋白：一般在 1～3g/d，亦可＞3.5g/d。肾小球性蛋白尿为中分子或中高分子蛋白尿，量常＞3g/d；而肾小管性蛋白尿为中低分子蛋白尿，量一般＜2g/d。

（四）治疗原则

1. 一般治疗

（1）饮食治疗：根据水肿及高血压情况决定对水和钠盐的限制，有肾功能不全时，限制蛋白质摄入，一般不超过 0.5～0.75g/（kg·d）。肾病综合征较明显者，可增加优质蛋白质的摄入量，为 1.0～2.0g/（kg·d）。目前，肾病饮食治疗多主张低蛋白饮食以延缓肾功能减退。没有肾衰的患者，不需要限制钾的摄入。

（2）禁用肾毒性药物，如氨基苷类抗生素、两性霉素 B。

（3）治疗预防感染，如上呼吸道感染、尿路感染等。

2. 药物治疗

（1）血管紧张素转换酶抑制剂：此类药药理作用是：①抑制转换酶Ⅰ的活性，减少血管紧张素Ⅱ的生成，舒张小动脉；②抑制缓激肽的降解而产生血管扩张作用，并可排钠排水；③降低肾小球囊内压；④保护心脏。在一定程度上能延缓肾衰的发生。常用药物开搏通 12.5～50mg，3 次/d。

（2）肾上腺皮质激素：作用机制是抑制免疫反应，作用于多个环节：①激素能使血循环内 T 淋巴细胞和单核-巨噬细胞减少，这是由于"再分布"，分布的去向为骨髓、脾及淋巴组织；②激素能使淋巴和单核细胞功能降低，通过了 T 抑制细胞和 T 辅助细胞的调节，可影响 B 细胞的抗体生成；③大剂量激素可使免疫球蛋白的合成下降而分解增多，以致血免疫球蛋白水平

轻度下降；④降低血补体水平；⑤激素虽然增加血循环中的白细胞数，但游集至炎症区者明显减少，此种抑制游集至炎症区的作用，亦见于单核-巨噬细胞及淋巴细胞。由于单核细胞向炎症区的趋化性减低，减少了肉芽肿的形成。常用药物强的松、泼尼松龙（有肝功能损害者）和甲基强的松龙。首始治疗阶段的剂量要足够大，成人用每日 1mg/kg，每日激素量清晨顿服，以便符合皮质激素昼夜分泌节律性。有效病例服药 8 周后逐渐减量，每周减量为原先每日剂量的 10％，成人一般为每周 5mg。由大剂量撤减至小剂量后（成人约为每日 0.5mg/kg，小儿为每日 1mg/kg），将 2 日药量，隔日晨顿服，作较长期的持续治疗，12～18 个月。在持续治疗期间，应监测激素不良反应，定期检查尿常规和肾功能。合并活动性感染、严重高血压、氮质血症的患者不宜激素治疗。

（3）细胞毒类药物：细胞毒类药物常与激素同时应用，其目的在于：①减少激素的用量和疗程，从而减轻激素的副作用；②经激素治疗不能缓解者或不能完全缓解者。此类药物主要是通过杀伤免疫细胞，阻止其繁殖而抑制免疫反应。繁殖旺盛细胞对本药特别敏感，能较快杀灭抗原敏感性小淋巴细胞，主要杀灭 B 细胞，还能抑制 T 细胞。主要用于经常复发的肾炎和激素依赖型者。主要药物有：环磷酰胺和苯丁酸氮芥。前者临床应用较为广泛，其合理剂量是：每日 2～3mg/kg，分 2 次口服或将 2d 剂量加入注射用生理盐水 20ml 内，隔日静脉注射，累积总剂量为 150mg/kg。环磷酰胺常见副反应为：严重骨髓抑制、脱发、出血性膀胱炎、睾丸损害、发生恶性肿瘤。当周围血白细胞≤$3×10^9$/L，应减量或停药。另外，对未发育的儿童使用时

应慎重。苯丁酸氮芥用量每日 0.2mg/kg，分 2 次服用，累积总剂量<10mg/kg。常见副反应为：白细胞减少，严重感染，胃肠道症状。一旦出现，则减量或停药。

（4）抗凝药物和抑制血小板凝集药物：其目的是治疗和防止肾脏血栓形成及肾小球硬化，延缓肾功能衰竭发生。常用于顽固性且有高凝表现病例。如局灶性肾小球硬化，膜性肾小球肾炎。常用药物：肝素、潘生丁、阿司匹林。肝素 50～100mg/d，溶于 5％葡萄糖溶液作缓慢静脉滴注，10d1 个疗程。潘生丁 50～75mg 3 次/d 口服，使用时需要注意血液学监测和出血倾向，一旦异常减量或停药。

（5）利尿剂：首选速尿，它的主要作用机制是抑制髓袢升支对氯和钠的重吸收，是治疗肾性水肿最强有力的利尿药。常用 20mg/d 口服。无效时可递增至 60～120mg/d。长期持续药物利尿作用大为减弱，故宜采用间歇用药，即用药 7～10d，停药 3～5d 后再用。速尿的不良反应有：低钾血症、低血氯性碱中毒、高尿酸血症、血浆容量减少和耳毒性。速尿是偏酸性化合物，在血中几乎全部与白蛋白结合而运输。当血清白蛋白<20g/L 时，没有与白蛋白结合的速尿就会不受限制地进入各种组织内，引起药物毒性，故在进行大剂量利尿疗法时，应静滴白蛋白，提高血浆胶体渗透压，减轻药物毒性。最近研究告知，在使用排钾强利尿剂时，不需常规补钾，只需劝告患者多食含钾丰富的食物，如蘑菇、马铃薯、冬笋、油菜、肉类、橙、桃、红枣等，以避免口服补钾所致小肠溃疡甚至小肠穿孔。

（6）中药治疗：可用大黄、雷公藤、冬虫夏草、保肾丸、益肾丸、清肾丸等中成药辅助治疗。

3. 特殊治疗：血浆置换疗法，对顽固的肾病型肾炎，可试用本法。

（五）护理

1. 观察要点

（1）观察尿量和性质，体重变化。

（2）观察血压波动。

（3）观察肾功能不全，尿毒症症状和体征。

（4）观察并发症：心脏、感染、高血压脑病。

（5）观察药物疗效及反应。

（6）观察感染的前趋表现。

（7）观察饮食疗法执行情况。

（8）观察肾穿刺后并发症。

2. 具体措施

（1）一般护理：慢性肾炎急性发作，血压高肾病综合征和并发心肾不全者需卧床休息，给予一级护理。每日测量血压、尿量、体重并作记录，如血压波动明显、体重增加应及时报告医生调整药物。病情稳定者可进行室内活动。

（2）病情观察：观察肾功能不全、尿毒症的症状与体征：进行性贫血，蛋白尿减少而其他症状未改变，血肌酐升高，内生肌酐清除率下降等。有下述情况会加速慢性肾炎进入肾功能不全：①逐渐加重的高血压；②饮食上未恰当控制好蛋白质摄入；③饮食中未注意磷摄入；④合并感染；⑤使用肾毒性药物。护士应指导患者避免上述诱因。

（3）观察并发症：慢性肾炎可有下列并发症：①心脏并发症：心脏扩大，心律紊乱，严重致心力衰竭。由于高血压、动脉硬化、贫血等因素导致；②感染：以泌尿道、呼吸道感染为多见。因为尿中长期丢失蛋白，引起低蛋白血症，使机体抵抗

233

力减低,易并发感染;③高血压脑病:表现为头痛、呕吐、抽搐,甚至昏迷。多因血压骤然升高所致。

(4)观察药物疗效及反应:慢性肾炎治疗药物较多,其中需主要观察的药物为肾上腺皮质激素和细胞毒类药物。①肾上腺皮质激素:有效表现在用药2周左右开始尿量增加、水肿消退、尿蛋白减少。常见反应有:并发或加重感染,神经精神症状(激动、失眠、精神病)、抑制生长发育、库欣样状态(向心性肥胖、满月脸、痤疮、多毛)、骨质疏松等。服药时间以清晨顿服为佳,其理由是:首先符合激素昼夜分泌节律性;其次减轻肾上腺皮质抑制从而减轻激素微减综合征;再次减少肾上腺皮质功能亢进的临床表现。故护士补服时亦应按排在上午进行;②细胞毒类药物:有效表现同肾上腺皮质激素。不良反应主要是骨髓抑制、脱发、出血性膀胱炎、静脉用药时外溢会引起局部组织坏死。在使用时护士应注意不宜在下午6时以后使用,以免其代谢产物停留在膀胱内时间过长而引起出血性膀胱炎。作静脉注射时先行引导注射,注射中经常抽回血确定在血管内后推药。一旦药液外溢立即用生理盐水行稀释注射或外敷金黄散。

(5)观察感染的前趋表现:体温变化、尿蛋白无原因增多常是潜在感染的前趋表现。慢性肾炎者常因低蛋白血症和应用激素及免疫抑制剂致抵抗力低下容易并发感染,或使潜在感染病灶(龋齿、注射结节、咽喉炎、毛囊炎等),已稳定的结核病灶活动播散,导致机体代谢亢进,代谢产物增加,使肾功能急剧恶化。因此,护理人员应做好预防感染的工作,其具体措施有:①在大剂量激素或细胞毒类药物冲击治疗期间将患者置于洁净的单人病房内或反向

隔离室中;②减少探视人员,特别是已有上呼吸道感染者;③预防呼吸道、消化道、泌尿道感染,定期空气消毒,外出带口罩,不吃生食,注意个人卫生,特别是会阴部每日清洁,有感染前驱表现时立即使用抗生素;④严格无菌操作,注意更换注射部位,避免注射难吸收药物如苯丙酸诺龙等。

(6)观察肾穿刺后并发症:肾穿刺检查对于慢性肾炎的诊断和治疗意义重大,亦是最常用检查之一,因其为创伤性检查,术前后观察护理甚为重要。

3. 饮食护理

根据病情的不同阶段调整饮食。以高营养、高维生素、高钙、低磷、低脂易消化食物为原则。新近多主张低蛋白、低磷饮食,对于延缓肾功能减退很有作用。

(1)蛋白质:急性发作期或肾炎晚期(伴有氮质血症),限制蛋白质摄入,以减轻肾脏负担,每日需要量 $0.5 \sim 0.75 g/kg$,且以优质蛋白为主,如鱼、瘦肉、鸡、蛋等。忌食植物性蛋白,如豆制品,火豆、黄豆等。少食鸭、虾、蟹类食物,因此类食物中含磷较高,肾病综合征和服用大剂量肾上腺皮质激素且有效,尿量$>1000 ml/d$,体重下降,可增加蛋白质摄入,每日需要量 $1 \sim 1.5 g/kg$。

(2)钠盐:水肿明显、心力衰竭、血压高时应限制钠盐摄入,同时含钠食物如用碱做成的馒头、烙饼、加碱的面条等均不宜吃。为解决患者咸味可用无盐酱油,但每日尿量需$>1000 ml$,因无盐酱油中主要成分是钾盐。目前学者认为水肿患者可使用利尿剂消肿,而不必严格限制钠钾盐的摄入。

(3)水分:量出为入。

4. 心理护理

慢性肾炎病程长,病情反复变化多样,

绝大多数患者需作肾活检，故常有焦虑、烦闷，对治疗失去信心的表现，护士在患者住院期间应做好心理护理，教会患者自我观察，自我护理的方法，如尿蛋白测定（试纸法或醋酸滴定法）、血压测量、定时服药。使患者认识该病如认真对待，积极治疗，避免诱因，可拖延尿毒症出现时间至数十年。在缓解期内可从事轻松工作或做少量家务，以分散患者思想，消除顾虑，过较正常的生活。

5. 健康教育

（1）遵守饮食疗法的规定，制订每周食谱。

（2）避免感染，不去空气混浊的公共场所，如电影院、餐馆、舞场等地，在抵抗力弱时外出带口罩。居住室经常通风，每周醋熏1次。被褥常晒勤洗。个人卫生每周彻底清洁1次。

（3）女患者应避孕，一但怀孕应与医生联系，决定处理方法。

（4）定期复查，每2周到医院检查1次血、尿常规、肾、肝功能。

（5）出现水肿、尿异常和体重迅速增加，应及时到医院就诊。

（6）不擅自用药，特别是对肾脏有损害的药物，如庆大霉素、两性霉素B、感冒通等。遇有上感可选择中药制剂或到肾脏专科门诊就诊。

五、肾病综合征

肾病综合征是各种疾病所致的以大量蛋白尿（3.5g/d以上），低蛋白血症（血清白蛋白<30g/d），高度水肿和高脂血症为临床表现的一组综合征，其中前2项为诊断所必需的条件。

（一）常见病因

本综合征由多种肾小球疾病引起，可分为原发性和继发性2大类。

引起原发性肾病综合征的肾小球疾病主要有微小病变肾病、系膜增生性肾炎、膜性肾病和系膜毛细血管性肾炎、局灶性肾小球硬化。其他较少见的病因有急性及急进性肾炎，此2类疾病主要表现为急性肾炎综合征，有时可伴有肾病综合征的表现。我国的病因分布与国外有所不同：系膜增生性肾炎占30％左右，较国外5％左右高；膜性肾炎占15％左右，较国外（成年组）50％低。

（二）临床表现

1. 临床表现

（1）水肿：是最常见症状，病初期时是主要甚至是惟一症状。水肿程度轻重不一，严重者可出现胸、腹腔积液和（或）脑水肿、肺水肿等。

（2）高血压或低血压：成人肾病综合征20％～40％有高血压，血压一般为中度增高，常在18.62～22.61kPa/12.64～14.63kPa（140～170mmHg/95～110mmHg）之间。部分患者存在血容量不足而出现体位性低血压，表现为脉压小、脉细或口渴等。

（3）营养不良，长期持续大量蛋白尿可导致营养不良，患者毛发稀疏、干脆及枯黄、面色苍白、消瘦或指甲上有白色条纹。

2. 主要并发症

（1）继发感染：常见感染部位为呼吸道、泌尿道、皮肤和腹膜等。

（2）血栓和栓塞：血栓可发生在肾静脉、肢体静脉、下腔静脉等，发生在心、脑、冠状血管的血栓可导致患者死亡，

（3）肾功能不全：一是急性肾衰，多因低蛋白血症致血容量不足，表现为少尿

型急性肾衰；二是慢性肾衰，是肾病综合征导致留损伤的最终结果。

（三）护理

1. 护理要点

合理饮食，保持适当的体液量，减轻水肿；加强皮肤护理，保持皮肤的完整性，增加机体抵抗力防止并发症的发生。

2. 护理措施

（1）环境：由于肾病综合征患者容易感染，最好独居一室，保持室内温度适宜，空气新鲜，阳光充足，减少会客及外出。

（2）休息：肾病综合征患者，在发作期间应卧床休息，缓解后可逐步增加活动，这有利于减少合并症，降低血脂，防止肢体血管血栓形成。如活动后尿蛋白质增加则应酌情减少活动，可进行床上及床旁活动。

（3）饮食：根据营养学原则，采用合理饮食，水肿明显者，则应限制水钠和蛋白质摄入。①水钠摄入：钠的摄入不超过 3g/d，严重水肿者则不超过 2g/d，水的摄入量则应根据病情而定，可按进液量＝尿量＋500ml 计算；②蛋白质摄入：高蛋白饮食可增加肾小球高过滤，加重肾小管-间质损伤，促进肾小球硬化，肾功能恶化而致"肾毒性"，故应控制蛋白质摄入，一般 0.55～0.66g/（kg·d），其中 50％以上的蛋白尿为优质蛋白质；③能量摄入：肾病综合征患者每日摄入能量 126～147kJ/kg（30～35kcal/kg），脂肪供能在 30％以下，除蛋白质外，其余的能量由糖来提供；④为减轻高脂血症，控制胆固醇摄入＜300mg/d，饱和脂肪酸每日＜10％，多吃富含不饱和脂肪酸及富含可溶性纤维的饮食；⑤补充各种维生素和微量元素，如维生素 B、维生素 C、维生素 D、维生素 P 及叶酸和微量元素 Ca、Zn、Fe 等。

（4）皮肤护理：因患者体内蛋白质长期丢失，浮肿及血循环障碍，致皮肤抵抗力降低弹性差容易受伤，若病重者卧床休息更应加强皮肤护理。使用坐便器应抬高臀部，不可拖拉，以防损伤皮肤。高度水肿患者可用气垫床，床单要保持平整、干燥；督促或帮助患者经常更换体位；每日用温水擦洗皮肤，衣着宽大柔软，勤换内衣裤；每天会阴冲洗 1 次。有阴囊水肿时可用提睾带将阴囊提起，以免摩擦破溃。

（5）预防并发症：肾病综合征患者易发感染，好发部位为呼吸道、泌尿道、皮肤和腹膜等。注意观察感染的征象，如咳嗽、咳痰、膀胱刺激征、皮肤破损、腹痛等。各种治疗应严格无菌操作，防止交叉感染。

六、急性肾功能衰竭

急性肾衰竭（acute renal failure）是由于各种病因引起肾功能急骤、进行性减退而出现的临床综合征。临床主要表现为肾小球滤过率明显降低所致的氮质尿潴留，以及肾小管重吸收和排泌功能障碍所致的水、电解质和酸碱平衡失调。根据尿量减少与否分为少尿（无尿）型和非少尿型。在治疗上，对重症患者早期施行透析疗法可明显降低感染、出血和心血管并发症的发生率。预后与原发病、患者年龄、诊治早晚和有否严重的并发症等因素有关。

急性肾衰竭传统分为肾前性、肾后性、肾实质性 3 大类。其中肾前性和肾后性起源于肾脏之外，若及时将原因去除，肾功能仍能恢复正常，否则可造成肾脏损伤。肾实质性衰竭通常是由于肾小球和肾小管病变所致，预后比前两者差。

（一）常见病因

1. 肾前性衰竭的常见原因

（1）血容量不足：主要为细胞外液丢失，如大出血、休克、利尿剂服用过量。

（2）心排出量减少：如严重心力衰竭或低心排出量综合征，或全身血管扩张等。

（3）高分解代谢状态：如烧伤、革兰阴性菌败血症。

（4）急性胰腺炎：使循环血量降低及发生肾缺血。

2. 肾后性衰竭的常见原因

（1）两侧输尿管阻塞：①髂或腰淋巴癌转移，例如子宫颈癌或前列腺癌转移可致两侧输尿管阻塞；②两侧输尿管结石；③妇科手术或腹部会阴切除直肠时，不慎伤及输尿管或错误结扎。

（2）膀胱肿瘤致膀胱出口受阻。

（3）严重的前列腺肥大压迫尿道，使尿排出受阻。

（4）两侧肾盂积液。

3. 肾实质性衰竭的常见原因

（1）急性肾间质病变：①过敏性：主要为药物引起，常见的有甲氧苯青霉素、安乃近、吲哚美辛、苯妥英钠、磺胺类、利福平等；②感染性：金黄色葡萄球菌、革兰阴性杆菌、霉菌、病毒等直接侵犯肾实质，细胞毒素如白喉杆菌毒素亦可引起肾间质炎症、肾乳头坏死；③代谢性：如高尿酸血症肾病、高钙血症或高尿钙引起钙质沉积于肾间质；④肿瘤：多发性骨髓瘤、淋巴瘤和白血病细胞浸润等引起急性肾间质性肾病。

（2）肾小球和肾小血管疾病：①各种原因引起的急性肾小球肾炎、急进性肾炎、IgA 肾病，以及膜性肾病等引起的肾病综合征；②血管炎：使肾血管失去血液灌流；

③恶性小动脉性肾硬化症；④肾皮质坏死。

（3）急性肾小管坏死是最常见的急性肾衰竭类型，约占 75%～80%，其中大多数为可逆性。

（二）临床表现

1. 急性期（少尿期或无尿期）

（1）肾前性及肾实质性衰竭者，尿量骤减或逐渐减少，每日尿量持续<400ml 以下者称为少尿，<100ml 者称为无尿。肾后性衰竭者其肾脏或膀胱虽有尿液，但无法排出，会造成肾水肿。

（2）消化系统症状：恶心、呕吐、口渴、体重增加及食欲不振等。

（3）心血管系统症状：血压下降，当血钾过高时会发生心律不齐。

（4）呼吸系统症状：呼吸窘迫，哮喘。

（5）神经系统症状：焦虑、嗜睡、头痛、抽搐以及意识障碍等。

（6）血液学发现：贫血，白细胞增加，出血倾向。

（7）皮肤症状：苍白，尿毒霜，瘙痒，干燥，无弹性。

2. 多尿期

（1）尿量急骤增加，可能导致液体和电解质流失过多。

（2）全身症状逐渐改善。

（3）意识状态逐渐恢复正常。

（4）抵抗力低，容易感染。

3. 恢复期

自我感觉良好，血尿素氮和肌酐接近正常，尿量逐渐恢复正常。

（三）辅助检查

1. 血液检查

（1）肾前性衰竭：血中尿素氮（BUN）中等度升高，肌酐（Cr）稳定，血钾过高。

（2）肾实质性衰竭：血中尿素氮在 71.4mmol/L 左右，肌酐在 884～1326μmol/L 或更高，血钾＞5.5mmol/L。

（3）肾后性衰竭：血中尿素氮及肌酐皆中等度升高。

2. 尿液检查

（1）肾前性衰竭：尿比重＞1.020，尿中钠含量在 20mmol/L 以下。

（2）肾后性衰竭：尿比重固定不变，尿中钠含量轻度升高。

（3）肾实质性衰竭：尿比重＜1.015，尿中钠含量在 40mmol/L 以上。

3.X 线检查：肾实质性衰竭，可发现肾脏大小改变、泌尿道结石以及阻塞等。

（四）护理

1. 护理目标

（1）患者了解控制水钠摄入的必要性和重要性，浮肿减轻。

（2）患者生命体征平稳，表现为血压、心率、心律、呼吸正常，肢端温暖。

2. 护理措施

（1）观察病情及尿量的变化

① 每 1～2h 测量血压和脉搏 1 次。

② 观察呼吸状况，以发现是否有肺水肿或心力衰竭发生。

③ 注意意识状态的改变，发现意识混乱或抽搐现象时，应保护患者的安全。

④ 观察是否出现血钾过高或血钾过低的症状。

⑤ 正确记录 24h 出入水量。

⑥ 每天测量体重 1 次，以了解水分潴留情况。

（2）加强基础及心理护理

① 急性期应卧床休息，保持环境安静，以降低新陈代谢率，使废物产生减少，肾脏负担减轻。

② 当尿量增加、病情好转时，可逐渐增加活动量。

③ 每天口腔护理 2～4 次，以除去唾液中尿素引起的口腔不适感。

④ 保持皮肤清洁，减轻瘙痒不适。

⑤ 给予精神支持和安慰，减轻其焦虑不安的情绪。

（3）控制液体的摄入量

① 急性期：肾前性衰竭者应增加液体摄入量，以增加肾脏的灌流。肾实质性衰竭者，每天的液体入量以前一天尿量加上 500～800ml 给予。

② 多尿期：每天的液体入量为前一天尿量乘以 2/3 再加上 720ml 给予。

（4）高钾血症的处理

最有效的方法为血液透析或腹膜透析。准备透析治疗前应予以急诊处理。

① 由静脉注射 10％葡萄糖酸钙。

② 静脉注射 11.2％乳酸钢 40～200ml，伴代谢性酸中毒时给予 5％碳酸氢钠 250ml 静脉滴注。

③ 静脉滴注 25％葡萄糖 250ml 加胰岛素 16～20U，使钾从细胞外回到细胞内。

④ 利尿剂：速尿 20～200mg 肌注或用葡萄糖稀释后静脉注入，使钾从尿中排出。

七、慢性肾功能衰竭

慢性肾功能衰竭（chronic renal failure，CRF）是发生在各种慢性肾脏疾病基础上，由于肾单位严重受损，缓慢出现的肾功能减退至不可逆转的肾衰，其临床表现为肾功能异常，代谢产物潴留，水电解质和酸碱平衡失调，某些内分泌活性物质生成和灭活障碍，以致于不能维持机体内环境的稳定，而出现一系列严重的临床综合征。在治疗上，早期病例可采用保守疗法，及时解除可纠正因素，延缓病情进展。

目前，有不少学者致力于此阶段研究，寻找一套最佳方案。实践证明，早期保守治疗确能拖延尿毒症出现时间。晚期则以透析疗法和肾移植为主。随着科学技术的发展，透析疗法方案趋向个体化，患者透析周期缩短，透析时间短，透析效率高，明显延长生命。肾脏移植成功率大大提高，患者生存质量好。慢性肾衰预后仍较悲观，死因主要为各类并发症。

（一）分期

据肾有效滤过率和肾单位健存数量，结合临床症状和实验室检查，临床将慢性肾功能衰竭分为 4 期。

1. 肾贮备能力丧失期

肾单位受损未达总数 50％〔正常肾小球滤过率（GFR）约为 120ml/min〕，此期的 GFR 减少至 30～60ml/min。此时，肾贮备能力虽已丧失，但肾排泄代谢废物，调节水电解质和酸碱平衡的能力仍能维持机体内环境的稳定。因而临床上几乎无症状，血生化检查正常，血肌酐和尿素氮通常在正常范围的高值或轻微升高。

2. 氮质血症期

肾单位受损 50％～70％，GFR 减少至 25ml/min 左右，肾维持机体内环境稳定的能力有一定程度障碍。常有氮质血症（血肌酐＞177μmol/L，血尿素氮＞7.7mmol/L），肾浓缩能力有轻度损害（夜尿和多尿），轻度贫血。由于临床上多无明显症状，常易被临床医生和患者所忽视。此期如机体出现某些额外负荷，如血容量不足、感染、尿路梗阻或使用肾毒性药物等，则迅速出现肾功能衰竭甚至尿毒症症状。待上述额外负荷纠正，症状可逆转，恢复原来比较稳定的状态。

3. 肾功能衰竭期

肾单位减少 75％～90％，GFR 减少至 10～15ml/min 左右，肾功能已严重受损，不能完善地维持机体内环境的稳定，患者出现明显的氮质血症（血肌酐＞442μmol/L），肾浓缩和稀释功能显著障碍，出现等张尿。水电解质和酸碱平衡失调，表现为轻度或中度代谢性酸中毒，水钠潴留，低钙血症和高磷血症等。由于肾排钾能力尚可勉强维持平衡，此期一般不出现高钾血症。贫血明显，轻度胃肠道症状（如食欲减退、轻度恶心呕吐）和神经精神症状（如疲乏无力、注意力不集中、精神萎靡等）。此期多发展为尿毒症，时间则取决于有无额外负荷或治疗及时否。

4. 尿毒症期

肾功能衰竭期进一步发展，残存的 GFR＜10～15ml/min，血肌酐＞800μmol/L。肾衰症状明显，体内多个系统均受累而出现相应的症状，尤以胃肠道、心血管和中枢神经系统症状为明显。常出现食欲缺乏，恶心呕吐，腹泻，口有尿臭味；心力衰竭，尿毒症性心包炎；神志不清，昏迷、抽搐。血肌酐、尿素氮显著升高，水、电解质失调严重，有明显的代谢性酸中毒，低钠血症和高钾血症，血钙降低血磷升高。如不及时行透析治疗，极容易危及患者生命而致死亡。

（二）病因与发病机制

1. 病因

（1）肾小球疾病：慢性肾小球肾炎最为常见，占发病率第一位，约 65％，其他见于狼疮性肾炎，糖尿病性肾病，过敏性紫癜性肾炎和韦格内肉芽肿等。

（2）肾小管-间质疾病：主要是慢性肾盂肾炎，占发病率第二位，约 20％，其它见于尿酸肾病肾钙化。

（3）血管疾病：急慢性高血压，非急进性高血压、下腔静脉及（或）双肾静脉血栓形成、肾多动脉炎等。

（4）尿路梗阻：双肾结石、前列腺病变、膀胱输尿管反流。

（5）遗传—家族性肾脏疾病：多囊肾、遗传性肾炎、尿路畸形。

由于医疗技术水平的提高，人均寿命的延长，狼疮性肾炎和糖尿病肾病引起的慢性肾衰在整个原发病中占有比较重要的地位。此外，血管性病变（如高血压病、硬皮病和血栓性微血管病变等）、遗传性肾脏病及肾毒性物质引起的慢性肾衰也已渐为人们所重视。

2. 发病机制

（1）慢性进展的机制：许多慢性肾脏疾病即使原发病病因已解除但仍然有慢性进展。

① 肾小球血液动力学改变：慢性肾功能衰竭时，由于大量肾单位破坏，而残余肾单位则出现过度灌注和过度滤过，进而导致肾小球硬化和残余肾单位的进一步破坏。据研究，当部分肾单位丧失功能后，残余肾单位和血液动力学、结构和通透性均发生变化。肾小球血液动力学指血浆在肾小球毛细血管丛滤过过程的各要素：$SNGFR-kfPUF=KS（\Delta p-\Delta\pi）$。SNGFR即每个肾小球滤过率。kf为超滤系数，又等于毛细血管静水通透性（K）与总超滤面积（S）之积。PUF系平均净超滤压，又等于毛细血管静水压（Δp）与胶体渗透压（$\Delta\pi$）之差。肾损害时PUF增加导致SNGFR增高，高滤过可促使肾脏肥大。

② 肾小球高灌注的影响：高血压可导致肾脏损害，全身高血压可通过代偿性肾脏入球小动脉的扩张，使小球内呈高压状态，形成高灌注，从而导致肾小球微血栓形成，微动脉瘤形成，系膜细胞扩张，内皮下透明物沉着。高灌注持续存在，易致蛋白尿持续，肾功能进行性恶化，肾小球塌陷、硬化。

③ 饮食对肾脏病进展的影响：已证明高蛋白饮食可增加肾脏负荷，形成高滤过。在高蛋白饮食后血中胰高糖素升高，使SNGFR上升。有报告摄入过多脂肪酸可使肾功能恶化。摄入磷过多导致弥漫性肾钙化，促使肾功能恶化。

（2）健存肾单位学说：慢性肾衰时部分肾单位完全丧失功能，而另一部分"残余"或"健存"肾单位则仍保持完整功能，这就是"健存肾单位学说"。肾实质损害造成肾功能衰竭时，大量肾单位破坏，而健存肾单位就必须增加工作量以维持体液及电解质平衡，因而出现代偿性肥大和滤过功能增强。实验研究表明，病侧肾小球滤过率（GFR）降低至35%，健侧肾小球GFR则增加11%。当肾小球滤过率下降到正常的25%～30%时，肾小球滤过磷减少，肾小管重吸收减少的程度已不能代偿，血磷升高。

（3）矫枉失衡学说：该学说认为，某些引起毒性作用的体液因子，其浓度增多并非都是肾清除减少所致，而是肾小球滤过率降低时机体的一种平衡适应过程，或称"矫枉"过程，而在矫枉过程中又出现了新的失调。本学说的典型范例之一是慢性肾功能衰竭时体液内甲状旁腺素（PTH）水平升高，当肾小球滤过率下降时，尿磷排泄减少，出现高磷血症，机体PTH分泌增加以促进尿磷排泄，纠正高磷血症；但当肾小球滤过率进一步下降时，则再出现高磷血症，机体仍进一步增加PTH的分泌，如此循环的结果使血浆PTH水平不断增高，出现继发性甲状旁腺功能亢进，引起肾小管间质钙、磷乘积增多和进行性损害，因而引起肾单位的进一步破坏。之二是"利钠激素"升高。慢性肾功能衰竭时，血清和尿液内的利钠激素水平均升高，说明体内利钠激素水平升高的原因并非肾清除率降低，而是体内生成增多，后者正是机体适应性的一种表现。在肾小球滤过率下降，出现钠排泄减少倾向时，残余肾单位代偿性肥大和尿素蓄积的渗透性利尿作用已不能调节钠的平衡，机体利钠激素分泌增加，使钠排泄分数增高，近端小管钠重吸收减少，使钠代谢趋于相对平衡状态。由于利钠激素对 Na^+-K^+-ATP 酶有抑制作用。故其升高可使许多组织的细胞对钠和其他一些物质的主动运转发生障碍，造成心血管和神经等系统的损害。

（4）尿毒症毒素学说：目前已知尿毒症患者体液内约有 200 多种物质的浓度比正常增高，现已知具有尿毒症毒性作用的物质约有 20 余种，按其分子量大小可分为小分子（分子量＜500）、中分子（分子量 500～3000）和大分子（分子量＞3000）等 3 类。

① 小分子毒性物质：主要有尿素、肌酐、胍类及胺类。

② 中分子毒性物质：大致有：a. 高浓度正常代谢产物；b. 结构正常，浓度增高的激素；c. 细胞代谢紊乱产生的多肽；d. 细胞或细菌裂解产物。上述物质可引起周围神经病变，尿毒症脑病，红细胞生成抑制、胰岛素活性抑制、脂蛋白酶活性抑制，抗体生成抑制、血小板功能损害，细胞免疫功能低下，性功能障碍及外分泌腺萎缩。

③ 大分子毒性物质：正常肾（主要是近端小管）具有降解清除多种肽和小分子蛋白的作用，尿毒症时这种能力下降，使

多肽类激素和某些小分子蛋白的血浆浓度升高。多肽类激素主要有：甲状旁腺激素（PTH）、生长激素（GH）、促肾上腺皮质激素（ACTH）、胰高血糖素、胃泌素及胰岛素等，小分子蛋白类主要有核糖核酸酶、β_2-微球蛋白、β_2-糖蛋白、溶菌酶、维生素 A 结合蛋白等。上述 2 类物质可引起肾性骨病、皮肤瘙痒、周围神经病变、心肌损害、贫血、高脂血症及肾小管损害等。

（三）临床表现

主要表现为水、电解质和代谢紊乱，呈现多系统症状。

1. 水代谢障碍

当肾小球滤过率下降至 50％时，患者尿浓缩能力下降，表现为多尿、夜尿增加，尿渗透压可在 400mOsm/（kg·H_2O）以下。当肾功能继续恶化呈现氮质血症时，产生渗透性利尿，尿量可多至 2000ml/d 以上，比重固定在 1.010，称等张尿。晚期尿毒症时，肾小球滤过率极度下降，尿量日趋减少，血尿素氮明显上升，患者有烦渴多饮，严重水潴留，部分患者可发生急性左心衰竭。

2. 电解质代谢紊乱

（1）钠代谢失调：GFR＞25ml/min 时，多数仍保持正常调节能力。若＜25ml/min，调节能力下降，此时不限制钠摄入，极易发生钠潴留。但因此时排水能力下降大于排钠障碍，故常有稀释性低钠血症，其表现如淡漠、迟钝、乏力、肌痉挛、抽搐，严重时昏迷。

（2）钾代谢失调：慢性肾衰时，血钾水平大多维持在正常水平。这主要是由于肾远端小管和结肠在醛固酮等因素的作用下，增加了钾的排泄。随着肾衰的进展，GFR＜5ml/min 时，肾调节钾代谢的能力

明显降低，再因组织释钾增加，比如感染、创伤、消化道出血、输库血、大剂量使用青霉素钾盐等，可发生高血钾。大部分高血钾患者无自觉症状，在做心电图和测电解质时发现。少部分患者可表现为疲乏无力，腱反射消失或减弱，心律紊乱。心电图检查示 Q-T 间期缩短，T 波高尖对称，S 波加深增大。S-T 段压低等，严重者可发生室性心动过速，室颤而致猝死。低钾血症在慢性肾衰患者不常见，主要见于某些以肾小管-间质疾病为原发患者。低钾血症临床表现为倦怠无力，感觉异常、腹胀、严重者可发生弛缓性瘫痪，呼吸肌麻痹。

（3）钙磷镁代谢失调：慢性肾衰时，常可见血磷升高、血钙降低和肾性骨营养不良及血镁升高。①高磷血症：慢性肾衰时，肾排磷减少，导致磷酸盐潴留和高磷血症。血磷一般在 1.5～2.5mmol/L；②低钙血症：血钙一般在 1.75～2.25mmol/L 之间，其原因有：磷的潴留、维生素 D 代谢的改变和 PTH 动员骨钙进入血液。低钙血症患者神经肌肉激惹性增高、酸中毒、皮肤瘙痒、阳痿、高脂血症及神经传导速度减慢；③尿毒症性骨营养不良症：骨代谢紊乱在肾功能衰竭早期即可出现，随着肾功能衰竭的进展而加重。其致病原因主要有：PTH 产生过多，活性维生素 D_3 生成减少和慢性代谢性酸中毒。主要表现为软骨病（小儿为肾性佝偻病）、骨质疏松症、纤维性骨炎、骨质硬化症、软组织钙化等；④镁潴留：当 GFR 降至＜30ml/min 时，尿镁排出减少，血镁升高。血镁升高＞4mmol/L 时，可出现嗜睡、昏迷、肌肉无力及皮肤激惹等症状。

3. 代谢性酸中毒

慢性肾衰时，酸中毒的产生主要是因为：①酸性代谢产物的潴留，如硫酸、磷酸及有机酸等，当 GFR 降至 20ml/min 时，酸性代谢产物从肾小球的滤过即显著减少而在体内潴留；②肾小管重吸收碳酸氢盐的能力显著降低；③肾小管泌氢功能受损；④肾小管制造氨的能力下降。轻度的代谢性酸中毒，临床上无明显症状。中度以上的酸中毒（二氧化碳总量＜15mmol/L）才有较明显的症状，临床表现为呼吸加深加快，严重时辅助呼吸肌都参与呼吸运动，其他症状有食欲不振、腹痛、恶心呕吐、虚弱无力、头痛、躁动不安等；严重酸中毒者可出现神志障碍、昏迷、心肌收缩力减弱、心力衰竭、血管扩张、血压下降。酸中毒可导致中枢神经系统代谢紊乱，意识障碍，呼吸中枢和血管运动中枢麻痹而危及患者生命，是尿毒症的常见死亡原因之一。

4. 循环系统

主要包括尿毒症性心包炎、充血性心力衰竭、心肌病、高血压等，是尿毒症患者的重要死亡原因之一。

（1）尿毒症性心包炎：指尿毒症患者心包腔壁层和脏层上皮的纤维素性炎症，多出现于尿毒症的终末期，发生率约为 12%～20%。临床表现以心前区疼痛最常见。体检可听到心包摩擦音。约 15%～55% 的心包炎患者伴有心包积液渗出，积液为黄色透明或血性。积液过多时出现心包填塞症状，表现为劳力性气促、阵发性夜间呼吸困难、端坐呼吸，体检可发现心音遥远、心脏浊音区扩大、脉压差减小、奇脉等，需要紧急处理。

（2）充血性心力衰竭和尿毒症性心肌病：充血性心力衰竭是慢性肾衰十分常见而又严重的合并症之一，占慢性肾衰死亡原因的第二位。其主要原因为：水、钠潴留、高血压、冠状动脉硬化、动静脉瘘、心包填塞和缩窄、尿毒症性心肌病。临床表现为浮肿，血压升高，体重增加。体格检查可发现心跳加速、呼吸困难、双肺湿啰音、肝肿大或疼痛，颈静脉充盈、肝颈静脉回流征阳性。严重者可出现气促、不能平卧，急性肺水肿表现。M型和二维超声心动图检查可了解左心室的功能状态、瓣膜活动情况以及有无心包积液的存在。

（3）高血压：慢性肾衰最常见症状，发生率约占83%。有效、及时地控制血压可显著改善肾衰患者的预后。慢性肾衰的高血压是由于多种调节血压平衡的因素失调所致。其中最主要的原因是水、钠排泄障碍。部分患者为血浆肾素水平升高。高血压早期可无明显症状，晨起后头颈部疼痛是高血压的特征性表现。眼底检查可见动脉变细，动静脉交叉和眼底出血点。严重高血压者可发生高血压脑病、全身惊厥、眼底改变和视乳头水肿。

5. 呼吸系统尿毒症

患者由于免疫功能低下，容易受外界致病因素的影响，而发生支气管炎、支气管肺炎、间质性肺炎、胸膜炎、胸腔积液等。特别是肺部感染，是急、慢性肾衰的主要死亡原因之一。尿毒症肺是一种独特形式的肺部充血、水肿。患者不一定有全身体液容量过多，但却有特征性的心腔内压和肺楔压升高。其发生机制可能与尿毒症毒素致肺的毛细血管通透性增高有关，X线的特征是：肺门区呈中心性肺水肿，周围肺区正常，呈"蝴蝶状"分布。

6. 消化系统

消化系统症状是尿毒症最早和最常见的表现，但大多数为非特异性的表现，包括食欲减退、恶心、呕吐等，尤以晨起为甚。上消化道出血是尿毒症患者的重要合并症，多表现为小量呕血或黑便。胃炎和

十二指肠炎的发生率占10%～60%。

7. 造血系统

常见有贫血、出血倾向、白细胞异常：①贫血：多为低增生性正常细胞正色素性贫血。发生机制主要有溶血和红细胞生成素减少及红细胞生成抑制；②出血倾向：主要表现为皮下瘀斑、紫癜、鼻衄，牙龈出血或结膜内出血。晚期可出现出血性心包炎，腹膜后、胃肠道和颅内出血，严重者危及患者生命。发生机制主要与血小板功能障碍，血小板与血管壁的反应有关；③白细胞异常：白细胞总数降低，中性粒细胞趋化性、吞噬和杀灭细菌能力减弱。发生机制可能与酸中毒、营养不良氮质血症所致的体液高渗透压有关。

8. 神经、肌肉系统

（1）中枢神经系统表现，早期为体倦乏力、易激惹、注意力不集中、记忆力减退、失眠、情感淡漠。晚期可出现发音困难，扑翼样震颤，甚至意识模糊，昏迷死亡。

（2）周围神经病变表现：远端对称的感觉-运动神经病变。患者可诉肢体麻木，烧灼感，多发生于夜晚，运动后可缓解。

（3）尿毒症肌病：主要表现为易于疲劳、肌无力和肌肉萎缩。体格检查可见肌力减退。维生素D的缺乏是肌病发生的主要原因。

9. 内分泌系统

（1）甲状腺功能障碍：总T_4减少，游离T_4指数降低，其减少是由于T_4和甲状腺素结合蛋白（TBG）结合的损害。T_3和游离T_3指数降低，其原因可能是T_4向T_3转化减少。

（2）性功能障碍：主要表现为阳萎和下丘脑-垂体-性腺轴的功能障碍。小儿则表现为性成熟期的延迟。

（四）治疗要点

1. 可逆性因素的治疗

（1）慢性肾衰原发病的可逆性：慢性肾衰的原发病有些是可以经积极治疗后得到逆转的，如狼疮性肾炎、结节性多动脉炎、过敏性血管炎、恶性高血压、肾结核、新近数月的尿路梗阻等。在行对症和透析治疗的同时，针对原发病进行相应治疗，可缓解尿毒症的发展。但病变已发展至固缩肾时，则无治疗意义。

（2）纠正加重肾衰的可逆因素：治疗感染，解除尿路梗阻，纠正有效血容量不足，治疗心力衰竭，防止使用肾毒性药物，控制严重高血压，纠正水、电解质和酸碱平衡紊乱，避免骤然过度的高蛋白饮食。

2. 饮食治疗

现代饮食疗法对慢性肾衰的治疗作用已被大量实验研究和临床资料证实，其中尤以低蛋白饮食加用必需氨基酸疗法的治疗作用最引人注目。

（1）低蛋白低磷饮食：每日蛋白质摄入 0.5～0.6g/kg。当蛋白摄入量低于每日 0.5g/kg 时，应适当补充必需氨基酸，并保证足够热量摄入。

（2）必需氨基酸疗法：用量每日 0.1～0.2g/kg。

（3）α-酮酸疗法：α-酮酸是氨基酸的前体。通过转氨基或氨基化的作用，α-酮酸在体内可转变为相应的氨基酸。口服制剂为 6～12g/d[0.1～0.2g/（kg·d）]。

（4）尿毒症患者营养素供给量。

3. 对症治疗

（1）高血压：①限制钠盐和水分摄入，一般日钠控制在 1.0g 左右，液体为尿量加 500ml；②利尿剂，如速尿 80～200mg/d；③选用 β 受体阻滞剂，血管紧张素转换酶抑制剂（开搏通入 25mg，3 次/d）或钙通道阻滞剂（心痛定 10mg，3 次/d）；④加强透析。

（2）心力衰竭：其治疗方法同一般心力衰竭，但效果较差。主要治疗措施有：①限制水、钠摄入；②使用利尿剂；③洋地黄：负荷剂量为 0.7～1mg，维持量为 0.05～0.1mg/d；④血管扩张剂：苄胺唑啉或硝普钠；使用时密切观察血压变化，调整滴速；⑤加强透析。

（3）贫血：①使用促红细胞生长素：50～100U/kg，静脉或皮下注射；②输血：少量多次输新鲜血。

（4）纠正酸中毒：口服碳酸氢钠 1～2g，3 次/d。

（五）护理

1. 观察要点

（1）观察尿量，体重，早期发现水潴留及脱水。

（2）观察贫血程度，有无出血倾向（消化道、皮肤、黏膜、咯血、脑出血）。

（3）观察血压波动情况。

（4）观察透析后并发症和瘘管使用情况。

（5）观察肾功能，电解质变化。

（6）观察饮食疗法执行情况，随时调整饮食方案。

（7）观察心理活动和情绪波动，及时疏导不良情绪。

2. 饮食管理

给优质低蛋白饮食，浮肿时限制盐和水的摄入量。

3. 具体护理措施

（1）鼓励患者进食高生物价的食物，如鱼、肉、禽、蛋、奶酪等。

（2）限制植物蛋白的摄入，如米、面、

豆制品，而代以麦淀粉、山芋、芋头、南瓜等。

（3）指导患者食谱，参见治疗节中饮食治疗。

（4）帮助和指导患者有关增进食欲的技巧：①更换不同质地和味道的流汁，如水果汁、奶油汤；②应用商品或家制高蛋白及高热卡的补充饮食，如浓缩牛奶，拌入各种调料，如香蕉糖浆、新鲜或冰冻水果；③饭前吸吮柠檬以刺激唾液分泌；④指导患者用香料改进食物的味道和香味（柠檬、薄荷、丁香、熏猪肉片等）；⑤鼓励与他人共餐，提供令人愉快的、舒畅的进餐气氛；⑥避免过甜、过油或油煎食物。

（5）避免摄入高钠食品，如咸肉、泡菜、酱油等。对钠含量中等的食物，如蛋类、牛乳、蕃茄汁及钠含量低的食物，如水果、鸡、肝、新鲜蔬菜等可适量饮食。

（6）摄入含磷低的食物如无磷海鲜类。

4. 心理护理

慢性肾衰患者常有焦虑、抑郁、悲伤等心理表现，护理人员应经常与患者交谈，了解他们的心理活动情况，并辅以其他措施，如：①向患者介绍尿毒症的治疗进展，用幻灯、录相、图片等，鼓励患者战胜疾病；②加强治疗，减轻症状，提高生活质量；③鼓励长期透析患者参加社会活动，恢复力所能及的工作；④做好家属工作，给患者更多的家庭温暖；⑤做好单位领导协调工作，妥善解决医疗费用的来源，保证治疗不中断。

5. 仔细监测液体出入量

（1）力求每天在同样时间，同样条件下测量患者体重；体重的波动是液体潴留的较准确指标：0.5kg ＝ 500ml；1kg ＝ 1000ml。每日波动在 0.3～0.5kg。

（2）每日统计尿量，以尿量作为饮水

量的参考值。每天允许的入量要分次给予，并将服药时的饮水量也计算在内，特别是无尿或少尿患者。已使用替代疗法的患者，更要强调量出为入的原则。为解决患者烦渴现象，可让患者以冰块代饮水。有肾移植条件的患者，不宜饮人参茶等滋补药液，可选择菊花茶、绿茶等饮品。

（3）每日测量血压，力求做到四定（定时间、定体位、定血压计、定肢体）。血压的变化也常提示体内液量的多少。容量负荷增加时血压升高明显，同时可伴有第3间隙积液或黏膜、肢体、皮肤疏松部位水肿。除给予降压治疗外，减少体内液量对于降血压、改善患者体征作用明显，临床常用利尿、增加透析次数或透析时加大超滤等方法。

6. 注意监测肾功能变化和其他并发症

（1）慢性肾功能衰竭患者需要每月检测尿素氮、肌酐、电解质，用以了解肾功能动态变化，及时调整治疗方案。

（2）及时发现并预防可能的并发症，如心衰、心律失常、出血、感染等。专科护士要重视血透后2～4h的观察，此时往往会出现脑出血或消化道出血，告诫患者透析后以卧床休息为主，6～8h后可自由活动。心衰、心律失常以夜间发作为多见，故护士应加强晚夜间巡视，心衰的发生常循序渐进，先为端坐呼吸，进而呼吸困难，咳泡沫痰，患者夜间不能平卧时要警惕心衰的发生，此时可给予吸氧，半卧体，双下肢下垂，口含扩血管药等措施，仍不能缓解者应加透析1次。

7. 注意观察药物治疗情况

（1）使用降压药、利尿药、强心药等要定时测血压，根据血压波动情况调整药量。

（2）使用抗生素宜选择肾毒性小的品

种，且剂量为正常用量的1/2。

（3）使用促红细胞生长素时应注意经常更换注射部位，观察用药后反应。

（4）选择血透治疗的患者，药物使用时间以透析结束后使用为宜。

8. 健康教育

慢性肾功能衰竭病程拖延可长达数年，一般为不可逆病变。故患者教育甚为重要。

（1）饮食教育：对于病变处于肾贮备能力丧失期和氮质血症期的患者，出院前教会计算饮食蛋白量。

（2）瘘管护理：已行血液净化疗法的患者学会瘘管的保护方法，避免堵塞、感染。

（3）定期复查血肌酐，尿素氮值及血常规，电解质。

（4）建立病情观察监测表，记录每日血压、体重、尿量。每月肾功能检查数值；透析次数及反应；来院就诊时供医生参考。

八、透析疗法及护理

（一）腹膜透析

腹膜透析，是以腹膜为半透膜，将透析液由腹透管注入腹腔，潴留腹内，与血液通过腹膜起透析作用。按透析时间的长短分为连续非卧床腹膜透析（CAPD）和间歇性腹膜透析（IPD）2种。腹膜透析的优点是简单实用，可在普通病房或家庭内进行，适用于老年人、儿童和伴有心血管疾患的患者。

1. 术前护理

（1）透析前向患者说明腹膜透析的目的、过程和防治透析反应的措施，以消除顾虑，取得配合。

（2）备齐腹透物品，如腹透管、穿刺插管或手术切开包、Y形接管、袋装透析液、多头腹带等。

（3）腹透室内严密清洁消毒，患者体表毛发经清洁处理，下腹部和会阴部进行术前备皮。

（4）做普鲁卡因和青霉素过敏试验。

（5）术前禁食，排空小便，用消毒肥皂沐浴。

（6）检查腹透液是否清晰。

（7）术前1h应用抗生素。

（8）患者取坐位做标记，脐周两侧均做标记。

（9）避开瘢痕、腰带、脂肪和皮肤皱褶及着装受力点。

（10）取患者优势侧。

2. 术中护理

（1）患者取仰卧位或半卧位，注意保暖，鼓励患者咳嗽、翻身。

（2）透析过程中灌注透析液速度不宜过快，每次2000ml，IPD保留于腹腔30～60min，CAPD保留4～8h，然后将透析袋放于地面（清洁毛巾上），使腹腔内已进行过交换的透析液在虹吸作用下流入空袋内，流完后再调换另外的透析液袋，如此反复。IPD每天8～10次，CAPD每天3～5次。

（3）保持透析管通畅，详细记录注入量和排出量，以及透析液的颜色。

（4）严密观察有无腹痛，肺部感染，腹膜炎，高脂血症，水、电解质与酸碱平衡失调及体位性低血压等并发症，并及时与医生取得联系。

3. 术后护理

（1）观察全身情况，包括生命体征、体重及水肿有否减退，并记录。

（2）指导患者食用高热量、高蛋白、高维生素、低盐、低钾饮食。

（3）建议患者穿宽松衣服，勿压迫引流管。

（4）保持透析管道畅通，避免牵拉和扭曲。

（5）透析过程中，可经常变换体位以利引流。

（6）进行透析操作时，严格执行无菌操作。

（7）引流袋的位置必须低于腹腔，以防引流液倒流。

（8）透析液温度要尽量接近体温，灌注速度不宜过快，过快会引起腹痛。

（9）每月做 1 次透出液细菌培养和药敏试验。

（10）在出口处未彻底愈合前不淋浴或盆浴，只能局部清洗，切口愈合前避免举重物、爬梯、用力过度。

（11）导管出口处的护理

① 保持出口处清洁干燥，用无菌纱布覆盖，每日更换敷料并消毒皮肤和透析管连接处。

② 减少不必要的导管操作。

③ 触摸检查皮下隧道，有异常情况通知腹膜透析医护人员。

④ 用盐水或肥皂水软化硬痂，不要强行揭痂。

⑤ 出口处潮湿或被污染，应立即进行出口处清洗护理。

⑥ 已愈合的出口处不覆盖，但应保持干燥。

⑦ 出口道口完全愈合后可行淋浴，导管用人工肛袋保护。

4. 常见并发症的处理

（1）渗漏的处理：可有外部渗漏和皮下渗漏，检查腰围是否增粗。腰背部是否出现皮下水肿，阴囊、阴茎、阴唇是否水肿。发现渗漏，可以减少透析量；持续渗漏，可考虑外科修复；导管愈合期内，可暂行血液透析。

（2）堵塞的处理：检查管路上所有夹子是否打开，改变体位，纠正便秘。纤维素或凝血块堵塞，可在腹透液中加入肝素 500～2000U/L。

（3）疝的处理：明显的疝需要外科修复；2～4 周修复术后开始进行卧位间歇性低容量透析，必要时暂行血液透析。嘱患者勿过度用力、咳嗽、爬梯、提重物，勿用力排大便。

（4）出口处隧道感染的处理：发现出口处有脓性分泌物，皮肤发红、疼痛、压痛，每日清洗出口处 2 次，更换敷料，立即进行细菌培养，抗炎治疗。疗效不好者，应拔除腹透管。

（5）腹膜炎的处理：留取透出液标本并培养；快速换液 2～3 次，每袋透析液中加入肝素 500～1000U/L，直至透析液转清，使用抗生素。无效时拔管。

5. 健康教育内容

（1）患者在家透析有专门的房间，房间要定时消毒，采光好，空气流通好，屋内备齐透析用的所有物品。

（2）每次透析前要注意观察出口情况，可每日 1 次用生理盐水清洗出口处。

（3）操作前必须洗手戴口罩，严格无菌操作。

（4）透析过程中注意速度不宜过快。

（5）透析结束后要妥善保护导管位置。

（6）衣服要勤更换，用淋浴清洁皮肤，淋浴时使用人工肛袋保护好导管，防止感染。

（7）避免上呼吸道感染。

（8）做好出入水量记录，称体重。

（9）加强营养，给予优质动物蛋白，高维生素，容易消化食物。

（10）发现并发症及时返院。

（二）血液透析

血液透析，是将患者的血液与透析液同时引入透析器膜的内、外室，溶质通过半透膜，从高浓度侧向低浓度侧运动；水在压力的作用下通过超滤从血液侧排至透析液中，以清除血液中代谢废物，纠正电解质和酸碱失衡，并排除多余水分。因此，血液透析可部分地代替肾脏功能，是目前应用最广泛的血液净化方法之一。主要适用于急性和慢性肾功能衰竭，急性药物和毒物中毒。

1. 观察要点

（1）生命体征和体重的变化。

（2）血流量及静脉压。透析时血流量应保持在每分钟 200ml 以上。当血液量每分钟<180ml，将降低透析效果，且容易导致凝血。静脉压应保持在 0～13.3kPa（0～100mmHg）。

（3）凝血和溶血。患者高凝状态、肝素量不足、静脉回血不畅、血流缓慢等，易造成透析中凝血。当血液在管内分层，除气室外壳变硬，液面有气泡为凝血征兆。如静脉管中血液呈半透明状或红葡萄样，则为溶血之表现。

（4）注意透析机各部件工作状态，如温度、透析液浓度、流量、动静脉压、血流量、漏血及空气报警、血泵和肝素泵运转情况等。

（5）急性并发症的观察及处理。

2. 护理常规

（1）透析前护理

① 向患者讲解透析的目的、方法及注意事项，以解除顾虑，取得配合。

② 透析前准备：如配置透析液、透析器和透析管预冲洗、调试机器和设置等。须注意严格无菌操作，同时备齐急救物品和药品。

③ 测量体温、脉搏、呼吸、血压、体重并记录。

④ 遵医嘱透析前抽血做钾、钠、氯及二氧化碳结合力，尿素氮和肌酐等检查。血红蛋白<3.103mmol/L（50g/L）者，备同型血 200～300ml。

⑤ 根据病情、出、凝血时间和体重制订超滤量并配好肝素。一般采用体内肝素化。首次剂量每千克体重 0.5mg，并以每小时 5mg 维持，在透析结束前 30min 或 1h 停用。

⑥ 检查并清洁穿刺部位，嘱患者排尿。

（2）透析中护理

① 密切观察病情，每 30～60min 测量血压、脉搏、呼吸各 1 次，每 2h 测量体温 1 次。危重患者应每 15～30min 测量 1 次。如血压明显下降，应立即减慢血流，去枕平卧或头低脚高位，遵医嘱使用升压药，补充血容量如生理盐水静脉滴注、输血，使收缩压维持在 12kPa（90mmHg）以上。

② 正确固定穿刺针和血管通路，并注意连接牢固，勿使血管通路扭曲受压。患者进入透析状态后，应重新检查，核对各项参数是否正确并记录。

③ 加强巡视，严密观察透析监测指标。出现异常，及时查找原因予以排除。

血流量不足：a. 动静脉连接管扭曲受压，多因体位变动所致，纠正体位即可。b. 透析器及管路中有凝血块堵塞，常提示肝素量不足，应给予增加肝素量。c. 穿刺针位置滑动或针尖紧贴血管壁，可给调整针位或垫高针尾。d. 血容量不足、血压低，应补充血容量，纠正低血压。

静脉压升高或降低：静脉压升高可能因患者高血压、静脉管路扭曲或受压、静脉穿刺针尖紧贴血管壁等，可给予降血压，调整位置。静脉压低可因患者血压下降、动脉穿刺针位置不良、血流量不足、动脉穿刺针脱出或动脉血管路扭曲压迫、透析器内凝血等引起，针对原因予以解除。

空气报警：a. 动脉穿刺针位置不良，血流量不足，使空气进入管道。b. 血液管路连接不密闭或脱节。c. 从动脉输液或肝素泵输入口进入空气。应排除气体，密闭管路。

漏血报警：漏血主要是透析膜破裂，因血压突然升高，静脉回路梗阻，或透析液负压过大造成，一旦发生立即停止透析，做血培养及应用抗生素。

定时观察肝素泵工作状况，记录每小时肝素实际注入量，并注意患者有无出、凝血倾向，随时调整肝素量。

控制透析液温度应在 37～40℃，避免温度高（＞40℃）造成溶血，或温度过低（＜35℃）患者出现寒战影响弥散速率。透析液流量控制在每分钟 500ml，避免流量过大造成浪费或过小而降低弥散速率。

④ 透析中输血输液应避免液体滴空进气。对躁动不安或昏迷患者，加用床挡，并专人护理。

⑤ 急性并发症的观察及处理。

⑥ 在透析结束前 30min 停用肝素，透析结束根据医嘱留血样标本，再次检查机器各显示参数是否正常，测量患者血压、脉搏，并总结记录。

（3）透析后护理

① 压迫止血。在拔出动脉或静脉穿刺针时，均应立即给予距穿刺针尖方向 0.5～1.0cm 处压迫止血 10～20min，力量要适中，不能完全阻断血流，又不使其出血。

② 嘱患者卧床休息 15～30min，并测量体重。危重患者，护送回病房，并与病

房值班护士交班，详细记录透析经过及结束时间。

③ 准确记录 24h 出入水量，注意观察生命体征及电解质平衡。

（4）动静脉内瘘护理

① 术后护理：a. 术后 24h 内密切观察是否通畅，静脉侧扪到震颤、听到血管杂音表示内瘘通畅，否则有凝血栓形成，应及时处理。b. 注意瘘口处有无渗血，每 1～2 天换药 1 次，渗血多时及时更换敷料。如有感染应给予抗生素。c. 抬高肢体，促进静脉回流，减轻水肿。造瘘肢体适当做握拳动作，促进血液流动，防止血栓形成。高凝状态者，可口服抗凝药或静脉滴注低分子右旋糖酐。d. 包扎敷料不可过紧，避免吻合口及静脉侧受压。e. 禁止在术侧静脉注射、输液、测血压。术后 10～14d 拆线，2～4 周后启用。

② 内瘘的使用：a. 动静脉瘘原则上应在成熟后才能使用。成熟指在动脉血流的冲击下，内瘘静脉扩张和肥厚，一般需要 4～6 周。过早使用会损伤血管壁形成血肿而缩短使用时间。b. 特殊情况下须提前使用内瘘者，最好只穿刺一针连接动脉管道，用其他肢体的周围静脉回血。c. 内瘘成熟后即可穿刺使用。动脉穿刺点应至少离开吻合口 2cm 以上，距吻合口由近至远线状穿刺，反复进行，切不可定点穿刺，以免形成狭窄或动脉瘤。动脉穿刺应逆血流方向，以提高血流量。静脉穿刺点应距动脉穿刺点 10cm 以上，以减少再循环，提高透析效率。d. 穿刺技术应熟练准确，避免穿刺针反复进退，以免引起皮下渗血或血肿阻塞内瘘。

3. 健康教育内容

（1）根据患者肾脏残存功能、每周透析次数、年龄和身体恢复情况调整饮食，

指导患者选用必需氨基酸类食物，如牛奶、鸡蛋、瘦肉等。

（2）根据尿量和透析次数而定饮水量，并指导患者在 2 次透析之间，体重增加不超过原体重的 4%。

（3）适当参加力所能及的活动，如适当运动、工作和一些社会活动，可增加食欲，提高血中氨基酸水平，改善营养状态。

（4）控制感染，避免使用肾毒性药物。

（5）定期检查肾脏功能。

（高淑珍）

第六节　血液系统疾病的护理

一、缺铁性贫血

缺铁性贫血是由于体内储存铁缺乏，影响血红蛋白合成所引起的一种小细胞低色素性贫血。缺铁性贫血是贫血中最常见的类型，各年龄组均可发病，以婴幼儿及育龄期妇女多见。

（一）病因

（1）铁的需要量高而摄入量不足：如生长快速的婴儿，青少年在月经、妊娠期及哺乳期的妇女铁的需要量高而食物中补充不足。（2）铁的吸收不良：如胃次全切除术，各种不同原因引起长期腹泻等。（3）失血：失血特别是慢性失血，是缺铁性贫血最常见的原因，如溃疡病、胃癌、钩虫病、食道静脉曲张出血等，妇女月经量过多是缺铁最常见的原因。

（二）临床表现

缺铁性贫血如果发生缓慢，早期可没有症状或症状很轻。一般常见症状有面色苍白、倦怠乏力、心悸和心率加速，体力活动后气促、眼花、耳鸣等，踝部可出现浮肿。部分患者（大多数为儿童）可有嗜食泥土、石屑、煤屑、生米等异食癖。贫血纠正后，这些症状即消失。偶尔可出现上皮组织细胞异常所产生的症状，如舌痛或萎缩性舌炎、口角炎、皮肤干燥皱缩、毛发干燥无光泽、易脱落、指甲变薄、变脆、重者变平或凹下呈勺状（反甲）以及吞咽困难等。

除上述症状外，尚可有原发病的症状。

（三）护理

1. 护理要点

做好心理护理，消除烦恼，维持合理营养。减轻或去除因缺氧引起的不适，尽快改善症状。

2. 护理措施

（1）心理护理：针对具体病因予以解释、说明，解除了病因即可恢复健康，给予精神安慰及心理支持，使患者乐于配合治疗及护理。

（2）适当休息：以减轻因缺氧引起的各系统症状，尤其可减轻心脏负担。

（3）补充营养：特别需要补充铁，食物中含铁比较丰富的是肉类、动物血、肝、蛋黄、豆类、紫菜、香菇、海带等。含铁比较低的是谷类、不含叶绿素的蔬菜和水果。

（4）药物应用护理：口服铁剂，一般首选硫酸亚铁 0.3g，3 次/d，其次为富马酸亚铁 0.6d～1.2g/d，10% 枸橼酸铁胺 20ml，3 次/d。针剂首选右旋糖酐铁 50～100mg，每天 1 次。口服铁剂，最好空腹时服用吸收较好。有消化道疾病或消化道反应者于进餐时或进餐后服用；禁饮茶，以免茶中鞣酸与铁结合成不溶性铁；应避免与牛奶同服，因牛奶含磷较高，影响铁的吸收。液体铁剂需用吸管服用，以免把牙染黑。口服铁剂治疗 1 周后，血红蛋白开始回升，网织红细胞增加可作为有效的指标，约 8～10 周血红蛋白可达正常。但仍应继续 3～6 个月的治疗，才能补偿体内储存铁，以免复发。另外，各种原因引起慢性失血者，还应对症治疗。

3. 健康教育

鼓励患者多进营养，避免偏食。尤其对妊娠期、哺乳期妇女和生长期儿童更应强调增加营养，多进食含铁丰富的食物。可引起出血的疾病均应彻底治疗，定期复查。

二、白血病

白血病是一类起源于造血干细胞的克隆型恶性疾病。其克隆中的白血病细胞在骨髓或其他造血组织中进行性，失控制地弥漫性增生，浸润各组织脏器，使正常血细胞生成减少，产生不同程度的贫血、发热、出血和肝、脾、淋巴结肿大，周围血细胞有质和量的变化。

（一）病因

人类白血病的确切病因不完全清楚，但和许多因素有关，大致有如下原因：

1. 病毒

已肯定成人 T 细胞白血病（ATL）是由人类 T 淋巴细胞病毒-Ⅰ（HTLV-Ⅰ）引起的。此外，ATL 患者的血清均可检出 HTLV-Ⅰ抗体，从而证实了 HTLV 是 ATL 的病因。

2. 放射

电离辐射有致白血病的作用，无论是 1 次大剂量或多次小剂量均导致白血病，其作用程度与放射剂量大小和照射部位有关。

3. 化学因素

化学物质（苯）或药物（氯霉素、保泰松等）可诱发或致白血病。烷化剂可致继发性白血病。

4. 遗传因素

部分白血病的发病与遗传有关，如单卵双胎中一个患白血病，另一个患白血病的机会为 20％，也有某些染色体的异常与白血病的发生直接有关。如慢粒白血病，染色体的断裂和移位，可使瘤基因的位置发生移动和被激活。

5. 其他血液病

某些血液病最终可发展为急性白血病。如慢粒白血病、真性红细胞增多症、原发性血小板增多症、淋巴瘤、多发性骨髓瘤、骨髓纤维化等。

（二）临床表现

1. 急性白血病

（1）贫血：常为首发表现，呈进行性发展。

（2）发热：半数以上的患者以发热起病，可有低热，也可高热。伴畏寒、出汗等。发热的主要原因是感染，感染是急性白血病最常见的死亡原因之一。感染好发于口腔、牙龈、肛周围以及肺部，重者可引起败血症。

（3）出血：患者早期表现为出血。出血部位可发生在全身各部，最严重者为颅内出血。尤其是急性早幼粒细胞性白血病合并 DIC 者，几乎全部出血。其中死于 DIC 者占 20％～25％。

（4）白血病细胞浸润的表现

①骨和关节：骨痛和胸骨下端局部压痛常见，以急淋白血病多见；②肝、脾和淋巴结肿大：以急淋白血病最多见，全身浅表淋巴结肿大，大多无压痛。肝脾轻至

中度肿大；③中枢神经系统：多发生在白血病的缓解期，以急淋白血病最常见。临床上轻者可无症状或表现为头痛、头晕，重者有典型脑膜炎症状，如呕吐、视力模糊、视乳头水肿、颈项强直，甚至抽搐、昏迷；④其他部位：口腔黏膜可引起牙龈肿胀或巨舌等；皮肤黏膜可引起白血病疹、结节、斑块和溃疡等；眼眶骨膜可引起眼球突出，复视或失明寺；内脏可浸润肺、心脏、肾脏、消化道等，引起相应症状。

2. 慢性白血病

（1）慢性白血病：以中年最为常见，男性多于女性，起病缓慢。①早期症状：乏力、食欲不振、食后上腹部不适，腹胀、多汗和体重减轻；②肝脾肿大，尤以脾肿大最突出，甚至可达盆腔；③胸骨中下段压痛明显为主要持征；④其他眼底静脉充血与出血，视网膜及视神经乳头水肿，白细胞极度增高时（如 $200\times10^9/L$）可发生"白细胞淤滞症"。

慢性白血病的整个病程分为 3 期：①慢性期（稳定期）：持有上述表现，病程约1～3年；②加速期（增殖期）：主要表现为不明原因的发热贫血、出血加重或骨骼疼痛，脾脏进行性肿大。加速期可维持几个月到数年；③急变期：主要表现与急性白血病相似，往往在 3～6 个月内死于各种并发症。为慢粒白血病的终末期。

（2）慢淋白血病：绝大多数为 B 细胞性，T 细胞性者少见。发病多系老年，男性多于女性，90％以上患者在 50 岁以上发病，起病十分缓慢。主要表现如下：①早期症状：疲倦乏力，淋巴结及肝脾肿大，全身性淋巴结无痛性、轻至中度肿大，偶可明显肿大，触之有橡皮感，和皮肤不粘连，常见于颈部、腋下及腹股沟等处；②晚期表现：皮肤黏膜结节、红皮病和瘙痒、食欲

不振、消瘦、低热、盗汗、贫血、感染、血小板降低，部分患者可并发自身免疫性溶血性贫血。

慢淋白血病分为 3 期：A 期：血和骨髓中淋巴细胞增多，可有<3 个区域的淋巴结肿大，生存期>7 年；B 期：血和骨髓中淋巴细胞增多 3 个区域或 3 个以上区域的淋巴结肿大，生存期<5 年；C 期：血象和骨髓象同上，有贫血和血小板降低，可有多个区域累及，生存期<2 年。

（三）护理

1. 护理要点

做好心理护理，减轻精神负担。卧床休息，饮食合理，使体力和营养得到支持，减少或不发生出血和感染，增加舒适感完成化疗，争取长期缓解。

2. 护理措施

（1）心理护理：针对患者的性格，社会文化背景及心理需要，有针对性地进行心理疏导。对患者抱有同情心，使患者从沉重的精神压力下解脱。患者需经常抽血及作骨髓穿刺检查，应热情、耐心地进行解释，事先说明目的、必要性以及操作过程，操作时体贴关怀患者，尽量减轻不适。介绍经过化疗和缓解的典型病例，鼓励患者正视疾病，以积极态度坚持完成化疗并介绍药物可能出现的不良反应。鼓励患者家属参与护理过程，使患者感到自己处于一个关心、同情、舒适、安全的医疗环境中，从而增强战胜疾病的信心。

（2）充分休息：协助患者洗漱、进餐、大小便、翻身等，减轻患者体力消耗，是支持疗法的重要内容。有颅内出血倾向者绝对卧床休息。

（3）饮食护理：因消耗增加故应给予高热量、高蛋白、高维生素、易消化饮食，

补充机体热量消耗。患者常有食欲不振，及因感染和化疗发生口腔溃疡，应给少量软质清淡食物，避免刺激口腔黏膜。烹调以适合患者口味及爱好，应避免在化疗前后 1h 进食，以免呕吐，并加强口腔护理。

（4）出血的护理：严密观察出血的先兆，口腔黏膜血泡常意味着血小板明显减少，是严重出血的先兆，如有头晕、头痛、呕吐、黑便，提示消化道出血，如有突然视力模糊、头晕、呼吸急促、喷射性呕吐，甚至昏迷，提示颅内出血。应宽慰患者，减少紧张情绪。操作护理患者时动作轻柔，尽量减少或避免肌内注射；有牙龈、鼻腔出血时给肾上腺素棉片或棉球局部压迫，局部冷敷，减少刺激。颅内出血患者应头部置冰袋或冰帽，高流量吸氧，保持呼吸道通畅，按医嘱及时给药，消化道出血的患者按上消化道出血进行护理。

（5）感染的护理：急性白血病患者应安排在特殊病房内，如超洁净单人房间，带塑料罩的密闭式隔离床或层流室内。限制探视防止交叉感染，对患者实行保护性隔离措施，严密观察患者有无感染征象，并警惕败血症的发生，除让患者注意卫生外按医嘱让患者服用抗生素如环丙氟哌酸常规口服，一般用量 500mg/12h，如急性白血病患者体温升高达 38.5℃ 以上时，排除输血、输液反应，则应考虑已有感染，立即给予广谱抗生素如头孢他啶等高效抗生素静脉滴注，观察 48～72h，如患者体温已降，再继续用上药数天。

（6）缓解疼痛不适：疼痛是白血病患者最惧怕的，可调整体位使其较为舒适，可与患者聊天等使患者不专注于疼痛的体会或鼓励患者做气功等缓解疼痛。必要时按医嘱给止痛剂。

（7）化疗的护理：化疗常用的药物有甲氨蝶呤、6-巯嘌呤、阿糖胞苷、环磷酰胺、长春新碱、三尖杉酯碱、柔红霉素、阿霉素、强的松、依托泊甙等。患者需反复静脉给药，而且药物刺激性强，必须保护静脉，有计划地选择应用血管，从四肢远端，左右交替使用，不宜用最细静脉以防静脉外漏、外渗。如有药物外渗、外漏时，应立即小心地回抽血液 2～3ml 或外漏的药液，拔出针头更换部位，局部冷敷或以 0.5% 普鲁卡因局部封闭，如局部苍白或紫红，应立即用 0.25% 芬妥拉明皮下浸润封闭，并抬高患肢。多数药物可产生骨髓抑制和胃肠道反应，使用过程中观察恶心呕吐，口腔黏膜感染出血等表现，柔红霉素和三尖杉酯碱尚可引起心肌损害，应注意心率、心律变化，为减轻化疗药物的不良反应应注意以下几点：①控制静脉滴速，不可过快，每分钟 20～40 滴为宜；②有胃肠道反应时，饮食容易清淡，必要时给潘立酮口服；③用长春新碱可出现末梢神经炎，可补充维生素 B；④白血病细胞破坏很多，应多饮水，使每天尿量在 1500ml 并服碳酸氢钠以碱化尿液，防止尿酸性肾病；⑤用环磷酰胺时，为防止出血性膀胱炎，应补充足够的水分，每日摄入量在 4000ml 以上；⑥鞘内注射药物后应去枕平卧 6h，以免头痛。

（8）骨髓移植的护理：①移植前准备：a. 心理护理，向患者解释说明目的、操作方法和应配合事项，消除其顾虑及心理排斥情绪；b. 患者作组织配型、细胞遗传及基因型检查，并作血液学、细菌学、免疫学、肝肾功能及心电图检查。c. 用免疫抑制剂及 ^{60}Co 全身照射做预处理 2～4d，以抑制患者的免疫系统和消灭体内白血病细胞。注意全身毒性反应及消毒隔离，防治出血和感染。d. 严密消毒隔离：患者进层流室前做好清洁工作，包括理发（要求剃光头）、洗浴、修剪指甲等；进层流室前3d开始，口腔用消毒液漱口，服肠道抗生素，饮食用蒸汽消毒后食用，水果清洗后浸泡1：5000高锰酸钾溶液30min，用无菌刀削皮后食用；进层流室当天用1：2000洗必泰溶液进行药浴20min换消毒衣服；患者用物均需消毒后使用（用紫外线照射30min）；②移植时观察：移植前准备就绪，休息1d后，用输液器经静脉快速滴注做骨髓移植，滴注过程中注意有无输血反应和栓塞现象；③移植后的护理：a.输髓后患者精神负担较重，必须关心体谅患者痛苦，尽力帮助患者度过移植关。b.注意有无皮疹、黄疸、腹泻等移植物抗宿主反应现象，并及时与医生联系作必要处理。

3. 健康教育

向患者及家属介绍病情，安排适宜的生活方式，注意个人卫生。教会患者和家属如何坚持巩固治疗；如何防止感染和出血；学会对颅内出血、脑膜白血病及化疗药物的不良反应的观察。对长期接触放射性或化学物质的工作者，必须调换工作。劝导家庭给予患者安慰物质等多方面支持。定期门诊随访。

三、淋巴瘤

淋巴瘤原发于淋巴结或其他淋巴组织的恶性肿瘤，可分为霍奇金病和非霍奇金病两大类。

（一）病因

目前对于淋巴瘤的病因尚不清楚。从好发于非洲儿童的伯基特淋巴瘤组织中分离得EB病毒，该病毒可引起人类B细胞恶变而致伯基特淋巴瘤。用荧光免疫法检查部分霍奇金患者血清，可发现高价抗EB病毒抗体。霍奇金患者淋巴结连续组织培养，在电镜TM～EB病毒颗粒。

近年来，发现遗传性或获得性免疫缺陷伴发淋巴瘤者较多，如干燥综合征，器官移植后长期应用免疫抑制药发生淋巴瘤比一般人为高。

（二）临床表现

淋巴瘤可原发于淋巴结或结外淋巴组织，如扁桃体、鼻咽部、胃肠道等。结外淋巴组织原发病多见非霍奇金病淋巴瘤（NHL）。NHL一般发展迅速，容易有远处扩散。总结其表现如下。

1. 淋巴结肿大

多数患者以无痛性、进行性颈部及锁骨上淋巴结肿大为首要表现，其次为颌下、腋下、腹股沟等处淋巴结肿大。肿大淋巴结可以互相粘连融合成块，质硬无压痛，NHL及霍奇金病（HD）均可见，以HD为多见。少数患者仅有深部淋巴结肿大并可压迫邻近器官引起症状，如纵隔淋巴结肿大可致咳嗽、胸闷、上腔静脉压迫症。

2. 全身症状

发热可为周期性或持续性高热，发热后常有盗汗、疲乏、消瘦。另外，HD常见部分患者皮肤瘙痒，NHL较常见皮下结节、浸润性斑块等。

3. 全身各组织器官受累

肝受累可引起肿大和肝区疼痛，脾肿大不常见，胃肠道以NHL为多见，侵犯部位多为小肠、胃，临床表现腹痛、腹泻和肿块，症状可类似消化性溃疡、肠结核等。肾脏损害也以NHL为多见，常为双侧性浸润，可表现为肾肿大、高血压、尿素氮潴留等。还可见肺实质浸润、胸腔积液、骨髓浸润等。

（三）护理

1. 放疗护理

在放疗期间应定期检查白细胞计数，<$3×10^9$/L，则应报告医生是否停止治疗；若患者出现放疗后引起的恶心、呕吐、乏力等不良反应，应遵医嘱给予对症处理，上述症状放疗停止后会逐渐消失。放疗局部若有轻微烧伤，要及早涂烫伤油膏保护皮肤。

2. 化疗护理

化疗期间使用甲基苄肼及博莱霉素的不良反应类均可引起胃肠道反应、皮炎、皮肤色素沉着、脱发，偶有肝、肾功能损害，甲基苄肼可有骨髓抑制作用，博莱霉素对骨髓抑制轻微，可有发热反应，患者化疗时出现上述反应需遵医嘱对症处理，脱发、色素沉着向患者解释停药后可恢复。淋巴瘤其他化疗药物不良反应及防治可参照急性白血病。

3. 化疗期间一般护理

在放疗或化疗期间患者必须注意休息，进高蛋白、高维生素、高热量饮食，保持心情平静，以增强机体抵抗力。并预防感染，注意室内空气，地面消毒，肌内、静脉注射时注意无菌操作，以促进疗程顺利完成。

（万喜超）

第七节　内分泌与代谢性疾病护理

一、糖尿病的护理

糖尿病是由于胰岛素绝对或相对不足以及靶细胞对胰岛素敏感性降低，引起糖、蛋白质、脂肪代谢和继发性水、电解质紊乱。

（一）常见病因

糖尿病的病因至今未完全阐明。总的来说，遗传因素与环境因素共同参与其发病过程。

目前普遍认为1型糖尿病患者的遗传易感性、病毒感染是最主要的环境因素，可启动胰岛素β细胞的自身免疫反应。病毒感染可直接损伤胰岛组织，或通过损伤胰岛组织后，诱发自身免疫反应，以后随着胰岛β细胞群减少，胰岛分泌功能下降，血糖逐渐升高，最终发展为临床糖尿病。

2型糖尿病有更强的遗传基础，营养因素、中央型肥胖、体力活动不足、都市生活方式和化学毒物等，均为糖尿病发病的环境因素。

（二）临床表现

本病为慢性进行性疾病。1型糖尿病多发生于青少年，起病较急，症状重，可以酮症酸中毒为首发症状。2型糖尿病多见于40岁以上成年人和老年人，较多患者体态肥胖，起病缓慢，病情较轻。

1. 本病典型表现

"三多一少"，即多尿、多饮、多食和体重减轻。

（1）多尿：由于血糖浓度增高，大量葡萄糖从肾脏排出致尿渗透压增高，阻碍肾小管对水的重吸收，大量水分随糖排出形成多尿。患者排尿次数和量明显增多，每日尿量可达3~5L，高者可达10L。

（2）多饮：因多尿失水而出现口渴多饮。

（3）多食：葡萄糖是体内能量及热量的主要来源，由于胰岛素不足，体内葡萄糖不能充分利用而自尿中丢失，患者常感饥饿，从而导致食欲亢进，易饥多食。

（4）消瘦：体内葡萄糖不能充分利用，蛋白质和脂肪的消耗增多，加之失水，致体重减轻、乏力和消瘦。

2. 本病的急性并发症

（1）糖尿病酮症酸中毒：糖尿病加重时脂肪分解加速，产生大量酮体，包括乙酰乙酸、B羟丁酸、丙酮，当酮体超过外周组织所能利用的量时，血酮增高，称酮血症，尿中出现酮体，称酮尿症，临床统称为酮症。若代谢紊乱进一步加剧，血酮体浓度继续升高，超过体内酸碱平衡调节能力时，血 pH 值下降，终致失代偿性酮症酸中毒，重者昏迷。多发于 1 型糖尿病。

① 诱因：a. 感染：以呼吸道、泌尿道最多见。b. 胰岛素治疗中断或剂量不足。c. 饮食不当：含糖和脂肪类食物摄入过多，或过度限制碳水化合物。d. 应激：创伤、手术、妊娠和分娩等。有时可无明显诱因。

② 临床表现：意识障碍前多表现为原有糖尿病症状加重，随后出现食欲减退、恶心、呕吐、极度口渴、尿量显著增多，常伴头痛、嗜睡或烦躁，呼吸深快有酮味（烂苹果味）。病情进一步发展，出现严重脱水、尿量减少、皮肤干燥无弹性、眼球下陷、脉细速、血压下降、四肢厥冷，最终意识模糊以至昏迷。实验室检查尿糖、尿酮体强阳性，血糖增高，多为 16.7～33.3mmol/L（300～600mg/dl），血酮增高，二氧化碳结合力降低，血 pH 值 <7.35。

（2）高渗性非酮症糖尿病昏迷：多见于老年 2 型糖尿病患者，发病前多无糖尿病病史或症状轻微。感染、急性肠胃炎、脑血管意外，严重肾脏疾病，不含限制水分以及使用糖皮质激素、噻嗪类利尿药物等为常见诱因。患者有严重高血糖、脱水及血渗透压增高而无显著的酮症酸中毒。血糖常高至 33.3mmol/L（600mg/dl），血钠可在 155mmol/L，血浆渗透压达 330～460mmol/L（330～460mosm/L）。临床上常突然出现神经、精神症状，表现为嗜睡、幻觉、定向障碍、昏迷。病死率高达 40%。

3. 本病的慢性并发症

糖尿病慢性并发症可遍及全身各重要器官，但 1 型糖尿病早期少见，2 型可在确诊糖尿病前已经存在。

（1）糖尿病心、脑、肾、四肢、血管病变：与非糖尿患者群相比较，糖尿病患者动脉粥样硬化的患病率高，发病年龄轻，病情进展快，主要引起冠心病、缺血性或出血性脑血管病、肾动脉和肢体动脉硬化。下肢动动脉硬化者可有下肢疼痛、感觉异常和间歇性跛行，严重供血不足可致肢端坏疽。冠心病和脑血管病已成为糖尿病主要死因。

（2）糖尿病性肾病变：包括肾小球硬化症、肾动脉硬化。肾小球硬化症是糖尿病微血管病变之一，见于在多数糖尿病史超过 10 年者，是 1 型糖尿病的主要死因。典型临床表现为蛋白尿、水肿和高血压，晚期出现氮质血症，最终发生肾功能衰竭。

（3）糖尿病眼部病变：以糖尿病性视网膜病变和白内障多见。视网膜病变是糖尿病微血管病变的又一重要表现，可分为非增殖型和增殖性 2 大类，预后不同。目前主要表现为视网膜出血、渗出和视网膜动、静脉病变；后者在视网膜上出现新生血管，极易破裂出血，血块机化后，纤维组织牵拉，造成视网膜脱离，是糖尿病失明的主要原因。

（4）糖尿病神经病变：以多发性周围神经病变最常见，表现为对称肢端感觉异常，分布如袜子或手套状，伴麻木、针刺、灼热感，继之出现肢体隐痛、刺痛或烧灼痛，夜间及寒冷季节加重，后期累及运动神经可出现肌力减弱、肌萎缩和瘫痪。自主神经病变也较常见，表现为排汗异常、腹泻或便秘、体位性低血压、尿失禁或尿潴留等。

（5）糖尿病感染：以疖、痈等皮肤化脓性感染较常见，可致败血症或脓毒血症。皮肤真菌感染也较常见。肺结核发病率高、进展快，易形成空洞。泌尿系统感染中以肾盂肾炎和膀胱炎最常见，尤其多见女性，常反复发作，可转为慢性肾盂肾炎。

（三）护理

1. 护理要点

能合理控制饮食，维持理想体重，预防感染，防止并发症。

2. 护理措施

（1）饮食护理：向患者讲解饮食治疗是本病基本治疗措施，终身要坚持此疗法，具体测算：每日热量的计算，按患者的性别、年龄、身高查表或计算理想体重［理想体重（kg）＝身高（cm）－105］，然后参照理想体重和每日体力活动量计算每日所需总热量。成人休息者每日每公斤体重给予热量 105～125kJ（25～30kcal）；轻体力劳动者 125～146kJ（30～35kcal）；中体力劳动者 146～167kJ（35～40kcal）；重体力劳动者 167kJ（40kcal）以上。儿童、孕妇、哺乳母、营养不良及消耗性疾病者酌情增加，肥胖者酌减。蛋白质、脂肪、碳水化合物分配：饮食中蛋白质含量成人按每日每公斤体重 0.8～1.2g 计算，脂肪每日每公斤体重 0.6～1.0g，其余为碳水化合物。按上述计算蛋白质量约占总热量的 12%～15%，脂肪约占 30%，碳水化合物约占 50%～60%。

三餐分配：按食物成分表将上述热量折算为食谱，三餐分配一般为 1/5，2/5，2/5 或 1/3，1/3，1/3。三餐饮食内容要搭配均匀，每餐有碳水化合物、脂肪和蛋白质，且要固定，这样有利于减缓葡萄糖的吸收，增加胰岛素的释放。

主食提倡用粗制米、面和适量杂粮，每日摄取的蛋白质中动物蛋白应占总量的 1/3 以保证必需氨基酸的供给。食用含不饱和脂肪酸的植物油，肥胖者给予低脂饮食（<40g/d）。少食含胆固醇高的食物，如动物内脏、鱼子、虾、蛋黄等。饮食中应增加纤维素含量，不少于 40g/d，以延缓食物的消化和吸收，降低餐后血糖高峰，可防止便秘。血糖控制较好者可指导其在两餐之间或睡前适量进食水果。

（2）体育锻炼：根据年龄、体力、病情及有无并发症，指导患者循序渐进和长期坚持运动，为治疗本病的重要措施之一，可增加组织利用糖，使血糖降低。

体育锻炼方式包括散步、慢跑、骑自行车、健身器、游泳及家务劳动等需氧运动。合适的运动强度为运动时患者的脉率达到个体 60% 的最大耗氧量，个体 60%，最大耗氧量时脉率＝基础心率＋（个体最大心率－基础心率）×60%，其中个体最大心率可用 220 减年龄粗略估计，基础心率可以早晨起床前测得的脉率估计。除脉率估计外，运动强度还要遵循个体化和循序渐进原则，重视运动中和运动后感觉，出现呼吸费力、胸闷、头晕、面色苍白等要即刻停止运动。运动时间每次不少于 20～30min，可逐渐延长，但以不超过 1h 为宜。运动频率每周至少 3 次以上。

体育锻炼的注意事项：①血糖＞13.3mmol/L 或尿酮阳性者，有严重心血管、肾脏疾病及视网膜出血者不宜运动，如高血糖在运动时升糖激素会使血糖增高，可引起酮症酸中毒，严重心血管并发症运动时可诱发心绞痛、心肌梗死和心律失常的危险；②每日运动时间及量基本不变，时间以餐后 1h 为宜，以免发生低血糖；③仅靠饮食控制或口服降糖药物治疗者，运动前通常不需添加额外食物，1 型糖尿病者一般可在运动前少量补充额外食物或减少胰岛素用量，以防低血糖反应。运动量不宜过大，时间不宜过长，以 15～30min 为宜；④运动时随身携带甜食及写有姓名、家庭住址和电话的病情卡以应急需；⑤运动前胰岛素最好注射在腹部，比四肢皮下注射的胰岛素吸收要慢，可减少低血糖发生。

（3）口服降糖药物的护理：定时、定量进餐，按时、按剂量服药。磺脲类药物服药时间应在餐前 0.5h，如服药后进食量不足或进食时间延迟，可致低血糖反应。药物剂量不可随意增减。观察药物不良反应。监测血糖、尿糖。

（4）胰岛素治疗的护理：让患者学会预防和处理胰岛素不良反应。包括：①低血糖：观察低血糖反应的症状，对已发生低血糖反应者，应及时测血糖，可进食含糖食物如糖果、饼干、含糖饮料等或静脉推注 50％葡萄糖 20～30ml。预防低血糖的措施包括：必须使用胰岛素注射的专用注射器并保证剂量准确；合理安排每日的运动量，按规定的时间和量进餐并注意胰岛素注射时间与进餐时间的配合；②胰岛素过敏：观察注射局部有无瘙痒和荨麻疹，发生者必须去医院就诊。按医嘱更换制剂种型，使用抗组胺药物或糖皮质激素，以及脱敏疗法；③脂肪营养不良：多部位皮下轮流注射可有效防止注射局部脂肪营养不良。避免 2 周内在同一注射点注射 2 次。

（5）自我检测的护理：护理人员可帮助患者选择购买一种售后服务好的血糖仪，并教会患者使用，测试时间主要为早晨空腹，三餐前、三餐后 2h，告诉其血糖正常值。另可教会患者自测尿糖，测试时间同

血糖。测试血糖、尿糖可协助药物、饮食的调节。

3. 健康教育

① 认识糖尿病是一种终生性疾病；②了解饮食治疗的重要性和治疗原则；③了解体育锻炼在治疗中的意义；④指导患者正确服用降糖药物；⑤教会患者正确注射胰岛素；⑥制订糖尿病控制的要求，定期随访，以尽早防治慢性并发症；⑦教育患者认识糖尿病酮症酸中毒的诱因、临床表现，并密切观察血糖、尿酮的变化，以期早发现，早治疗；⑧教育患者知道发生低血糖的诱因和临床表现，掌握预防和自救的方法；⑨教育患者自我监测的重要性，有条件应自备血糖仪；⑩指导患者注意个人卫生，教会患者糖尿病足的护理，告知患者情绪、精神压力对疾病的影响，指导患者正确应对各种刺激，保持病情稳定。

二、甲状腺功能亢进症的护理

甲状腺功能亢进症（hyperthyroidism 简称甲亢）是由多种病因引起的甲状腺激素分泌过多的常见内分泌病。多发生于女性，发病年龄以 20～40 岁女性为最多，临床以弥漫性甲状腺肿大、神经兴奋性增高、高代谢综合征和突眼为特征。

（一）常见病因

甲状腺功能亢进症的病因及发病机制目前得到公认的主要与以下因素有关。

1. 自身免疫性疾病

已发现多种甲状腺自身抗体，包括有刺激性抗体和破坏性抗体，其中最重要的抗体是 TSH 受体抗体（TRAb）。TRAb 在本病患者血清阳性检出率约 90％。该抗体具有加强甲状腺细胞功能的作用。

2. 遗传因素

可见同一家族中多人患病，甚至连续几代有患病。同卵双胞胎日后患病率高达50％。本病患者家族成员患病率明显高于普通人群。有研究表明本病有明显的易感基因存在。

精神因素可能是本病的重要诱发因素。

（二）临床表现

1. 高代谢症群

怕热、多汗、体重下降、疲乏无力、皮肤温暖湿润、可有低热（体温＜38℃），碳水化合物、蛋白质及脂肪代谢异常。

2. 神经系统

神经过敏、烦躁多虑、多言多动、失眠、多梦、思想不集中。少数患者表现为寡言抑郁、神情淡漠、舌平伸及手举细震颤、腱反射活跃、反射时间缩短。

3. 心血管系统

心悸及心动过速，常达100～120次/min，休息与睡眠时心率仍快，收缩压增高，舒张压降低，脉压差增大，严重者发生甲亢性心脏病：①心律失常，最常见的是心房纤颤；②心肌肥厚或心脏扩大；③心力衰竭。

4. 消化系统

食欲亢进，大便次数增多或腹泻，肝脏受损，重者出现黄疸，少数患者（以老年人多见）表现厌食，病程长者表现为恶液质。

5. 运动系统

慢性甲亢性肌病、急性甲亢性肌病、甲亢性周期性四肢麻痹、骨质稀疏。

6. 生殖系统

女性月经紊乱或闭经、不孕，男性性功能减退、乳房发育、阳痿及不育。

7. 内分泌系统

可以影响许多内分泌腺体，其中垂体-性腺异常和垂体-肾上腺异常较为明显。前者表现性功能和性激素异常，后者表现色素轻度沉着和血ACTH及皮质醇异常。

8. 造血系统

部分患者伴有贫血，其原因主要是铁利用障碍和维生素B_{12}缺乏。部分患者有白细胞和血小板减少，其原因可能是自身免疫破坏。

9. 甲状腺肿大

甲状腺肿大常呈弥漫性，质较柔软、光滑，少数为结节性肿大，质较硬，可触及震颤和血管杂音。

10. 突眼多为双侧性

（1）非浸润性突眼（称良性突眼）：主要由于交感神经兴奋性增高影响眼睑和睑外肌，突眼度＜18mm，可出现下列眼征：①凝视征：睑裂增宽，呈凝视或惊恐状；②瞬目减少征：瞬目少；③上睑挛缩征：睑挛缩，而下视时，上睑不能随着眼球同时下降，致使上方巩膜外露；④辐凑无能征：双眼球内聚力减弱。

（2）浸润性突眼（称恶性突眼）：突眼度常＞19mm，患者有畏光、流泪、复视、视力模糊、结膜充血水肿、灼痛、刺痛、角膜暴露，容易发生溃疡，重者可失明。

（三）实验室检查

1. 反映甲状腺激素水平的检查

（1）血清TT3（总T3）、TT4（总T4）测定：95％～98％的甲亢患者TT3、TT4增高，以TT3增高更为明显。少数患者只有TT3增高，TT4则在正常范围。

（2）血清FT3（游离T3）、FT4（游离T4）测定：FT3、FT4是有生物活性的部分。诊断优于TT3、TT4测定。

（3）基础代谢率测定：＞＋15％。

2. 反映垂体-甲状腺轴功能的检查

（1）血 TSH 测定：血中甲状腺激素水平增高可以抑制垂体 TSH 的分泌，因此，甲亢患者血清 TSH 水平降低。

（2）甲状腺片抑制试验有助于诊断。

3. 鉴别甲亢类型的检查

（1）甲状腺吸^{131}I 率：摄取率增高、高峰前移，且不被甲状腺激素抑制试验所抑制。

（2）甲状腺微粒体抗体（TMAb），甲状腺球蛋白抗体（TGAb）：桥本甲状腺炎伴甲亢患者 TGAb、TMAb 可以明显增高。

（3）甲状腺扫描：对伴有结节的甲亢患者有一定的鉴别诊断价值。

（四）护理

1. 观察要点

（1）病情判断：以下情况出现提示病情严重。

① 甲亢患者在感染或其他诱因下，可能会诱发甲亢危象，在甲亢危象前，临床常有一些征兆：a. 出现精神意识的异常，突然表现为烦躁或嗜睡；b. 体温增高超过39℃；c. 出现恶心、呕吐或腹泻等胃肠道症状；d. 心率在原有基础上增加至 120 次/min 以上，应密切观察，警惕甲亢危象的发生。

② 甲亢患者合并有甲亢性心脏病，提示病情严重，表现为心律失常、心动过速或出现心衰。

③ 患者合并甲亢性肌病，其中危害最大的是急性甲亢肌病，严重者可因呼吸肌受累致死。

④ 恶性突眼患者有眼内异物感、怕光流泪、灼痛、充血水肿常因不能闭合导致失明，会给患者带来很大痛苦，在护理工作中要细心照料。

（2）对一般甲亢患者观察要点

① 体温、脉搏、心率（律）、呼吸改变。

② 每日饮水量、食欲与进食量、尿量及液体量出入平衡情况。

③ 出汗、皮肤状况、大便次数、有无腹泻、脱水症状。

④ 体重变化。

⑤ 突眼症状改变。

⑥ 甲状腺肿大情况。

⑦ 精神、神经、肌肉症状：失眠、情绪不安、神经质、指震颤、肌无力、肌力消失等改变。

2. 具体措施

（1）一般护理

① 休息：a. 因患者常有乏力、易疲劳等症状，故需有充分的休息、避免疲劳，且休息可使机体代谢率降低；b. 重症甲亢及甲亢合并心功能不全、心律紊乱、低钾血症等必须卧床休息；c. 病区要保持安静、室温稍低、色调和谐，避免患者精神刺激或过度兴奋，使患者得到充分休息和睡眠。

② 为满足机体代谢亢进的需要，给予高热量、高蛋白、高维生素饮食，并多给饮料以补充出汗等所丢失的水分，忌饮浓茶、咖啡等兴奋性饮料，禁用刺激性食物。

③ 由于代谢亢进、产热过多、皮肤潮热多汗，应加强皮肤护理。定期沐浴，勤更换内衣，尤其对多汗者要注意观察，在高热盛暑期，更要防止中暑。

（2）心理护理

① 甲亢是与神经、精神因素有关的内分泌系统心身疾病，必须注意对躯体治疗的同时进行精神治疗。

② 患者常有神经过敏、多虑、易激动、失眠、思想不集中、烦躁易怒，严重时可

抑郁或躁狂等，任何不良刺激均可使症状加重，故医护人员应耐心、温和、体贴，建立良好的护患关系，解除患者焦虑和紧张心理，增强治愈疾病的信心。

③ 指导患者自我调节，采取自我催眠、放松训练、自我暗示等方法来恢复已丧失平衡的心身调节能力，必要时辅以镇静、安眠药。同时医护人员给予精神疏导、心理支持等综合措施，促进甲亢患者早日康复。

3. 检查护理

（1）基础代谢率测定（BMR）护理：①测试前晚必须睡眠充足，过度紧张、易醒、失眠者可服用小剂量镇静剂；②试验前晚8时起禁食，要求测试安排在清晨初醒卧床安静状态下测脉率与脉压，采用公式：BMR＝（脉率＋脉压）－111进行计算。可作为治疗效果的评估。

（2）摄^{131}I率测定护理：甲状腺具有摄取和浓集血液中无机碘作为甲状腺激素合成的原料，一般摄碘高低与甲状腺激素合成和释放功能相平行，临床由此了解甲状腺功能。

① 方法：检查前日晚餐后不再进食，检查日空腹8时服^{131}I 2微居里（1贝可＝2.703×10－11居里），服后2、4、24h测定其摄^{131}I放射活性值，然后计算摄^{131}I率。

② 临床意义：正常人2h摄^{131}I率＜15％，4h＜25％，24h＜45％，摄碘高峰在24h，甲亢患者摄碘率增高，高峰前移。

③ 注意事项：作此试验前，必须禁用下列食物和药品：a. 含碘较高的海产食品，如鱼虾、海带、紫菜；含碘中药，如海藻、昆布等，应停服1个月以上；b. 碘剂、溴剂及其他卤族药物，亦应停用1个月以上；c. 甲状腺制剂（甲状腺干片）应停服1个月；d. 硫脲类药物，应停用2周；e. 如用

含碘造影剂，至少要3个月后才进行此项检查。

（3）甲状腺片（或T3）抑制试验：护理正常人口服甲状腺制剂可抑制垂体前叶分泌TSH，因而使摄碘率下降。甲亢患者因下丘脑-垂体-甲状腺轴功能紊乱，服甲状腺制剂后，摄碘率不被抑制。亦可用于估计甲亢患者经药物长期治疗结束后，其复发的可能性。

① 方法：a. 服药前1d做^{131}I摄取率测定；b. 口服甲状腺制剂，如甲状腺干片40mg，每日3次，共服2周；或T$_3$ 20μg，每日3次，共服7d；c. 服药后再作^{131}I摄取率测定。

② 临床意义：单纯性甲状腺肿和正常人^{131}I抑制率＞50％，甲亢患者抑制率＜50％。

③ 注意事项：a. 一般注意事项同摄^{131}I试验；b. 老年人或冠心病者不宜作此试验；c. 服甲状腺制剂过程中要注意观察药物反应，如有明显高代谢副作用应停止进行。

④ 血T$_4$（甲状腺素）和T$_3$（三碘甲腺原氨酸）测定：两者均为甲状腺激素，T$_3$、T$_4$测定是目前反映甲状腺功能比较敏感而又简便的方法，检查结果不受血中碘浓度的影响。由于T$_3$、T$_4$与血中球蛋白结合，故球蛋白高低对测定结果有影响。一般TT$_3$、TT$_4$、FT$_3$、FT$_4$、TSH共5项指标，采静脉血4ml送检即可，不受饮食影响。

4. 治疗护理

甲亢发病机制未完全明确，虽有少部分病例可自行缓解，但多数病例呈进行性发展，如不及时治疗可诱发甲亢危象和其他并发症。治疗目的是：切除、破坏甲状腺组织或抑制甲状腺激素的合成和分泌，

使循环中甲状腺激素维持在生理水平；控制高代谢症状，防治并发症。常用治疗方法有药物治疗、手术次全切除甲状腺、放射性碘治疗3种方法。

（1）抗甲状腺药物：常用硫脲类衍生物如他巴唑、甲基（或丙基）硫氧嘧啶。主要作用是阻碍甲状腺激素的合成，对已合成的甲状腺激素不起作用。适用于病情较轻、甲状腺肿大不明显、甲状腺无结节的患者。用药剂量按病情轻重区别对待，治疗过程常分3个阶段。

① 症状控制阶段：此期约需 2～3 个月。

② 减量阶段：症状基本消失，心率80次/min 左右，体重增加，T_3、T_4 接近正常，即转为减量期，此期一般用原药量的 2/3 量，约需服药3～6个月。

③ 维持阶段：一般用原量的 1/3 量以下，常需 6～12 个月。

④ 用药观察：药物治疗副反应常有：a. 白细胞减少，甚至粒细胞缺乏，多发生于用药 3～8 周，故需每周复查白细胞 1 次，如 WBC<$4×10^9$/L 需加升白细胞药，如 WBC<$3×10^9$/L，应立即停药，如有咽痛、发烧等应立即报告医生，必要时应予以保护性隔离，防止感染，并用升白细胞药；b. 药物疹：可给抗组织胺药物，无效可更换抗甲状腺药物；c. 突眼症状可能加重；d. 部分患者可出现肝功能损害。

（2）心得安为 β 受体阻滞剂，对拟交感胺和甲状腺激素相互作用所致自主神经不稳定和高代谢症状的控制均有帮助，可改善心悸、多汗、震颤等症状，为治疗甲亢的常用辅助药。有支气管哮喘史者禁用此药。

（3）甲状腺制剂：甲亢患者应用此类药物，主要是为了稳定下丘脑-垂体-甲状腺轴的功能，防止或治疗药物性甲状腺功能减退，控制突眼症状。

（4）手术治疗

① 适应证：a. 明显甲状腺肿大；b. 结节性甲状腺肿大；c. 药物治疗复发，或药物过敏；d. 无放射性碘治疗条件、又不能用药治疗。

② 禁忌证：恶性突眼、青春期、老年心脏病、未经药物充分准备。

③ 术后护理：密切观察有否并发症发生，观察有无局部出血、伤口感染、喉上或喉返神经损伤，甲状旁腺受损出现低钙性抽搐或甲亢危象等。

（5）放射性同位素碘治疗

① 适应证：a. 中度的弥漫性甲亢年龄 30 岁以上；b. 抗甲状腺药物治疗无效或不能坚持用药；c. 有心脏病和肝肾疾病不宜手术治疗者。

② 禁忌证：a. 妊娠、哺乳期；b. 年龄 30 岁以下；c. WBC 计数<$3×10^9$/L 者。

③ 护理要点：a. 服^{131}I 后不宜用手按压甲状腺，要注意观察服药后反应，警惕可能发生的甲亢危象症状；b. 服药后 2h 勿吃固体食物，以防呕吐而丧失^{131}I；c. 鼓励患者多饮水（2000～3000ml/d）至少 2～3d，以稀释尿液，排出体外；d. 服药后 24h 内避免咳嗽及吐痰，以免^{131}I 流失；e. 服^{131}I 后一般要 3～4 周才见效，此期应卧床休息，如高代谢症状明显者，宜加用心得安，不宜加抗甲状腺药物；f. 部分患者可暂时出现放射治疗反应，如头昏、乏力、恶心、食欲不振等，一般很快消除；g. 如在治疗后（3～6 个月）出现甲减症状，给予甲状腺激素替代治疗。

5. 并发症护理

（1）甲亢合并突眼

① 对严重突眼眷应加强思想工作，多

关心体贴，帮助其树立治疗的信心，避免烦躁焦虑。

② 配合全身治疗，给予低盐饮食，限制进水量。

③ 加强眼部护理，对于眼睑不能闭合者必须注意保护角膜和结膜，经常点眼药，防止干燥、外伤及感染，外出戴墨镜或用眼罩以避免强光、风沙及灰尘的刺激。睡眠时头部抬高，以减轻眼部肿胀，涂抗生素眼膏，并戴眼罩。结膜发生充血水肿时，用0.5%醋酸考的松滴眼，并加用冷敷。

④ 突眼异常严重者，应配合医生做好手术前准备，作眶内减压术，球后注射透明质酸酶，以溶解眶内组织的黏多糖类，减低眶内压力。

（2）甲亢性肌病：甲亢性肌病是患者常有的症状，常表现为肌无力、轻度肌萎缩、周期性麻痹。重症肌无力和急性甲亢肌病。要注意在甲亢肌病患者中观察病情，尤其是重症肌无力或急性甲亢肌病患者，有时病情发展迅速出现呼吸肌麻痹，一旦发现，要立即通知医生，并注意保持呼吸道通畅，及时清除口腔内分泌物，给氧，必要时行气管切开。

对吞咽困难及失语者，要注意解除思想顾虑，给予流质或半流质饮食，维持必要的营养素、热量供应，可采用鼻饲或静脉高营养。

（3）甲亢危象：甲亢危象是甲亢患者的致命并发症，来势凶猛，死亡率高。其诱因主要为感染、外科手术或术前准备不充足、应激、药物治疗不充分或间断等，导致大量甲状腺激素释放入血液中，引起机体反应和代谢率极度增高所致。其治疗原则是迅速降低血中甲状腺激素的浓度，控制感染，降温等对症处理。其护理要点为：

① 严密观察病情变化，注意血压、脉搏、呼吸、心率的改变、观察神志、精神状态、腹泻、呕吐、脱水状况的改善情况。

② 安静：嘱患者绝对卧床休息，安排在光线较暗的单人房间内。加强精神护理，解除患者精神紧张，患者处于兴奋状态，烦躁不安时可适当给予镇静剂，如安定5~10mg。

③ 迅速进行物理降温：头戴冰帽、大血管处放置冰袋、必要时可采用人工冬眠。

④ 备好各种抢救药品、器材。

⑤ 建立静脉给药途径，按医嘱应用下列药物：a.丙基硫氧嘧啶600mg（或他巴唑60mg）口服，以抑制甲状腺激素合成。不能口服者可鼻饲灌入；b.碘化钠0.5~1g加入10%葡萄糖液内静滴，以阻止甲状腺激素释放入血，亦可用卢戈液30~60滴口服；c.降低周围组织对甲状腺激素的反应：常用心得安20mg，4h一次。或肌注利血平1mg，每日2次；d.拮抗甲状腺激素，应用氢化考的松200~300mg静脉滴入。

⑥ 给予高热量饮食，鼓励患者多饮水，饮水量每日不少于2000~3000ml，昏迷者给予鼻饲饮食。注意水电平衡。有感染者应用有效抗生素。

⑦ 呼吸困难、发绀者给予半卧位、吸氧（2~4L/min）。

⑧ 对谵妄、躁动者注意安全护理，可用床挡，防止坠床。

⑨ 昏迷者防止吸入性肺炎，防止各种并发症。

6. 其他

（1）帮助患者了解甲亢发生及加重的有关因素，尤其是精神愉快与身心疾病的关系，避免一切能诱发疾病或加剧的因素，如感染、劳累、精神创伤，以及未经准备而手术等。

（2）在高代谢状态未能改善以前，给

263

患者以高热量、高蛋白饮食、每日常需12.6～14.6kJ，除糖类外，可选用牛奶、豆浆、瘦肉、鸡蛋、鱼、肝等食物，在两餐基本饮食之间可加牛奶、豆浆、甜食品。患者出汗多、丢失水分多，应保证足够的饮料，平时不宜喝浓茶、咖啡等刺激性饮料。

（3）树立战胜疾病的信心，说明药物治疗的必要性，坚持定时服药，克服那些以为症状缓解、就自行停药或怕麻烦不坚持用药的想法。

（4）让患者了解药物治疗常见的副作用，认识到在药物治疗过程中，可能会出现白细胞减少，须定期检查白细胞，帮助患者认识药物性甲减的症状，以便及时发现、及时得到处理。

（5）指导患者合理安排生活、工作和学习。合理休息，劳逸结合。在疾病初治阶段，应卧床休息，以利于控制病情，在高代谢等症状控制后，应参加一些适当的劳动与活动，以调节生活。

（6）定期门诊复查血象、肝功能、甲状腺激素水平，在医生指导下调整服药剂量，促进疾病早日康复。

三、甲状腺功能减退症的护理

甲状腺功能减退症（hypothyroidism）简称甲减，系由多种原因引起的 TH 合成、分泌减少或生物效应不足导致的以全身新陈代谢率降低为特征的内分泌疾病。本病如始于胎、婴儿，则称克汀病或呆小症。始于性发育前儿童，称幼年型甲减，严重者称幼年黏液性水肿。成年发病则称甲减，严重时称黏液性水肿。按病变部位分为甲状腺性、垂体性、下丘脑性和受体性甲减。

（一）常见病因

1. 甲状腺性甲减：约占 90％以上，大多数是因后天获得性甲状腺组织破坏，由遗传因素引起 TH 酶系统失常者少见。其病因可分为。

（1）炎症：如免疫反应或病毒感染。

（2）放疗：如常见的 ^{131}I 放疗。

（3）甲状腺大部或全部手术切除。

（4）严重缺碘或长期过度摄碘。

（5）某些盐类、含硫氰基食物抑制甲状腺摄碘。

（6）遗传因素引起的甲减。

2. 垂体性甲减：由于垂体疾病引起 TSH 不足而发生继发性甲减，其病因为肿瘤、手术、放疗及产后垂体缺血坏死。

3. 下丘脑性甲减：TRH 分泌不足致 TSH 及 TH 分泌功能低下而引起继发性甲减。其病因有下丘脑肿瘤、下丘脑炎症、下丘脑肉芽肿和放疗。

4. 受体性甲减少见，特点是体内靶器官对 TH 的反应降低或丧失，血中 T3、T4 正常增高，而临床表现为明显的甲减症状。

（二）临床表现

1. 症状、体征

起病缓慢，早期缺乏特征，10 年以后出现典型症状。

（1）一般表现：畏寒，少汗，乏力，懒言少动。

（2）典型黏液性水肿患者呈表情淡漠、面色苍白、浮肿、皮肤干燥，踝部呈非凹陷性水肿，手足掌呈姜黄色改变。

（3）神经、精神系统：嗜睡，记忆力及智力低下，表现为反应迟钝、精神抑郁。严重者甚至出现幻觉、木僵或昏迷。

（4）心血管系统:心动过缓，<60 次/min，心音低钝，心界扩大，有心包积液的表现。

（5）消化系统：食欲减退，腹胀，便

秘,严重患者出现麻痹性肠梗阻。

(6)其他系统:性欲减退,男性阳痿,女性不育,溢乳。

2. 并发症

甲状腺功能减退症性昏迷:在某些诱因作用下,特别是在寒冷季节,导致体温过低、二氧化碳潴留、大脑功能障碍的表现,甚至昏迷。其预后差,病死率高达50%。导致甲减危象的诱因有。

(1)寒冷:严寒的冬季,外界气温降低,患者对 TH 的需求增加,但又不能代偿性分泌增加,以导致诱发昏迷。

(2)感染:各种感染,尤其是肺炎,甲减患者感染时不发热,出现体温不升的改变。

(3)其他:如创伤、手术、麻醉及镇静剂、安眠药的应用等。

3. 心理、社会因素

甲状腺功能减退症患者多见于中年女性,由于 TH 缺乏主要影响代谢和脏器功能,表现出神经、精神系统的改变,如嗜睡、记忆力及智力低下,呈神经症的表现,严重者发展为猜疑型精神分裂症,甚至痴呆、幻觉、木僵,出现社交孤立。治疗方案为永久性终身服药,患者容易产生悲观、恐惧、失望等不良心理反应。

(三)辅助检查

1. TKH(或 TSH)升高是甲状腺性甲减最早、最敏感的改变,多>10μTu/ml。

2. TT3 或 FT3 下降见于甲减后期或重症者。

3. TT4 或 FT4 降低早于 TT3 或 FT3 的下降。

4. 甲状腺摄[131]I率低平。

5. TRH 兴奋试验垂体性甲减 TSH 无反应,下丘脑性甲减 TSH 呈延迟反应。

6. 抗体测定抗甲状腺球蛋白抗体、抗微粒体抗体阳性,其病因与自身免疫有关。

7. 常规检查患者常呈轻、中度贫血,甲状腺性甲减患者常伴有高脂血症。

(四)护理目标

1. 维持理想体重。

2. 促进正常排便。

3. 增进自我照顾能力。

4. 维护患者的安全。

5. 预防合并症。

(五)护理措施

1. 给予心理疏导及支持

(1)多与患者交心、谈心,交流患者感兴趣的话题。

(2)鼓励患者参加娱乐活动,调动参加活动的积极性。

(3)安排患者听轻松、愉快的音乐,使其心情愉快。

(4)嘱患者家属多探视、关心患者,使患者感到温暖和关怀,以增强其自信心。

(5)给患者安排社交活动的时间,以减轻其孤独感。

2. 合理营养与饮食

(1)进食高蛋白、低热量、低钠饮食。

(2)注意食物的色、味、香,以促进患者的食欲。

(3)鼓励患者少量多餐,注意选择适宜的进食环境。

3. 养成正常的排便习惯

(1)鼓励患者多活动,以刺激肠蠕动、促进排便。

(2)食物中注意纤维素的补充(如蔬菜、糙米等)。

(3)指导患者进行腹部按摩,以增加肠蠕动。

（4）遵医嘱给予缓泻剂。

4. 提高自我照顾能力

（1）鼓励患者由简单完成到逐渐增加活动量。

（2）协助督促完成患者的生活护理。

（3）让患者参与活动，并提高活动的兴趣。

（4）提供安全的场所，避免碰、撞伤的发生。

5. 预防黏液性水肿性昏迷（甲减性危象）

（1）密切观察甲减性危象的症状。

① 严重的黏液水肿。

② 低血压。

③ 脉搏减慢，呼吸减弱。

④ 体温过低（<35℃）。

⑤ 电解质紊乱，血钠低。

⑥ 痉挛，昏迷。

（2）避免过多的刺激，如寒冷、感染、创伤。

（3）谨慎地使用药物，避免镇静药、安眠剂使用过量。

（4）甲减性危象的护理

① 定时进行动脉血气分析。

② 注意保暖，但不宜作加温处理。

③ 详细记录出入水量。

④ 遵医嘱给予甲状腺激素及糖皮质激素。

四、皮质醇增多症的护理

皮质醇增多症（hypercortisolism）又称库欣（Cushing）综合征，是由于多种原因使肾上腺皮质分泌过量的糖皮质激素所引起的综合征。主要表现为向心性肥胖、多血质貌、皮肤紫纹、高血压等。女性多于男性，成人多于儿童。

（一）病因与发病机制

肾上腺皮质通常是在ACTH作用下分泌皮质醇，当皮质醇超过生理水平时，就反馈抑制ACTH的释放。本病的发生表明皮质醇或ACTH分泌调节失衡；或肾上腺无需ACTH作用就能自行分泌皮质醇；或是皮质醇对ACTH分泌不能发挥正常的抑制作用。

（1）原发性肾上腺皮质病变——原发于肾上腺的肿瘤：其中皮质腺瘤约占20%，皮质腺癌约占5%，其生长与分泌不受ACTH控制。

（2）垂体瘤或下丘脑-垂体功能紊乱：继发于下丘脑-垂体病者可引起肾上腺皮质增生，称增生型皮质醇增多症或库欣病（约占70%）。

（3）异源ACTH综合征：由垂体以外的癌瘤产生类ACTH活性物质，少数可能产生类促肾上腺皮质激素释放因子（CRF）样物质，刺激肾上腺皮质增生，分泌过多的皮质类固醇。多见于肺燕麦细胞癌（约占50%），其次是胸腺癌与胰腺癌（约占10%）。

（4）医源性糖皮质激素增多症：由于长期大量应用糖皮质激素治疗所致。

（二）临床表现

（1）体型改变：因脂肪代谢障碍造成头、颈、躯干肥胖，即水牛背；尤其是面部，由于两侧颊部脂肪堆积，造成脸部轮廓呈圆形，即满月脸；嘴唇前突微开，前齿外露，多血质面容，四肢消瘦为临床诊断提供线索。

（2）蛋白质分解过多：表现皮肤变薄，真皮弹力纤维断裂出现紫纹、肌肉消瘦、乏力、骨质疏松，容易发生骨折。

（3）水钠潴留：患者表现高血压、足踝部水肿。

（4）性腺功能障碍：表现多毛、痤疮、

女性月经减少或停经或出现胡须、喉结增大等，男性可出现性欲减退、阴茎缩小、睾丸变软等。

（5）抵抗力降低：患者容易发生霉菌及细菌感染，甚至出现菌血症、败血症。

（6）精神障碍：患者常有不同程度的情绪变化，如烦躁、失眠，个别患者可发生偏狂。

（三）护理

1. 观察要点

（1）病情判断：皮质醇增多的临床表现如前所述，但由于病因不同，可有不同表现，应仔细观察，以提供临床诊断依据。肾上腺肿瘤所致的库欣综合征没有色素沉着，而垂体性库欣病和异源 ACTH 综合征由于血浆 ACTH 高，皮肤色素加深，且以异源 ACTH 综合征更为明显。肾上腺恶性肿瘤多见于儿童，并且多有性征改变。异源 ACTH 综合征由恶性肿瘤所致，消瘦、水肿明显，并且有严重低血钾性碱中毒。

（2）观察体型异常状态的改变。

（3）观察心率、有无高血压及心脑缺血表现。

（4）观察有无发热等各种感染症状。

（5）观察皮肤、肌肉、骨骼状态：皮肤干燥、皮下出血、痤疮、创伤化脓、四肢末梢发绀、水肿、多毛、肌力低下、乏力、疲劳感，骨质疏松与病理性骨折等。

（6）观察尿量、尿液性状改变：有无血尿、蛋白尿、尿糖。

（7）观察有无失眠、烦躁不安、抑郁、兴奋、精神异常等表现。

（8）有无电解质紊乱和糖尿病等症状。

（9）有无月经异常、性功能改变等。

2. 检查的护理

皮质醇增多症的确诊、病理分类及定位诊断依赖于实验室检查。有没有皮质醇增多症存在，是什么原因引起，在做治疗之前，都需要检查清楚。

（1）筛选试验：检查有无肾上腺皮质分泌的异常，方法有：①24h 尿 17-OHCS、17-KS、游离皮质醇测定；②血浆皮质醇测定；③皮质醇分泌节律检查：正常皮质醇分泌呈昼夜节律性改变。清晨高，午夜低。检查时可分别于 8：00、16：00、24：00 抽血测皮质醇。皮质醇增多症患者不但分泌量改变，而且节律消失，下午血皮质醇浓度等于或高于清晨血皮质醇浓度。皮质醇节律消失是该病的早期表现；④小剂量地塞米松抑制试验：（服地塞米松 0.5mg，6h 一次，共 48h）皮质醇增多症者不受小剂量地塞米忪抑制。

（2）定性试验：为了进一步鉴别肾上腺皮质为增生或肿瘤，可行大剂量地塞米松抑制试验。将地塞米松增加至 2mg，方法同小剂量法。对肾上腺皮质增生者至少可抑制 50％ 以上，而肾上腺肿瘤或异源 ACTH 综合征呈阴性结果。

（3）其他头颅、胸、肾的 X 线照片、CT、MRI 检查、血生化指标等。

在这些检查中，除了保证方法和收集标本正确外，试验药物的服用时间、剂量的准确是试验成败的关键，护士一定要按量、按时投送药物并看患者服下全部药物，如有呕吐，要补足剂量。

3. 预防感染

（1）患者由于全身抵抗力下降，容易引起细菌或真菌感染，但感染症状不明显。因此，对患者的日常生活要进行卫生指导。

（2）早期发现感染症状，如出现咽痛、发热以及尿路感染等症状，及时报告医生，及时处理。

4. 观察精神症状、防止发生意外

（1）患者多表现为精神不安、抑郁状态、失眠或兴奋状态。失眠往往是精神症状的早期表现，应予重视。护理人员需要特别注意抑郁状态之后企图自杀者，患者身边不宜放置危险物品。

（2）患者情绪不稳定时，避免讲刺激性的言语，要耐心倾听其谈话。

（3）要理解患者由于肥胖等原因引起容貌、体态的变化而产生的苦闷，多给予解释、安慰。

5. 饮食护理

（1）给予高蛋白、高维生素、低钠、高钾饮食。

（2）患者每餐进食不宜过多或过少，宜均匀进餐，指导患者采用正确摄取营养平衡的饮食。

（3）并发糖尿病者，应按糖尿病饮食要求限制主食摄入量。

6. 防止外伤、骨折

（1）患者容易发生肋骨、脊柱自发性骨折，如有骨质疏松、肌力低下，容易挫伤、骨折，应关心患者日常生活活动的安全，防止受伤。

（2）本病患者皮肤菲薄，容易发生皮下瘀斑，注射、抽血后按压针眼时间宜长、嘱患者要穿着柔软的睡衣，不要系紧腰带；勿用力搓澡、防止碰伤。

（3）嘱患者在疲劳、倦怠时，不要勉强参加劳动，活动范围与运动量也应有所限制。指导患者遵守日常生活制度。

7. 治疗护理

（1）病因治疗：对已查明的垂体或肾上腺腺瘤或腺癌给予手术和（或）放射治疗，去除病因。异位分泌 ACTH 的肿瘤亦争取定位，行手术和（或）放射治疗。

（2）抑制糖皮质激素合成的药物：适用于：①存在严重代谢紊乱（低血钾、高血糖、骨质疏松）患者作术前准备；②对不能手术治疗的异位分泌 ACTH 肿瘤患者行姑息性治疗。服药剂量宜由小至大，注意药物副作用，多于饭后服用，以减少胃肠道反应。

（3）并发症的预防与护理：皮质醇增多症如果不予治疗，患者可于数年内死于感染、高血压或自杀，所以对于本病应争取早期诊断、早期治疗，防止并发症、预防感染和外伤，控制高血压及糖尿病；更应注意精神护理，防止自杀。

8. 心理护理

（1）绝大多数患者呈向心性肥胖、满月脸、水牛背等特殊状态改变，心理上不愿承受这一现实，医护人员切勿当面议论其外表。

（2）手术是治疗本病的重要手段，患者往往对手术有顾虑而焦躁不安、情绪低落、不思饮食，有的患者因手术费用高，担心预后等也可引起情绪的改变，针对以上心理状态，医护人员应向其讲解手术治疗的效果、手术成功事例及术前注意事项，以消除其顾虑，树立战胜疾病的信心。

9. 其他

（1）对于某些怀疑库欣病、而一时未能确诊者，要嘱其定期随访，以求早期诊断。

（2）对已经确诊，并准备手术的患者，要嘱其遵医嘱按时服用甲吡酮、氨基导眠能等药物，以便控制血浆皮质醇水平。服药时注意观察药物不良反应，如有胃肠道反应，可与食物同服或于饭后服用。

（3）向患者宣讲预防感染、外伤、骨折等重要性及措施。

（4）术后行替代疗法者要按肾上腺皮质功能不足进行处理，不能随意停药。

（5）术后应定期随访，嘱患者定时到医院复查，检查下丘脑-垂体-肾上腺轴功能。

（6）用塞庚啶治疗者，要持续用药，并保持随访，注意蝶鞍像的动态变化及血皮质醇水平的改变。

（高淑珍）

第八节　神经系统疾病的护理

在日常生活中，我们经常遇到头痛、晕厥、偏瘫、痴呆、昏迷等症状和急性脑血管病、癫痫、帕金森病等疾病，这些都是神经系统的常见症状和疾病。下面我们将主要介绍这些症状、疾病与护理。

一、头痛

（一）病因

在引起头痛的许多原因中，颅内压增高是最危险的原因，如不及时发现、治疗，会引起严重的后果。引起颅内压增高的疾病主要有颅内肿瘤、颅脑外伤、颅内感染、各种脑血管病、脑寄生虫等。这种头痛较为剧烈难忍，头像要裂开一样，而且常伴有呕吐。咳嗽、用力大便甚至摇头都可以使头痛加重。此外，精神紧张，头、颈、肩胛带姿势不良等可使头皮与颈部肌肉持久地收缩，引起紧张性头痛。面部疾病如副鼻窦炎等可使颜面及头部血管充血、扩张而引起头痛。

（二）临床表现

头痛是一种常见的症状，许多疾病都会引起头痛，这是为什么呢？头颅中的哪些结构受累时可以感到疼痛？原来大脑虽然主宰着全身的各种机能，但它本身并没

有感觉，颅内外血管及脑膜在头痛中扮演着重要的角色。当各种原因使它们受到牵拉、移位时，患者就会感到头痛。此外，头皮与面部结构对疼痛刺激也很敏感。偏头痛是日常生活中比较常见的一种头痛。患者常主诉一侧或双侧头部搏动性跳痛，可伴有呕吐，任何外界刺激都会使头痛加重。可是2～3h后头痛会自行消失。这种头痛的诱因包括强烈的情绪刺激、月经来潮、食用某些食物和饮料，如奶酪、巧克力和酒等。

（三）护理

（1）大部分的头痛仅是疲劳、紧张过度的一种表现，但有的头痛背后隐藏着严重的疾病，所以不可掉以轻心。有了头痛应该去医院检查。（2）引起头痛的原因很多。在未去医院检查前，不要自行乱用止痛药。以免掩盖病情，影响诊断和治疗。（3）针对病因进行治疗护理。经医院检查，若头痛仅由于疲劳紧张过度引起，除遵医嘱适当服用止痛剂与镇静剂外，应特别注意休息，并使劳逸结合精神放松。如为偏头痛，可在医生的指导下服用去痛片、麦角胺咖啡因、苯噻啶、卡马西平等；如头痛由于其他疾病继发而来，则应积极治疗原发病。

二、晕厥

（一）病因

晕厥的原因很多，有的由心脏疾病如心律失常、病态窦房结综合征等引起；有的由脑部疾病如严重的动脉硬化、脑室系统肿瘤等引起。但大多数晕厥是在精神受到刺激时，自主神经功能紊乱，心血管功能受到抑制，使血压下降、心跳变慢引起的。医学上将此类型晕厥称反射性晕厥。它的直接原因可以是精神紧张、恐惧、注射或

各种穿刺术、疲劳、饥饿、体位突然改变、剧烈咳嗽等。此外，在颈部颈动脉壁上有一个叫动脉窦的结构，它对血液循环有一定的调节作用。当它受到刺激时，可造成血压下降、心跳变慢，也能引起晕厥。有的人颈动脉窦过敏，稍受刺激也会晕厥。

（二）临床表现

晕厥是一种短暂的意识丧失。它可以毫无预兆性地发生，也可以有全身不适、心慌、面色苍白、出冷汗等先兆症状。发作一般几分钟即自行恢复，不会遗留什么症状。所以发作时常常来不及找医生看病，而事后检查又查不出什么异常。判断患者是否晕厥最主要的是看患者犯病的时候有无意识丧失。

（三）护理

晕厥的防治根据病因不同分别如下。

（1）应尽量避免各种诱因，如精神刺激、疲劳、长时间站立等。出现先兆症状时，应立即平卧，以免晕厥发生。（2）晕厥发作时，应注意保护患者，扶患者平卧，防止跌伤等意外发生。发作后患者要适当休息，以减少不适感觉。（3）体位性低血压的患者，应避免长期卧床和突然的体位变动，可适当参加体育锻炼，如散步、打太极拳等。（4）颈动脉窦过敏的患者，应避免突然转头或衣领过高、过紧；同伴或家人之间开玩笑时，不要掐脖子，以免发生意外。（5）因心脏或脑部疾病引起的晕厥，应积极配合医生治疗原发病。

三、偏瘫

（一）病因及临床表现

偏瘫也称"半身不遂"，指一侧上下肢运动功能丧失。大多是对侧大脑半球疾患所致。常见于中风、颅脑损伤、脑瘤、脑脓肿等颅脑疾患。

偏瘫急性期时瘫痪肢体肌肉松弛，一般发病2～3周后肌肉紧张度逐渐增高，伸直和屈曲瘫痪肢体时，能感到瘫痪肢体发硬。

（二）护理

偏瘫患者的护理，无论在疾病急性期还是恢复期都非常重要。护理的目的是减轻患者痛苦，促进肢体功能恢复，防止肌肉萎缩、关节畸形。护理内容除一般的生活照顾外，帮助患者尽快恢复瘫肢功能最为重要。

1. 急性期护理

病情稳定24h后，家人即可给患者按摩、活动瘫肢的各关节，以促进血液循环，刺激本体感受器，引起反射冲动，防止肌肉、韧带挛缩。

让患者保持正确的卧床体位。仰卧位时可在后背垫一个枕头，使患肩略向前，上肢稍上抬，手掌略外旋。膝关节下再垫一枕头，使膝部稍抬高，足底以硬枕支托，使足底与床面成直角。向瘫痪侧卧位时，肩要保持向前的位置，上肢伸展，手掌向上；患侧膝关节略屈曲，两膝之间放一软枕，以减轻健康腿对患腿的压迫。

2. 恢复期护理

疾病进入恢复期，家人即可按下列顺序帮助或协助患者训练瘫痪肢体。

（1）偏瘫肢体的被动运动：首先使患者全身特别是准备接受训练的部位放松，家人帮助患者活动瘫肢的大小关节，如肩、肘、腕、髋、膝、踝、指趾关节等。每次4～5min，每天3～4次。如果肢体远端有水肿，应做由远端（距心脏远的一端如手指足趾）向近端的肢体按摩，并注意抬高患肢的远端，以利于水肿的消退。

（2）偏瘫肢体主动运动：当患侧的肌力已有恢复时，家人应积极鼓励患者做主动运动。暂不能下床的患者，可在床上练习肩关节外展及向前、后运动，屈曲和伸展肘关节、腕关节，握拳和伸掌动作；下肢坚持做外展和内旋运动，屈伸膝关节，活动足趾关节。每次 10min，每日 2 次，逐渐达到上抬患肢，为站立和行走创造必要条件。锻炼站立时，最初在家人的帮助下进行，逐渐过度到自己扶持物体，如床栏杆、墙壁站立，练习用患足持重。当患者能独立站立并保持体位平衡后，开始练习行走。最初亦需家人搀扶，行走时力求平稳，培养正确的步态，防止身体过于向健侧倾斜。

如果偏瘫难以恢复，应坚持自行被动运动，以及坐轮椅散步，在水中运动等，运动时注意姿势平衡，以期瘫肢功能得以恢复。

要及时鼓励患者的每一点进步，注意倾听患者的诉说。使患者始终保持乐观的情绪与必胜的信心。患者锻炼时，家人应陪伴、保护患者，防止跌伤、骨折等意外发生。上肢瘫痪未恢复时，由于肌肉无力或僵硬，患者站立时容易造成肩关节脱位或半脱位以及疼痛。这样，患者立位时应用吊带、吊托起上臂。

四、急性脑血管疾病

（一）病因及临床表现

急性脑血管疾病俗称中风，亦称脑卒中或脑血管意外。它是以突然昏倒、不省人事，伴发口眼歪斜、语言不利、半身不遂或无昏迷而突然出现半身不遂等症状的

一类疾病。包括短暂性脑缺血发作、脑血栓、脑栓塞、脑出血、蛛网膜下腔出血等。这类疾病来势凶猛，病情变化迅速，致残率和死亡率均较高。但如能早期诊治与护理，对疾病的预后会起到良好作用。下面分别叙述这类疾病的特征。

1. 短暂性脑缺血发作（TIA）

TIA 是指人脑某一局部一时性的血液供应不足。其症状与脑内相应受累的供血区有关。因此，本病亦可分为颈内动脉系统短暂性脑缺血发作和椎基底动脉系统短暂性脑缺血发作。前者表现主要为发作性一侧上肢或半身的活动不灵、言语障碍、半身麻木等；后者以眩晕和耳鸣最为常见，可伴有呕吐，亦可出现复视、吞咽困难、面部麻木等。症状持续数分钟至数小时，一般不超过 24h，常反复发作。

该病的病因主要与脑动脉硬化有关。TIA 发作虽然是短暂性的可以恢复的脑血管病，但它的发作说明颈内动脉系统或椎基底动脉系统的损害已达到难以代偿的程度而影响了脑血液供应。若不及时治疗，病变将进一步发展，以导致脑血管梗死。所以 TIA 是缺血性中风的先兆。如能在这个时期内及时采取适当的治疗措施，有可能推迟或防止持久性瘫痪的发生。

2. 脑血栓

脑血栓也称脑血栓形成，是缺血性脑血管疾病中常见的一种。病因主要为脑动脉硬化和脑动脉炎。临床症状一般在数小时至一两天内逐渐加重。颈内动脉系统的血栓形成主要表现为半身不遂、偏瘫、感觉障碍、言语障碍；椎动脉系统的血栓形成症状和短暂性脑缺血发作时的表现基本相似，只是症状持续而且比较重。

3. 脑栓塞

在医学上，我们把人体血液循环中出

现的并且随着血液流动的异物，如心脏瓣膜上脱落的赘生物、凝血块、动脉粥样硬化斑脱落的碎块、脂肪组织及气泡等称为栓子。当栓子堵塞脑血管，就会造成局部脑组织缺血、缺氧、软化、坏死，出现与脑血栓相同的临床症状，这就是脑栓塞。与脑血栓相比，脑栓塞起病更快，立即出现脑的局部症状，而且以起病当时最为严重，甚至可以昏迷。

脑梗死是临床上经常使用的一个诊断，它泛指由于各种原因导致脑动脉血管闭塞或堵塞后出现的缺血性中风的表现，包括脑血栓和脑栓塞。也就是说脑梗死是脑血栓和脑栓塞的总称。

4. 脑出血

脑出血也称脑溢血，是指脑实质内的血管破裂，血液溢出。脑出血后，血液在脑内形成脑血肿。由于血肿的占位及压迫，产生脑水肿和颅内压增高等表现。病因主要是高血压和动脉硬化，少数是动脉炎、脑血管畸形和动脉瘤破裂、脑瘤出血、血液病等。多在劳累、生气、情绪激动后突然发病。主要表现如下。

（1）局部症状：半身瘫痪、言语障碍、感觉障碍、眩晕、视力障碍等。

（2）全身症状：头痛、呕吐、嗜睡、昏迷等：由于出血部位和出血多少的不同，脑出血患者的表现也有轻、有重。轻型者可能仅有局部症状，严重者可在数小时内死亡。

5. 蛛网膜下腔出血

蛛网膜下腔出血是指脑表面或脑底部血管破裂，血液直接进入蛛网膜下腔。病因主要是颅底先天性动脉瘤，其次是脑血管畸形。起病急骤，常在用力或情绪激动的情况下发病，多为青壮年。患者突然出现剧烈的全头痛和呕吐，颈项强直。轻者

意识清楚，重者可以昏迷甚至突然呼吸停止而死亡。

（二）护理

脑血管病是人类患病率、致残率、死亡率最高的疾病之一，它的预防、早期发现与救护、恢复期护理是我们护理的重点。

1. 脑血管病的预防

（1）35岁以上的人群应定期体检和化验，着重了解有无下列疾病，如高血压、糖尿病、心脏病等，血脂情况、是否肥胖，吸烟、酗酒习惯等也应引起重视。（2）有以上一项或多项异常者，应定期去看医生，接受医护人员的健康指导。（3）高血压是引起脑血管病最危险的因素，对于已确诊高血压病的患者［收缩压≥21kPa（160mmHg）、舒张压≥12.6kPa（95mmHg）］，应在医生的指导下进行规范的治疗，按时服药，定期复查。避免不规则用药和血压的高低波动。（4）TIA是中风的危险信号，一旦出现TIA的表现，应立即去医院检查治疗，以免发生严重后果。（5）生活有规律。患者应学会安排好自己的工作、学习和生活，避免过分的紧张和疲劳。劳累或紧张后要安排适当的休息。要学会善于控制自己的情绪，正确对待周围环境及发生的事物，避免过分的情绪激动。饮食宜清淡，并参加适当的体育锻炼，如散步、做体操等，以消除中风的诱发因素。（6）有吸烟、酗酒习惯的人，特别是合并有高血压、糖尿病、心脏病等的患者，宜戒除烟、酒。（7）及时治疗可能引起中风的疾病，如动脉硬化、糖尿病、冠心病、高血脂症、肥胖病等。

2. 中风的早期发现与救护

当有人发生中风时，不要惊慌失措，并帮助患者保持安静。患者的精神紧张和不恰当的搬动都可能使其病情加重。对神

志不清者，家属应先轻轻把患者放平，然后根据不同情况进行不同的处理。

（1）如患者抽搐，有活动性假牙应先取出，再将手帕或毛巾放于患者上下齿之间，以防舌咬伤。（2）如患者呕吐，要将其头偏向一侧，以防呕吐物坠入气管。（3）患者情况稍稳定后，应立即送其到附近医院救治。在搬动患者时，要使患者头、颈、躯干在一条直线上；运送患者时，要使患者平卧，头偏向一侧，并注意观察患者的病情变化。到医院后，家属要向医护人员介绍患者发病经过、病情变化及用药情况等。神志清楚的患者，自己不要紧张，不要随便活动，须安静卧床，由家人或医护人员护送到医院诊治。

急性脑血管病经医院抢救、治疗进入恢复期后，需要回家中休养及功能锻炼，其护理要点参见昏迷与偏瘫患者的护理要点。

五、癫痫

（一）病因

癫痫是由于大脑病变所致反复发作性疾病，可表现为运动、感觉、意识、行为、自主神经等的不同障碍，或兼而有之。癫痫按病因可分为原发性癫痫与继发性癫痫2大类。原发性癫痫可能与遗传有关。继发性癫痫是由于脑外伤、脑肿瘤、脑炎、脑寄生虫、脑发育不全、脑血管病等引起。

（二）临床表现

按其发作特点可分为4类。①大发作，俗称"羊角风"，最常见。其发作突然，表现为在安静或活动时突然发出一声尖叫，人事不知倒地，接着全身抽动、面色青紫、口吐白沫，常有舌唇咬破、尿失禁等现象。每次发作历时数分钟，发作后昏睡数十分

钟；②小发作，表现为极短暂的神志丧失，一般几秒钟，无抽动；③精神运动性发作，表现为短时的行为、记忆、认识等障碍，以及幻觉和错觉等，常被误认为是精神病而耽误治疗；④局限性发作，只有局部肌肉的抽动。

（三）护理

1. 家庭护理

癫痫是一种慢性病，在家庭中安排好患者的生活非常重要。

（1）首先要帮助患者建立自信心，绝大部分患者在正确的治疗下，基本上可以和健康人一样生活及工作，并拥有幸福和成就。（2）培养良好的生活规律和饮食习惯，避免过饱、过劳、睡眠不足和情感冲动。食物以清淡为宜，不用辛辣。戒除烟酒。（3）除带有明显危险性的工作和活动如驾驶车辆、攀高、游泳等需限制外，应鼓励患者参加适当的体力与脑力活动。

2. 病因护理

癫痫有明确的病因时，如脑瘤、脑寄生虫病等应首先针对病因治疗。但大多数患者需长期服药治疗以控制发作。药物的选择主要决定于癫痫发作的类型与药物毒性。癫痫大发作常用苯妥英钠、苯巴比妥、丙戊酸钠等；小发作常用丙戊酸钠、乙琥胺；局限性发作使用苯妥英钠、卡马西平、苯巴比妥；精神运动性发作使用卡马西平、硝基安定等。但具体使用哪种药物、量多少，还需要听从医生的指导。

（1）在家中服药时，患者一定要坚持按时、按量、长期服药的原则。因为要使抗癫痫药有效地控制发作，必须使患者血液中保持一定量的药物浓度。能够有效地控制癫痫发作的药物浓度叫有效浓度。只有按时、按量、长期坚持服药，才能使血

液中的药物稳定地保持有效浓度，达到控制癫痫发作的目的。（2）不能突然停药或换药。由于癫痫发作的减少、对抗癫痫药毒副作用的担心以及对长期服药的厌烦或药物效果不明显时，部分患者擅自停药。这种做法是非常不对的。突然停药的后果是使癫痫发作增多，甚至出现癫痫持续状态，危机生命。如果因为某种原因必须停药，安全的办法是在医生的指导下逐渐减量，直到完全停止。这样，才能避免突然停药造成的危害。

3. 现场护理

当我们身旁突然有人癫痫发作时，应先扶患者卧倒，防止跌伤或伤人。然后把患者头偏向一侧，解开衣领和腰带，以使呼吸通畅。取出假牙，将毛巾、手帕或外裹纱布的压舌板塞于齿间，以防舌咬伤。惊厥时不可用力按压患者的肢体，以免发生骨折、脱臼。抽搐停止后，轻轻擦去患者口边的唾液，换上干净衣服，盖上被子让患者休息。同时，别忘了给患者服抗癫痫药。如果一次抽搐后还未完全清醒，又发生抽搐，这叫癫痫持续状态，一定要赶紧送医院急救。

六、帕金森病

（一）病因

帕金森病的发病机理还不十分清楚，其病理变化主要为脑内的黑质、尾状核、壳核中的多巴胺含量减少。神经元的老化、环境中的有害物质、感染、一氧化碳中毒以及遗传倾向等，都被认为与本病的发生有关。

（二）临床表现

帕金森病又称震颤麻痹，是中老年人的一种常见疾病。它的主要表现是震颤、强直、运动缓慢及姿势障碍等。震颤：多从一侧肢体开始，节律性抖动，静止休息时更明显，睡眠时消失。随着疾病的发展，对侧肢体及下颌、口唇、舌部也会出现颤抖。强直：肢体与躯干肌肉僵硬，面部表情刻板，眨眼动作减少，称为"面具脸"。动作缓慢：日常生活中的各种动作如穿衣服、系鞋带等动作缓慢，字越写越小，行走时两步之间距离缩小，讲话声音低沉，语音单调，后期可能有吞咽困难、进食呛咳。姿势障碍：患者站立时头颈与躯干前倾，膝关节微曲；行走时，身体前倾，容易跌倒。其他可能还有皮肤油脂溢出、排便困难、情绪低落以及智能减退等症状。

（三）护理

（1）帕金森病是一种慢性疾病，但却是进行性加重，有的患者病情也可以发展得很快。因此，要早治疗，并且需要长期服药。常用的药物有金刚烷胺、安坦、左旋多巴、美多巴等。这些药物长期服用会出现疗效减退或副作用。所以家人除要督促患者按时服药外，还要注意观察患者的服药效果及药物的副作用，以利于医生及时调整药物剂量与种类。

（2）鼓励早期患者多作主动运动，尽量继续工作，培养业余爱好。

（3）积极进行功能锻炼，尤其是姿势与步态的训练。日常生活尽量让患者自己完成，但要注意保护患者，防止患者跌跤。

（4）多吃蔬菜、水果或蜂蜜，防止便秘；避免刺激性食物、烟、酒等。

（5）对晚期卧床不起的患者，应帮助其勤翻身，在床上多作被动运动，以防止关节固定、褥疮和坠积性肺炎的发生。

七、痴呆

（一）病因

产生痴呆的疾病很多，有以痴呆作为突出症状的疾病。有伴有其他神经征象的痴呆综合征和具有痴呆征象的全身疾病。但痴呆的共同表现是：早期反应能力降低，对外界事物不能认真分析，容易疲劳。随着病情发展，出现记忆障碍，严重的记忆障碍造成定向紊乱，患者不能分辨方位与时间。病情进一步发展，可以出现思维能力障碍、性格改变与情感障碍。表现为言语杂乱无章、急躁易怒、谨小慎微、自私自利、哭笑无常。所有痴呆患者病情严重时可发展到完全丧失生活能力，终日不吃不喝，卧床不起，直到昏迷、衰竭，最后死亡。

（二）临床表现

痴呆是以严重的智能衰退为主要表现的疾病，即可能由于大脑器质性的损害引起，也可能由于大脑功能性的异常引起。儿童智能发育不全一般不属于痴呆，因为痴呆通常是指智能已相当成熟后，由于某种原因又逐渐衰退。

大脑的许多疾病可以引起痴呆。有些疾病如颅内肿瘤、脑血管病、慢性硬膜下血肿等引起的痴呆可以进行治疗，通过有效地治疗可以终止痴呆的发展。

（三）护理

1. 轻型的痴呆患者

轻型的痴呆患者仍然保持一定的工作能力和独立生活能力。不需要特别的照顾，只要家人经常提醒就可以了。还可经常帮助患者做智力练习，以及唠家常、看电视和力所能及的计算等。

2. 比较重的痴呆患者

比较重的痴呆患者记忆力不好，出门回不了家，见了熟人分不清，还可能出现行为异常。这时，出门需要人伴随，生活要有人照顾，情绪激动时要劝解、安慰患者，必要时可督促患者服用一些镇静药。对合并妄想、抑郁的患者要加强看护，防止自伤和伤人，并可在医生的指导下服用一些抗精神病的药物。

3. 晚期的痴呆患者

不思饮食、卧床不起。此时，护理特别重要。护理的目的是防止各种并发症，尽力维持患者生命功能。

（1）营养供给，要定时协助患者进食。对拒食的患者，要百般劝慰，实在不能主动进食的患者要下鼻饲管。食物要易于消化并富于营养，鼻饲液可为牛奶、米汤、肉汤等。每天 4～5 次，每次 200～350ml。

（2）注意与患者接触、亲近，特别是对还保存一定思想感情的患者，要在语言上多加鼓励和安慰，使其精神有所寄托。因为有一些痴呆患者，很容易受精神刺激，甚至在一次精神刺激后病情加重。

（3）防止呼吸道感染。季节变化时，家人要及时为患者加减衣服；保持室内温度不冷不热、空气流通；避免与感冒患者接触。一旦感冒，要立即治疗。

（4）防止褥疮（压力伤）。经常帮助患者翻身，及时清理患者的大、小便。另外，可经常给患者擦浴、按摩，对容易受压的部位如骶部、髋关节等处，可垫软枕，以防过度受压。

八、昏迷

（一）病因

引起昏迷的原因有 2 个方面，一个是

由于大脑病变引起的昏迷，这包括脑血管疾病（如脑出血、脑梗死等）、脑外伤、脑肿瘤、脑炎、中毒性脑病等；另一个是由于全身疾患引起的昏迷，这包括酒精中毒、糖尿病酸中毒、尿毒症、肝昏迷、一氧化碳中毒等。

（二）临床表现

昏迷是意识完全丧失的一种严重情况。患者对语言无反应，各种反射（如吞咽反射、角膜反射、瞳孔对光反射等）呈不同程度的丧失。

日常生活中，我们经常遇到如下 2 种情况，一种是我们身边突然出现患者昏迷；另一种是患者因脑血管病或颅脑外伤等已昏迷一定时期，病情稳定后需要回家中恢复和休养。做好这 2 种情况下昏迷患者的护理是护理的重点。

（三）护理

1. 突发昏迷患者护理

当我们身边突然出现疑似昏迷的患者时，鉴别患者是否昏迷最简单的办法是用棉芯轻触一下患者的角膜，正常人或癔症患者都会出现眨眼动作，而昏迷，特别是深昏迷患者毫无反应。当确定患者昏迷时，应尽快送患者到医院抢救。在护送患者去医院途中，要注意做好如下几点。

①要使患者平卧，头偏向一侧，以保持呼吸道通畅。②患者有活动性假牙，应立即取出，以防误入气管。③注意给患者保暖，防止受凉。④密切观察病情变化，经常呼唤患者，以了解意识情况。对躁动不安的患者，要加强保护，防止意外损伤。

2. 对于长期昏迷的患者护理

（1）饮食护理：应给予患者高热量、易消化流质食物；不能吞咽者给予鼻饲。

鼻饲食物可为牛奶、米汤、菜汤、肉汤和果汁水等。另外，也可将牛奶、鸡蛋、淀粉、菜汁等调配在一起，制成稀粥状的混合奶，鼻饲给患者。每次鼻饲量 200～350ml，每日 4～5 次。鼻饲时，应加强患者所用餐具的清洗、消毒。

（2）保持呼吸道通畅，防止感冒：长期昏迷的患者机体抵抗力较低，要注意给患者保暖，防止受凉、感冒。患者无论取何种卧位都要使其面部转向一侧，以利于呼吸道分泌物的引流；当患者有痰或口中有分泌物和呕吐物时，要及时吸出或抠出；每次翻身变换患者体位时，轻叩患者背部等，以防吸入性或坠积性肺炎的发生。

（3）预防褥疮：昏迷患者预防褥疮最根本的办法是定时翻身，一般每 2～3h 翻身 1 次。另外，还要及时更换潮湿的床单、被褥和衣服。现介绍 1 人翻身法（以置患者于左侧卧位为例）：第一步家属站于患者右侧，先使患者平卧，然后将患者双下肢屈起；第二步家属将左手臂放于患者腰下，右手臂置于患者大腿根下部，然后将患者抬起并移向右侧（家属侧），再将左手放在患者肩下部，右手放于腰下，抬起、移向右侧；第三步将患者头、颈、躯干同时转向左侧即左侧卧位；最后在患者背部、头部各放一枕头，以支持其翻身体位，并使患者舒适。

（4）预防烫伤：长期昏迷的患者末梢循环不好，冬季时手、脚越发冰凉。家人在给患者使用热水带等取暖时，一定要注意温度不可过高，一般<50℃，以免发生烫伤。

（5）防止便秘：长期卧床的患者容易便秘，为了防止便秘，每天可给患者吃一些香蕉及蜂蜜和含纤维素多的食物，每日早、晚给患者按摩腹部。3d 未大便者，应服用麻仁润肠丸或大黄苏打片等缓泻药，必要时可用开塞露帮助排便。

（6）防止泌尿系感染：患者如能自行排尿，要及时更换尿湿的衣服、床单、被褥。如患者需要用导尿管帮助排尿，每次清理患者尿袋时要注意无菌操作，导尿管要定期更换。帮助患者翻身时，不可将尿袋抬至高于患者卧位水平，以免尿液反流造成泌尿系感染。

（7）防止坠床：躁动不安的患者应安装床挡，必要时使用保护带，防止患者坠床、摔伤。

（8）预防结膜、角膜炎：对眼睛不能闭合者，可给患者涂用抗生素眼膏并加盖湿纱布，以防结、角膜炎的发生。

（9）一般护理：每天早、晚及饭后给患者用盐水清洗口腔，每周擦澡 1～2 次，每日清洗外阴 1 次，隔日洗脚 1 次等。

（张兰芳）

第五章　手术室护理技术

第一节　概述

手术是利用刀、剪等器械在活体上所完成的局部操作，是治疗及诊断疾病的一种重要的外科手段。应用手术帮助诊治疾病的同时，也给机体造成了机械性损伤，甚至发生意外。所以要做好围术期护理。围术期是指从确定手术时起，至手术后患者痊愈为止的一段时间。围术期包括3个阶段，即手术前、手术中和手术后期。围术期护理的目的，是增强患者对手术的耐受力，防止手术后并发症的发生，尽快地促进康复。

按照时限性，手术可分为。

1. 急症手术

需要在最短时间内，进行必要的术前准备后迅速实施手术，及时挽救患者生命，如器官破裂、穿孔或坏死、严重损伤、大血管破裂等。

2. 限期手术

术前准备的时间，由于病情的影响而受到一定的限制，不应延迟过久，在尽可能短的时间内做好术前准备，进行适时手术，如恶性肿瘤根治术。

3. 择期手术

术前准备时间的长短，基本上不影响病情的变化，可在充分的术前准备后进行手术，如一般良性肿瘤切除术、易复性腹外疝修补术等。

（任艳霞）

第二节　手术室布局和净化

手术是外科治疗的重要手段。随着医学科学的发展，外科技术也迅猛发展，为适应外科手术的发展，对手术室的建筑也提出了更高的要求。

一、手术室的建筑布局

根据不同的内部装修、设备及空调系统，可将手术室分为普通手术室和净化手术室2类。

（一）普通手术室

手术室应有较好的无菌条件，临近外科病房、重症监护室、血库、病理科等。手术室一般应设在低层建筑的上层或顶层，高层建筑2～4层，可获得较好的大气环境。普通手术室采用通风换气系统，可用中央式、分体式和柜式等。手术室的门窗关闭应紧密以防止尘埃和飞虫进入。地面和墙壁应光滑、无孔隙、易清洗和不易受化学消毒剂侵蚀。墙面最好用油漆或用瓷砖，不宜有凹凸。地面可采用水磨石材料，可设地漏。墙面、地面及天花板交界处呈弧形，防止积聚尘埃。一般大手术室面积50～60m²，中手术间面积30～40m²，小手术间面积 20～30m²，室内净高 3m，走廊宽 2.2～2.5m。温度保持在 22～25℃，相对湿度 50%～60%。

(二) 洁净手术间

洁净手术间是通过采用净化空调系统，有效控制室内的温度湿度和尘埃含量，实现理想的手术环境。既能降低手术感染率，又可提高手术质量。手术间应选择在大气含尘浓度较低，自然环境较好的地方。避免在有严重空气污染、交通频繁、人流集中的环境。洁净手术室应有洁净走廊和污染走廊，做到洁污分流，减少交叉感染。污物走廊除作为污物通道外，还作为参观走廊以减少进出手术间的人数对手术间空气的污染，同时污物走廊使得手术间门不直接通往室外，这样既减少室外环境对手术间的污染，也便于手术间固定窗的清洁。

(三) 手术室分区

手术室分为 3 区，即限制区、非限制区和半限制区。限制区包括手术间、洗手间、手术间内走廊、无菌物品间、储药室、麻醉准备室；半限制区包括器械室、敷料室、器械清洗室、消毒室、手术间外走廊、恢复室等；非限制区包括办公室、会议室、实验室、标本室、污物室、资料室、示教室、值班室、更衣室、医护人员休息室等。3 区必须严格分区。

(四) 手术间房间的配置

(1) 手术间：手术间应设立急诊手术间和感染手术间。由于急诊手术患者时间紧迫，手术前准备不充分，创口清洁度差等原因，急诊手术间应设在限制区的最外面；感染手术具有污染性或传染性，应设在最近外走廊的一端，尽量减少对其他手术间的污染。

(2) 洗手间：应采用分散布置的方式，以便使消毒过手的手术人员通过最近的距离进入手术间。通常设在 2 个手术间之间，洗手间有自动出水龙头、洗手液、擦手液、无菌毛巾、消毒毛刷、计时钟。

(3) 无菌物品间：无菌手术器械、敷料、1 次性手术用品等放在此间。室内物品架应距离墙壁 5cm、距离房顶 50cm、距离地面 20cm。如无空气净化装置，需备有消毒装置，使用有门的物品柜定期消毒。

(4) 储药间：室内备有各种注射液、常用药物、急救药物、麻醉药物、外用药物、消毒液等，备有冰箱存放药物。

(5) 消毒间：设有高温高压蒸汽灭菌器、低温灭菌器、气体灭菌器、煮沸消毒锅等。

(6) 麻醉准备间：备有各种麻醉插管用具、导管、呼吸囊、急救箱等。

(7) 器械准备室：采用玻璃器械柜，按专科分类放手术器械，便于使用、清点和包装。备有长方形桌用于准备器械包。

(8) 敷料室：设壁柜式放物柜。柜的大小应按敷料相应尺寸、类别进行设计，便于存放。

(9) 清洗室：备有多个水池，排水量要够大，排水管要利于拆卸便于清除堵塞物。水池、清洁工具应严格按用途分类使用，有条件可安装器械自动清洗机。

(10) 麻醉恢复室：有交换车或病床、氧气、负压吸引器、监护仪、呼吸机、起搏器、除颤器及各种药品等。

(五) 手术间室内设置要求

(1) 墙面：应使用具有光滑、少缝、易清洁、易消毒、耐腐蚀、保温、隔声、防火的材料。颜色采用浅绿、淡蓝为佳，能消除术者视觉疲劳，齐墙面安装阅片灯和控制面板等。

（2）地面：采用抗静电塑料地板，具有防滑、抗菌、保温、隔声、防火、易刷洗等特点，不设地漏。墙面与地面的交界处呈弧形，防积尘埃。

（3）门：采用滑动密闭推拉门或电动门、感应门，具有移动轻快、隔声、密闭、坚固、耐用等特点，可维护房间正压。门上有玻璃小窗利于观察和采光。手术间设有前后门，前门通向内走廊，后门通向外走廊。

（4）窗：采用双层密闭玻璃窗，与墙面取齐，不留窗台避免积灰，有利于采光和从外走廊向内观察。2层玻璃之间可安装电控或手摇的百叶窗，以便窥镜手术时采光。

（5）医用供气系统：手术间有氧气、氧化亚氮、二氧化碳、压缩空气、麻醉废气的排除管道及负压吸引等终端，一式两套，分别安装在吊塔和墙上。吊塔分旋转吊塔、固定吊塔2种。旋转吊塔移动方便、随意取向，便于麻醉机调整位置，不妨碍手术操作，尤其适用于颅脑、颜面部手术，但造价高。在使用固定吊塔时，吊塔与墙上的气体终端要错开，即当吊塔安装在手术床左侧时，墙上的终端尽量安装在右侧，以便在头部手术时，麻醉机及其管道能有效避开手术野。每个终端要有明显标记，并有不同的颜色区别，以防误插。

（6）供电系统：每个手术间至少设3组电插座，最好每侧墙1组。每组插座上有4个多用插口（能插不同规格插头）。安装插座时，注意平齐手术床的中后部，以便在使用高频电刀等仪器时近距离连接。手术时尽量使用吊塔上的插座，不用接线板，避免地面拉线过多。有备用供电系统，每个手术间有独立的配电箱，带保险管电源插座，以防一个手术间故障影响整个手术

室工作。

（7）数据、通信系统：每个手术间有温度、湿度表，温度调节开关、医用数据通讯系统，内部电话系统接口，电脑联网插口等。手术室最好具有对讲、群呼等功能系统，以便迅速、及时沟通信息或紧急呼叫，争取抢救时机。备有播放背景音乐系统，可创造一个轻松的手术环境，减轻患者的恐惧感。

（8）电视教学系统：在无影灯上安装正中式、旁置式或单悬臂可移动摄像头接口，建立图像传出系统，减少进入手术间的观摩人员。

（9）壁柜的设计：室内设计时，对空位应尽量利用，安装与墙壁厚度一致的不同规格与用途的壁柜，如物品柜、液体柜、踏脚凳柜、体位垫柜、吸引瓶柜和除颤器柜等。使手术间物品密闭化、定位化，有利于保持整齐，减少手术用房，减少积灰，避免频繁开门取物扰乱空气流层，确保护士在位率高等优点。

二、手术室空气净化

手术室中空气的类型、总量及供气和循环方式对由空气传播的微生物在手术区上方的积聚有很大影响。供给手术室的空气应尽可能没有细菌。中央空调系统中的高效空气过滤器可减少在循环空气中的细菌。惯用的通气系统每小时应使室内空气更新25次，以尽量减少灰尘颗粒的积聚。用空气层流时，空气持续恒定的单向直线流动，或为水平方向，或为垂直方向、安装在手术室内的独立装置，包括通气管、过滤器和支持系统，将手术区域室内四周的环境隔离开，空气只通过装置1次，即被排除。空气更换次数因设备而异，高者可每小时250次。

（一）手术室空气净化分型

1. 按气流分型

（1）乱流型：流线不平行、流速不均匀、方向不单一，有交叉回旋的气流流过工作区整个截面。

（2）层流型：流线平行、流速均匀、方向单一的气流流过房间工作区整个截面的洁净室。又分为垂直层流和水平层流。气流垂直于地面的为垂直单向流洁净室；气流平行于地面的为水平单向流洁净室。

（3）辅流型：气流流线似向一个方向流动，性能接近水平单向流。

（4）混流型：又称局部单向流，用满布比来区分。垂直流满布比＜60%，水平流＜40%，均属于局部单向流。

2. 按净化空间分型

（1）全室净化：采用天花板或单侧墙全部送风，使整个手术间达到所要求的洁净度。这是一种比较高级的净化方式，但由于手术野以外区域空气洁净度对手术切口污染不大，而全室空气净化造价高，因而建设受到一定限制。

（2）局部净化：仅对手术区采用局部顶部送风或侧送风，使手术区达到所要求的洁净度。一般认为，以手术床为中心的 $2.4m \times 1.2m$ 的范围是手术室无菌要求最严格的部位。

3. 按用途分型

（1）工业洁净室：以无生命微粒的控制为对象。主要控制无生命微粒对工作对象的污染。

（2）生物洁净室：以有生命微粒控制为对象，分为一般生物洁净室、生物学安全洁净室。

（二）手术室净化级别

空气洁净的程度以含尘浓度来衡量的。含尘浓度越高则净化洁净度越低；反之则越高。空气洁净手术室指空气洁净度不低于 100 000 级的手术室。根据每立方米中粒径 $\geq 0.5\mu m$ 空气灰尘粒子数的多少，洁净手术室可分为 100、1000、10 000、100 000 级 4 种。其中，数字越高，净化级别越低。

（1）100 级：粒径 $\geq 0.5\mu m$ 的尘粒数 $0.35 \sim 3.5$ 个/L。

（2）1000 级：粒径 $\geq 0.5\mu m$ 的尘粒数 $3.5 \sim 35$ 个/L。

（3）10000 级：粒径 $\geq 0.5\mu m$ 的尘粒数 $35 \sim 350$ 个/L。

（4）100000 级：粒径 $> 10.5\mu m$ 的尘粒数 $350 \sim 3500$ 个/L。

（任艳霞）

第三节　手术室规章制度

随着科技的不断发展，外科手术也日益更新、不断完善，新技术新设备不断投入临床使用，对手术室提出了更高的要求，手术室必须建立一套科学的管理和严密的组织分工，健全的规章制度和严格的无菌技术操作常规，创造一个安静、清洁、严肃的良好工作环境。由于手术室负担着繁重而复杂的手术医疗和抢救患者的工作，具有工作量大，各类工作人员流动性大等特点。造成手术室工作困难。因而，要求各类工作人员务必严格贯彻遵守手术室各项规章制度。

一、手术室管理制度

（一）手术室基本制度

（1）为严格执行无菌技术操作，除参加手术的医疗人员和有关工作人员外，其他人员一律不准进入手术室（包括直系家属）。患有呼吸道感染，面部、颈部、手部有创口或炎症者，不可进入手术室，更不能参加手术。

（2）手术室内不可随意跑动或嬉闹，不可高声谈笑、喊叫，严禁吸烟，保持肃静。

（3）凡进入手术室人员，必须按规定更换手术室专用的手术衣裤、口罩、帽子、鞋等。穿戴时头发、衣袖不得外露，口罩遮住口鼻。外出时更换指定的外出鞋。

（4）手术室工作人员，应坚守工作岗位，不得擅离、接私人电话和会客，遇有特殊情况必须和护士长联系后，把工作妥善安排，方准离开。

（二）手术室参观制度

如无教学参观室，必须进入手术室者，应执行以下制度。

（1）外院来参观手术者，须经医务科同意；院内来参观者征得手术室护士长同意后，方可进入手术室。

（2）学员见习手术须按计划进行，由负责教师联系安排。

（3）参观及见习手术者，先到指定地点，更换参观衣裤、帽子、口罩及拖鞋。

（4）参观及见习手术者，手术开始前在更衣室等侯，手术开始时方可进入手术间。

（5）参观及见习手术者，严格遵守无菌原则，接受医护人员指导，不得任意走动和出入。

（6）每一手术间参观人员不得超过2人，术前1d手术通知单上注明参观人员姓名。

（7）对指定参观手术人员发放参观卡，持卡进入，用后交回。

（三）更衣管理制度

（1）手术人员包括进修医生进入手术室前，必须先办理登记手续，如科室、姓名及性别等，由手术室安排指定更衣柜和鞋柜，并发给钥匙。

（2）进入手术室先换拖鞋，然后取出手术衣裤、帽子和口罩到更衣室更换，穿戴整齐进入手术间。

（3）手术完毕，交回手术衣裤、口罩和帽子，放入指定衣袋内，将钥匙退还。

（4）管理员必须严格根据每日手术通知单，手术者名单，发给手术衣裤和更衣柜钥匙，事先未通知或未写入通知单内的人员，一律不准进入手术室。

（四）更衣室管理制度

（1）更衣室设专人管理，保持室内清洁整齐。

（2）脱下的衣裤、口罩和帽子等放入指定的袋内，不得随便乱扔。

（3）保持淋浴间、便池清洁，便后立即冲净，并将手纸丢入筐内，防止下水道阻塞。

（4）除参加手术人员在工作时间使用淋浴外，任何人不得随意使用淋浴并互相监督。

（5）参加手术人员应保持更衣室清洁整齐，严禁吸烟，谨防失火，随时关紧水龙头和电源开关，爱护一切公物。

二、手术室工作制度

（一）手术间清洁消毒制度

（1）保持手术间内医疗物品清洁整齐，每日手术前后，用固定抹布擦拭桌面、窗台、无影灯及托盘等，擦净血迹，托净地面，通风消毒。

（2）手术间每周扫除1次，每月彻底大扫除1次，扫除后空气消毒，并作空气细菌培养。手术间拖把、敷料桶等应固定使用。

（3）每周室内空气培养1次，细菌数不得超过500个/m³。如不合格，必须重新关闭消毒，再作培养，合格后方可使用。

（4）污染手术后，按不同类型分别按消毒隔离制度处理。

（二）每日手术安排制度

（1）每日施行的常规手术，由手术科负责医生详细填写手术通知单，一式三份，于手术前1d按规定时间送交手术室指定位置。

（2）无菌手术与污染手术应分室进行，若无条件时，先做无菌手术，后做污染手术。手术间术后须按消毒隔离制度处理后方可再使用。

（3）临时急诊手术，由值班负责医生写好急诊手术通知单送交手术室。如紧急抢救危重手术，可先打电话通知，手术室应优先安排，以免延误抢救时间，危及患者生命。

（4）夜间及节假日应有专人值班，随时进行各种急诊手术配合。

（5）每日施行的手术应分科详细登记，按月统计上报。同时经常和手术科室联系，了解征求工作中存在的问题，研究后及时纠正。

（三）接送患者制度

（1）接送患者一律用平车，注意安全，防止坠床。危重患者应有负责医生陪送。

（2）接患者时，严格查对制度，对床号、住院号、姓名、性别和年龄，同时检

查患者皮肤准备情况及术前医嘱执行情况，衣裤整洁，嘱解便后携带患者病历和输液器等，随时推入手术室。患者贵重物品，如首饰、项链、手表等不得携入手术室内。

（3）患者进入手术室后必须戴手术帽，送到指定手术间，并与巡回护士当面交接，严格做好交接手续。

（4）患者进入手术间后，卧于手术台上，防止坠床。核对手术名称和部位，防止差错。

（5）患者步行入手术室者，更换指定的鞋、帽后护送到手术间，交巡回护士做好病历物品等交接手续。

（6）危重和全麻患者，术后由麻醉医生和手术医生送回病房。

（7）护送途中，注意保持输液通畅。至病房后详细交代患者术后注意事项，交清病历和输液输血情况及随带的物品，做好交接手续并签名。

（四）送标本制度

（1）负责保存和送检手术采集标本，放入10％甲醛溶液标本容器内固定保存，以免丢失。

（2）病理申请单填写不全、污染、医生未签字，通知医生更正，2d内不改者按不要处理。

（3）负责医生详细登记患者姓名、床号、住院号、科室、日期在登记本上签名，由手术室专人核对，每日按时与病理科交接，查对后互相签名。

（五）借物制度

（1）凡手术室物品、器械，除抢救外一律不准外借。特殊情况需要经医务科批准方可外借。

（2）严格执行借物登记手续，凡经批

准或经护士长同意者，应登记签字。外借物品器械，如有损坏或遗失，及时追查，照价赔偿。

（3）外借物品器械，应消毒处理后方可使用。

（六）安全制度

（1）手术室电源和蒸汽设备应定期检查，手术后应拔去所有电源插销，检查各种冷热管道是否漏水漏气。

（2）剧毒药品应标签明确，专柜存放，专人保管，建立登记簿，经仔细检对后方能取用。

（3）各种易燃药品及氧气筒等，应放置指定通风阴暗地点，专人领取保管。

（4）各手术间无影灯、手术床、接送患者平车等应定期检查其性能；检查各种零件、螺丝、开关等是否松解脱落，使用时是否正常运转。

（5）消防设备、灭火器等，应定期检查。

（6）夜班和节假日值班人员交班后，应检查全手术室水电、门窗是否关紧，手术室大门随时加锁。非值班人员不得任意进入手术室。

（7）发生意外情况，应立即向有关部门及院领导汇报。

（李乐彩）

第四节　手术室护理人员的工作职责

现代科学技术的发展，对我们的护理职业提出了更高的要求。另外，创新的许多科学仪器和新设备，扩大了手术配合工作范围同时也增加工作难度，因此手术室护士必须有热爱本职工作和广泛的知识和技术，才能高标准的完成各科日益复杂的手术配合任务。

一、手术室护士应具备的素质

护理人员在工作中应不断提高个人素质，加强对护理事业重要意义的认识，把护理工作看作是光荣的神圣的职业。因此，要努力做到以下几点。

（一）具有崇高的医德和奉献精神

一名护士的形象，通过它的精神面貌和行动表现出内在的事业品德素质，胜过一个护士的经验和业务水平所起的作用。也可能给患者带来希望、光明和再生。所以，护士要具备高尚的医德和崇高的思想，具有承受压力、吃苦耐劳、献身的精神，并有自尊、自爱、自强的思想品质。为护理科学事业的发展做出自己的贡献，无愧于白衣天使的光荣称号。

（二）树立全心全意为患者服务的高尚品德

手术室的工作和专业技术操作都具有独特性。要求手术室护士必须自觉的忠于职守、任劳任怨，无论工作忙闲、白班夜班都要把准备工作、无菌技术操作、贯彻各种规章制度等认真负责地做好。对患者要亲切、和蔼、诚恳，不怕脏、不怕累、不厌烦，使患者解除各种顾虑，树立信心，主动与医护人员配合，争取早日康复。

（三）要有熟练的技能和知识更新

随着医学科学的发展，特别是外科领域手术学的不断发展，新的仪器设备不断出现，因而护理工作范围也日益扩大，要求也越来越高。护理工作者如无广泛的有关学科的基本知识，对今天护理的工作复杂技能就不能理解和担当。所以今天作为一名有远大眼光的护士，必须熟悉各种有关护理技能的基本知识，才能达到最高的职业效果。护理学亦成为一门专业科学，因此，作为一名手术室护士，除了伦理道德修养外，还应有基础医学、临床医学和医学心理学等新知识。努力学习解剖学、生理学、微生物学、化学、物理学，以及各种疾病的诊断和治疗等知识，特别是外科学更应深入学习。此外，还要了解各种仪器的基本结构、使用方法，熟练掌握操作技能。只有这样，才能高质量完成护理任务。

二、手术室护士长应具备的条件

护理工作范围极广，有些工作简单、容易，有些工作却很复杂，需要有高度的判断力和精细的技术、熟练的技巧。今天的护理工作，一个人已不能独当重任，而需要既分工又协作来共同完成。因此，必须有一名护士长，把每个护理人员的思想和行为统一起来，才能使人的积极性、主动性和创造性得到充分发挥，团结互助，共同完成任务。护士长应具备的条件归纳如下。

（一）有一定的领导能力及管理意识

有一整套工作方法和决策能力。善于出主意想办法，提出方案，做出决定，推动下级共同完成。并具有发现问题、分析问题的能力，了解存在问题的因素，掌握本质，抓住关键，分清轻重缓急，提出中肯意见。出现无法协商的问题时能当机立断，勇于负责。有创新的能力，对新事物敏感，思路开阔，能提出新的设想。要善于做思想工作。能否适时的掌握护士的心理动向，并进行针对性的思想教育，使之

正确对待个人利益和整体利益的关系，不断提高思想水平，是提高积极性和加强凝聚力最根本的问题。

（二）有一定组织能力和领导艺术

管理是一门艺术，也是一门科学。首先处理好群体间人际关系。护士长需要具有丰富的才智和领导艺术，才能胜任手术室护士护理管理任务。具体要求如下。

（1）护士长首先应把自己置身于工作人员之中，经常想到自己与护士之间只是分工的不同，而无地位高低之分。要有民主作风，虚心听取护士的意见，甚至批评意见，认真分析，不埋怨、不沮丧、不迁怒于人，有助于建立自己的威信。

（2）护士长首先想到的是人，是护士和工作人员，而不是自己，不管是关心任务完成情况，还要关心她们的生活、健康、思想活动及学习情况等。都使每个护士和工作人员亲身感到群体的温暖，对护士长产生亲切感。

（3）护士长要善于调动护士的积极性，培养集体荣誉感，善于抓典型，树标兵，运用先进榜样推动各项手术室工作，充分调动护士群体的积极性，护士长的领导作用才能得到体现。

（三）有较高的素质修养

手术室护士长应较护士具备更高的觉悟和更多的奉献精神。科里出现的问题应主动承担责任，实事求是向上级反映，不责怪下级。凡要求护士做到的，首先自己要做到，严格要求自己，树立模范行为，才能指挥别人。要注意廉洁，不要利用工作之便谋私，更不能要患者的礼物，注意自身形象。此外，要做到知识不断更新，经常注意护理方面的学术动态，接受新事

物，在这方面应较护士略高一筹，使护士感到护士长是名副其实的护理业务带头人。

三、手术室护士的分工和职责

（一）洗手护士职责

（1）洗手护士必须有高度的责任心，对无菌技术有正确的概念。如有违反无菌操作要求者，应及时提出纠正。

（2）术前了解患者病情，具体手术配合，充分估计术中可能发生的意外，术中与术者密切配合，保证手术顺利完成。

（3）洗手护士应提前 30min 洗手，整理无菌器械台上所用的器械、敷料、物品是否完备，并与巡回护士共同准确清点器械、纱布脑棉、缝针，核对数字后登记于手术纪录单上。

（4）手术开始时，传递器械要主动、敏捷、准确。器械用过后，迅速收回，擦净血迹。保持手术野、器械台的整洁、干燥。器械及用物按次序排列整齐。术中可能有污染的器械和用物，按无菌技术及时更换处理，防止污染扩散。

（5）随时注意手术进行情况，术中若发生大出血、心脏骤停等意外情况，应沉着果断及时和巡回护士联系，尽早备好抢救器械及物品。

（6）切下的病理组织标本防止丢失，术后将标本放在 10% 甲醛溶液中固定保存。

（7）关闭胸腹腔前，再次与巡回护士共同清点纱布及器械数，防止遗留在体腔中。

（8）手术完毕后协助擦净伤口及引流管周围的血迹，协助包扎伤口。

（二）巡回护士职责

（1）在指定手术间配合手术，对患者的病情和手术名称应事先了解，做到心中有数，有计划的主动配合。

（2）检查手术间各种物品是否齐全、适用。根据当日手术需要落实补充、完善一切物品。

（3）患者接来后，按手术通知单核对姓名、性别、床号、年龄、住院号和所施麻醉等，特别注意对手术部位（左侧或右侧），不发生差错。

（4）安慰患者，解除思想顾虑。检查手术区皮肤准备是否合乎要求，患者的假牙、发卡和贵重物品是否取下。将患者头发包好或戴帽子。

（5）全麻及神志不清的患者或儿童，应适当束缚在手术台上或由专人看护，防止发生坠床。根据手术需要固定好体位，使手术野暴露良好。注意患者舒适，避免受压部位损伤。用电刀时，负极板要放于臀部肌肉丰富的部位，防止灼伤。

（6）帮助手术人员穿好手术衣，安排各类手术人员就位，随时调整灯光，注意患者输液是否通畅。输血和用药时，根据医嘱仔细核对，避免差错。补充室内手术缺少的各种物品。

（7）手术开始前，与洗手护士共同清点器械、纱布、缝针及线卷等，准确地登记于专用登记本上并签名。在关闭体腔或手术结束前和洗手护士共同清点上述登记物品，以防遗留体腔或组织内。

（8）手术中要坚守工作岗位，不可擅自离开手术间，随时供给手术中所需一切物品，经常注意病情变化。重大手术充分估计术中可能发生的意外，做好应急准备工作，及时配合抢救。监督手术人员无菌技术操作，如有违犯，立即纠正。随时注意手术台一切情况，以免污染。保持室内清洁、整齐、安静，注意室温调节。

（9）手术完毕后，协助术者包扎伤口，向护送人员清点患者携带物品。整理清洁手术间，一切物品归还原处，进行空气消毒，切断一切电源。

（10）若遇手术中途调换巡回护士，须做到现场详细交待，交清患者病情，医嘱执行情况，输液是否通畅，查对物品，在登记本上互相签名。必要时通知术者。

（三）夜班护士职责

（1）要独立处理夜间一切患者的抢救手术配合工作，必须沉着、果断、敏捷、细心地配合各种手术。

（2）要坚守工作岗位，负责手术室的安全，不得随意外出和会客。大门随时加锁，出入使用电铃。

（3）白班交接班时，如有手术必须现场交接，如患者手术进行情况和各种急症器械、物品、药品等。认真写好交接班本，当面和白班值班护士互相签名。

（4）接班后认真检查门窗、水电、氧气，注意安全。

（5）严格执行急症手术工作人员更衣制度和无菌技术操作规则。

（6）督促夜班工友清洁工作，保持室内清洁整齐，包括手术间、走廊、男女更衣室、值班室和办公室。

（7）凡本班职责范围内的工作一律在本班完成，未完不宜交班，特殊情况例外。

（8）每晨下班前，巡视各手术间、辅助间的清洁、整齐、安全情况。详细写好交接班报告，当面交班后签字方可离去。

（四）器械室护士职责

（1）负责手术科室常规和急症手术器械准备及料理工作，包括每日各科手术通知单上手术的准备供应，准确无误。

（2）保证各种急症抢救手术器械物品的供应。

（3）定期检查各类手术器械的性能是否良好，注意器械的关节是否灵活，有无锈蚀等，随时保养、补充、更新，做好管理工作，保证顺利使用。特殊精密仪器应专人保管，损坏或丢失时，及时督促寻找，并和护士长联系。

（4）严格执行借物制度，特殊精密仪器需要取得护士长同意后，2人当面核对并签名后方能外借。

（5）保持室内清洁整齐，包括器械柜内外整齐排列，各科器械柜应贴有明显的标签。定期通风消毒。

（五）敷料室护士职责

（1）制订专人负责管理。严格按高压蒸汽消毒操作规程使用。定期监测灭菌效果。

（2）每天上午检查敷料柜1次，补充缺少的各种敷料。

（3）负责一切布类敷料的打包，按要求保证供应。

（六）技师职责

（1）负责对各种仪器使用前检查，使用时巡查，使用后再次检查其运转情况，以保证各种电器、精密仪器的正常运转。

（2）定期检查各种器械台、接送患者平车的零件和车轮是否运转正常，负责各种仪器的修理或送交技工室修理。

（3）坚守工作岗位，手术过程中主动巡视各手术间，了解电器使用情况。有问题时做到随叫随到随维修。协助器械组检查维修各种医疗器械。

（4）帮助护士学习掌握电的基本知识和各种精密仪器基本性能、使用方法与注意事项等。

（李乐彩）

第五节　手术前患者的护理

从患者确定进行手术治疗，到进入手术室时的一段时间，称手术前期。这一时期对患者的护理称手术前患者的护理。

一、护理评估

1. 健康史

（1）一般情况：注意了解患者的年龄、性别、职业、文化程度和家庭情况等；对手术有无思想准备、有无顾虑和思想负担等。

（2）现病史：评估患者本次疾病发病原因和诱因；入院前后临床表现、诊断及处理过程。重点评估疾病对机体各系统功能的影响。

（3）既往史：①了解患者的个人史、宗教史和生活习惯等情况。②详细询问患者有无心脏病、高血压、糖尿病、哮喘、慢性支气管炎、结核、肝炎、肝硬化、肾炎和贫血等病史，以及既往对疾病的治疗和用药等；③注意既往是否有手术史，有无药物过敏史。

2. 身体状况

（1）重要器官功能状况：如心血管功能、肺功能、肾功能、肝功能、血液造血功能、内分泌功能和胃肠道功能状况。

（2）体液平衡状况：手术前，了解脱水性质、程度、类型、电解质代谢和酸碱失衡程度，并加以纠正，可以提高手术的安全性。

（3）营养状况：手术前，若有严重营养不良，术后容易发生切口延迟愈合、术后感染等并发症。应注意患者有无贫血、

水肿，可对患者进行身高、体重、血浆蛋白测定、肱三头肌皮褶厚度、氮平衡试验等检测，并综合分析，以判断营养状况。

3. 辅助检查

（1）实验室检查：①常规检查：血常规检查应注意有无红细胞、血红蛋白、白细胞和血小板计数异常等现象；尿常规检查应注意尿液颜色、比重，尿中有无红、白细胞；大便常规检查应注意粪便颜色、性状、有无出血及隐血等；②凝血功能检查：包括测定出凝血时间、血小板计数和凝血酶原时间等；③血液生化检查：包括电解质检查、肝功能检查、肾功能检查和血糖检测等。

（2）影像学检查：查看 X 线、CT、MR、B 超等检查结果，评估病变部位、大小、范围及性质，有助于评估器官状态和手术耐受力。

（3）心电图检查：查看心电图检查结果，了解心功能。

4. 心理-社会状况

术前，应对患者的个人心理和家庭社会心理充分了解，患者大多于手术前会产生不同程度的心理压力，出现焦虑、恐惧、忧郁等反应，表现为烦躁、失眠、多梦、食欲下降和角色依赖等

二、护理诊断及合作性问题

1. 焦虑和恐惧

与罹患疾病、接受麻醉和手术、担心预后及住院费用等有关。

2. 知识缺乏

如缺乏有关手术治疗、麻醉方法和术前配合等知识。

3. 营养失调

低于机体需要量与原发疾病造成营养物质摄入不足或消耗过多有关。

4. 睡眠型态紊乱

疾病导致不适、住院环境陌生、担心手术安全性及预后等有关。

5. 潜在并发症

如感染等。

三、护理措施

（一）非急症手术患者的术前护理

1. 心理护理

（1）向患者及其亲属介绍医院环境；主管医生、责任护士情况；病房环境、同室病友和规章制度，帮助患者尽快适应环境。

（2）工作态度：态度和蔼，关心、同情、热心接待患者及其家属，赢得患者的信任，使患者有安全感。

（3）术前宣教：可根据患者的不同情况，给患者讲解有关疾病及手术的知识。对于手术后会有身体形象改变者，应选择合适的方式，将这一情况告知患者，并做好解释工作。

（4）加强沟通：鼓励患者说出心理感受，也可邀请同病房或做过同类手术的患者，介绍他们的经历及体会，以增强心理支持的力度。

（5）必要时，遵医嘱给予适当的镇静药和安眠药，以保证患者充足的睡眠。

2. 饮食护理

（1）饮食：根据治疗需要，按医嘱决定患者的饮食，帮助能进食的患者制订饮食计划包括饮食种类、性状、烹调方法、量和进食次数、时间等。

（2）营养：向患者讲解营养不良对术后组织修复、抗感染方面的影响；营养过剩、脂肪过多，给手术带来的影响。根据

手术需要及患者的营养状况，鼓励和指导患者合理进食。

3. 呼吸道准备

（1）吸烟者：术前需戒烟2周以上，减少呼吸道的分泌物。

（2）有肺部感染者：术前遵医嘱使用抗菌药物治疗肺部感染，痰液黏稠者，给予超声雾化吸入，每天2次，使痰液稀释，易于排出。

（3）指导患者做辣呼吸和有效的咳嗽排痰练习。

4. 胃肠道准备

（1）饮食准备：胃肠道手术患者，入院后即给予低渣饮食。术前1～2d，进流质饮食。其他手术，接医嘱进食。为防止麻醉和手术过程中的呕吐，引起窒息或吸入性肺炎，常规于手术前12h禁食，禁饮4h。

（2）留置胃管：消化道手术患者，术前应常规放置胃管，减少手术后胃潴留引起的腹胀。幽门梗阻患者．术前3d每晚以温高渗盐水洗胃，以减轻胃黏膜充血水肿。

（3）灌肠：择期手术患者，术前1d，可用0.1％～0.2％肥皂水灌肠，以防麻醉后肛门括约肌松弛，术中排出粪便．增加感染机会。急症手术不给予灌肠。

（4）其他：结肠或直肠手术患者，手术前3d，遵医嘱给予口服抗菌药物（如甲硝唑、新霉素等），减少术后感染的机会。

5. 手术区皮肤准备

简称备皮，包括手术区皮肤的清洁、皮肤上毛发的剃除，其目的是防止术后切口感染。①颅脑手术：整个头部及颈部；②颈部手术：由下唇至乳头连线，两侧至斜方肌前缘；③乳房及前胸手术：上至锁骨上部，下至脐水平，两侧至腋中线，并包括同侧上臂上1/3和腋窝；④胸部后外侧切口：上至锁骨上及肩上，下至肋缘下，

前后胸都超过中线 5 cm 以上；⑤上腹部手术：上起乳头水平，下至耻骨联合，两侧至腋中线，包括脐部清洁；⑥下腹部手术：上自剑突水平，下至大腿上 1/3 前、内侧及外阴部，两侧至腋中线，包括脐部清洁；⑦肾区手术：上起乳头水平，下至耻骨联合，前后均过正中线；⑧腹股沟手术：上起脐部水平，下至大腿上 1/3 内侧，两侧到腋中线，包括会阴部；⑨会阴部和肛门手术：自髂前上棘连线至大腿上 1/3 前、内和后侧，包括会阴部、臀部、腹股沟部；⑩四肢手术：以切口为中心，上下方 20 cm 以上，一般多为整个肢体备皮，修剪指（趾）甲。

（2）特殊部位的皮肤准备要求：①颅脑手术：术前 3d 剪短毛发，每天洗头，术前 3h 再剃头 1 次，清洗后戴上清洁帽子；②骨科无菌手术：术前 3d 开始准备，用肥皂水洗净，并用 70％乙醇消毒．用无菌巾包扎；手术前 1d 剃去毛发，70％乙醇消毒后，无菌巾包扎。手术日早晨重新消毒后，用无菌巾包扎；③面部手术：清洁面部皮肤，尽可能保留眉毛，作为手术标志；④阴囊和阴茎部手术：入院后，每天用温水浸泡，并用肥皂水洗净，术前 1d 备皮，范围同会阴部手术，剃去阴毛；⑤小儿皮肤准备：一般不剃毛，只做清洁处理。

（3）操作方法：①先向患者讲解皮肤准备的目的和意义，以取得理解和配合；②将患者接到换药室或者处置室，若在病室内备皮，应用屏风遮挡，注意保暖及照明；③铺橡胶单及治疗巾，暴露各皮部位；④用持物钳夹取肥皂液棉球，涂擦备皮区域，一手绷紧皮肤，另一手持剃毛刀，分区剃净毛发．注意避免皮肤损伤；⑤清洗该区域皮肤。若脐部用棉签清除污垢。

6. 其他准备

（1）做好药物过敏试验。根据手术大小，必要时备血。

（2）填写手术协议书，让患者及其家属全面了解手术过程、存在的危险性，可能出现的并发症等。

7. 手术日晨护理

（1）测量生命体征：若发现发热或其他生命体征波动明显，如女患者月经来潮，应报告医生是否延期手术或进行其他处理。

（2）逐一检查手术前各项准备工作是否完善，如皮肤准备、禁食、禁饮；特殊准备是否完善。

（3）遵医嘱灌肠，置胃肠减压管，排空膀胱或留置导尿管，术前 0.5h 给予术前药等。

（4）帮助患者取下义牙、发夹、首饰、手表和眼镜等，将其贵重物品及钱物妥善保管。

（5）准备手术室中需要的物品，如病历、X 线片、CT 和 MRI 片、引流瓶、药品等。在用平车护送患者时，一并带至手术室。

（6）与手术室进行交接，必须按照床号、姓名、性别、住院号、手术名称等交接清楚。

（7）做好术后病房的准备，必要时，安排好监护室。

8. 健康指导

应注意向患者及其家属介绍疾病及手术的有关知识，如术前用药、准备、麻醉及术后恢复的相关知识；指导患者进行体位训练、深呼吸练习、排痰方法、床上排便练习，以及床上活动等，有利于减少术后并发症的发生，促进机体尽快恢复。

（二）急症手术患者的术前护理

急诊手术是指病情危急，需要在最短

时间内迅速进行的手术。术前准备须争分夺秒，争取在短时间内，作好手术前必要的辅助检查。嘱患者禁食、禁饮；迅速做好备皮、备血、药物过敏试验；完成输液、应用抗菌药物、术前用药等必要准备。在可能的情况下，向患者家属简要介绍病情及治疗方案。

（李乐彩）

第六节　手术室工作和术中患者的护理

一、手术室布局原则与基本设备

1. 布局原则

手术室应始终保持无菌环境，布局亦应符合无菌要求。室内温度应恒定在20～25℃，相对湿度为50%～60%。

（1）围绕手术室内用房，一般需要设计双通道。无菌通道是医务人员、手术前患者、洁净物品的行走路线；污物通道是手术后器械、敷料、污物的运输路线。

（2）手术室内部布局，可分为3个区域。①非限制区（污染区）：设在最外侧，包括接收患者区、办公室、会议室、标本室、污物室、资料室、电视教学室、值班室、更衣室、医护人员休息室、手术患者家属等候室等；②半限制区：设在中间，包括通向限制区的走廊、物品准备室、麻醉恢复室、洗涤室、石膏室等。急诊清创室可设立此区；③限制区：设在内侧，包括手术间、洗手间、手术间内走廊、无菌物品问、储药室、麻醉准备室等。

（3）手术间可分为无菌手术间、相对无菌手术间和有菌手术间。无菌手术间供无菌手术用，设在限制区最内侧，对特殊要求的无菌手术，如器官移植、心脏手术等设置生物洁净层流手术室。相对无菌手术间供可能污染的手术（如胃肠手术）用。有菌手术间供感染类手术使用，设在限制区最外侧。

2. 手术间基本设备

手术间一般只放置基本或必要的物品及设备，基本配置有手术台、器械台、无影灯、供氧装置、麻醉机、吸引器、输液架、垫脚凳以及各种扶托、固定患者的物品、药品及敷料柜、读片灯、污物桶、挂钟等。大型手术室，还应设置中心供氧系统、中心负压系统、各种监护仪、X线摄影机、显微外科设备、闭路电视、电视录像机等装置。为保证供电，应有双电源或有备用的供电装置和足够的电源插座。

二、手术室的管理规章制度

1. 一般规则

（1）除手术室人员及参加手术人员外，无关人员不得擅自进入手术室。

（2）进入手术室人员，必须按规定更换衣、裤、鞋、帽、口罩等，不得大声喧哗和随便走动，严禁吸烟。

（3）手术室工作人员应坚守工作岗位，不得会客、办私事等。

（4）严格执行无菌技术操作，所有工作人员都有相互监督的职责。

（5）患有上呼吸道感染、皮肤感染性疾患者，不可进入手术室，更不能参加手术。

2. 参观制度

参观者必须经手术室护士长、主管医生或有关科室同意后统一安排。最好安排观看闭路电视，若无条件应注意严格限定参观人数，参观人员应遵守手术室的管理制度。

3. 接送患者制度

接送患者一律使用专用平车，注意安全，严格查对科别、姓名、年龄、病室号、住院号、医疗诊断、手术名称及部位、麻醉方法等。手术结束后，待生命体征平稳、病情允许时，将患者送回病房，并与病房护士交接术后注意事项、输液、输血情况、病历及随带物品等手续。

4. 手术安排原则

手术安排应将无菌手术及有菌手术严格分开；若接台手术，应先安排无菌手术，后进行有菌手术。

三、常用的手术器械、敷料和巾单

1. 布类物品

包括手术衣、各种手术巾单及手术包的包布。手术衣分大、中、小3号，根据参与手术人不同的身材取用。经灭菌后，在手术中起主要的隔离作用，用于遮盖手术人员未经消毒的衣物和手臂。手术单包括大单、中单、手术巾、各种部位手术单、洞巾等。包布用来包裹手术用品及敷料，多为双层。

目前，应用一次性无纱布制作的，并经灭菌处理的手术衣帽、口罩、巾单等，可直接使用，免去了清洗、折叠、消毒所需的人力、物力和时间，但尚不能完全替代布类物品。

2. 手术敷料

主要有纱布类和棉花类，常采用吸水性能强的脱脂纱布、脱脂棉花制作，用于术中止血、拭血、压迫及包扎等。纱布主要有纱布垫、纱布块、纱布球（"花生米"）及纱布条；棉花类敷料主要有棉垫、带线棉片、棉球及棉签等。

3. 手术器械

（1）基本器械：①刀刃类：包括手术刀、手术剪、剥离器等，主要用于手术切开，组织的切割、分离等。手术刀一般由刀柄和刀片组成。另外，还有高频电刀等。手术剪一般分为组织剪和线剪2大类。组织剪有弯、直2种，特点是刃薄、锐利，主要用于剪组织；线剪多为钝头直剪，柄一般较短，用于剪线；②夹持类：包括止血钳、镊子、钳子及持针器等，用于止血、分离组织、夹持物品等；③拉钩类：包括各种拉钩、胸腹牵开器，用以暴露手术野，方便手术操作；④探针类：包括各种探条、探子和探针等，用于探查及扩大腔隙等；⑤吸引器：用于吸除积液、积脓，清理手术野。

（2）专用器械：①内镜类：如膀胱镜、腹腔镜、胸腔镜、纤维支气管镜及关节镜等；②吻合器：如食管、胃肠道、血管吻合器；③其他精密及专科仪器：如高频电刀、激光刀、电钻、取皮机、手术显微镜、手术机器人等。各种器械均应专人保管、定位放置、定期检查、保养和维修。

（3）缝针及缝线：①缝针：根据外形可分为圆针和三角针2种：a. 圆针，对组织损伤小，用于缝合血管、神经、器官、肌肉等软组织。b. 三角针，前端有带三角的刃缘，较锋利，多用于缝合皮肤或韧带等坚韧组织。2类缝针均有弯、直2种，大小、粗细各异。根据手术需要进行选择，弯针最常用，需用持针器操作；②缝线：用于缝合各类组织及器官，也用来结扎、缝合血管等。一般分为不可吸收缝线和可吸收缝线2类。不可吸收缝线有丝线、金属线、尼龙线等，黑色丝线是手术时最常用的缝线，其特点是组织反应小、质软不滑、拉力好、打结牢、价廉和易得。使用前，应先浸湿，以增加张力，且便于缝合。可吸收缝线包括天然和合成2类。天然可吸收缝线有肠线、胶原线。肠线又分普通肠线和铬制肠线 2 种。普通肠线一般 6～12d 即被吸收，而铬制肠线经过铬盐处理，经 10～20d 才逐渐被吸收。合成缝线有聚乳酸羟基乙酸线、聚二氯杂环己酮线等，比铬制肠线容易吸收，组织反应小，但价格较昂贵。

（4）引流材料：种类很多，应根据手术部位、引流液量及性质选用。常用的有引流管、"烟卷"、纱布条和皮片等。

四、手术期患者的护理及手术人员的准备

手术期是指患者从进入手术室到手术结束、麻醉恢复的一段时间。这段时间，主要在手术室为患者进行手术治疗，护理的重点是要保证手术顺利进行，确保患者手术安全。

1. 患者准备

手术患者应提前送至手术室，做好手术准备，包括一般准备、体位安置、手术区皮肤消毒及手术区铺单等。

（1）一般准备：全身麻醉或椎管内麻醉的患者，应提前 30～45min，低温麻醉的患者需提前 1h 接到手术室。手术室护士应根据手术安排，检查患者相关情况，并认真查对药品、做好三查七对和麻醉前的准备工作。

（2）体位安置：根据患者的手术部位，安置合适的手术体位，要求：按手术要求充分暴露手术区域；不影响呼吸及循环功能；肢体及关节妥善固定，不能悬空；避免血管、神经受压；尽量保证患者的舒适，便于麻醉及生命体征监测。常用的手术体位有以下几种。①仰卧位：适用于腹部、前胸部、颅面部、颈部、骨盆及下肢手术等，为最常用的体位。患者仰卧，头部、

膝下垫软枕，足跟部用软垫保护，用中单固定两臂于体侧，置软垫避免受压。乳腺手术时，手术侧靠近台边，肩胛下用中单垫高，上臂外展置于臂托上，对侧上肢仍用中单固定于体侧。颈前部手术将手术台上部抬高 10°～20°，头板适当下调，使颈部充分暴露；②侧卧位：适用于胸部手术、肾手术和脊柱手术。a. 胸部手术：患者 90°健侧卧位、背、胸、肋处各垫一软枕，暴露术野；双手伸直，固定于托手架上；上面一腿屈曲 90°，下面一腿伸直，两腿间垫软枕，固定髋部及膝部。b. 肾手术：患者 90°健侧卧，肾区对准手术台腰桥，两手臂伸展，固定于托手架上；腰部垫软枕；手术台桥架摇起，头尾部适当摇低，使腰部抬高；固定臀部及膝部。c. 脊柱手术：患者侧卧 90°，脊柱贴近床沿，将脊柱手术部分暴露，其他同上；③俯卧位：主要用于后胸、脊柱、腿部手术。患者俯卧于手术台上，头偏向一侧；锁骨下、髂嵴两侧，垫以软枕，使患者腹部不接触床面，保持呼吸道通畅。上肢半屈，置于头旁；肘下、颌下及膝关节下适当加垫；颈椎手术：头置于头架上，稍低于手术台面；腰椎手术：胸腹部垫一弧形拱桥，足端摇低；④截石位：主要用于会阴部、尿道、肛门和直肠手术。患者仰卧，臀部位于手术台尾部摇折处。必要时，臀下垫一小枕，充分暴露会阴部；两腿套上袜套，分别置于两侧搁脚架上，使髋关节和膝关节屈曲；腘窝垫以软枕，同时固定；⑤半坐卧位：主要用于鼻、咽部手术。整个手术床后仰 15°，头端抬高 75°，足端摇低 45°，双腿半屈，头与躯干依靠在手术台上，两臂固定于体侧。

（3）手术区皮肤消毒：范围与备皮范围基本相同，常用 2.5%～3% 碘酊涂擦患者手术区皮肤，待碘酊干后，用 70% 乙醇

脱碘 2～3 遍。皮肤过敏者，黏膜、面部、会阴部、婴幼儿和植皮时供皮区的皮肤等禁用碘酊消毒。这些部位，可用氯己定（灭菌王）、碘伏等消毒剂涂擦 2 遍，进行消毒。消毒方法：左手持卵圆钳或大镊子，从盛放消毒纱球的瓷缸内夹出碘酊或其他消毒液纱球，右手持卵圆钳接过纱球，若为腹部手术，先滴数滴消毒液于脐孔内，然后以拟做切口处为中心向四周涂擦。按从上到下、从内到外，自清洁处逐渐向污染处的顺序涂擦皮肤。擦拭过外周的纱球不能再擦内部。若有空白处，则换取碘酊纱球再擦 1 遍。但感染伤口或肛门会阴部手术，消毒顺序则应由手术区外围逐渐向内涂擦。消毒的范围要超出切口边缘 15cm 以上。若估计术中有可能延长切口时，则应适当扩大消毒范围。消毒时，消毒区内不能留有空白，已接触污染部位的消毒纱球，不能再返擦清洁部位，更不能来回涂擦。

（4）手术区铺巾（单）法：手术区皮肤消毒后，即开始铺无菌巾（单），其目的是遮盖手术切口周围所不需要显露的区域。若系小手术，盖 1 块有孔洞巾即可；若系较大手术的手术野，边缘至少要有 4 层巾或单，其他部位最少要有 2 层。以腹部手术为例，通常由手术护士（又称器械护士或洗手护士）协助第一助手进行铺巾（单），一般铺以下 3 重单：

铺皮肤巾：又称切口巾，即用 4 块皮肤巾遮盖手术切口周围皮肤，由手术护士将每块皮肤巾的一边折叠 1/4，分次递给第一助手。铺巾的顺序一般有 2 种方法，若第一助手未穿无菌手术衣，先铺患者相对不干净的一侧，腹部手术一般先铺会阴侧，最后铺第一助手面前的一侧，4 块皮肤巾均铺好后，用 4 把巾钳分别夹住皮肤巾的 4

个交角处，防止滑动。若第一助手已穿无菌手术衣，铺巾的方法则相反，即先铺第一助手面前的一侧，最后铺患者相对不干净的一侧。手术护士传递折叠 1/4 的皮肤巾时，应注意使第一助手铺巾时顺手。铺好后，不应再移动。若须调整，只允许自内向外移动。目前，临床上常在铺巾前，先用医用高分子材料（多为塑料）制成的外科手术薄膜黏贴在切口部位，薄膜连同皮肤一起被切开后，薄膜仍黏附在切口边缘及其周围，可防止患者皮肤上残存的细菌，在术中进入切口。铺好皮肤巾后，用乙醇、碘伏或氯己定纱球涂擦双手，穿无菌手术衣和戴无菌手套后，再铺中单和大孔单。若消毒过程中手及前臂被污染，需重新刷手和泡手。

铺中单：由手术护士和第一助手或其他医生共同完成，2 人分立于患者两侧，手术护士将中单对折面翻开，将中单的一端递给医生，手术护士持另一端，将中单完全打开，一边平手术切口放下，另一边以中单角裹住自己的手，向外展开后松手，使中单自然下垂，铺头侧 1 块时，应盖住麻醉架。

铺大洞单：又称剖腹单。先将大洞单有标记的一端，即短端朝向患者头侧，开孔处对准切口部位，放于患者身上，翻开对折面，然后与穿好手术衣的医生一起，一手压住大洞单尾端即足端，另一手掀起头端展开，并盖过麻醉架松手，使之下垂，再压住已展开的大洞单上部，将其尾端铺向手术台尾，两侧和足端应下垂超过手术台边缘以下 30cm。

（5）皮肤切开前消毒及切口缘保护：在皮肤切开前、延长切口及缝合前，均需用 70％乙醇再消毒切口周围皮肤 1 次，手术护士应及时供给所需器械及物品。如果手术野皮肤上未贴薄膜，皮肤切开后，递给大纱布垫或无菌巾，覆盖切口边缘，并用缝线或组织钳将其固定于皮下组织。布单一旦被浸湿，即失去无菌隔离的作用，应另加无菌单，覆盖保护无菌区。

2. 手术人员的无菌准备

主要是避免手术人员身体上的细菌污染患者手术区。位居皮肤上的细菌包括暂住细菌和常住细菌2大类，暂住菌分布于皮肤表面，容易被清除；常住菌则深居毛囊、汗腺及皮脂腺等处，不易清除，且可在手术过程中逐渐移至皮肤表面，故手臂洗刷消毒后，还需穿无菌手术衣，戴无菌手套。

（1）术前一般准备：手术人员进入手术室，应先在非限制区更换手术室专用的清洁鞋子，穿洗手裤、褂，袖口卷起至肘上10cm以上，下摆扎收于裤腰之内；剪短指甲；戴好手术室准备的清洁帽子、口罩，帽子要盖住全部头发，口罩要盖住口和鼻孔。检查有无皮肤感染及破损，之后方可进入限制区。

（2）手及臂的洗刷和消毒

① 肥皂水刷手法

清洁：按普通洗手方法，用肥皂将双侧手及臂清洗一遍，需超过肘上10cm，再用清水洗净肥皂沫。

刷手：用消毒毛刷蘸取煮好的液体肥皂，刷洗双侧手和臂。按顺序两侧依次交替从指尖刷至肘上10cm，不能漏刷，不能逆向刷洗，应特别注意指甲、甲沟、指蹼、肘后等部位的刷洗。刷洗时，可将手和臂分成3部分：手为第一部分；前臂为第二部分；肘部至肘上10cm为第三部分。两侧第一部分都刷好后，才能刷第二部分，即两侧交替逐渐向上刷。刷完一遍后，手向上，肘部位于最低位，用流动清水冲净手

及臂上的肥皂沫，冲下的水从肘部滴落，目的是保持手部相对最清洁。将肥皂冲干净后，重新取一个消毒毛刷重复进行第二、第三遍刷洗，三遍共约10min。

擦干手和臂：刷手完毕，取灭菌小毛巾1块，先擦干两手，然后由前臂顺序擦至肘上。注意擦前臂至肘上时，用折叠成三角形的小毛巾的两面，分别各擦一侧，将手和臂上的水擦干，不能逆向擦，以免手部被污染。

浸泡消毒：将双手及前臂浸泡在70%乙醇桶内至肘上6cm，浸泡5min；也可在0.02%氯己定（洗必泰）或0.1%苯扎溴铵（新洁尔灭）等泡手桶内浸泡3～5min。每桶0.1%苯扎溴铵溶液只能浸泡40人次，达40人次后即应重新配制。

浸泡消毒达到时间要求后，抬起手和臂，使消毒液从肘部滴落，并保持拱手姿势，待干。

② 碘伏刷手法

清洁：用以上清洁法或用肥皂水刷手法，清洗手臂一遍，并用无菌小毛巾擦干。用浸透0.5%碘伏的纱球或海绵，按顺序两侧依次交替从指尖向上涂擦至肘上6cm左右处，更换浸透0.5%碘伏的纱球或海绵，再擦一遍。然后，保持拱手姿势，让药液自然干燥。

③ 氯己定或其他消毒液刷手法

清洁：用普通肥皂洗一遍手和臂。

用消毒毛刷或海绵蘸取消毒液，按顺序两侧依次交替从指尖开始向上刷洗双手、前臂至肘上10cm，刷洗一遍约3min，用流动清水冲净，再用无菌小毛巾擦干。用浸透消毒液的纱布或海绵，按顺序两侧依次交替从指尖向上涂擦至肘上6cm左右处，完整涂擦一遍，保持拱手姿势，让药液自然干燥。

（3）穿普通无菌手术衣：在手术间内，将折叠好的无菌手术衣拿起，认清衣服的上、下和前后，至较空旷处，将手术衣的内面朝向自己，双手拎起手术衣领两角轻轻抖开，使手术衣自然下垂；将手术衣轻轻向上抛起，双手顺势插入袖筒，双臂前伸，请巡回护士帮助拉紧衣角，系好系带；双臂交叉，稍弯腰，用手指夹起腰带递向后方，由巡回护士在背后系好。穿好手术衣后，双手保持在腰以上、胸前、视线范围内。

（4）穿全遮盖式手术衣：目前，许多大医院已使用全遮盖式手术衣（又称遮背式手术衣），宽大的手术衣背部右页能包裹手术者背后。

（5）戴无菌手套：①戴干手套法：是最常用的方法，先从手套袋中取出滑石粉涂抹双手，使之光滑；再捏住手套的翻折部，取出手套，分清左、右侧，并使 2 只手套的掌面对合，用一只手捏住手套翻折部里（内）面，另一只手插入手套内，然后将戴上手套手的 2～5 指插入空手套翻折内，协助另一只手戴上手套。应注意，未戴手套的手只能接触手套里面，不能接触手套外面；而戴好手套的手只能接触手套外面，不能接触手套里面。2 只手都戴上手套后，将手套翻折部翻下，罩在手术衣的袖口上。上台前，由手术护士用无菌水帮助冲去手套外面的滑石粉；②戴湿手套法：应先戴手套，后穿手术衣。将用消毒液浸泡后的手套放入盛有无菌清水的盆内，手套内灌满无菌水，手插入手套内；戴好手套后，手向上举起，并活动手指，使手套内的水从肘部淌下。再穿手术衣，衣袖压在手套外面，用无菌布带系好固定。

（6）连台手术更衣法：本台手术结束后，需连续进行另一台手术时，若手套未曾破损，可按下列顺序更换手套和手术衣：洗净手套上的血渍，解开手术衣各系带，先将手术衣向前翻转脱下，后脱手套。注意手臂不能与手术衣及手套外面接触；以流动清水冲去手上的滑石粉，用无菌小毛巾擦干，在泡手液中浸泡 5min（也可用氯己定液或其他消毒液涂擦）；重新穿无菌手术衣，戴无菌手套，冲去手套上的滑石粉，即可参加另一台手术。但应注意，若先做的是感染手术，又必须参加连台手术时，应按常规重新刷洗手。

五、手术室护士主要岗位与配合

手术是由手术医生、麻醉师和护士共同完成，需要医护人员的密切配合，直接上手术台参与手术的护士，称器械护士，又称手术护士或洗手护士；不上手术台的护士，在固定的手术、间内配合器械护士、手术医生和麻醉师做台下配合及巡视的护理工作，故又称巡回护士。

1. 器械护士和巡回护士的职责

（1）器械护士的职责：主要职责是负责手术全过程中所需器械、物品和敷料的供给，主动配合手术医生完成手术。手术中，其工作范围只限于无菌区内。其他还包括术前访视和术前准备等。具体工作包括：①手术前 1d 探视患者，了解手术方式，手术医生的习惯等，准备手术所需物品，如器械、敷料等；②术前提前 15～20min 洗手、穿无菌手术衣，戴无菌手套，铺无菌器械台，与巡回护士一起清点器械、敷料等。如有缺漏，及时补充；③手术开始前，协助医生做好皮肤消毒、铺巾；术中与手术医生默契配合，传递用物要做到及时、准确、平稳，传递锐利器械时，要防止误伤；关注手术进展，若术中发生意外，则需积极配合抢救；④随时整理用物，保持无菌区的整齐、干燥、无菌；⑤关闭体腔前与巡回护士再次清点核对物品，防止将物品遗留于患者体腔内，同时妥善保存术中切取的标本，备术后送检；⑥手术后协助医生包扎伤口，固定引流物；处理手术器械，并协助整理手术间。

（2）巡回护士的职责：主要职责是在手术台下负责手术全过程中物品、器械、布类和敷料的准备和供给，主动配合手术和麻醉，根据手术需要，协助完成输液、输血和手术台上特殊物品、药品的供给。其工作范围是在无菌区以外，在患者、手术人员、麻醉师以及其他人员之间巡回。具体工作包括：①手术前，应检查手术间的清洁与消毒是否合格，用物是否备齐，调试设备，创造适宜的手术环境；②热情接待并检查患者，按手术通知单核对患者姓名、年龄、性别、医疗诊断、手术时间、部位、名称、麻醉方式等。详细清点病房送来的物品（病历、X线片、药物等）是否齐备；③按手术要求，安置患者体位；④协助麻醉医生进行麻醉，协助器械护士及手术者穿无菌手术衣，配合手术区皮肤消毒，协助器械护士铺无菌桌、清点用物，并记录；⑤术中，关注手术进展，供应术中用物，随时调整灯光，保持手术间清洁、安静，随时补充用物，保证输血、输液通畅，监督手术人员遵守无菌原则；并负责外部联络；⑥关闭体腔前，再次与器械护士清点、核对物品，记录并签名，术后协助医生包扎切口、固定引流管；与护送患者的人员仔细交接；⑦术后整理手术间，并清洁消毒。

2. 器械台的管理工作

（1）器械台（无菌桌）的要求：用于手术中放置各种无菌物品及器械。要求结构简单、坚固、轻便、可推动，易于清洁，且车轮可以制动。台面四周有栏边，栏高4～5cm，以防器械滑下。器械台分为大、小2种，应根据手术的性质、范围，进行选择不同规格的器械台。

（2）铺无菌台步骤：①术晨，由巡回护士准备合适的器械台，并保持清洁、干燥；②将手术包放置器械台上，用手打开包布的外层，再用无菌钳打开第二层包布；③第三层包布由器械护士刷手后用手打开，注意无菌单下垂至少30cm；④器械护士穿好无菌手术衣，并戴无菌手套后，将器械分类、按使用先后次序摆放，排列整齐，置于器械台上。

（3）器械托盘的使用：托盘是器械台的补充，摆放的是反复使用或即将使用的物品，按手术的要求和步骤，要求经常更换，不宜堆积。托盘为可调高低的长方形盘，盘面48cm×33cm，横置于患者适当部位上，按手术需要放1～2个。手术区铺单时，用双层手术单包裹，并在其上再铺手术巾。

3. 手术过程中的无菌原则

（1）手术人员一旦进行外科洗手，手及前臂即不能接触有菌物品。穿上无菌手术衣及戴好无菌手套后，其肩部以上、腰部以下和背部，手术台边缘以下，无菌桌桌缘平面以下，均视为有菌区。

（2）手术开始前，由手术护士和巡回护士共同清点器械及其他手术所用的各种物品，并记录，术中若有增减也应及时记录。凡跌落或下坠超过手术台边缘以下的器械、物品，应视为被污染，必须重新消毒或灭菌后，才能使用。手术接近结束时，核对器械、物品无误后，方可关闭胸、腹腔或其他部位切口。

（3）切开皮肤或缝合皮肤之前，常规用70%乙醇棉球再消毒切口处皮肤1次。

切开皮肤和皮下组织后，切缘应以纱布垫或手术巾遮盖，并固定，仅显露手术切口。凡与皮肤接触的刀片及器械，可能被污染，不应再使用。手术因故暂停时，手术野用无菌湿纱垫覆盖和保护。

（4）手术台上使用的器械物品，只能在手术人员前面传递，不能在手术人员的肩部以上、腰部以下和背后传递。

（5）手术人员的手套一旦破损，应及时更换；前臂或肘部不慎碰触有菌区，应立即更换手术衣或加戴无菌袖套。

（6）切开空腔器官前，应取湿纱垫将空腔器官与周围组织隔开，以减少对周围组织的污染，并准备好吸引器，随时吸除外流的内容物；切开后，应用消毒液将空腔器官切开处进行消毒；被污染的器械物品，放置另一个容器内，与清洁器械严格分开；全部粘染步骤完成后，手术人员即应用无菌流动水洗手或更换无菌手套，尽量减少污染。

（7）在术中，同侧手术人员若需调换位置，其中一人应先退后一步，与另一人背对背地换位，然后再面对手术台；如与对侧手术人员调换位置，则应面向手术台绕到对侧；当经过未穿无菌手术衣人员面前时，应互相让开，避免碰触，以防污染。

（8）手术过程中尽量保持安静，不要高声说话或嬉笑，避免不必要的谈话。如要咳嗽、打喷嚏时，应将头转离手术台。当手术人员面部汗水较多时，可请其他人帮助擦汗，但头应转向一侧。

（9）若有人参观手术，每个手术间参观人数最好不要超过2个，参观者不能过于靠近手术人员或站得过高，尽量避免在手术间内频繁走动。

（10）用持物钳从无菌容器或无菌包内夹取物品时，其身体应与无菌物和无菌区保持一定的距离；无菌容器打开取物后，应及时盖好，避免长时间暴露。无菌包中的物品，一次未取完时，应及时包好，并在规定的时间内使用，否则应重新灭菌后才能使用。无菌物品一旦被取出，虽未被使用，也不能再放回无菌包（或缸内）内保存。

4. 污染手术的隔离技术

进行胃肠道、泌尿生殖道等空腔器官手术时，在切开空腔器官之前。应先用纱布垫保护周围组织，并随时吸除外流的内容物。切开空腔器官时，被污染的器械和其他物品，应放在污染盘内，污染的缝合针和持针器（钳），应随时在等渗盐水中刷洗。全部沾染步骤结束后，手术人员应用无菌等渗盐水冲洗或更换手套，以减少污染。

5. 手术室的清洁与消毒

手术室不可避免地会受到人员活动的影响，以及在手术时引流物、分泌物等不同程度的污染。为保证手术时的无菌环境，必须建立一套完整的卫生、消毒工作制度。

（1）日常清洁消毒工作：①每天手术结束后，应做的工作如下：a. 每次手术结束后或每天工作结束后，先打开门窗通风，清除手术间内的污物和杂物。b. 手术间内桌面、手术台及其他设备等，均用消毒液进行湿式清洁处理，再用清水清洗，并擦干，地面和墙壁用消毒液喷洒，并拖洗和擦拭。c. 经短时通风后，关闭门窗，可选用以下方法进行空气清洁杀菌处理：首先，循环风、紫外线空气消毒器，能有效滤除空气中的尘粒，并可将随空气进入消毒器中的微生物杀死。开机30min，可达清洁空气和杀菌的目的。此设备可连续反复工作，即每隔15min开机1次，持续15～30min，室内有人活动时，仍可使用。其次，静电吸附式空气消毒器，能过滤和吸附空气中的尘粒及微生物，一般工作 30min，可达消毒标准的要求，也可在室内有人的情况下使用。再次，紫外线灯照射杀菌，按每平方米地面面积，约用紫外线灯管功率 2W 进行计算，选择合适的紫外线灯管。照射有效距离一般不超过 2m，照射时间一般为 2h。最后，电子灭菌灯照射杀菌，要关闭门窗，以确保消毒效果；②每周大清洁和消毒工作：每周定期大扫除 1 次，清洁通风后，关闭门窗，用消毒液熏蒸法或其他方法进行手术间消毒。乳酸熏蒸法，按手术间空间大小，以 0.12ml/m³ 计算，应用 80%乳酸的用量，加等量的水，放置于酒精灯上加热，直至乳酸蒸发完毕，手术间继续关闭 30min，后再开窗通风。也可用中药苍术的酒精浸剂，替代乳酸熏蒸消毒。苍术按 1g/m³ 空间计算，加乙醇2ml，浸泡 24h 后，放置于酒精灯上加热蒸发，维持 4h 后再开窗通风。苍术在熏蒸时，有一种清香味，且无腐蚀性。甲醛熏蒸法，按 2ml/m³ 空间，以 40％甲醛加高锰酸钾 1g 计算，将甲醛溶液倒入高锰酸钾溶液中，即产生蒸气，12h 后再开窗通风。甲醛杀菌效果好，但易污染环境，并有一定的毒性，不提倡应用。目前，主要用于严重感染手术后手术间的消毒灭菌。过氧乙酸熏蒸法，按 1g/m³ 空间计算过氧乙酸用量，加水稀释成 0.5%～1%浓度，加热使其蒸发，维持 2h 左右；③为了保持手术室内空气清洁，应做到：a. 手术室的门应保持关闭状态，尽量减少人员走动，窗户应有合适的防护。b. 手术室内不宜使用有粉尘的物品，清洁工作应采用湿式操作，拖把、抹布等应保持清洁，定期用消毒液浸泡消毒。c. 手术室内要定期进行空气细菌培养及其他监测，必须符合国家规定的卫生标准；④目前，对手术室内空气和物品消毒的观念正在发

生变化，逐渐趋向于彻底清洁、干燥以及环境、空气的自然通风，而不强调采用消毒方法。

（2）严重感染手术后的消毒方法：①破伤风、气性坏疽等特殊患者手术后：a. 手术间清理后，立即进行空气熏蒸消毒，可选用甲醛或过氧乙酸熏蒸，药液蒸发完后，继续关闭手术间维持 2h 左右。b. 消毒结束后，开窗通风，彻底清扫，用消毒液擦拭手术间内各种物体表面，并喷洒地面、墙壁及手术台，30～60min 后拖洗和擦拭。c. 用紫外线照射或电子灭菌灯照射杀菌后，开窗通风。d. 必要时，可再次进行空气熏蒸消毒。e. 手术间内物体表面和空气监测，常用细菌培养的方法进行监测，应符合消毒灭菌的标准要求。f. 手术所用的器械，应进行"消毒－清洗－灭菌"的方法处理，手术尽量使用一次性物品，术后集中焚毁；②肝炎、结核、铜绿假单胞菌（绿脓杆菌）感染等患者手术后：a. 手术间清理后，立即用消毒液熏蒸，药液蒸发完毕后，继续维持 2h 左右。b. 用消毒液擦洗手术间内各种物体表面，并喷洒地面、墙壁及手术台，维持 30～60min 后拖洗和擦拭。c. 然后开窗通风。d. 手术所用的器械也应进行"消毒－清洗－灭菌"的方法处理，手术也应尽量使用 1 次性物品。

（任艳霞）

第七节　手术后患者的护理

从患者手术结束返回病房到基本康复出院阶段的护理，称手术后护理。

一、护理评估

1. 手术及麻醉情况

了解手术和麻醉的种类和性质、手术

时间及过程；查阅麻醉及手术记录，了解术中出血、输血、输液的情况，手术中病情变化和引流管放置情况。

2. 身体状况

(1) 生命体征：局部麻醉或小手术术后，可每 4h 测量并记录 1 次。有影响机体生理功能的疾病、麻醉、手术等因素存在时，应密切观察。每 15～30min 测量并记录 1 次，病情平稳后，每 1～2h 记录 1 次，或遵医嘱执行。①体温：术后，由于机体对手术后组织损伤的分解产物和渗血、渗液的吸收，可引起低热或中度热，一般在 38.0℃，临床上称外科手术热（吸收热），于术后 2～3d 逐渐恢复正常，不需要特殊处理。若体温升高幅度过大、时间超过 3d 或体温恢复后又再次升高，应注意监测体温，并寻找发热原因；②血压：连续测量血压，若较长时间患者的收缩压＜80mmHg（10.67kPa）或患者的血压持续下降 5～10mmHg（0.67～1.33kPa）时，表示有异常情况，应通知医生，并分析原因，遵医嘱及时处理；③脉搏：术后脉搏可稍快于正常，一般在 90 次/min 以内。若脉搏过慢或过快，均不正常，应及时告知医生，协作处理；④呼吸：术后，可能由于舌后坠、痰液黏稠等原因，引起呼吸不畅；也可因麻醉、休克、酸中毒等原因，出现呼吸节律异常。

(2) 意识：及时评估患者术后意识情况，并根据患者意识恢复的状况安排体位、陪护和其他护理工作。

(3) 记录液体出入量：术后，护士应观察并记录液体出入量，重点估计失血量、尿量和各种引流量，进而推算出入量是否平衡。

(4) 切口及引流情况：①切口情况：应注意切口有无出血、渗血、渗液、感染、敷料脱落及切口愈合等情况；②引流情况：观察并记录引流液的性状、量和颜色；注意引流管是否通畅，有无扭曲、折叠和脱落等。

(5) 营养状况：术后，机体处于高代谢状态，且部分患者又需要禁食，应重点评估患者营养摄入，是否能够满足术后的需要，以便进行适当的营养支持，促进患者尽快痊愈和康复。

3. 心理-社会状况

手术结束、麻醉作用消失、渡过危险期后，患者心理上有一定程度焦虑或解脱感。随后又可出现较多的心理反应，如术后不适或并发症的发生，可引起患者焦虑、不安等不良心理反应；若手术导致功能障碍或身体形象的改变，患者可能产生自我形象紊乱的问题；家属的态度及家庭经济情况，也可影响患者的心理。

二、护理诊断及合作性问题

1. 疼痛
与手术切口、创伤有关。

2. 体液不足
与术中出血、失液或术后禁食、呕吐、引流和发热等有关。

3. 营养失调
低于机体需要量与分解代谢增高、禁食有关。

4. 生活处理能力低下
与手术创伤、术后强迫体位、切口疼痛有关。

5. 知识缺乏
常缺乏有关康复锻炼的知识。

6. 舒适的改变
与术后疼痛、腹胀、便秘和尿潴留等有关。

7. 潜在并发症

如出血、感染、切口裂开和深静脉血栓形成等。

三、护理措施

1. 一般护理

（1）体位：应根据麻醉情况、术式和疾病性质等安置患者体位。①全麻手术：麻醉未清醒者，采取去枕平卧位，头偏向一侧，防止口腔分泌物或呕吐物误吸；麻醉清醒后，可根据情况调整体位；②蛛网膜下腔麻醉术：去枕平卧6～8h，防止术后头痛；③硬膜外麻醉术：应平卧4～6h；④按手术部位不同安置体位：颅脑手术后，若无休克或昏迷，可取15°～30°头高足低斜坡卧位；颈、胸部手术后多取高半坐卧位，以利于血液循环，增加肺通气量；腹部手术后，多取低半坐卧位或斜坡卧位，以利于引流，防止发生膈下脓肿，并降低腹壁张力，减轻疼痛；脊柱或臀部手术后，可取俯卧或仰卧位。

（2）饮食：术后饮食应按医嘱执行，开始进食的时间与麻醉方式、手术范围及是否涉及胃肠道有关。能正常饮食的患者进食后，应鼓励患者进食高蛋白、高热量和高维生素饮食；禁食患者暂采取胃肠外营养支持。①非消化道手术：局麻或小手术后，饮食不必严格限制；椎管内麻醉术后，若无恶心、呕吐，4～6h给饮水或少量流质，以后酌情给半流或普食；全身麻醉术后可于次日给予流质饮食，以后逐渐给半流质或普通饮食；②消化道手术：一般在术后2～3d内禁食，待肠道功能恢复、肛门排气后开始进流质饮食，应少食多餐，后逐渐给半流质及普通饮食。开始进食时，早期应避免食用牛奶、豆类等产气食物。

（3）切口护理：术后常规换药，一般隔天1次，感染或污染严重的切口应每天1次；若敷料被渗湿、脱落或被大小便污染，应及时更换；若无菌切口出现明显疼痛，且有感染迹象，应及时通知医生，尽早处理。

（4）引流护理：术后有效的引流，是防止术后发生感染的重要措施。应注意：①正确接管、妥善固定，防止松脱；②保持引流通畅，避免引流管扭曲、受压和阻塞；③观察并记录引流液的量、性状和颜色；④更换引流袋或引流瓶时，应注意无菌操作；⑤掌握各类引流管的拔管指征。拔除引流管时间：较浅表部位的乳；胶引流片，一般于术后1～2d拔除；单腔或双腔引流管，多用于渗液、脓液较多的患者，多于术后2～3d拔除；胃肠减；压管一般在肠道功能恢复、肛门排气后拔除；导尿管可留置1～2d。具体拔管时间应遵医嘱执行。

（5）术后活动：指导患者尽可能地进行早期活动。①术后早期活动的意义：a. 增加肺活量，有利于肺的扩张和分泌物的排出，预防肺部并发症。b. 促进血液循环，有利于切口愈合，预防褥疮和下肢静脉血栓形成。c. 促进胃肠道蠕动，防止腹胀、便秘和肠粘连。d. 促进膀胱功能恢复，防止尿潴留；②活动方法：一般手术无禁忌的患者，当天麻醉作用消失后即可鼓励患者在床上活动，包括深呼吸、活动四肢及翻身；术后1～2d可试行离床活动，先让患者坐于床沿，双腿下垂，然后让其下床站立，稍作走动，以后可根据患者的情况、能力，逐渐增加活动范围和时间；病情危重、体质衰弱的患者，如休克、内出血、剖胸手术后、颅脑手术后，仅协助患者做双上、下肢活动，促进肢体血液循环；限制活动的患者如脊柱手术、疝修补术、四肢关节手术后，活动范围受到限制，协助患者进行局部肢体被动活动；③注意事项：在患者活动时，应注意随时观察患者，不可随便离开患者；活动时，注意保暖；每次活动不能过量；患者活动时，若出现心悸、脉速、出冷汗等，应立即扶助患者平卧休息。

2. 心理护理

患者术后往往有自我形象紊乱、担心预后等心理顾虑，应根据具体情况做好心理护理工作。为患者创造良好的环境，避免各种不良的刺激。

3. 术后常见不适的护理

（1）发热：手术热一般不超过 38.5℃，可暂不作处理；若体温升高幅度过大、时间超过 3d、或体温恢复后又再次升高，应注意监测体温，并寻找原因。若体温超过 39℃者，可给予物理降温，如冰袋降温、乙醇擦浴等。必要时，可应用解热镇痛药物。发热期间应注意维护正常体液平衡，及时更换潮湿的床单或衣裤，以防感冒。

（2）切口疼痛：麻醉作用消失后，可出现切口疼痛。一般术后 24h 内疼痛较为剧烈，2～3d 后逐渐缓解。护士应明确疼痛原因，并对症护理：引流管移动所致的切口牵拉痛，应妥善固定引流管；切口张力增加或震动引起的疼痛，应在患者翻身、深呼吸、咳嗽时，用手保护切口部位；较大创面的换药前，适量应用止痛剂；大手术后 24h 内的切口疼痛，遵医嘱肌内注射阿片类镇痛剂。必要时，可 4～6h 重复使用或术后使用镇痛泵。

（3）恶心、呕吐：多为麻醉后的胃肠道功能紊乱的反应，一般于麻醉作用消失后自然消失。腹部手术后频繁呕吐，应考虑急性胃扩张或肠梗阻。护士应观察并记录恶心、呕吐发生的时间及呕吐物的量、颜色和性质；协助其取合适体位，头偏向一侧，防止发生误吸。吐后，给予口腔清洁护理及整理床单；可遵医嘱使用镇吐药物。

（4）腹胀：术后因胃肠道功能未恢复，肠腔内积气过多，可引起腹胀，多于术后 2～3d,胃肠蠕动功能恢复、肛门排气后自行缓解，无需要特殊处理。严重腹胀需要及时处理：①遵医嘱禁食、持续性胃肠减压或肛管排气；②鼓励患者早期下床活动；③针刺足三里、气海、天枢等穴位；非胃肠道手术的患者，可口服促进胃肠道蠕动的中药。肠梗阻、低血钾、腹膜炎等原因引起腹胀的患者，应及时遵医嘱给予相应处理。

（5）呃逆：神经中枢或膈肌受刺激时，可出现呃逆，多为暂时性的。术后早期发生暂时性呃逆者，可经压迫眶上缘、短时间吸入二氧化碳、抽吸胃内积气和积液、给予镇静或解痉药物等处理后缓解。若上腹部手术后出现顽固性呃逆，应警惕膈下感染，及时告知医生处理。

（6）尿潴留：多发生在腹部和肛门、会阴部手术后，主要由于麻醉后排尿反射受抑制、膀胱和后尿道括约肌反射性痉挛以及患者不适应床上排尿等引起。若患者术后 6～8h 尚未排尿或虽有排尿但尿量少，应作耻骨上区叩诊。若叩诊有浊音区，应考虑尿潴留。对尿潴留者应及时采取有效措施，缓解症状。护士应稳定患者的情绪；在无禁忌证的情况下，可协助其坐于床沿或站立排尿；诱导患者建立排尿反射，如听流水声、下腹部热敷、按摩；应用镇静或止痛药，解除疼痛或用氯贝胆碱等药物刺激膀胱逼尿肌收缩；若上述措施均无效，可在严格无菌技术下导尿。若导尿量超过 500ml 或有骶前神经损伤、前列腺增生，应留置导尿。留置导尿期间，应注意导尿管护理及膀胱功能训练。

4. 并发症的观察及处理

（1）出血：①病情观察：一般在术后24h内发生。出血量小，仅有切口敷料浸血，或引流管内有少量出血；若出血量大，则术后早期即出现失血性休克。特别是在输给足够液体和血液后，休克征象或实验室指标未得到改善，甚至加重或一度好转后又恶化，都提示有术后活动性出血；②预防及处理：术后出血，应以预防为主，包括手术时，严密止血，切口关闭前严格检查有无出血点；有凝血机制障碍者，应在术前纠正凝血障碍。出血量小（切口内少量出血）的患者，更换切口敷料，加压包扎；遵医嘱应用止血药物止血；出血量大或有活动性出血的患者，应迅速加快输液、输血，以补充血容量，并迅速查明出血原因，及时通知医生，完善术前准备，准备行手术止血。

（2）切口感染：①病情观察：指清洁切口和沾染切口并发感染，常发生于术后3～4d。表现为切口疼痛加重或减轻后又加重，局部常有红、肿、热、痛或触及波动感，甚至出现脓性分泌物。全身表现有体温升高、脉搏加速、血白细胞计数和中性粒细胞比例增高等；②预防及处理：a. 严格遵守无菌技术原则。b. 注意手术操作技巧，防止残留死腔、血肿、切口内余留的线过多、过长等。c. 加强手术前后处理。术前做好皮肤准备，术后保持切口敷料的清洁、干燥和无污染。d. 改善患者营养状况，增强抗感染能力。一旦发现切口感染，早期应勤换敷料、局部理疗、遵医嘱使用抗菌药物。若已形成脓肿，应拆除部分缝线，敞开切口，通畅引流，创面清洁后，考虑做二期缝合，以缩短愈合时间。

（3）切口裂开：①病情观察：多见于腹部手术后，时间上多在术后1周左右。主要原因常有营养不良、缝合技术存在缺点、腹腔内压力突然增高和切口感染等。一种是完全裂开，另一种是不完全裂开。完全裂开往往发生在腹内压突然增加时，患者自觉切口剧疼和突然松开，有大量淡红色液体自切口溢出，可有肠管和网膜脱出；不完全性切口裂开，是指除皮肤缝线完整，深层组织裂开，线结处有血性液体渗出；②预防：a. 手术前纠正营养不良状况。b. 手术时，避免强行缝合，采用减张缝合，术后适当延缓拆线时间。c. 手术后切口处用腹带包扎。d. 咳嗽时，注意保护切口，并积极处理其他原因引起的腹内压增高。e. 预防切口感染；③处理：一旦发现切口裂开，应及时处理：a. 完全性切口裂开：应立即安慰患者，消除恐惧情绪，让患者平卧，立即用无菌等渗盐水纱布覆盖切口，并用腹带包扎，通知医生，护送患者进手术室重新缝合；若有内脏脱出，切忌在床旁还纳内脏，以免造成腹腔内感染。b. 切口部分裂开或裂开较小时，可暂不手术，待病情好转后择期行切口疝修补术。

（4）肺不张及肺部感染：①病情观察：常发生在胸、腹部大手术后，多见于慢性肺气肿或肺纤维化的患者，长期吸烟更容易发生。这些患者因肺弹性减弱，术后呼吸活动受限，分泌物不容易咳出，容易堵塞支气管，造成肺部感染及肺不张。开始表现为发热、呼吸和心率加快；持续时间长，可出现呼吸困难和呼吸抑制。体检时，肺不张部位叩诊呈浊音或实音，听诊呼吸音减弱、消失或为管样呼吸音。血气分析示 PaO_2 下降和 $PaCO_2$ 升高，继发感染时，血白细胞计数和中性粒细胞比例增加；

②预防：a. 术前做好呼吸锻炼，胸部手术者加强腹式深呼吸训练，腹部手术者加强胸式深呼吸训练。b. 手术前2周停止吸烟。c. 有呼吸道感染、口腔炎症等情况者，待炎症控制后再手术。d. 全麻手术拔管前，吸净气管内分泌物。e. 术后鼓励患者深呼吸、有效咳嗽，同时可应用体位引流或给予雾化吸入；③处理：若发生肺不张，做如下处理：a. 遵医嘱给予有效抗菌药物预防和控制炎症。b. 应鼓励患者深吸气，有效咳嗽、咳痰。帮助患者翻身叩背，协助痰液排出。c. 无力咳嗽排痰的患者，用导管插入气管或支气管吸痰。痰液黏稠应用雾化吸入稀释。d. 有呼吸道梗阻症状、神志不清、呼吸困难者，做气管切开。

（5）尿路感染：①病情观察：手术后尿路感染与导尿管的插入和留置密切相关，尿潴留是基本原因。分为下尿路和上尿路感染。下尿路感染主要是急性膀胱炎，常伴尿道炎和前列腺炎，主要表现为尿频、尿急、尿痛和排尿困难，一般无全身症状；尿常规检查有较多红细胞和脓细胞。上尿路感染主要是肾盂肾炎，多见于女性，主要表现为畏寒、发热等。肾区疼痛；血常规检查白细胞计数增高。中段尿镜检有大量白细胞和脓细胞，做尿液培养可明确菌种，为选择抗菌药物提供依据；②预防与处理：及时处理尿潴留，是预防尿路感染的主要措施。a. 鼓励患者多饮水，保持每天尿量在1500ml以上，并保持排尿通畅。b. 根据细菌培养和药敏实验验选择有效抗菌药物治疗。c. 残余尿在50ml以上者，应留置导尿，放置导尿管时，应严格遵守无菌操作原则。d. 遵医嘱给患者服用碳酸氢钠，以碱化尿液，减轻膀胱刺激症状。

（6）深静脉血栓形成和血栓性静脉炎：①病情观察：多发生于术后长期卧床、活动少或肥胖患者，以下肢多见。患者感觉小腿疼痛。检查肢体肿胀、充血，有时可触及索状物，继之可出现凹陷性水肿；腓肠肌挤压试验或足背屈曲试验阳性。常伴体温升高；②预防与处理：强调早期起床活动。若不能起床活动的患者，指导患者学会做踝关节伸屈活动的方法；或采用电刺激、充气袖带挤压腓肠肌以及被动按摩腿部肌肉等方法，加速静脉血回流。术前，可使用小剂量肝素皮下注射，连续使用5～7d，有效防止血液高凝状态。一旦发生深静脉血栓或血栓性静脉炎，应抬高、制动患肢，严禁局部按摩及经患肢输液；同时遵医嘱使用抗凝剂、溶栓剂或复方丹参液滴注。必要时，手术取出血栓。

5. 健康指导

（1）心理保健：某些患者因手术致残，形象改变，从而使心态也发生改变。要指导患者学会自我调节、自我控制，提高心理适应能力和社会活动能力。

（2）康复知识：指导患者进行术后功能锻炼，教会患者自我保护、保健知识。教会患者缓解不适及预防术后并发症的简单方法。

（3）营养与饮食：指导患者建立良好的饮食卫生习惯，合理的营养摄入，促进康复。

（4）合理用药：指导患者按医生开具的出院带药，按时按量服用、讲解服药后的毒副反应及特殊用药的注意事项。

（5）按时随访。

（任艳霞）

第六章　泌尿外科基本护理技术

第一节　泌尿外科一般护理

一、术前护理

（1）减轻患者的焦虑、恐惧：①做好入院介绍，热情接待患者及家属；②向患者介绍术前处理的程序、意义、麻醉方式、麻醉后反应及注意事项；③介绍术后可能留置胃管、导尿管、引流管、氧气管的目的和意义。

（2）给患者饮食知识的指导，改善患者全身营养状况，以提高对手术的耐受力。

（3）促进睡眠和休息。如保持安静、整洁的环境，解除心理压力，使患者舒适等，必要时遵医嘱给予镇静剂。

（4）有吸烟习惯的患者入院后应停止吸烟。指导患者练习各种手术卧位，学会正确的深呼吸、咳嗽、咳痰的方法。

（5）术前 1d 皮肤准备（剃手术区毛发）、沐浴、更衣、做皮试、配血。术前 12h 禁食，6～8h 禁饮，按医嘱灌肠、插胃管、给药。术晨观察体温是否正常，女患者月经是否来潮，并及时与医生联系。

（6）备好术中所需药品及物品，按医嘱给予手术前用药。

二、术后护理

（1）维持适当的呼吸功能，观察呼吸的性质和速率，呼吸道是否通畅。手术后患者去枕平卧位 6h，如患者呕吐时，头偏向一侧，并及时清除呕吐物。全麻术后患者给予低流量氧气持续吸入。

（2）维持适当的心血管功能及组织灌注，观察体温、脉搏、血压以及皮肤的颜色，根据医嘱及时准确的测量和记录。

（3）观察患者术后恶心、呕吐、腹胀情况以及肠蠕动恢复、肛门排气情况。根据医嘱给予饮食。对于术后不能进食的患者做好口腔护理，并由静脉补充足够的水、电解质和营养。

（4）鼓励患者多饮水，每 24h 饮水量达 3000～4000ml（排除肾功能不全、无尿、水肿、原发性高血压、心力衰竭等），24h 总尿量维持在 1500ml 以上。

（5）观察伤口敷料和引流管情况，保持引流管通畅，防止受压扭曲，遵医嘱记录引流液的性质和量，更换引流袋时严格执行无菌操作。伤口敷料渗湿或弄脏应立即更换，换药时应严格无菌操作。

（6）观察患者疼痛发生的时间、部位、性质及规律，向患者解释，并给予安慰，必要时遵医嘱给予镇痛、镇静药。

（7）拔除导尿管前需夹管训练膀胱功能。

（8）注意术后并发症的观察。

（席　兰）

第二节　泌尿外科手术室护理

一、肾上腺肿瘤手术配合

（一）应用解剖

1. 位置与形状

肾上腺位于肾的顶部，肾上内方，正常腺体呈黄褐色，三角形或月牙形，萎缩腺体细而灰白。

2. 血供

肾上腺的血液供应极为丰富，动脉主要由 3 条动脉组成，这些分支起源于膈动脉、腹主动脉、肾动脉，偶尔也起源于脾动脉。主要静脉称肾上腺中央静脉两侧各 1 支。右侧汇入下腔静脉，左侧汇入左肾静脉。

3. 毗邻

右侧肾上腺腺体上方邻近肝脏，前方有十二指肠，内侧紧贴下腔静脉，不容易分离。左侧肾上腺位置较低，靠近肾蒂，故手术时必须避免损伤下面的肾动脉和肾静脉。胃后壁、脾脏及胰尾靠近左。肾，肾上腺恶性肿瘤可以侵犯上述器官。

（二）手术适应证

肾上腺恶性肿瘤、嗜铬细胞瘤、肾上腺良性肿瘤。

（三）麻醉方式、手术体位与切口

硬脊膜外隙阻滞麻醉或全身麻醉。患者取侧卧位或平卧位。

手术可选择经腰斜切口，包括第 12 肋下、第 12 肋或第 11 肋切除、第 10 肋间或第 11 肋间及腰背切口或双侧背部切口，此切口的优点是肾上腺区显露好；也可选择经上腹剑突下弧形切口（双侧肾上腺）或单侧腹部径路（单侧肾上腺），其优点是可同时探查两侧肾上腺、腹腔器官及后腹膜腔。

（四）器械、敷料与物品准备

剖腹敷料包、剖腹器械包、取肋骨器械（必要时）。

（五）手术步骤及配合要点

1. 经腰肾上腺切除手术配合

（1）消毒，铺单，通常采用第 11 肋间切口。

（2）切开皮肤及皮下组织后，切开背阔肌、腹外斜肌，显露腰背筋膜及腹内斜肌。

（3）切开肾周围筋膜，游离肾上极及腹侧面。

（4）分离肾脂肪囊，显露肾上腺。

（5）游离肾上腺，处理肾上腺中央静脉，递扁桃体钳夹静脉切断，4 号丝线结扎

（6）处理肾上腺各动脉。

（7）4 号丝线结扎，切除肾上腺。

（8）冲洗切口，将肾脏归回原位，缝合肾周筋膜，逐层关闭切口，可放皮管引流。

2. 经腹肾上腺切除手术配合

（1）消毒，铺单。

（2）常规开腹。

（3）弧形切开腹膜探查两肾上腺区。

（4）左侧。肾上腺显露。沿结肠脾曲外侧切开侧腹膜，沿脾曲内侧切断膈结肠韧带、脾结肠韧带及部分胃结肠韧带。

（5）将结肠向下方牵引，切开肾周筋膜前层。

（6）在左肾上方切开。肾周脂肪囊，将左肾向下方牵引，将脾、胰尾推向正中，左肾上腺即可显露。

（7）游离肾上腺外侧并向下切断结扎肾上腺下动脉，于肾静脉上缘切断肾上腺静脉，并加强缝扎。

（8）切断结扎肾上腺上动脉，将左侧肾上腺完全切除。

（9）右侧肾上腺切除，先将肝脏向上拉，切开十二指肠外侧的后腹膜，向下切断结肠肝曲。

（10）游离十二指肠降部及结肠肝曲，显露并切开肾周筋膜前层。

（11）在肾上极内上方找到右肾上腺肿瘤及腺体，按先外侧、下极，最后处理腺门的方法切除右侧肾上腺。

（12）妥善止血，缝合后腹膜。

（六）手术护理重点

1. 术前严格查对手术部位。

2. 保证输血、输液通道畅通。

3. 密切观察生命体征，随时调整输液、输血速度。嗜铬细胞瘤患者术前要充分备血，准备中心静脉及外周静脉两路静脉通路，注意术中心电监护及中心静脉压的监测。

4. 保持留置导尿管通畅。

二、肾脏手术配合

肾位于脊柱两侧，腹膜后方，紧贴腹后壁的上部。相当于第12胸椎至第2或第3腰椎间。肾实质由皮质及髓质组成，并形成肾盏和肾盂，于肾窦下连接输尿管排出尿液。肾动脉由腹主动脉分出的。肾动脉供应，静脉回流汇入下腔静脉。

（一）肾部分切除术

1. 手术适应证

肾良性肿瘤、肾恶性肿瘤、肾肿瘤伴对侧。肾功能不全。

2. 麻醉方式、手术体位与切口

硬脊膜外隙阻滞麻醉或全身麻醉。患者取侧卧位或仰卧位。手术经腰切口或经

腹切口。

3. 器械、敷料与物品准备

剖腹敷料包、剖腹器械包、2-0# 或 3-0# 可吸收缝线、无菌冰。

4. 手术步骤及配合要点

（1）消毒，铺单。

（2）切开皮肤、皮下组织，暴露腰部肌层，切开腰筋膜及腹横肌。

（3）显露肾脏。

（4）切开肾包膜，递扁桃体钳游离止血，递1号丝线结扎，显露肾蒂。

（5）阻断肾动脉、静脉，用冰屑低温保护。

（6）切除部分肾组织，递 2-0# 或 3-0# 可吸收缝线间断缝合止血，并缝合肾包膜和肾皮质。

（7）冲洗切口，关闭切口。

（二）肾全切除术

1. 手术适应证

肾脏肿瘤、巨大肾积水、多发性肾结石、肾性高血压、肾结核。

2. 麻醉方式、手术体位与切口

硬脊膜外隙阻滞麻醉或全身麻醉。患者取侧卧位或仰卧位。手术行腰切口或经腹切口。

3. 器械、敷料与物品准备

剖腹敷料包、肾切除器械、10# 丝线、血浆管。

4. 手术步骤及配合要点

（1）消毒，铺单。

（2）做腰部斜切口。

（3）暴露腰部肌层，切开背阔肌、腹外斜肌。

（4）显露肾脏及输尿管。

（5）游离肾脏，处理肾门、肾动脉、肾静脉，递扁桃体钳分离，递蒂钳断离肾

蒂，用10#线结扎或缝扎（或7#线结扎）。

（6）肾肿瘤可行血管结扎，先分离结扎肾动脉用7#线结扎；再分离结扎肾静脉用7#线结扎。游离输尿管，用7#线结扎。

（7）切除肾脏。

（8）冲洗切口，放置血浆引流管，关闭切口。

（三）肾盂成形术

1. 手术适应证

肾积水、肾功能受损。

2. 麻醉方式、手术体位与切口

硬脊膜外隙阻滞麻醉。患者取侧卧位。手术行腰切口。

3. 器械、敷料与物品准备

剖腹敷料包、肾盂成形器械、5-0# 可吸收线。

4. 手术步骤及配合要点

（1）消毒皮肤，铺单。

（2）切开皮肤、皮下组织；切开背阔肌、腹外斜肌、腹内斜肌及腹横肌。

（3）切开肾周围筋膜，分离肾脂肪囊，显露肾脏。

（4）游离肾脏及肾盂输尿管。

（5）输尿管与肾盂下角吻合，肾盂对边缝合，用5-0可吸收线间断缝合。吻合口内置双J管或其他支架管。

（6）冲洗切口，关闭切口。

5. 手术护理重点

（1）术前查对手术部位，分清左、右侧。

（2）体位要舒适，手术床升高桥架时要对准腰部使腰部暴露好，腰部、四肢要垫好，防止压伤。

（3）缝合切口前，将手术床桥架摇平，以减少伤口张力，利于缝合。

三、输尿管及膀胱手术配合

（一）输尿管切开取石术

1. 应用解剖

输尿管细长，全段有 3 个生理狭窄。3 个狭窄处容易停留结石，其比例为：第 1 狭窄处 16.7%；第 2 狭窄处 24.65%；第 3 狭窄处 56.65%。

2. 手术适应证

结石较大，肾输尿管合并积水，肾功能受损者。

3. 麻醉方式、手术体位与切口

硬脊膜外隙阻滞麻醉。按不同的手术入路选择相应的体位。根据输尿管结石的部位确定切口。

5. 器械、敷料与物品准备

剖腹敷料包、剖腹器械包、普通导尿管、腰交感神经外加（长舌头钩 2 个、长尖镊 2 把、鼻黏膜剥离子 2 个、血管针持 1 把）、血浆管、导尿包、5-0# 保护薇乔缝线。

6. 手术步骤及配合要点

（1）消毒，铺单。

（2）留置气囊导尿管。

（3）切开腰部或腹部，经腹膜后进行游离达输尿管部位，用普通导尿管置结石近端固定输尿管，轻提并切开肾周筋膜。

（4）游离结石部位，纵行切开输尿管后壁，显露结石。

（5）用神经剥离子分离结石并取出。

（6）5-0可吸收缝线间断缝合输尿管切口，内置双J管。

（7）输尿管切口旁置血浆管引流。

7. 手术护理重点

（1）观察生命体征的变化，保持静脉输液，输血的通畅。

（2）注意观测尿量与色泽。

（二）膀胱全切回肠代膀胱术

1. 应用解剖

（1）结构特点：膀胱空虚时呈三棱锥体形，分顶、底、体、颈4部分，分界不明显，顶朝向耻骨联合，借脐中韧带与脐相连；底朝后下，呈三角形，正常容积为350～500ml，女性容积较男性小。

（2）毗邻：前方与耻骨联合及闭孔内肌之间为膀胱前间隙，内有丰富的静脉丛及疏松结缔组织。后下与直肠相邻，上面被以腹膜，附以小肠襻和乙状结肠横结肠、盲肠、阑尾。

（3）韧带：耻骨前列腺韧带和耻骨膀胱韧带，膀胱外侧韧带，膀胱后韧带，脐正中韧带。

2. 手术适应证

（1）浸润性膀胱癌。

（2）侵犯广泛的多发性乳头状肿瘤。

（3）经多次其他方法治疗而复发或复发快，每次复发肿瘤的期（级）上升。

（4）肿瘤以外的上皮已有发育不良或原位癌的膀胱肿瘤。

（5）结核性膀胱挛缩、神经源性膀胱挛缩等良性疾病，须行膀胱扩大术或全膀胱切除，尿流改道者。

3. 麻醉方式、手术体位与切口

全麻或硬脊膜外隙阻滞麻醉。患者取平卧位。

4. 器械、敷料与物品准备

剖腹敷料包，直肠膀胱器械，腰交感神经外加，长组织钳6把，普通尿管，菌状尿管，硅胶管，血浆管，油棉球，引流管，4-0#、2-0#可吸收缝线。

5. 手术步骤及配合要点

（1）常规开腹，打开侧腹膜。

（2）游离输尿管并提起。游离膀胱，将输尿管远端断离，内置硅胶管作内支架，将其连接于无菌手套，防止尿液外漏。对侧同法处理。

（3）游离膀胱，用4号丝线结扎，断离膀胱后用7号丝线缝扎。

（4）游离大网膜及肠系膜，取距回盲部10cm处回肠改为15～20cm做造口，远端用肠钳、近端用敷料钳夹取，电刀切开，碘酒、乙醇、盐水棉球依次消毒。

（5）将两侧远端用1号丝线端端吻合回肠，近端一侧用2-0#可吸收缝线闭合，另一端作一造瘘口，用甲硝唑溶液与庆大霉素溶液冲洗后，两侧输尿管远端与该段回肠行端侧吻合，留置硅胶管做内支架。置于体外做一圆形造瘘口，用4号丝线将外置的肠壁内侧固定在腹膜上。

（6）回肠内放引流管并固定。

（7）冲洗，止血，放置血浆引流管。

（8）常规关腹。

四、男性尿道、生殖系疾病手术配合

（一）耻骨上前列腺摘除术

1. 应用解剖

前列腺位于耻骨后下方，直肠前、尿道生殖膈上方的纤维肌性腺体包绕于前列腺段尿道，呈栗状，正常大小为2cm×3cm×4cm。

2. 手术适应证

（1）前列腺增生，腺体较大，且突入膀胱内，有较多残余尿。

（2）同时存在膀胱结石。

（3）膀胱内有较大憩室须同时处理者。

（4）髋关节强直或尿道狭窄不能放置截石位，经尿道手术者。

（5）需要探查膀胱内情况者（存在肿瘤或异物时）。

3. 麻醉方式、手术体位与切口

硬脊膜外隙阻滞麻醉。患者取平卧位。行下腹耻骨上正中切口。

4. 器械、敷料与物品准备

剖腹敷料包，剖腹器械，组织钳 6 把，普通及气囊导尿管，油棉球，1 次性引流袋，温生理盐水。

5. 手术步骤及配合要点

（1）消毒，铺单。

（2）术者戴无菌手套导尿，连接 500ml 生理盐水冲洗液灌注膀胱。

（3）常规开腹，显露膀胱。

（4）切开膀胱壁，由巡回护士拔出灌注膀胱用导尿管，6 把组织钳夹起膀胱壁。

（5）环钳夹纱布球显露前列腺，探查并剥离，摘除前列腺。

（6）温盐水纱布压迫填塞前列腺窝，0 号可吸收缝线缝扎止血。

（7）留置气囊尿管，放置蕈状造瘘管。

（8）可吸收缝线关闭缝合膀胱壁，放血浆管引流。

（9）冲洗切口，止血，关闭切口。

6. 手术护理重点

（1）注意观察脉搏、血压改变，保护心功能，常规吸氧（老年人肺功能仅为青壮年人的 30%～50%）。

（2）注意输液、输血，维持电解质平衡。

（3）切除前列腺后常有比较多出血，应准备好温盐水，便于压迫止血。

（二）先天性尿道下裂修补矫治术

1. 应用解剖

成人男性尿道长 17～20cm，自然状态下呈 S 形弯曲。全长由内向外分 3 部分：尿道前列腺部、膜部、海绵体部（阴茎部）。

2. 手术适应证

先天性尿道下裂。

3. 麻醉方式、手术体位与切口

按不同的部位、年龄给予相应的麻醉。患者取平卧位。行环形切口。

4. 器械、敷料与物品准备

敷料包，手术盘，整形器械，5-0#、4-0# 可吸收缝合线，碘仿，尿道扩张器械，8、10 号气囊尿管，油棉球，引流管。

5. 手术步骤及配合要点

（1）消毒，铺单。

（2）自裂口插入 8 号或 10 号气囊导尿管，自异位尿道外口入膀胱。

（3）于阴茎背侧冠状沟、距异位尿道外口体以 0.5～1.0cm 的环形切口，切至阴茎海绵体白膜。

6. 手术适应证

先天性尿道下裂。

7. 麻醉方式、手术体位与切口

按不同的部位、年龄给予相应的麻醉。患者取平卧位。行环形切口。

8. 器械、敷料与物品准备

敷料包，手术盘，整形器械，5-0#、4-0# 可吸收缝合线，碘仿，尿道扩张器械，8、10 号气囊尿管，油棉球，引流管。

9. 手术步骤及配合要点

（1）消毒，铺单。

（2）自裂口插入 8 号或 10 号气囊导尿管，自异位尿道外口入膀胱。

（3）于阴茎背侧冠状沟、距异位尿道外口体以 0.5～1.0cm 的环形切口，切至阴茎海绵体白膜。

（4）切除腹侧挛缩的纤维囊带，矫正阴茎。

（5）在异位尿道口近端做皮瓣标志，

外口腹侧纵行剪开。5-0#可吸收线进行间断缝合。

（6）用导尿管为支架，用 5-0# 可吸收线连续全层间断缝合，加固形成缺损尿道。

（7）尿道内留置引流管，加压包扎。

10. 手术护理重点

（1）注意观察生命体征的改变。

（2）注意补液，维持电解质平衡。

（三）睾丸固定术

1. 应用解剖

睾丸位于阴囊内，左、右各一，其本身有一层白膜在睾丸后缘，白膜向睾丸内突出，形成睾丸纵隔，并放射状发出许多小隔，将睾丸分为许多小叶，内有精曲小管。

2. 手术适应证

隐睾症或睾丸扭转。

3. 麻醉方式、手术体位与切口

全麻或硬脊膜外隙阻滞麻醉。患者取屈膝仰卧位，双足底对合，分开大腿。行斜切口。

4. 器械、敷料与物品准备

剖腹敷料包、整形手术器械、电凝器、组织钳 4～6 把，4-0# 可吸收缝合线。

5. 手术步骤及配合要点

（1）消毒，铺单。

（2）作耻骨结节外上至髂前上棘中点内上 2 cm 的斜切口。

（3）切断结扎旋髂浅和腹壁浅血管，切开腹壁筋膜的浅、深 2 层，显露腹股沟韧带至外环，用剪刀打开腹外斜肌腱膜达外环。

（4）游离腱膜，找到并切开腹内斜肌，筋膜上缝线牵引。

（5）切断睾丸系带，切开睾丸鞘膜，高位结扎鞘状突，固定睾丸于同侧阴囊皮下，用 4-0# 可吸缝线缝合。

6. 手术护理重点

（1）注意观察生命体征的改变。

（2）注意补液，维持电解质平衡。

（席　兰）

第七章　泌尿系统损伤护理技术

在日常生产及生活的损伤或战伤中，可伴有泌尿生殖系统的损伤，其中男性尿道损伤最多见，肾和膀胱损伤次之，最少见的是输尿管损伤。肾和输尿管位置较深，轻的外力不容易造成损伤，重的暴力则常伴有其他脏器的损伤，如有腹壁、骨盆及腰背部损伤的患者，要考虑泌尿系统损伤的可能，如骨盆骨折常伴有后尿道的损伤。泌尿系统损伤的主要病理改变是血尿和尿外渗，容易引起继发感染，严重时可引起全身中毒或休克。

第一节　肾损伤

一、概述

肾脏位于腹腔后，在解剖关系上受周围组织的保护：前面有腹壁和腹腔脏器，后面有脊柱、肋骨和厚层肌肉，对于暴力具有一定的缓冲作用，因此不容易受伤。肾损伤常伴有其他脏器的损伤。当人体受到枪弹伤、刀刺伤、交通事故或受到直接暴力、间接暴力的打击而导致的肾脏组织结构的异常改变称为肾损伤。肾损伤可分为闭合性和开放性损伤2大类，以闭合性损伤最为常见。肾损伤临床上分为肾挫伤、肾部分裂伤、肾全层破裂、肾蒂裂伤，以肾蒂裂伤最为凶险。

二、病因与受伤机制

(一) 按受伤机制分类

1. 根据伤口开放与否，可分为开放性肾损伤、闭合性肾损伤2种。

(1) 开放性肾损伤：开放性肾损伤多见于战时腹部枪弹伤或刀扎伤，且多合并胸、腹及其他器官损伤。

(2) 闭合性肾损伤：闭合性肾损伤占肾损伤的70%，包括直接暴力、间接暴力、自发性肾破裂。直接暴力伤系由上腹部或肾区受到外力的直接撞击或受到挤压所致，为最常见的致伤原因，如交通事故、打击伤等。间接暴力伤系指运动中突然加速或减速、高处坠落后双足或臀部着地、强烈的冲击波等，致使肾脏受到惯性震动移位。躯体突然猛烈地移动、用力过猛、剧烈运动的肌肉强烈收缩也可导致肾脏受伤。自发性肾破裂系指在无创伤或轻微的外力作用下发生的肾创伤。

2. 根据病变部位可分为肾实质、肾盂和肾血管破裂3种，可发生肾包膜下出血、肾周出血。

3. 医源性肾损伤系指在施行手术或施行内腔镜诊治时使肾脏受到意外的损伤。体外冲击波碎石亦可造成。

（二）按肾脏损伤的病理分类

1. 肾挫伤

部分肾实质轻微损伤，形成肾实质内瘀斑、血肿或局部包膜下小血肿。肾被膜及肾盂肾盏完整，亦可涉及集合系统而有少量血尿。

2. 肾裂伤

是肾脏实质的挫裂伤。肾被膜及肾盂可完整，仅表现为肾被膜下血肿。

3. 肾全层裂伤

肾实质严重损伤时肾被膜及收集系统同时破裂，此时常伴有肾周血肿、严重血尿及尿外渗。如肾周筋膜破裂，外渗的血和尿液可沿后腹膜蔓延。

4. 肾蒂损伤

肾蒂血管撕裂伤时可致大出血、休克。锐器刺伤肾血管可致假性动脉瘤、动静脉瘘或肾盂静脉瘘。

5. 病理性肾破裂

轻度的暴力即可导致有病理改变的肾脏破裂，如肾积水、肾肿瘤、肾囊肿、移植肾的排斥期等。有时暴力甚至不被察觉，而被称为自发性肾破裂。

三、护理评估

（一）评估

对患者进行全面评估包括以下内容：

1. 健康史

了解受伤的时间、地点、暴力性质、部位。

2. 身体状况

如临床表现、合并伤、尿外渗、感染、特殊检查结果。

3. 心理和社会状况

如情绪、家庭状况。

4. 术后评估

如伤口引流、尿量、肾功能、心理状态、保健知识。

（二）临床表现

肾损伤的临床表现颇不一致。合并其他器官损伤时，肾损伤的症状可能不容易被察觉。肾损伤的主要症状有休克、出血、血尿、疼痛、感染等。

1. 休克

早期休克多因剧烈疼痛所致，后期与大量失血有关。其程度与伤势、失血量及有无其他器官合并伤有关。肾损伤出现休克症状，占 30%～50%。休克程度多与出血速度、就诊时间、合并伤轻重和机体代偿能力有关。伤后数日出现的延迟性休克表示有持续性或再发性的大量出血，因此需要对伤员进行严密观察和及时处理。

2. 血尿

血尿是肾损伤的主要症状之一，90%以上伤者有血尿，多数是肉眼血尿，也可为镜下血尿。血尿在肾损伤诊断中很重要，特别是血尿中有索条状血块者更有意义。一般说来，血尿程度与肾损伤的伤情并不完全一致。

3. 疼痛及肿块

伤后出现同侧肾区及上腹部疼痛，轻重程度不一。一般为钝痛，腰痛多系腰部挫伤、肾被膜下出血或血尿渗入肾周围组织刺激腹膜后神经丛所引起。疼痛可局限于腰部、上腹，也可散布到全腹，或放射至肩部、髋区及腰骶部。由于肾周围局部肿胀饱满，肿块形成有明显的触痛和肌肉强直。肾损伤时由于血及外渗尿液积存于肾周，可形成一不规则的痛性肿块。

4. 感染发热

血肿和尿外渗易继发感染，形成肾周

围脓肿，局部压痛明显，并有全身中毒症状。

（三）辅助检查

1. 尿液检查

血尿为诊断肾损伤的重要依据之一。对伤后不能自行排尿者，应进行导尿检查。血尿程度与肾损伤程度不成正比，对伤后无血尿者，不能忽视肾脏损伤的可能性。

2. 影像学检查

X 线检查对肾损伤的诊断极为重要，它包括腹部平片、排泄性尿路造影、逆行尿路造影、动脉造影及 CT 检查。

（1）腹部平片：应尽可能及早进行，否则可因肠胀气而遮蔽肾脏阴影轮廓。腹部平片可见肾阴影增大、腰大肌影消失、脊柱弯向伤侧等，这些都是肾周出血或尿外渗的征象。

（2）排泄性静脉肾盂造影：排泄性静脉肾盂造影可了解肾脏损伤的程度和范围。轻度肾挫伤可无任何表现，随着伤势加重，可表现肾盏变形，肾实质内不规则阴影，甚至伤肾不显影。多年来，排泄性静脉肾盂造影是诊断腹部钝性损伤有无泌尿系合并伤的重要手段。对所有疑为肾损伤者均应予早期施行，不仅能显示损伤的范围，也可帮助了解对侧肾脏的功能是否正常，同时可以发现原来存在的病变。但由于创伤后影响检查操作的进行，有时肾脏分泌功能因严重损伤而减退或轻微外伤可能造成肾脏功能完全抑制或只排出少量对比剂，显影往往不够满意。为了提高准确性，采用大剂量静脉滴注对比剂行肾盂造影加断层摄影，其正确诊断率可达 60%～85%。

（3）肾动脉造影：经大剂量静脉肾盂造影检查伤肾未显影，此类病例中有 40% 左右为肾蒂损伤。肾动脉造影可以发现肾实质和肾血管完整性的异常变化，如肾蒂损伤、肾内血管破裂或栓塞、肾内动静脉瘘、肾实质裂伤和包膜下血肿等。当然，无需要对每个肾损伤患者施行这种检查，如果大剂量静脉尿路造影显示输尿管、肾盂、肾盏严重痉挛，以及肾实质或排泄系统轮廓紊乱，包括肾影增大、不显影或对比剂外溢、肾盏分节或扭曲变形等，同时临床有严重出血表现者应考虑施行肾动脉造影，以指导临床治疗。

（4）膀胱镜检查及逆行尿路造影术：虽能了解膀胱、输尿管情况及肾损伤程度，但可能造成继发感染并加重伤员的痛苦，故对严重外伤患者应慎重施行。

（5）CT：CT 在发现肾损伤和判断其严重性方面比排泄性静脉肾盂造影更敏感。

（6）其他：B 超有助于了解对侧肾脏，也可以随访血肿的大小变化，亦可用于鉴别肝、脾包膜下血肿。核素肾扫描在急诊情况下敏感性较 CT 或动脉造影差，对肾损伤的诊断及分类价值不大。

（四）护理问题

1. 组织灌注量改变

与肾损伤后出血或同时合并其他器官损伤有关。

2. 疼痛

由于肾周软组织损伤、肾包膜张力增加、血和尿外渗刺激腹膜、手术切口所致。

3. 有感染的危险

与损伤后血肿、尿外渗及免疫力低有关。

4. 部分自理缺陷

与手术及卧床有关。

5. 恐惧、焦虑

与外伤打击、担心预后不良有关。

（五）护理措施

1. 生活护理

（1）保守治疗及肾部分切除时，遵医嘱绝对卧床休息，卧床期间协助患者完成生活护理，做到七洁，即皮肤、头发、指甲、会阴、口腔、手足、床单的干净整洁，使患者感到舒适。

（2）饮食要清淡，不吃容易引起腹胀的食物，如牛奶、大豆等。

（3）保持管路的清洁，每天清洁尿道口1~2次，尿管定期更换，尿袋定期更换。

（4）保持排便通畅，多吃水果、蔬菜等粗纤维食物，必要时服润肠药。

2. 心理护理

肾损伤后患者情绪紧张、恐惧，护士在密切观察病情的同时要向患者宣讲损伤后注意的问题，有血尿是损伤后的临床表现之一，要严格按医嘱卧床休息，以免加重损伤。

3. 治疗及护理配合

肾损伤的治疗分为非手术治疗和手术治疗。

（1）非手术治疗时的观察与护理配合：非手术治疗的适应证包括肾挫伤、轻型肾裂伤未合并胸、腹腔脏器损伤者，应采取非手术治疗。对重型肾损伤中肾全层裂伤者亦有人主张采取非手术治疗。非手术治疗的护理配合包括：①密切监测生命体征的变化，积极预防、治疗失血性休克；②注意观察腹部体征变化，观察腰部肿块进展情况；③观察血尿的程度，判断血尿有无进行性加重；④动态监测血红蛋白及红细胞计数，估计出血情况；⑤输血、补液，扩充血容量，纠正水、电解质紊乱；⑥应用止血剂，达到有效止血目的；⑦预防及治疗感染，选择广谱的、对肾脏无损

害的抗生素；⑧绝对卧床，加强基础护理，避免再次出血及感染等并发症发生，保守治疗期间随时做好手术准备。

（2）紧急救治的护理配合：对有严重休克的患者，首先进行紧急抢救，包括迅速输血、补液、镇静、止痛等措施。

（3）肾损伤手术治疗的适应证：①开放性肾损伤；②严重休克经大量输血仍不能纠正；③肾区包块迅速增大；④检查证实为肾粉碎伤；⑤影像学检查证实为肾蒂伤；⑥检查证实为肾盂破裂；⑦合并腹腔脏器损伤；⑧经24~48h非手术治疗无效者。

（4）肾损伤的手术治疗方法：①开放性肾损伤的处理：少数病例经检查证实为轻微肾实质损伤且未合并其他脏器损伤者可采用非手术治疗。重度肾裂伤的处理：包括肾重度裂伤和肾脏粉碎伤，此类损伤常合并腹腔脏器损伤，必须外科手术，进行肾部分切除或肾切除；②肾盂破裂的处理：此类伤较少见，手术探查；③蒂伤的处理：肾蒂损伤常由于出血严重、病情危急而来不及救治。对此类损伤一经确诊应立即手术探查，争取修复断裂或破裂的血管；④肾被膜下血肿的处理：肾被膜下血肿是轻型。肾损伤中常见的一种临床类型。近年来，体外冲击波碎石后导致肾被膜下血肿亦时有报道。小的肾被膜下血肿可自行吸收，一般不引起并发症。

（5）手术治疗的护理配合：①肾修补、肾部分切除手术的术后护理配合：a. 手术后绝对卧床2周以上。b. 持续心电监测，密切观察生命体征的变化。c. 观察伤口引流的性质，准确记录24h引流量。对1h内引流量>100ml，应警惕出血可能。d. 准确记录24h尿量，观察肾功能情况。e. 观察伤口敷料渗出情况，及时换药、预防感染。

f. 合理使用抗生素。密切注意体温的改变和白细胞的变化，减少再出血的危险因素。g. 倾听患者主诉，对伤口疼痛剧烈、局部肿胀明显者应警惕再出血可能。h. 保持大便通畅；及时处理咳嗽、咳痰；避免腹压增加因素，减少诱发出血的可能。l. 加强基础护理，预防肺部、尿路感染；②肾切除术后护理配合：a. 密切观察生命体征变化。观察有无胸膜损伤表现，如胸痛、呼吸困难。b. 术后补液原则：根据尿量多少决定补液量。c. 正确合理使用抗生素。d. 观察体温变化，预防术后感染。e. 观察伤口渗出情况；观察引流液性质及引流量。f. 准确记录24h出入量；术后记录尿量3天；观察对侧肾功能。g. 术后卧床1周，加强生活护理；加强尿管及引流管的护理，防止逆行感染。h. 保持排便通畅，必要时使用通便药。；i. 指导患者对单侧肾脏的保护方法，做好健康指导。

四、并发症

1. 近期并发症

①继发性出血；②尿性囊肿；③残余血肿并发感染；④形成脓肿；⑤特发性血尿。

2. 远期并发症

高血压和肾积水。

五、健康教育

肾损伤修补术或肾部分切除术后，近1~3个月内避免剧烈活动，注意有无腰部胀痛、血尿及尿量改变等情况，有不适要及时就诊。

（1）多饮水，保持尿路通畅。

（2）经常注意观察尿液颜色、肾局部有无胀痛，发现异常及时就诊。

（3）手术后1个月内不能从事重体力劳动，不做剧烈运动。

（4）血尿停止，肿块消失。5年内定期复查。

六、对单肾的保健常识

（1）避免今后再次受到肾脏创伤。

（2）在饮食方面避免进食刺激性强的食物。

（3）使用药物时选择对肾脏副作用小的药物。

（4）随时观察血压的变化。

（5）观察尿量变化，定期检查肾脏功能情况。对出现的泌尿系统症状，如腰痛、血尿等及时就诊、及早治疗。再次手术时要提示医生曾经做过肾脏切除术。

（席　兰）

第二节　输尿管损伤

一、概述

输尿管位于腹膜后间隙，位置隐蔽，一般由外伤直接引起输尿管损伤不常见，多见于医源性损伤，如手术损伤或器械损伤及放射性损伤。凡腹腔、盆腔手术后患者发生无尿、漏尿，腹腔或盆腔有刺激症状时均应想到输尿管损伤的可能。对怀疑输尿管损伤的患者，应进行系统的泌尿系检查。妇科手术特别是宫外孕破裂、剖宫产等急诊手术或妇科肿瘤根治术中，输尿管被钳夹或误扎等医源性损伤最为常见。

二、护理评估

采集患者外伤史，盆腔、腹腔、腹膜后手术史，妇科手术史及泌尿系手术史，如出现相应的症状应警惕输尿管损伤的可能。

（一）临床表现

手术损伤输尿管引起临床表现需要根

据输尿管损伤程度而定，术中发现输尿管损伤，立即处理可不留后遗症。倘未被发现，多在 3～5d 起病。尿液起初渗在组织间隙里，临床上表现为高热、寒战、恶心、呕吐、损伤侧腰痛、肾肿大、下腹或盆腔内肿物、压痛及肌紧张等。

1. 腹痛及感染症状

表现为腰部胀痛、寒战、局部触痛、叩击痛。若输尿管被误扎，多数病例数日内患侧腰部出现胀痛，并可出现寒战、发热，局部触痛、叩击痛并可扪及肿大的肾脏。若采用输尿管镜套石或碎石操作，不慎造成输尿管穿孔破损者，由于漏尿或尿液外渗可引起患侧腰痛及腹胀，继发感染后则出现寒战、发热，肾区压痛并可触及尿液积聚而形成的肿块。

2. 尿瘘

分急性尿瘘与慢性尿瘘 2 种。前者在输尿管损伤后当日或数日内出现伤口漏尿，腹腔积尿或阴道漏尿。后者以盆腔手术所致输尿管阴道瘘最常见。尿瘘形成前，多有尿外渗引起感染症状，常见伤后 2～3 周内形成尿瘘。

3. 无尿

双侧输尿管发生断裂或误扎，伤后即可无尿，应注意与创伤性休克所致急性肾衰竭的无尿鉴别。

4. 血尿

输尿管损伤后可以出现肉眼或镜下血尿，但也可以尿液检查正常，一旦出现血尿，应高度怀疑有输尿管损伤。

（二）辅助检查

1. 静脉肾盂造影

可显示患肾积水，损伤以上输尿管扩张、扭曲、成角、狭窄以及对比剂外溢。

2. 膀胱镜及逆行造影

可观察瘘口部位并与膀胱损伤鉴别，逆行造影对明确损伤部位、损伤程度有价值。

3. B 超

可显示患肾积水和输尿管扩张。

4. CT

对输尿管外伤性损伤部位、尿外渗及合并肾损伤或其他脏器损伤有一定的诊断意义。

5. 阴道检查

有时可直接观察到瘘口的部位。

6. 体格检查

膀胱腹膜外破裂后尿外渗，下腹耻骨上区有明显触痛，有时可触及包块。膀胱腹膜内破裂后，若有大量尿液进入腹腔，检查有腹壁紧张、压痛、反跳痛以及移动性浊音。

（三）护理问题

首先对患者进行心理评估，了解患者的身体和心理状态，患者主要存在以下护理问题：

1. 疼痛

与尿外渗及手术有关。

2. 舒适的改变

与术后放置支架管、造瘘管有关。

3. 恐惧、焦虑

与尿瘘、担心预后不良有关。

4. 有感染的危险

与尿外渗及各种管路有关。

三、护理措施

（一）心理护理

输尿管损伤因为手术的损伤发生率较高，因此，心理护理显得尤为重要。要做到详细评估患者的心理状况及接受治疗的心理准备，与患者建立良好的护患关系，掌握患者的心理变化并给予相应的健康指导，减少医疗纠纷的发生。输尿管损伤后患者情绪紧张、恐惧，尤其是发生漏尿或无尿时，护士在密切观察病情的同时要向患者宣讲损伤后注意的问题，鼓励患者树立信心，保持平和的心态，积极配合治疗，减轻患者的焦虑程度。

（二）生活护理

（1）主动巡视患者，帮助患者完成生活护理，保持"七洁"：皮肤、头发、指甲、会阴、口腔、手足、床单的干净整洁，使患者感到舒适。

（2）观察并保持各种管路的清洁通畅，正确记录引流液的颜色及量，尿袋、引流袋定期更换。

（3）关心患者，讲解健康保健知识。

（4）观察尿外渗的腹部体征，腹痛的程度；观察体温的变化，每天测量体温4次，并记录在护理病例中，发热时及时通知医生。

（5）观察24h尿量，注意血尿情况，少尿、无尿要立即通知医生处理。

（6）饮食要均衡，富于营养，容易消化。不吃容易引起腹胀的食物，如牛奶、大豆等。保持排便通畅，必要时服润肠药。

（三）治疗及护理配合

输尿管损伤后治疗采取修复输尿管、保持通畅、保护肾功能的原则。及时采用双J管引流，有利于损伤的修复和狭窄的改善。

1. 治疗方法

（1）外伤所致输尿管损伤，应首先注意处理其全身情况及有无合并其他脏器的损伤，断裂的输尿管应根据具体情况给予修补或吻合。除不得已时不宜摘除肾脏。

（2）器械所致的输尿管损伤往往为裂伤，保守治疗多可痊愈。如尿外渗症状不断加重，应及早施行引流术。

（3）手术时误伤输尿管应根据具体情况及时予以修补或吻合，如输尿管被结扎，应尽早松解结扎线，并在输尿管内安置导管保留数天。输尿管切开，可进行缝合修补，然后置管引流。输尿管被切断，则进行端端吻合，置管引流2周左右。输尿管在低位被切断可行输尿管膀胱吻合术。输尿管被钳夹，损伤轻微时按结扎处理；较重时，为防止组织坏死形成尿瘘，可切除损伤部分，进行端端吻合。若输尿管缺损太多，根据具体情况可以选择输尿管外置造瘘，肾造瘘，利用膀胱组织或小肠做输尿管成形手术。

2. 保守治疗的护理配合

（1）密切监测生命体征的变化，记录及时准确。

（2）观察腹痛情况，不能盲目给予止痛剂。

（3）保持各种管路的清洁通畅，正确记录引流液的颜色及量，尿袋定期更换。

（4）备皮、备血、皮试，做好必要时手术探查的准备。

（5）正确记录24h尿量，注意血尿情况，少尿、无尿要立即通知医生处理。

（6）嘱患者卧床休息，做好生活护理，保持排便通畅，必要时服润肠药。

3. 手术治疗的护理

（1）输尿管断端吻合术后留置双J管，在此期间嘱患者多饮水，保证引流尿液通畅，防止感染，促进输尿管损伤的愈合。

（2）预防感染，术后留置导尿管，注意各引流管的护理，定期更换引流袋，更换引流袋应无菌操作，防止感染，尿道口护理每日 1～2 次。女患者每日会阴冲洗。

（3）严密观察尿量，间接地了解有无肾衰竭的发生。

（4）高热的护理，给予物理降温，鼓励患者多饮水，及时更换干净衣服，必要时遵医嘱给予药物降温。

4. 留置双 J 管的护理

（1）留置双 J 管可引起患侧腰部不适，术后早期多有腰痛，主要是插管引起输尿管黏膜充血、水肿以及放置双 J 管后输尿管反流有关。

（2）患者出现膀胱刺激症状，主要由于双 J 管放置不当或双 J 管下移，刺激膀胱三角区和后尿道所致。

（3）术后输尿管内放置双 J 管作内支架以利内引流，勿打折，保持通畅同时防止血块聚集造成输尿管阻塞。

（4）要调整体位保持导尿管通畅，防止膀胱内尿液反流。

（5）观察尿液及引流状况。由于双 J 管置管时间长，且上下端盘曲刺激肾盂、膀胱黏膜易引起血尿。因此，术后要注意尿液颜色及尿量的变化。观察血尿颜色的方法是每日清晨留取标本，用无色透明玻璃试管，观察比较尿色。若患者突然出现鲜红尿液或肾区胀痛及腹部不适等症状，应及时报告医生。

（6）双 J 管于手术后 1～3 个月在膀胱镜下拔除。

四、健康教育

（1）输尿管损伤严重容易引起输尿管狭窄，因此告之患者双 J 管需要定期更换直至狭窄改善为止。

（2）定期复查了解损伤愈合的情况及双 J 管的位置。出现尿路刺激征、发热、腹痛、无尿等症状时，及时就诊。

（3）拔除留置导尿管后，指导患者增加饮水量，增加排尿次数，不宜憋尿。不宜做剧烈运动。有膀胱刺激征患者应遵医嘱给予解痉药物治疗。

（张　新）

第三节　膀胱损伤

一、概述

膀胱深藏在骨盆内，排空后肌肉层厚，一般不容易受伤。膀胱充盈时伸展至下腹部高出耻骨联合，若下腹部遭到暴力打击，易发生膀胱损伤。骨盆骨折的骨折断端可以刺破膀胱；难产时，胎头长时间压迫可造成膀胱壁缺血性坏死。一般分为闭合性损伤、开放性损伤和医源性损伤。

二、病因及临床表现

1. 闭合性损伤

膀胱空虚时位于骨盆深处受到周围组织保护，不易受外界暴力损伤。当膀胱膨胀时，因膀胱扩张且高出耻骨联合，下腹部受到暴力时，如踢伤、击伤和跌伤等可造成膀胱损伤，骨盆骨折的骨折断端可以刺破膀胱；难产时，胎头长时间压迫可造成膀胱壁缺血性坏死。

2. 开放性损伤

多见于火器伤，常合并骨盆内其他组织器官的损伤。

3. 手术损伤

膀胱镜检查、尿道扩张等器械检查可造成膀胱损伤。盆腔和下腹部手术，如疝修补、妇科恶性肿瘤切除等易致膀胱损伤。

4. 挫伤

膀胱壁保持完整，仅黏膜或部分肌层

损伤，膀胱腔内有少量出血，无尿外渗，不引起严重后果。

5. 破裂

膀胱破裂可分2种类型。

（1）腹膜外破裂：破裂多发生在膀胱前壁的下方，尿液渗至耻骨后间隙，沿筋膜浸润腹壁或蔓延到腹后壁，如不及时引流，可发生组织坏死、感染，引起严重的蜂窝组织炎。

（2）腹膜内破裂：多发生于膀胱顶部。大量尿液进入腹腔可引起尿性腹膜炎。大量尿液积存于腹腔有时要与腹水鉴别。

6. 尿瘘

膀胱与附近脏器相通可形成膀胱阴道瘘或膀胱直肠瘘等。发生瘘后，泌尿系统容易继发感染。

7. 出血与休克

骨盆骨折合并大出血，膀胱破裂致尿外渗及腹膜炎，伤势严重，常有休克。

8. 排尿困难和血尿

膀胱破裂后，尿液流入腹腔或膀胱周围，有尿意，但不能排尿或仅排出少量血尿。

三、护理评估

评估患者受伤的时间、地点、暴力性质、部位，临床表现合并伤、尿外渗、感染，特殊检查结果。

（一）临床表现

膀胱挫伤因范围仅限于黏膜或肌层，故患者仅有下腹不适，小量终末血尿等。一般在短期内症状可逐渐消失。膀胱破裂则有严重表现，临床症状依裂口大小、位置及其他器官有无损伤而不同。腹膜内破裂会引起弥漫性腹膜刺激症状，如腹部膨胀、压痛、肌紧张、肠蠕动音降低和移动

性浊音等。膀胱与附近器官相通形成尿瘘时，尿液可从直肠、阴道或腹部伤口流出，往往同时合并泌尿系感染。

1. 腹痛

尿外渗及血肿引起下腹部剧痛，尿液流入腹腔则引起急性腹膜炎症状。伴有骨盆骨折时，耻骨处有明显压痛。尿外渗和感染引起盆腔蜂窝组织炎时，患者可有全身中毒表现。

2. 尿瘘

贯穿性损伤可有体表伤口、直肠或阴道漏尿。闭合性损伤在尿外渗感染后破溃，也可形成尿瘘。膀胱与附近脏器相通可形成膀胱阴道瘘或膀胱直肠瘘等。发生瘘后，泌尿系容易继发感染。

（二）辅助检查

根据外伤史及临床体征诊断并不困难。凡是下腹部受伤或骨盆骨折后，下腹出现疼痛、压痛、肌紧张等征象，除考虑腹腔内脏器损伤外，也要想到膀胱损伤的可能性。当出现尿外渗、尿性腹膜炎或尿瘘时，诊断更加明确。怀疑膀胱损伤时，应做进一步检查。

1. 导尿术

如无尿道损伤，导尿管可顺利放入膀胱，若患者不能排尿液，而导出尿液为血尿，应进一步了解是否有膀胱破裂。可保留导尿管进行注水试验，抽出量比注入量明显减少，表示有膀胱破裂。

2. 膀胱造影

经导尿管注入碘化钠或空气，摄取前、后位及斜位X线片，可以确定膀胱有无破裂，破裂部位及外渗情况。

3. 膀胱镜检查

对于膀胱瘘的诊断很有帮助，但当膀胱内有活跃出血或当膀胱不能容纳液体时，

不能采用此项检查。

4. 排泄性尿路造影

如疑有上尿道损伤，可考虑采用，以了解肾脏及输尿管情况。

（三）护理问题

1. 疼痛

与损伤后血肿和尿外渗及手术切口有关。

2. 潜在并发症

出血，与损伤后出血有关。

3. 有感染的危险

与损伤后血肿、尿外渗及免疫力低有关。

4. 恐惧、焦虑

与外伤打击、担心预后不良有关。

（四）护理目标

（1）患者主诉疼痛减轻或能耐受。

（2）严密观察患者出血情况，如有异常出血及时通知医生。

（3）在患者住院期间不发生因护理不当造成的感染。

（4）患者主诉恐惧、焦虑心理减轻。

四、护理措施

（一）生活护理

（1）满足患者的基本生活需要，做到"七洁"。

（2）做好引流管护理：①妥善固定、保持通畅；②准确记录引流液量、性质；③保持尿道口清洁，定期更换尿袋。

（3）多饮水，多食易消化食物，保持排便通畅。

（二）心理护理

（1）损伤后患者恐惧、焦虑，担心预

后情况。护士主动向患者介绍康复知识，介绍相似病例，鼓励患者树立信心，配合治疗，减少焦虑。

（2）从生活上关心、照顾患者，满足基本生活护理，使其感到舒适。

（3）加强病房管理，创造整洁安静的修养环境。

（三）治疗及护理配合

膀胱挫伤无需手术，通过支持疗法、适当休息、充分饮水、给予抗菌药物和镇静剂在短期内即可痊愈。

1. 紧急处理

膀胱破裂是一种较严重的损伤，常伴有出血和尿外渗，病情严重，应尽早施行手术。护士需协助做好手术前的各项相关检查和护理，积极采取抗休克治疗，如输液、输血、镇静及止痛等各项措施。

2. 保守治疗的护理

患者的症状较轻，膀胱造影显示少量尿外渗，可从尿道插入导尿管持续引流尿液，可以采取保守治疗，保持尿液引流通畅，预防感染。

（1）密切观察生命体征，及时发现有无持续出血，观察有无休克发生。

（2）保持尿液引流通畅，及时清除血块防止阻塞膀胱，观察并记录24h尿的颜色、性质、量。妥善固定尿管。

（3）适当休息、充分饮水，保证每日尿量3000ml以上，以起到内冲洗的作用。

（4）注意观察体温的变化，警惕有无盆腔血肿、感染。防止感染。观察腹膜刺激症状。

3. 手术治疗的护理

膀胱破裂伴有出血和尿外渗，病情严重，须尽早施行手术。

（1）按外科术前准备进行备皮、备血、

术前检查。

（2）开放静脉通道，观察生命体征。

（3）准确填写手术护理记录单，与手术室护士认真交接。

（4）术后监测生命体征，并详细记录。

（5）按医嘱正确输入药物，掌握液体输入的速度，保持均匀的摄入。

（6）保持各种管路通畅，并妥善固定，防止脱落。定期更换引流袋。

（7）观察伤口渗出情况，及时更换敷料，遵守无菌操作原则。

（8）保持排便通畅，避免增加腹压，有利于伤口愈合。术后采取综合疗法，使患者获得充分休息、足够营养、适当水分、纠正贫血，控制感染。

五、健康教育

（1）讲解引流管护理的要点，如防止扭曲、打折、保持引流袋位置低于伤口及尿管，防止尿液反流。

（2）拔除尿管前要训练膀胱功能，先夹管训练 1～2d，拔管后多饮水，达到冲洗尿路预防感染的目的。

（3）卧床期间防止压疮、肌肉萎缩，进行功能锻炼。

（徐　华）

第四节　尿道损伤

一、概述

尿道是泌尿系统最容易损伤的部位。尿道损伤主要发生在男性青壮年时期，女性较少。男性尿道长为 17～20cm，以尿生殖膈为界分为前尿道及后尿道。前尿道包括阴茎头部、阴茎和球部，后尿道包括膜部及前列腺部。由于其解剖特点，男性尿道容易受伤，尤以球部损伤较多，主要为骑跨伤所致。后尿道位于盆腔内，主要为骨盆骨折引起。病理上可分为挫伤、部分裂伤及大部或完全断裂。尿道损伤若不及时处理或处理不当，极容易形成尿道狭窄，尿流不畅而造成严重后果。

女性尿道短而直，长 2.5～5cm，发生损伤的机会较少。女性尿道位于阴道之前，耻骨联合之后，阴道前壁和尿道后壁相贴，因此，尿道损伤往往合并阴道前壁损伤。女性尿道血运相当丰富，加之阴道损伤出血以及合并骨盆骨折时，紧贴于耻骨后盆壁上的静脉丛破裂出血，因此女性尿道损伤，特别是完全性尿道断裂伤，往往出血严重，可以出现出血性休克。尿道损伤可以引起尿外渗。尿道损伤的位置决定尿外渗的范围。三角韧带以上破裂时（即膜部尿道及前列腺尿道破裂），尿液渗至膀胱周围，其外渗范围与腹膜外膀胱破裂相同。三角韧带以下破裂，即球部尿道及阴茎尿道破裂，尿液渗至会阴、阴囊、阴茎或腹壁。尿道损伤常引起严重的并发症（尿潴留、尿外渗、尿路感染等）和后遗症（如尿道狭窄、尿瘘及阳痿等）。处理尿道损伤的目的主要是解决尿潴留和防止尿道狭窄。

（一）病因

1. 闭合性损伤

（1）直接暴力：男性前尿道大部分外露，可直接受伤。当会阴部遭受撞击可造成球部尿道损伤。从高处跌下并骑在硬物上，尿道球部被挤压在硬物与耻骨弓之间，会造成典型骑跨伤。

（2）间接暴力：骨盆骨折尿道可被撕裂或被骨折端刺破，这种损伤多见于膜部尿道。

（3）器械伤：男性尿道有 2 个生理性

弯曲，而后尿道管腔较细小且固定，进行尿道探子、金属导尿管、膀胱镜、碎石镜操作时用力过猛或操作不当可造成尿道损伤，后期逐渐形成尿道狭窄。

2. 开放性损伤

多见于战伤，常合并阴囊及直肠损伤。

（二）病理

1. 按损伤的程度分类

（1）尿道挫伤及黏膜裂伤：尿道黏膜、尿道海绵体和周围纤维膜均可发生挫伤，但均无断裂，仅尿道黏膜裂伤，一般不严重。

（2）尿道破裂：各层尿道组织部分断裂。完全断裂则尿道两断端分离，尿道连续性丧失，造成部分缺损。

（3）尿道断裂：各层尿道组织完全断裂，尿道两断端分离，尿道连续性丧失。

2. 按损伤后不同时期的病理变化分类

（1）损伤期：指闭合性尿道损伤 72h 之内。主要局部病变为出血、组织破坏及缺损。

（2）炎症期：指闭合性尿道损伤已超过 72h，或开放性损伤虽未超过 72h，但已有感染迹象。

（3）狭窄期：尿道损伤 3 周后，损伤部位炎症逐渐消退，代之以纤维组织增生，形成瘢痕而导致尿道狭窄。

3. 尿道损伤后期的病理变化

（1）狭窄：损伤后瘢痕收缩，或骨折端压迫尿道所致。

（2）闭锁或缺损：损伤严重，瘢痕组织造成尿道完全不通。

（3）假道：多由不正确的尿道扩张造成盲管长期不能愈合所形成。

（4）瘘管：尿道远端梗阻，近端扩张感染、瘀积，并穿破皮肤形成瘘管。

（三）诊断

根据受伤经过、典型症状和检查所见一般可做出诊断，要特别注意尿道损伤与膀胱损伤的鉴别。如导尿管不能插入膀胱或刚插入尿道即有血流出，则为尿道损伤。根据导尿管受阻的部位可估计尿道损伤的部位。试插导尿管不可用力过猛，以免进一步损伤尿道。

二、护理评估

1. 临床表现

（1）休克：后尿道损伤常伴有骨盆骨折，可导致休克。

（2）尿道滴血和血尿：前尿道损伤尿道滴血、流血，有时出血比较严重。后尿道破裂排尿时，初期血尿或终末滴血，尿道完全断裂时，因尿潴留后尿道断端收缩，可不出现血尿。

（3）疼痛与肿胀：受伤部位疼痛，特别在排尿时加重。肿胀部分如会阴、阴囊表面皮肤可有瘀血。后尿道损伤伴骨盆骨折，移动时疼痛，下腹腹肌紧张、压痛。

（4）排尿困难或尿潴留：因损伤致局部水肿、疼痛、外括约肌痉挛。当尿道损伤严重造成尿道断裂时，可完全不能排尿。后尿道损伤一般不插入导尿管，以免损伤加重。

（5）血肿及瘀斑：骑跨伤时会阴部可出现阴囊、会阴血肿及瘀斑。

（6）尿液外渗：是尿道损伤的严重病变，常发生在尿道破裂或尿道断裂。组织受尿液浸润可继发感染，严重时造成蜂窝组织炎甚至脓毒血症。

2. 辅助检查

（1）直肠指检：后尿道损伤直肠指诊检查前列腺上移，并有浮动感，直肠指诊多可发现有明显压痛。

（2）X线平片：后尿道损伤怀疑骨盆骨折可以摄取。

（3）静脉尿路造影：可见膀胱明显抬高呈水滴状，说明后尿道损伤。

（4）尿道逆行造影：可确诊损伤的部位及程度。但可使对比剂外渗，故应慎用。

（5）磁共振：诊断最为清楚。

（6）试插导尿管：若顺利进入膀胱则损伤较轻，于损伤部受阻则损伤较重。

3. 护理问题

（1）疼痛：与创伤及尿外渗有关。

（2）潜在并发症：休克，与骨盆骨折、创伤和大出血有关。

（3）有部分生活自理缺陷：与外伤、留置治疗性管道关。

（4）预感性悲哀：与尿流改道致排尿型态改变，担心尿道狭窄、闭锁、阳痿等并发症难以治愈有关。

（5）潜在并发症：感染，与尿道断端血肿、尿外渗、留置导尿管有关。

（6）躯体移动障碍：与骨盆骨折，活动受限有关。

（7）便秘：与长时间卧床，肠蠕动减弱，骨折刺激腹膜，造成自主神经功能紊乱有关。

（8）有皮肤受损的危险：与卧床有关。

（9）知识缺乏：缺乏功能锻炼知识。

三、护理措施

1. 生活护理

（1）满足患者的基本生活需要，做到"七洁"。

（2）做好引流管护理：妥善固定导尿管和膀胱造瘘管，保持尿液引流通畅；准确记录引流量、性质；保持尿道口清洁，定期更换尿袋。

（3）骨盆骨折患者不得随意搬动，以免加重创伤，同时睡硬板床。

（4）多饮水，保持排便通畅，便后及时清洗，防止污染伤口。

（5）保持伤口敷料清洁干燥，加强造瘘口周围皮肤护理。

（6）饮食护理：早期应给予低脂、高维生素、含水分多、清淡、易消化的饮食。后期给予高蛋白、高糖、高维生素的饮食，以利于骨折修复和机体消耗的补充。食欲不佳者，可少量多餐，以满足机体的需要。

（7）皮肤护理：监测患者皮肤状况，包括有无发红、水肿、损伤，对于长期卧床患者防止受压部位发生压疮，建立翻身卡，指导和协助患者卧床时翻身，记录翻身的时间、皮肤情况，指导并协助患者进行关节活动，保持床单的清洁平整、无渣屑，沐浴时动作轻柔，浴后保持皮肤干燥。

（8）遵医嘱给予己烯雌酚，防止阴茎勃起，导致吻合口撕裂，继发出血感染，协助患者服药到口。

2. 心理护理

尿道损伤后患者情绪低落，尤其是合并骨盆骨折的患者，疼痛明显，活动受限，卧床时间长，情绪急躁，担心预后不良，食欲下降，不良情绪会影响治疗护理，护士要鼓励患者能面对现实，树立战胜疾病的信心。

（1）对患者进行心理疏导，进行疾病的健康教育指导。

（2）介绍治疗成功的病例，鼓励患者积极配合治疗，战胜疾病。

（3）多与患者交流，了解需要，满足患者的合理要求。

（4）做好基础护理，让患者感到舒适，遵医嘱应用止痛剂。加强病房管理，创造整洁安静的修养环境。

（5）介绍目前治疗的意义及如何配合医护人员，以尽快康复。

（6）做好家属工作，使患者能得到更多的关怀和帮助，解除后顾之忧。

（7）鼓励患者参加娱乐活动，调动参加活动的积极性。

（8）安排患者听轻松的、愉快的音乐，使其心情愉快。

3. 治疗及护理配合

①尿道挫伤：多饮水，口服抗生素预防感染；②尿道部分裂伤：留置尿管1周或耻骨上膀胱穿刺造瘘；③尿道大部或完全断裂，则需要恢复尿道的连续性，清除血肿、尿液，充分引流伤口，或先行膀胱造瘘，Ⅱ期行尿道修补；④抗生素预防感染；⑤定期尿道扩张，预防尿道狭窄。

尿道损伤处理不当后期可形成尿道狭窄及尿瘘。尿道狭窄不但使患者排尿困难，日久更可引起严重后遗症，如尿道周围脓肿、肾积水或积脓、慢性肾衰竭等。

产生尿道狭窄的主要原因大致有3个：①尿道损伤处血肿机化；②尿道损伤感染后有广泛的瘢痕形成；③尿液由尿道破裂处渗入尿道周围组织，尿道周围组织纤维化。

（1）尿道损伤合并骨盆骨折的护理配合：①密切观察生命体征，发现异常，及时报告医生处理；②密切观察尿液颜色及性质、尿量的变化，有无尿痛、排尿困难及会阴部血肿，发现异常，配合医生及时做好相应处理；③迅速建立静脉通道，遵医嘱进行止血、输血、给予抗生素，控制和预防感染；④注意给患者保暖，积极抗休克治疗，同时做好术前准备；⑤术后保持各种管路的通畅，妥善固定，特别注意防止尿管脱出，观察尿量及引流液的性质，正确记录尿量及引流量，保持尿道口周围

清洁；⑥多饮水2000～2500ml（禁水者除外）自然冲洗，当患者留置的尿管发生阻塞或引流尿液有混浊，出现沉淀或结晶可遵医嘱在严格无菌操作下进行膀胱冲洗；⑦指导患者进行功能锻炼，防止肌肉萎缩。功能锻炼应根据患者的总体情况由被动运动过渡到主动运动，范围可由小到大、由浅到深、由单关节到多关节、由床上到床下，先易后难、循序渐进、逐步适应。骨牵引患者也应尽早开始局部按摩。功能锻炼是改善局部血液循环、促进愈合、促进功能康复的重要措施。早期在床上做上肢伸展运动、下肢肌肉收缩锻炼，如股四头肌收缩、踝关节背伸、足趾伸屈等活动，随着身体的康复逐渐进行髋、膝关节的活动，先被动，后主动，骨折愈合后可逐渐下床活动；⑧尿道修补术后，告知患者定期行尿道扩张；⑨后尿道损伤患者不宜导尿，以免导尿管插入断端加剧局部出血，从而导致休克更加严重；⑩骨盆骨折患者不得随意搬动，以免加重创伤，应睡硬板床，同时防止压疮的发生。

（2）非手术治疗的护理：对轻微尿道损伤和尿道挫伤无排尿困难者，可采用非手术治疗，观察病情发展，应用抗生素，根据情况进行尿道扩张。①密切观察病情，每1～2h监测血压、脉搏、呼吸1次，注意有无休克症状的发生，及时给予输液、输血、镇静和止痛等支持疗法；②应用有效抗生素预防感染。对轻度尿道损伤排尿不困难者，仅需要多饮水，保持尿量。血尿时可应用止血剂，观察排尿通畅程度及尿的颜色性质；③尽快完善术前准备，以备病情变化时能及时进行急诊手术；④对留置导尿者，注意观察尿的颜色、性质及尿量的变化，保持尿管引流通畅，保持尿道口周围清洁，预防泌尿系感染；⑤预防

感染，合理使用抗生素，观察体温及白细胞变化，及时发现感染征象；⑥注意给患者保暖。进食高热量、高蛋白食物；⑦膀胱过度充盈的患者可采用耻骨上膀胱穿刺抽尿，以临时减压，防止膀胱破裂和缓解膀胱过度充盈导致的疼痛；⑧尿道不完全断裂时，放置较细软的尿管并保留2周，妥善固定，以防脱出。

（3）耻骨上膀胱造瘘者的护理配合：①保护造瘘口周围的皮肤：有渗出及时更换敷料，外涂氧化锌软膏保护皮肤；②保持造瘘管通畅，不可扭转、折叠，定期更换尿袋；③造瘘管一般留置1～2周。拔管前先夹管，观察能否自行排尿。若排尿困难、切口处有漏尿，则延期拔管；④会阴部有损伤时，早期清创至关重要，术后保持会阴部清洁，便后用温水擦洗，保持伤口周围清洁干燥；⑤术后多饮水，起到冲洗的作用，预防感染。

4. 健康教育

（1）尿道经过缝合，瘢痕收缩容易产生尿道狭窄，因此出院后应按医嘱定期去医院做尿道扩张术，开始每周1次，持续时间视病情而定。

（2）平时多注意排尿时的尿流情况，如发现排尿不畅、尿流变细，提示尿道可能发生狭窄，应及时到医院诊治。

（3）尿道扩张和护理：尿道扩张是尿道手术后重要的补充治疗，首先向患者讲解尿道扩张的意义，取得患者的配合，还要向患者宣讲尿道扩张后观察及护理要点如观察尿道口出血情况，多饮水，观察有无尿频、尿急、尿痛及烧灼感等感染症状，遵医嘱进行抗生素治疗，以取得较好的效果。

（席　兰）

第五节　阴囊及睾丸损伤

一、概述

睾丸位于阴囊内、体表外，是男性最容易被攻击的部位。两者损伤常同时存在。闭合性损伤较多见，如脚踢、手抓、挤压、骑跨等。开放性损伤除战争年代外，平时较少，如刀刺、枪弹伤等。睾丸损伤的程度可以是挫伤、破裂、扭转、脱位，严重时睾丸组织完全缺失。阴囊皮肤松弛，睾丸血液回流丰富，损伤后极容易引起血肿、感染。此外，睾丸或其供应血管的严重损伤可导致睾丸萎缩，坏死，可能并发阳痿或其他性功能障碍。有阴茎损伤时要注意有无合并尿道损伤，阴囊皮肤撕脱伤应尽早清创缝合，若缺损过大可行植皮术。阴茎、阴囊损伤的治疗原则与一般软组织的损伤相似。睾丸损伤最常见，本节主要介绍睾丸损伤的护理。

二、护理评估

（一）损伤的类型及临床表现

阴囊及睾丸损伤时常出现疼痛、肿胀，甚至晕厥、休克，有时可危及生命。

1. 阴囊损伤

阴囊皮肤瘀斑、血肿，开放性损伤阴囊撕裂，睾丸外露。

2. 睾丸损伤的类型及临床表现

（1）睾丸挫伤：睾丸肿胀、硬，剧痛与触痛。

（2）睾丸破裂：剧疼甚至昏厥，阴囊血肿，触痛明显，睾丸轮廓不清。

（3）睾丸脱位：指睾丸被挤压到阴囊以外的部位，如腹股沟管、股管、会阴等部位的皮下，局部剧痛、触痛，痛侧阴囊空虚。

（4）睾丸扭转：是指睾丸或精索发生扭转，造成睾丸急性缺血。近年来报告此病在青少年中有逐渐增多趋势，睾丸下降不全或睾丸系带过长时容易发生扭转。临床表现为突然发作的局部疼痛，可以向腹股沟及下腹部放射，可伴有恶心及呕吐。主要体征是阴囊皮肤局部水肿，患侧睾丸上缩至阴囊根部；睾丸轻度肿大并有触痛；附睾摸不清；体温轻度升高。时治疗，睾丸会发生缺血性坏死，颜色发黑，逐渐萎缩以致功能丧失。

（二）辅助检查

1. 视诊

阴囊在体表外，损伤的部位、程度可以直接判断。

2. B超

彩色超声波检查可以判断睾丸及其血管损伤的程度，能鉴别睾丸破裂与睾丸挫伤，以及睾丸内血肿的存在，因而可为手术探查提供客观的检查依据。

（三）护理问题

1. 疼痛

与外伤有关。

2. 舒适改变

与疼痛及手术后卧床有关。

3. 部分生活自理缺陷

与外伤及手术有关。

4. 知识缺乏

缺乏疾病相关知识。

三、护理措施

（一）生活护理

（1）做好基础护理，协助患者完成

"七洁"。

（2）保持会阴部皮肤的清洁，避免排尿、排便污染。

（3）满足患者的护理需求，让患者感到舒适，遵医嘱应用止痛剂。

（4）加强病房管理，创造整洁安静的修养环境。

（二）心理护理

巡视患者或做治疗时多与患者交流，用通俗易懂的语言向患者讲解损伤的治疗及保健知识，缓解患者对突如其来的损伤产生的恐惧和焦虑，认真倾听患者主诉，及时帮助患者解决问题，做好基础护理，满足患者的合理需求，向患者解释每项检查治疗的目的，使患者能积极配合治疗护理。

（三）治疗配合

1. 阴囊闭合性损伤

阴囊无明显血肿时应动态观察，卧床休息，将阴囊悬吊，早期局部冷敷；血肿较大时应抽吸或切开引流，放置引流条以充分引流渗液渗血，给予抗生素预防感染。

2. 阴囊开放性损伤

局部彻底清创，除去异物还纳睾丸，注射破伤风抗毒素，给予抗生素预防感染。

3. 睾丸损伤破裂

止痛，减轻睾丸张力，控制出血，当有精索动脉断裂或睾丸严重破裂无法修复时，可手术切除睾丸，阴囊放置引流条，减少局部感染。

4. 睾丸扭转

睾丸固定术是可靠、有效的治疗方法，术中可将扭转的睾丸松解后，观察血液循环恢复情况，0.5h以内，如果血液运行逐渐恢复，睾丸颜色逐渐变红，表示睾丸功能已经恢复，可以保留。如果手术中睾丸颜色呈黑紫色，则表示已经坏死，应该切除。

（四）护理措施

（1）患者卧床休息，注意观察伤口周围的渗出，及时更换敷料，防止感染。

（2）观察生命体征变化，及时发现出血倾向。

（3）遵医嘱给予止痛剂，缓解疼痛不适；给予抗生素治疗、预防感染。

（4）观察局部血运情况，保持尿管和引流管的通畅，多饮水。

四、健康教育

（1）手术近期避免剧烈活动，禁房事。

（2）按时复诊，有不适及时来医院，不能随便用药。

（张　新）

第八章 泌尿系统肿瘤护理技术

第一节 肾细胞癌

一、概述

肾细胞癌（RCC）又称肾癌、肾腺癌、肾上腺样瘤、Grawitz 肿瘤等，是最常见的。肾实性恶性肿瘤。肾细胞癌大约占成人恶性肿瘤的 2.5%，大约占所有原发恶性肾肿瘤的 85%。近几十年来，所有分期的肾细胞癌发病率均有所增加。近年来半数左右是体检 B 超偶然发现，称之为偶发癌。肾细胞癌最常发生于 50～60 岁，男女比例为 2∶1。肾细胞癌的发病率可能依种族不同而不同。黑种人发病率高于其他人种，黑种人在对侧肾脏随后发生肾细胞癌的可能性也很高，亚洲人的发病率最低。

（一）病理

（1）肾癌多累及一侧肾脏，约 1%～2%病例同时或先后发生在两侧肾脏，预后不佳。

（2）肾癌多为类圆形，由被压的肾实质和纤维组织形成的假包膜包绕。肿瘤切面通常为黄色和棕色，其间可掺有坏死、出血以及多囊结构，也可有钙化斑点或排列成壳状等病理改变。

（3）肾癌病理组织学类型一般分为透明细胞癌、颗粒细胞癌、乳头状腺癌、集合管癌、肉瘤样肾癌，来源于集合管上皮的嫌色细胞癌。肾嗜酸性细胞瘤组织来源为远曲小管和集合管上皮，在以往诊断为肾癌的病例中，约 3%～7%应属肾嗜酸性细胞瘤。呈类球形，包膜完整，周围界限清楚，大小不等，中位数直径为 6cm，肿瘤切面呈棕红色，无出血坏死，肿瘤中心偶有瘢痕形成。肿瘤由单一嗜酸粒细胞构成，分化良好。电镜检查细胞内含有丰富的线粒体。肾嗜酸性细胞瘤的恶性倾向不仅表现在细胞形态上和颗粒细胞癌细胞类似，二者又常同存于一肿瘤之中。

（4）肿瘤破坏肾脏，向肾静脉扩散形成癌栓，并可延伸到下腔静脉、右心房。肾癌可侵犯肾周围筋膜，邻近脂肪、肌肉组织、血管、淋巴管，甚至周围脏器，这种浸润扩散要比静脉内癌栓更为严重。肿瘤还通过血液和淋巴循环向远处组织、器官转移。

（5）肾转移癌，最常见向肾脏转移的肿瘤是肺癌，其次为乳腺癌、黑色素瘤、睾丸癌、卵巢癌。

（二）肾细胞癌的 TNM 分期

肿瘤分期的根本目的是选择适合的治疗方法和获取预后信息。一个完整的临床分期评估所需的项目包括：病史和体格检查、全血细胞计数、血清生化指标、尿液分析、胸部 X 线片、腹盆腔 CT 扫描和放射性核素骨扫描。到目前为止，TNM 分期系统更加精确地划分了肿瘤侵犯的范围，更加常用。

二、护理评估

（一）健康史

（1）全面评估患者的一般情况、健康状况、营养状况、自理能力、认知和感知能力及智力情况。

（2）全面了解患者的现病史和既往病史，体格检查和常规化验结果，同时还要评估患者心肺功能、循环功能和肾脏功能情况及有无药物过敏史。

（3）评估患者的生活习惯、卫生状况及饮食习惯。

（二）临床表现

1. 症状和体征

肉眼血尿、腰痛和可触及肿块的典型三联征只发生在 10%～15% 的患者，而且常常是进展期肿瘤的表现。60% 的患者出现肉眼血尿或镜下血尿，约有 40% 的患者可见到疼痛或肿块。有 30% 的患者是因出现了继发于肿瘤转移的症状，如分别由肺、脑、骨转移引发的呼吸困难和咳嗽、癫痫发作和头痛及骨痛而诊断的。

2. 副肿瘤综合征

肾细胞癌与多种副肿瘤综合征相关，包括红细胞增多症、高血压、高血钙和非转移性肝功能不全。总体来说，这些表现可发生在 10%～40% 的肾细胞癌患者。目前已知，肾细胞癌还产生多种其他生物活性物质，导致重要的临床综合征，包括促肾上腺皮质激素、肠高血糖素（蛋白性肠病）、催乳素（溢乳）、胰岛素（低血糖）以及促性腺激素（男性乳腺发育和性欲减

退或女性多毛症、闭经和男性型秃顶）。

（三）辅助检查

1. 实验室检查

约有 30% 肾细胞癌患者发生贫血，60% 肾细胞癌患者可见肉眼和镜下血尿，血沉增快也常见，其发病率为 75%。

2. X 线平片

是诊断肾癌的常用方法，泌尿系平片可能见到肾外形的改变，较大的肿瘤可遮盖腰大肌阴影，肿瘤内可见钙化、局限或弥漫絮状影，有时在肿瘤周围形成钙化线、壳状，占 10%。

3. 静脉尿路造影

当单独使用时，IVU 只有 75% 准确率，确诊还需要其他的检查。

4. 超声检查

进一步显示 IVU 检查所见肾脏肿块轮廓，还能确定下腔静脉的瘤栓及其范围。

5. CT

目前诊断肾癌最重要的方法，可以发现肾内直径 0.5cm 以上病变。可准确测定肾癌的大小、肿瘤的 CT 值，注射对比剂后是否使 CT 值增强，可以说明肿物内血管供应情况。

6. 磁共振影像

MRI 对肾癌的最大优点是发现血管内癌栓，优于 CT。其准确率可以和下腔静脉造影相似。一般认为 MRI 对肾癌分期很准确，尤其对肾静脉和下腔静脉内癌栓，但发现肿瘤不如 CT。

7. 血管造影

血管造影可以显示新生血管、动静脉瘘和腔静脉病变，对比剂池样聚集、肾包膜血管增多是肾癌的标志。肾癌出现肿瘤坏死、囊性病变、动脉栓塞时血管造影可不显影。肾动脉造影目前常用于较大的或

手术困难的肾癌，术前进行造影和动脉栓塞，可以减少手术出血量。临床上怀疑有肾静脉、下腔静脉癌栓时，可行肾静脉和下腔静脉造影以明确癌栓的大小、部位和静脉血管壁的关系，有助于手术摘除癌栓并切除其粘连的静脉壁。

8. 放射性核素检查

检查肾癌极少应用，但可用于检查肾癌骨转移病灶，骨扫描发现病变缺乏特异性，必须配合 X 线影像发现溶骨性病变。

9. 细针抽吸

适用于临床上肿瘤明显转移可能需要非手术治疗患者的病理学诊断方法。

10. 膀胱镜检查

出现血尿的患者应进行膀胱镜检查，排除肾盂肿瘤。

（四）心理和社会因素

评估职业、生活环境、家庭状况、经济条件、文化程度、应对能力及心理状态等。

三、治疗

1. 局限性病变

根治性肾切除术是局限性肾细胞癌的主要治疗方法，其目的是切除肿瘤和周围较广泛的正常组织。肾部分切除术适用于直径<4cm，偶然发现的局限于肾脏一极的肿瘤患者。

2. 扩散性病变

（1）手术治疗：根治性肾切除术。

（2）放射治疗：缓解转移性 RCC 患者症状的重要方法。

（3）激素治疗：文献中有大量关于孕酮类、雄激素及抗雌激素制剂的非对照性试验，其反应率为0～33%。

（4）化学治疗：肾细胞癌属于对化疗最不敏感的上皮性肿瘤。

（5）生物反应调节剂：①白介素-2（IL-2）：是一种 T 细胞生长因子，于 1976 年首次鉴定。重组 IL-2 是唯一被 FDA 批准用于进展期肾癌患者的制剂；②干扰素：在复发风险高的患者进行作为辅助用药的试验，但未能证实其临床益处。

四、护理问题

1. 知识缺乏

缺乏肾癌有关的疾病知识。

2. 疼痛

与肾癌疾病及手术有关。

3. 焦虑

与肾癌恶性程度及预后有关。

4. 部分生活自理缺陷

与肾癌手术及术后管道限制有关。

5. 潜在并发症

出血、气胸、感染等。

五、护理目标

（1）患者能复述肾癌的有关疾病知识。

（2）患者的疼痛减轻或缓解，舒适感增加。

（3）减轻和消除患者焦虑紧张的情绪。

（4）患者主诉生活需要能得到满足。

（5）护士密切观察出血、呼吸困难及体温变化等，若有异常及时通知医生处理。

六、护理措施

（一）一般护理

（1）询问患者有无排尿异常及有无血尿，严重者及时通知医生协助诊断和治疗。

（2）入院后监测血压 2 次/d，体温 4 次/d或遵医嘱。

（3）每周测量体重 1 次。

（4）改善营养，纠正电解质紊乱。指导患者进食高蛋白、高热量、丰富维生素、清淡易消化饮食，对轻度电解质异常者可做相应的饮食指导，必要时需静脉补充营养。贫血严重者适当输血，增加机体抵抗力。

（5）若有腰痛同时伴有发热、腹胀等，做好心理护理，必要时对症处理。

（6）术前健康教育包括肾癌疾病知识、术前准备、备皮、青霉素试验及肠道准备。

（二）心理护理

多数患者确诊肾癌后心理上难以承受这种打击，表现为焦虑、悲观消极失望、萎靡不振、厌食、失眠，严重者有轻生的想法。护士应多与患者沟通，了解其心理变化和心理需求，关心体贴患者，与患者建立良好的护患关系。给予心理支持和疏导，耐心向患者讲解有关肾癌的疾病知识，有针对性地解除其思想顾虑，使患者思想情绪稳定，鼓励患者改变他们的情绪和情感。另外，让患者与患者之间增加沟通，患者之间多聊天，并多与恢复期的患者之间聊天，听取恢复期患者介绍有关疾病和手术前后治疗及恢复的经验。这样可以使术前患者对手术充满信心减轻心理负担，还可以让术前患者多听音乐，看看杂志，分散注意力，可以教患者缓慢深呼吸，全身肌肉放松，减轻紧张的心理压力。护士还应向患者讲解术后有可能使用吸氧管、胃肠减压管、引流管、导尿管等，并讲明应用的目的，以取得患者合作。

（三）术后护理

（1）按全麻术后护理常规，密切观察神志、呼吸、脉搏、血压、体温及病情变化。术后每 30～60min 测量血压 1 次，待血压平稳 6h 后改为 2h 测量 1 次，或依病情而定。对巨大肾肿瘤或有周围淋巴结转移者，除注意血压脉搏的变化外，还应注意引流量有无增加。发现出血和休克及早处理。

（2）密切观察伤口有无渗血情况，准确记录伤口引流量，渗血量多时及时通知医生给予处理。保持引流管通畅，勿牵拉、打折，防止引流管脱出。

（3）密切观察尿液的颜色、性质，准确记录 24h 尿量。如无尿或大量血尿及时通知医生给予处理。每日用碘伏消毒尿道口 2 次，预防感染。

（4）密切观察有无憋气、呼吸困难，若出现呼吸异常及时通知医生并行床旁 X 线检查，以鉴别有无气胸发生。

（5）饮食护理：术后胃肠功能恢复后开始进流食，次日改半流食或软食，术后 3～4d 可恢复进普食。如进食后腹胀明显，可行药物治疗，必要时行肛管排气。

（6）术后 6h 半卧位，协助床上翻身活动。鼓励患者早下床活动，以促进咳痰，防止坠积性肺炎的发生。早下床活动，可以防止下肢深静脉血栓的形成。术后第 1 天可协助床边坐位、站立及室内活动。第 2 天可根据体力增加活动量和活动范围。

（7）腹胀明显时可行药物治疗，必要时肛管排气。

（8）伤口疼痛时，遵医嘱给予镇痛药物并观察用药后的反应。

（9）肾部分切除的患者应遵医嘱变换体位，制订护理活动计划，如有出血需限制活动并绝对卧床休息。活动流程：抬高床头 30°→抬高床头 45°→直立坐 90°→双腿下垂床边坐位→床边站立→床边活动→室内活动。活动时注意事项：每项活动无心慌、头晕、出虚汗等不适症状后，方可进行下一项活动并可逐渐增加活动时间。

（10）协助患者做好生活护理，及时满足患者的生活需要。

七、健康宣教

（1）出院后应遵医嘱按时服用药物，并注意服药后有无不良反应。如有不适及时门诊就诊。

（2）3个月后门诊复查，检查血、尿常规，肾功能，生化等。

（3）注意保护，避免重体力劳动，按时起居，生活有规律，保持乐观心情。

（4）注意保护健侧肾功能，慎用对肾脏有损伤的药物。

（5）食用营养丰富的食物。

（6）干扰素治疗的患者有可能出现发热症状，属常见反应，可对症治疗。

（7）不吸烟、酗酒，多食用增强机体抗癌功能的食物，如蘑菇、香菇、荸荠、大麦、黄豆等。

（席　兰）

第二节　肾母细胞瘤

一、概述

肾母细胞瘤又称肾胚胎瘤、肾胚细胞瘤、肾脏混合瘤和 Wilms 瘤，是小儿泌尿系统最常见的恶性肿瘤，占小儿所有实体瘤的 8%。在 5 岁以下儿童中，占泌尿生殖系恶性肿瘤的 80%。有关发病年龄，全世界基本相同，约 75% 的患儿在 1～5 岁做出诊断，其高峰年龄为 3～4 岁。少数新生儿也可生长肾母细胞瘤，成人病例罕见，男女发病率大致相同。

肿瘤可发生于肾实质中的任何部位，但以肾中央及上极比较多见，它有一层纤维性假膜与正常肾组织分开，界限分明。肿瘤常呈椭圆形或圆形，表面规则或略有分叶状，肿瘤本身也具有一层包膜，往往被肿瘤细胞浸润。当肿瘤生长较大后肾脏即被挤压变形，有时呈帽状覆盖在肿瘤上。肿瘤大者重达 2～4kg。肿瘤质地较坚实，但在较晚期瘤内发生坏死、出血，有囊腔形成则部分软化。肿瘤切面呈鱼肉样白色，出血和坏死处则呈棕红色。

二、护理评估

（一）健康史

（1）全面评估患者的一般情况、健康状况、营养状况、自理能力、认知和感知能力及智力情况。

（2）全面了解患者的现病史和既往病史，体格检查和常规化验结果。同时还要评估患者心肺功能、循环功能和肾脏功能情况及有无药物过敏史。

（3）评估患者的生活习惯、卫生状况及饮食习惯。

（二）临床表现

1. 腹部肿块

大多数因无意中发现患儿腹部有肿块来就诊。肿块位于腹部一侧季肋部，呈椭圆形，表面光滑平整，质地坚实，无压痛，边缘内侧和下界清楚，上界被肋缘遮盖多不能触及。肿瘤比较固定不能移动。肿块大小不一，较大的可占全腹 1/3～1/2，较晚期病例肿块往往超过腹中线，将腹腔内脏推向对侧。

2. 疼痛和消化系统症状

25% 的肾母细胞瘤的第一症状是腰痛。疼痛大多不严重，偶尔患儿可有骤然的发作性疼痛，是肿瘤内突然出血、肾包膜过度膨胀或暂时阻塞输尿管所致。患儿可有含糊不清的消化道症状，如恶心、呕吐和食欲减退。

3. 血尿

一般为无痛性间歇全程血尿，量不多，有时伴有血块。然而绝大多数情况下，血尿是一个较晚期的症状，肿瘤已相当大，浸润肾盏，进入肾盂。

4. 发热

患儿可有不同程度的发热，多为间歇热，高热少见。

5. 高血压

6. 全身情况

食欲不振，轻度消瘦，精神委靡，不如从前活泼好玩，面色苍白和全身不适等。肺转移时，全身症状更虚弱，有咳嗽、咯血等症状。

7. 肿瘤破裂和转移症状

偶尔自发性或损伤后发生破裂，一般先剧烈疼痛，患儿出现急性贫血，肿瘤破裂可发生在腹腔内或腹膜后间隙的腰窝内，也有肿瘤仅呈裂缝，包膜下有血肿。肿瘤主要经血行转移，肺转移多见，肝转移较少见。

（三）辅助检查

1. 腹平片

大多数病例可见患侧肋腹膨胀，充气的肠管绕着肿瘤的软组织密度阴影，并被肿块推移向腹中部。钙化斑点极为罕见，如有则多数出现在边缘呈弧线状。侧位片见脊柱前软组织块物阴影，将充气的胃肠推向前方。

2. 静脉尿路造影

是主要的诊断方法，约 2/3 的患儿显示肾盂、肾盏变形、移位或缺损。肿瘤挤压肾盂时，它就被显著拉长或积水。1/3 的

患儿患侧肾脏因大部被压迫而在常规片上不显影。

3. B超

可区别肿块为实质性或囊性，肾母细胞瘤超声回声图显示在腰壁前方一个以实质为主间隔小液平面（坏死出血、肾盂积水）的混合图像。

4. 穿刺活检

（四）心理和社会因素

评估家族史、母亲孕期情况、生活环境、家庭状况、经济条件、患儿情绪变化、心理状态、家长及家庭对疾病的认知程度等。

三、治疗

1. 手术治疗

是肾母细胞瘤的一个重要原则。

2. 放疗

肾母细胞瘤对放疗相当敏感，但各个肿瘤反应有所不同，可能与其细胞组织学分型有关。

3. 化疗

目前，对肾母细胞瘤疗效最佳，可显著控制局部复发和转移的药物有放线菌素D、长春新碱和多柔比星等。

四、护理问题

1. 知识缺乏

与缺乏肾母细胞瘤疾病知识有关。

2. 排尿异常

血尿、疼痛（腹痛），与疾病症状有关。

3. 疼痛

与手术切口有关。

4. 睡眠型态紊乱

与手术后伤口疼痛有关。

5. 部分生活自理缺陷

与手术及术后管道限制有关。

6. 潜在并发症

出血、感染等，与手术、疾病本身有关。

五、护理目标

（1）家属能复述。肾母细胞瘤的有关疾病知识。

（2）护士密切观察有无排尿异常，发现异常及时通知医生给予处理。

（3）患儿主诉疼痛减轻或缓解，舒适感增加。

（4）患儿每晚睡眠 6～8h，晨起精神佳。

（5）患儿主诉生活需要能得到满足。

（6）护士密切观察有无异常出血、体温升高等病情变化，若有异常及时通知医生。

六、护理措施

（一）一般护理

（1）询问患者有无排尿异常及有无血尿，严重者及时通知医生协助诊断和治疗。

（2）入院后监测血压 2 次/d、体温 4 次/d或遵医嘱。

（3）每周测量体重 1 次。

（4）心理护理，讲解肿瘤知识及治疗方法，给予家属心理支持，更好地配合治疗。

（5）术前健康教育包括肾癌疾病知识、术前准备、备皮、青霉素试验及肠道准备。

（二）术后护理

（1）按外科麻醉术后护理常规。

（2）监测生命体征，每 15～30min 测

血压 1 次，血压平稳 6h 后可改为 1～2h 测 1 次，或依病情而定。密切观察呼吸频率及有无憋气等症状，若有异常及时协助医生处理。定时雾化吸入、叩背，帮助患者排出痰液，预防术后肺部并发症的发生。

（3）术后禁食期间可根据患儿体重、身高补充液体，饮食正常后停止补液。术后常规使用抗生素 7～10d，预防感染。

（4）密切观察伤口有无渗血情况，准确记录伤口引流量，渗血量多时及时通知医生给予处理。保持伤口敷料清洁干燥。

（5）做好各种引流管的护理。患儿自我控制能力差，活动范围大，对各种引流管应妥善固定。保持引流管通畅，勿打折、牵拉，防止脱出。密切观察尿液的颜色、性质，准确记录 24h 尿量。如无尿或大量血尿及时通知医生。

（6）术后禁食，肠功能恢复后开始进流食、半流食，逐渐过渡到普食。

（7）术后 6h 半卧位，协助床上翻身活动。

（8）鼓励患儿早下床活动，可以防止下肢深静脉血栓的形成。

（9）患儿心理情绪的变化受身体的舒适度影响较大，可以通过观察情绪变化早期发现病情变化。患儿家长的情绪变化是随着患儿病情变化而变化的，同时向家长讲解必要的护理常识，增加家长对疾病的知识，减轻心理负担，共同做好患者的护理工作。

七、健康宣教

（1）出院后应遵医嘱按时服用药物，并注意服药后有无不良反应。如有不适及时门诊就诊。

（2）3 个月后门诊复查血、尿常规，肾功能，生化等。

（3）注意保护，避免过度活动，按时起居，生活有规律，保持乐观心情。

（4）食用营养丰富易消化的食物。

（张　新）

第三节　尿路上皮肿瘤

一、膀胱癌患者护理

（一）概述

1. 发病率

膀胱癌发病率居泌尿生殖道肿瘤的第二位，分别占男性新发肿瘤病例的7％，女性新发肿瘤病例的2％。其发病率在白种人高于黑种人，而且在男性及女性均有社会阶层的差别。其明确诊断时患者的平均年龄为65岁，此时，大约85％的肿瘤局限于膀胱内，15％的肿瘤已扩散到区域淋巴结或远处部位。

2. 危险因素

（1）吸烟：吸烟者膀胱癌的发病危险性约为不吸烟者的2倍。

（2）职业：化工、染料、橡胶、石油、皮革及印刷业工人的发病危险性较高；特异性的职业性致癌剂包括联苯胺、β萘胺和4-氨基联苯。

（3）药物：接受环磷酰胺治疗的各种恶性肿瘤患者膀胱癌的发病危险性也增加。

（4）感染、器械检查、结石：引起的尿路上皮损伤可增加恶性肿瘤的发病危险性。

（5）遗传因素：导致膀胱癌发生的明确的遗传学因素还不清楚，但似乎是多方面的，包括癌基因的激活和抑癌基因的失活或丢失。

3. 病理分期

目前，最常用的分期方法同时精确地描述了原发肿瘤情况（T分期）、淋巴结情况（N分期）和远处转移情况（M分期）。Tis：原位癌；Ta：乳头状无浸润；T1：限于固有层以内；T2：浸润浅肌层；T3：浸润深肌层或已穿透膀胱壁；T4：浸润前列腺或膀胱邻近组织。分期越高，预后越差。

4. 组织病理学

（1）乳头状瘤：是一种罕见的良性病变，常发生在年轻患者。

（2）移行细胞癌：大约90％的膀胱癌是移行细胞癌。

（3）非移行细胞癌：①腺癌：腺癌占全部膀胱癌的2％以下，尽管进行彻底的手术治疗，其5年生存率一般不到40％；②鳞状细胞癌：在美国，鳞状细胞癌占全部膀胱癌的5％～10％，常与慢性感染、膀胱结石或长期使用导尿管等病史有关。膀胱鳞状细胞癌也可能与血吸虫感染有关，因为在血吸虫感染流行的埃及、非洲部分地区和中东地区，鳞状细胞癌约占全部膀胱癌的60％；③未分化癌：膀胱未分化癌少见（<2％）；④混合癌：混合癌占膀胱癌的4％～6％，由移行细胞癌、腺癌、鳞癌或未分化癌混合组成，最常见的类型含有移行细胞癌和鳞状细胞癌成分。

（4）罕见的上皮性肿瘤：罕见的膀胱上皮性肿瘤有绒毛状腺瘤、类癌、癌肉瘤和黑色素瘤。前列腺癌、宫颈癌和直肠癌可以通过直接蔓延侵及膀胱。最常见的转移到膀胱的肿瘤（以发病率为序）有黑素瘤、淋巴瘤、胃癌、乳腺癌、肾癌和肺癌。

（二）护理评估

1. 健康史

（1）全身情况：一般情况、年龄、营养状况、智力、认知和感知能力。

（2）其他病史：既往史、生活习惯、

个人卫生状况、并发疾病和药物使用情况。

（3）泌尿系统：血尿的性质、有无膀胱刺激症状、有无排尿困难。

（4）家族史：家族有无与患者类似疾病及家庭遗传病史。

（5）目前治疗和用药情况。

2. 临床表现

（1）症状：85％～90％的膀胱癌患者出现血尿症状，可以是肉眼血尿，也可以是镜下血尿，间歇性血尿较持续性血尿更为多见。在少数患者，血尿可伴发膀胱刺激症状：尿频、尿急和尿痛，排尿刺激症状在弥散性原位癌患者更为常见。进展期肿瘤的症状有骨转移引起的骨痛和腹膜后转移或输尿管梗阻引起的腰痛。

（2）体征：由于肿瘤表浅，大多数膀胱癌患者没有相关的体征。但是，体积大或浸润性肿瘤患者可能发现膀胱壁增厚或可触及肿块。肝肿大和锁骨上淋巴结肿大是肿瘤转移的体征，偶尔可见到盆腔淋巴管闭塞导致的淋巴水肿。

3. 辅助检查

（1）实验室检查：①常规检查：实验室检查最常见的异常是血尿，偶尔可能同时伴有尿路感染引起的脓尿；②尿细胞学检查：脱落细胞学检查在筛查高危人群和评估对治疗的反应时可能尤为有用。高分级和浸润性癌常常可以检出，但是低分级或浅表性癌可能被遗漏；③其他标记物：尿液细胞学检查的灵敏度受多种因素的影响，包括所检尿液标本的量，膀胱肿瘤的分期分级，以及细胞病理学医生的专业水平。因此，目前开发出了用排出尿液标本进行的新的试验方法，并且证实其能够有效预测是否存在膀胱癌，这些试验包括（但不限于）尿核基质蛋白监测（NMP22）、BAT试验等。

（2）影像学检查：影像学检查主要用来评估上尿路情况，当检查出浸润性膀胱肿瘤时，还用于估计肿瘤的肌层浸润深度和局部与远处的转移情况。①静脉尿路造影：仍然是一种最常用的评估血尿的影像学检查方法；②CT和磁共振成像：都被用于确定膀胱壁浸润范围和检查肿大的盆腔淋巴结；③X线片和放射性核素骨扫描：因为浸润性膀胱癌可以转移到肺和骨骼，所以进展期肿瘤完整的分期应包括胸部X线片和放射性核素骨扫描；④膀胱尿道镜检查：膀胱癌的诊断和最初的分期是通过膀胱镜检查活检取材并行病理学检查完成的。

4. 心理因素

（1）患者对疾病康复是否充满信心。

（2）由于膀胱肿瘤具有容易复发的特点，所以对于多次复发并行2次TUR-Bt术以上的患者应讲明膀胱肿瘤虽容易复发，但并不危及生命，并用科学严谨的语言鼓励患者走出没有信心治疗的误区，从而积极配合手术及膀胱灌注化疗。

（3）患者及家属对术式是否理解，特别是对尿流改道丧失主动排尿能力和排尿方式改变的心理准备。

（4）患者是否能正确认识永久性造口和自我形象的改变，是否能独立进行尿路造口自我护理，适应尿路改道后的日常生活。

5. 社会因素

包括职业及工作情况、目前享受的医保待遇、经济状况、家庭成员对患者的态度、对疾病的了解、社会支持系统状况及近期生活中的应激事件。

（三）护理问题

1. 焦虑

与患者对手术治疗及预后缺乏信心

有关。

2. 营养失调——低于机体需要量

与长期血尿、癌肿消耗及手术创伤有关。

3. 自我形象紊乱

与术后尿流改道有关。

4. 生活自理缺陷

与术后管道限制不能独立护理腹壁造口有关。

5. 潜在并发症

肠梗阻、尿瘘、感染，与手术有关。

6. 清理呼吸道无效

与全麻术后痰液黏稠不容易咳出有关。

7. 皮肤完整性受损的危险

与长期佩带尿路造口袋有关。

8. 疼痛

与手术切口有关。

9. 知识缺乏

与缺乏术后预防复发和康复知识有关。

（四）护理目标

（1）患者焦虑明显减轻，能接受手术。

（2）患者水、电解质失衡及贫血得以纠正，机体抵抗力增加。

（3）患者对自我形象有健康、现实的认识。

（4）患者在家属和护士的协助下可进行腹壁造口的护理。

（5）护士密切观察腹部情况、尿液渗出情况、体温变化、局部伤口情况等，如有异常及时通知医生处理。

（6）患者能正确有效地咳嗽、咳痰，保持呼吸道通畅。

（7）住院期间患者造口周围皮肤完好无破损。

（8）患者疼痛减轻，舒适感增加。

（9）患者已经了解膀胱肿瘤疾病的相关知识。

（五）治疗方法的选择

依据肿瘤分期（TNM）、分级、大小、数目和复发情况的不同而不同。下面介绍各种手术方法的护理要点。

1. 经尿道膀胱肿瘤电切术

（1）TUR-Bt 术前护理：心理护理：①患者入院后，首先为患者提供一个安静舒适住院环境，常规做好入院宣教，介绍责任护士、主治医生、同病室病友、病区环境；②患者常因肉眼血尿，会产生紧张、恐惧情绪，应积极主动向患者介绍成功病例，说明手术的必要性、安全性，以消除患者的紧张情绪和思想顾虑，增强患者对手术治疗的信心，以保证手术顺利进行。

术前常规准备：①做青霉素皮试；②会阴部备皮；③术前 1d 口服番泻叶；④为患者讲解手术的方法及手术前后注意事项。

（2）TUR-Bt 术后护理：按腰麻术后护理。持续心电监测 24h，每小时测量 1 次生命体征。术后去枕平卧 6h，6h 后可协助床上翻身活动；术后 1d 可下地活动。术后 6h 进半流食或普食。注意观察冲洗液的颜色，保持膀胱冲洗通畅，如有异常及时通知医生，对症处理注意巡视患者引流管有无弯曲、打折及脱出。患者出现膀胱痉挛时，嘱患者放松、深呼吸缓解疼痛症状，必要时遵医嘱给予口服或注射解痉药。停膀胱冲洗后嘱患者每日饮水 3000ml 以上，并保持排便通畅。术后遵医嘱抗感染治疗，拔除 Foley 尿管后，注意观察患者排尿情况。出院指导：①每隔 3 个月复查膀胱镜；②定期行膀胱灌注化疗；③注意多饮水，观察有无血尿，排尿是否通畅；④保持排便通畅，便秘时可用缓泻剂。

2. 回肠膀胱手术

（1）术前护理：心理护理：患者行膀胱全切尿流改道是一种直接牵扯到泌尿系统和消化系统的大手术，手术时间长，手术过程复杂以及尿流改道是患者所担心的问题。术前患者的紧张、恐惧、焦虑等心理反应对术前及术后都会产生不利影响。所以，采用有针对的心理疏导方法主动关心和劝慰患者，做好解释开导工作，向患者介绍有关膀胱癌治疗进展并介绍其他行尿流改道成功的患者及手术的重要性和必要性，取得患者的信赖，消除患者的顾虑，减轻患者的紧张、恐惧心理。

饮食指导：配合医生对水、电解质平衡失调，维生素缺乏，严重贫血的患者给予矫治。

完善术前常规检查，术前3d配血。

肠道准备：①饮食准备：术前3d指导患者进食少渣半流质饮食，术前2d进食流质饮食，术前1d禁食，口服营养液瑞素，术前晚10点后禁水；②药物准备：术前3d遵医嘱口服肠道抗炎药，以抑制肠道细菌，口服甲硝唑0.2g，每日3次；链霉素1g，每日2次；术前2d口服番泻叶，术前1d口服恒康正清清洁肠道，凡肠梗阻或不全梗阻者禁服。术前晚及术晨清洁灌肠。

皮肤准备：备皮范围上至双侧乳头，下肢至双侧大腿上外1/3处，包括会阴部，两侧备至腋中线，并清洁脐部。备皮、清洁皮肤后，行膀胱全切回肠膀胱术及输尿管皮肤造口术的患者，予以造口定位，便于患者日后自行护理。

造口术前定位：患者一旦接受造口手术，造口将会伴随他们一段时间甚至余生。一个位置选择得当、结构完美的肠造口可以使患者以后的生活过得更有信心。造口袋的粘贴牢固、健康的造口周围皮肤和良好的自理能力都是加速患者康复并返回社会的重要因素。如果造口位置不当，导致术后护理困难，或是引起一些并发症，如脱垂、造口旁疝、皮肤问题等，无疑会加重患者的痛苦，因此，术前选择造口位置对造口者是非常重要的。所以应根据患者可能需要进行造口手术的类别及患者腹部的形状，与患者一同选择一个适合的造口位置。①理想的造口位置应具备的特点：a. 患者能自我看见，便于自己护理。b. 有足够平坦的位置粘贴造口袋。c. 不会有渗漏情况。d. 不影响生活习惯及正常活动。e. 造口位于腹直肌内，因腹直肌有肌鞘固定，造口开口于此可减少造口旁疝、脱垂等并发症的发生；②肠造口应避开的部位：手术切口，陈旧的瘢痕，肚脐，皮肤皱褶，腰部，髂骨，肋骨，腹直肌外，现有疝气的部位，慢性皮肤病（如银屑病）；③定位前评估的内容：a. 手术类型：在定位之前，必须了解患者将要进行的术式及术后造口的类型。通常回肠造口（泌尿造口）位于右下腹部。b. 患者的文化程度、职业特点、宗教背景及身体状况等。c. 患者的合作性：定位需要患者的配合。在不同的位置情况下（如坐下、站立及躺卧）来检查腹部是否有皱褶。d. 是否有腹部手术的经历。e. 与患者接触最密切的家属配合程度，因患者手术后有相当一段长的时间需要家属协助佩带造口产品；④定位步骤：a. 环境准备：能保护患者的隐私、注意房间的温度（避免患者受凉）、选择光线充足的地方。b. 向患者及家属讲述造口定位的目的和重要性，取得患者及家属的主动配合。c. 协助患者平卧、松腰带，暴露腹部皮肤，身体放松，观察胸部和腹部轮廓，注意陈旧瘢痕、肚脐、腰围线和骨骼边缘位置。d. 因泌尿造口为回肠造口，所以操作者站在患者的右侧→寻找腹直肌→嘱患者平卧→操作者一手托起患者的头部嘱患者眼看脚尖→操作者另一手通过触诊摸到腹直肌边缘位置→用油性笔以虚线做标记→造口位置区域为脐左右→髂前上棘和耻骨联合形成的菱形中；⑤评估初选择的造口位置，并调整至最佳。嘱患者坐起，检查能否看清楚腹部标记并注意标志位置是否在皮肤皱褶的部位，以做出相应的调整。坐位是各种体位中最容易出现皮肤皱褶的体位，定位时不可忽视坐位情况。然后嘱患者站起向下看是否能看清楚标记，直至满意为止；⑥标上定位标记，用不脱色的笔画一个直径约 2cm 的实心圆，用透明薄膜覆盖；⑦特殊情况考虑：a. 术前确难找到理想的位置时，最好请手术医生一起探讨。b. 肠梗阻腹胀的患者，腹直肌难以辨别，则造口位置交由手术医生确定。c. 身体肥胖、腹部凸出显著的患者，造口位置一般定在上腹部，以免突出的腹部挡住患者的视线及影响日后自我护理造口。d. 坐轮椅的患者，必须让患者坐在轮椅上来评估造口位置。e. 安装有义肢的患者，须让患者穿戴义肢后才能评估造口位置。f. 腹壁同时有 2 个造口（泌尿造口和乙状结肠造口）时，一般是泌尿造口在右下腹，偏高；乙状结肠造口定在左下腹，偏低。g. 小儿因很难预见他们日后的身体生长情况，所以造口位置暂定，终身造口的小儿待其长大后可能需要重新更换。

术前指导患者练习卧床排便及正确的咳嗽、咳痰的方法。女患者术前行阴道冲洗。术晨留置胃管。

（2）术后护理：按全麻术后护理。持续心电监测 48h，每 15～30min 记录 1 次血压、脉搏、呼吸、血氧。术后 6h 指导患者床上定时翻身，术后第 2 天协助床边活动，术后早期活动可以促进肠蠕动，有利于腹部伤口的引流，防止老年患者发生下肢深静脉血栓、肠梗阻、皮肤压疮等术后并发症。术后禁食，胃管接负压持续吸引，0.9%生理盐水冲胃管每 2h 一次，防止胃管堵塞，待肠功能恢复后拔除胃管，遵医嘱进食糖水米汤 50ml 每 2h 交替，逐步至流食、半流食、普食。妥善固定胃管、尿囊引流管、输出道引流管、双侧输尿管支架管、盆腔引流管于床旁，将标签贴于引流袋上，并标明各管道的名称以明确区分并妥善固定防止扭曲脱落。准确及时记录 24h 出入量，注意观察引流液的颜色和性质变化。引流袋低于盆腔平面以下，以利于引流及防止逆行感染，引流袋每日更换。术后鼓励患者咳嗽、咳痰，必要时行雾化吸入，减少肺部并发症。造口护理：①造口的观察和评估：a. 造口的活力：肠造口的活力是根据颜色来判断的。正常造口的颜色为粉红色，表面平滑且湿润。如果造口颜色苍白，可能患者的血红蛋白低；造口暗红色或淡紫色可能是术后早期缺血的表现；若外观局部或完全变黑，表示肠管发生了缺血坏死。水肿是术后正常现象，一般在术后 6～8 周内逐渐回缩至正常。b. 造口的高度：造口高度可记录为平坦、回缩、突出或脱垂等。理想的高度为 1～2 cm，这样在粘贴造口用品时能较好地将肠造口周围皮肤保护紧密，防止排泄物对肠造口边缘皮肤的不良刺激。c. 造口的形状及大小：造口的形状可以为圆形、椭圆形或不规则形；②皮肤黏膜缝线的评估：检查造口周围黏膜皮肤连接的缝线和评估是否有皮肤黏膜分离、感染或皮肤对缝线材料敏感；③造口周围皮肤的评估：正常的造口，周围皮肤是健康和完整的，与相邻的皮肤表面没有区别。若造口周围皮肤损伤，则表现有红斑、损伤、皮疹或水疱；④造口功能恢复的评估：泌尿造口术后即会有尿液流出，最初 2～3d 尿液呈淡红色，之后会恢复正常黄色。造口同时会伴有黏液排出，这是由于肠道黏膜的杯状细胞分泌黏液所致；⑤造口袋更换方法；⑥泌尿造口者睡觉时最好接床边尿袋，防止尿液过满而逆流影响。肾功能，也避免影响造口袋粘贴的稳固性；⑦泌尿造口者更换造口袋最好选择在清晨未进食之前，避免换袋过程中尿液流出影响造口袋的粘贴及稳固性；⑧造口袋中的尿液超过 1/3～1/2 时就要排放或更换。

（3）出院指导：嘱患者多饮水，每日在 2000ml 以上，防止尿路感染和结石的形成。嘱患者加强营养，参加适宜的锻炼，保持心情愉快。3 个月后门诊复查，定期复查胸片、B 超、尿常规、肾功能、IVP 及尿囊造影等。日常生活指导：

① 衣着：肠造口者很担心出院后该穿什么样的衣服，是否需要特别制作。其实，肠造口者不需要重新制作他们的衣着，穿回手术前的服装即可。但最好避免穿紧身衣裤（裙），以免摩擦或压迫造口，影响肠造口的血液循环。

② 沐浴：有了肠造口，并不会从此剥夺了造口者沐浴的乐趣。当手术的切口已愈合，无论是粘贴着造口袋还是脱下造口袋均能像正常人一样可以轻轻松松地沐浴，不会影响造口袋的使用时间和身体的康复。每次沐浴时最好在造口底板的边缘贴上防水胶布，以免沐浴时水渗入底板，影响造口底板的稳固性。沐浴后用柔软的抹布将造口袋外层的水珠抹干或更换另一干净造口袋，也可以佩带浴盖进行沐浴，沐浴后再装上造口袋。

③ 锻炼和运动：造口是不会阻碍锻炼或适当体力劳动的。可以根据术前的爱好与身体的耐受力选择一些力所能及的运动，如打太极拳、散步、游泳、跑步、练气功等。但应避免贴身的运动，如摔跤；避免举重运动，减少造口旁疝的发生；进行某些球类运动或会有轻微碰撞的运动，如篮球等，可能需要佩带肠造口护罩来保护造口，以免肠造口意外受损。

④ 性生活：性爱对婚姻的稳定和家庭的幸福有着重要的影响。大多数造口者往往不敢考虑性生活，其实极大部分造口者基本上是可以恢复性生活的。性生活前先检查造口袋的密封性，排空或更换造口袋。一旦因造口影响性生活，自己要充满信心，取得配偶的理解，消除顾虑和恐惧心理。适度、和谐、有规律的性生活不但对自己身体无害，而且增强患者的自信心，调整内分泌，有利于康复，也反映了整个机体的恢复情况。

⑤ 社交活动：人们离不开友情，离不开人群，肠造口者也不例外。当他们身体体力恢复、掌握造口的护理方法后，就可以正常地进行社交活动，同时应鼓励造口者多参加造口联谊会，在这个组织中可以找到新朋友，互相了解，互相鼓励，交流造口护理的经验和体会。

⑥ 工作：肠造口不是一种疾病，因此不会影响患者的工作。手术后一般需要一段时间来康复，特别是肿瘤患者。当身体体力完全恢复，便可以恢复以前的工作，但应避免重体力劳动，尤其是术后第一年。

⑦ 旅行：旅游是有益身心的事，随着人民生活水平的提高及造口护理用品的多样化，肠造口者在体力恢复后，同样可以外出旅游，但要注意以下几点：a. 应携带比平常多数量的造口用品。b. 将造口用品放在随身行李内，以便随时更换。c. 养成

随身自备一瓶矿泉水的习惯，这样既可以保证饮水，也可在有意外时用于冲洗。

3. 可控性回结肠（Indiana）膀胱术

（1）术前护理：心理护理：①患者获悉自己再次肿瘤复发后，存在不同程度焦虑不安，主要是担心疾病的治疗，以及日后排尿方式会影响生活质量；②护士与患者主动沟通，建立良好护患关系，取得相互信任，向患者提供全方位的治疗知识，帮助患者家属了解 Indiana 膀胱术的治疗方法，讲解手术目的、效果以及术后导尿方式，使患者建立自信心，同时与家属一起为患者提供情感支持，使患者焦虑情绪明显减轻。

饮食指导：配合医生对水、电解质平衡失调，维生素缺乏，严重贫血的患者给予矫治。

完善术前常规检查，术前 3d 配血。

肠道准备：①饮食准备：术前 3d 指导患者进食少渣半流质饮食，术前 2d 进食流质饮食，术前 1d 禁食，口服营养液瑞素，术前晚 10 点后禁水；②药物准备：术前 3d 遵医嘱口服肠道抗炎药，以抑制肠道细菌，口服甲硝唑 0.2g，每日 3 次；链霉素 1g，每日 2 次。术前 2d 口服番泻叶，术前 1d 口服恒康正清清洁肠道，凡肠梗阻或不全梗阻者禁服。术前晚及术晨清洁灌肠。

皮肤准备：备皮范围上至双侧乳头，下肢至双侧大腿上外 1/3 处，包括会阴部，两侧备至腋中线，并清洁脐部。

术前指导患者练习卧床排便，以及正确的咳嗽、咳痰的方法。

（2）术后护理：按全麻术后护理；持续心电监测 48h，每 15～30min 记录 1 次血压、脉搏、呼吸、血氧；术后 6h 指导患者床上定时翻身，术后第 2 天协助床边活动，术后早期活动可以促进肠蠕动，有利于腹部伤口的引流，防止老年患者发生下肢深静脉血栓、肠梗阻、皮肤压疮等术后并发症；术后禁食，胃管接负压持续吸引，0.9%生理盐水冲胃管每 2h 一次，防止胃管堵塞，待肠功能恢复后拔除胃管，遵医嘱进食糖水米汤 50ml 每 2h 交替，逐步至流食、半流食、普食；妥善固定胃管、尿囊引流管、输出道引流管、双侧输尿管支架管、盆腔引流管于床旁，将标签贴于引流袋上，并标明各管道的名称以明确区分，并妥善固定防止扭曲、脱落；准确及时记录各引流管 24h 引流量，注意观察引流液的颜色和性质变化。引流袋低于盆腔平面以下，以利于引流及防止逆行感染，引流袋每日更换；术后鼓励患者咳嗽、咳痰，必要时行雾化吸入，减少肺部并发症；可控性尿道改道术后，教会患者自家导尿方法、尿管护理方法，一般 2～3h 导尿 1 次，逐渐延长间隔时间至每 3～4h 导尿 1 次。

（3）出院指导：嘱患者多饮水，每日在 2000ml 以上，防止尿路感染和结石的形成；讲解定时规律导尿的重要性，用 0.9%的生理盐水每周冲洗尿囊 1 次，清除黏液及沉淀物，预防感染；指导患者和家属学会造口护理，造口周围经常清洗保持皮肤清洁干燥，可用消毒纱布覆盖造口；插管前清洁双手，导尿管用后冲洗干净晾干，以便下次使用，导尿管可定期煮沸消毒。插管时动作轻柔自然，可更换导管位置和角度，尽量减少残余尿量；嘱患者加强营养，参加适宜的锻炼，保持心情愉快；3 个月后门诊复查，定期复查胸片、B超、尿常规、肾功能、IVU 等。

4. 原位膀胱

（1）术前护理：心理护理：①针对不同患者对手术的心理反应，采取不同的方式，解释手术的重要性和必要性，让患者了解手术过程和方法，并告知术后可能出现的并发症，消除患者对手术的恐惧；②加强与患者的沟通，教会患者如何减轻治疗过程中的不适，适时解除患者的疑虑，介绍成功病例，使其摆脱思想顾虑，减轻精神负担，以最佳的精神状态接受配合治疗。

饮食指导：配合医生对水、电解质平衡失调、维生素缺乏、严重贫血的患者给予矫治。

完善术前常规检查，术前 3d 配血。

肠道准备：①饮食准备：术前 3d 指导患者进食少渣半流质饮食，术前 2d 进食流质饮食，术前 1d 禁食，口服营养液瑞素，术前晚 10 点后禁水；②药物准备：术前 3d 遵医嘱口服肠道抗炎药，以抑制肠道细菌，口服甲硝唑 0.2g，每日 3 次；链霉素 1g，每日 2 次；术前 2d 口服番泻叶，术前 1d 口服恒康正清清洁肠道，凡肠梗阻或不全梗阻者禁服。术前晚及术晨清洁灌肠。

皮肤准备：备皮范围上至双侧乳头，下肢至双侧大腿上外 1/3 处，包括会阴部，两侧备至腋中线，并清洁脐部。

术前指导患者练习卧床排便，以及正确的咳嗽咳痰的方法。

（2）术后护理：按全麻术后护理；持续心电监测 48h，每 15～30min 记录一次血压、脉搏、呼吸、血氧；术后 6h 指导患者床上定时翻身，术后第 2 天协助床边活动，术后早期活动可以促进肠蠕动，有利于腹部伤口的引流，防止老年患者发生下肢深静脉血栓、肠梗阻、皮肤压疮等术后并发症；妥善固定胃管、Foley 尿管、耻骨后引流管、双侧输尿管支架管，将标签贴于引流袋上，并标明各管道的名称；术后禁食，胃管接负压持续吸引，0.9％生理盐水冲胃管每 2h 一次，防止胃管堵塞，待肠功能恢复后拔除胃管。遵医嘱进食糖水米汤 50ml，

每 2h 交替，逐步至流食、半流食、普食；准确及时记录各引流管 24h 出入量，注意观察引流液的颜色和性质变化。引流袋低于盆腔平面以下，以利于引流及防止逆行感染，引流袋每日更换；术后鼓励患者咳嗽咳痰，行雾化吸入，预防、减少肺部并发症；新膀胱的收缩压主要是靠腹腔内压和新膀胱本身收缩压来代替，所以必须进行储尿排尿功能的训练以恢复新膀胱的充盈感觉。所以术后 1～2 周或遵医嘱留置尿管定时放尿，开始时每储尿 50ml 放尿 1 次，以后逐渐递增储尿容量直至 250ml 左右放尿 1 次；拔除尿管后，患者逐渐形成对新膀胱的充盈感觉，并在大脑皮质建立新的储尿排尿反射。拔管后当新膀胱充盈到 250ml 时，便会利用腹压自动排空；回肠新膀胱内有较多黏液，应早期常规冲洗膀胱，防止黏液积聚成团堵塞尿路。随着时间推移，肠黏液分泌减少，最后可无须冲洗。

（3）出院指导：详细讲解新膀胱排尿的注意事项：①患者出院后应继续保持定量排尿习惯。因为，提前或推迟排尿均会影响新膀胱功能的稳定。提前排尿使新膀胱容量越来越小，排尿次数增加，最终有可能丧失膀胱容量；推迟排尿就会扩大容量，过度充盈，造成新膀胱壁太薄丧失顺应性而产生残余尿，甚至腹压丧失代偿而出现尿潴留；②接受训练的多数患者拔管之后排尿通畅，无残余尿。如果残余尿＜50ml，可让患者继续自己排尿，并间歇性排尿后导尿，以清除残余尿；如残余尿＞50ml，需要重新插管留置导尿，训练定量定时排尿，直至残余尿消失；讲解术后饮食原则，少食多餐，进食无刺激，营养丰富饮食的重要意义。鼓励患者多饮水，预防泌尿系感染；指导患者定期复查，讲解

膀胱肿瘤容易复发的特点，以便及时发现，及早治疗；3个月后门诊复查，定期复查胸片、B超、尿常规、肾功能、IVU等。

（4）最新进展及护理：原位新膀胱术由于患者术后生活质量高，近10年内已被很多的治疗中心作为尿流改道的首选术式。此术式主要优点是不需要腹壁造口，患者可以通过腹压或间歇清洁导尿排空尿液。缺点是夜间尿失禁和需要间歇性的自我导尿。

二、输尿管癌和肾盂癌患者护理

（一）概述

1. 发病率

肾盂癌和输尿管癌罕见，仅占全部尿路上皮肿瘤的4%。膀胱癌、肾盂癌、输尿管癌的比例约为51：3：1。确定诊断时的平均年龄为65岁，男女比例为（2～4）：1。

2. 发病原因

与膀胱癌相同，吸烟和接触某些工业染料或溶剂可使上尿路移行细胞癌发生的风险升高；另外，在长期摄入过多镇痛剂的患者，巴尔干肾病患者以及接触早前逆行肾盂造影所用的对比剂胶质二氧化钍的患者，上尿路肿瘤的发生率也升高。

3. 病理学

肾盂和输尿管的黏膜层与膀胱黏膜相似，由移行上皮构成，因此，大多数肾盂癌和输尿管癌（分别为90%和97%）是移行细胞癌。

（1）乳头状瘤：50%的患者为单发，其余为多发，大约25%的单发性乳头状瘤患者和50%的多发性乳头状瘤患者，最终会发展为癌。

（2）鳞癌：约占肾盂癌的10%，而在输尿管则非常罕见。

（3）其他：肾盂和输尿管的中胚层肿瘤极其罕见。良性肿瘤有纤维上皮息肉（最多见）、平滑肌瘤和血管瘤。

（二）护理评估

1. 健康史

（1）全身情况：全面评估患者的一般情况、健康状况、营养状况、自理能力、认知和感知能力及智力情况。

（2）全面了解患者的现病史和既往病史，体格检查和常规化验结果。同时还要评估患者心肺功能、循环功能和肾脏功能情况及有无药物过敏史。

（3）评估患者的生活习惯、卫生状况及饮食习惯。

2. 临床表现

约70%～90%的患者出现肉眼血尿，而8%～50%的患者出现腰痛，腰痛可以是血凝块或肿瘤碎片引起输尿管梗阻，肿瘤自身引起肾盂或输尿管梗阻，或者是肿瘤局部浸润的结果。在大约5%～10%的患者出现排尿刺激症状。食欲减退、体重减轻和嗜睡等全身症状不多见，这些症状通常与肿瘤转移有关。在大约10%～20%的患者可查到由肾盂积水或体积大的肿瘤所致的腰部肿块，同时也可以有腰部压痛。在一小部分肿瘤转移患者可以表现为锁骨上或腹股沟淋巴结肿大或者肝肿大。

3. 辅助检查

（1）实验室检查：在大多数患者可检测到血尿，但一般是间歇性的。部分患者可由肝转移引起肝功能异常。在伴发由梗阻和尿液瘀积引起的尿路感染的患者可检测到脓尿和细菌尿。

（2）尿细胞学检查：上尿路肿瘤的尿细胞学检查阳性率低于膀胱癌，如肿瘤细胞分化差即高级细胞容易在尿中找到。分化良好的肿瘤细胞检查常阴性。

（3）影像学检查：①尿路造影：是肾盂输尿管癌诊断的基本方法，无论是排泄或上行尿路造影都可以发现充盈缺损，一般尿路上皮肿瘤 50%～70% 可以发现充盈缺损、不规则和集合系统管壁相连。肾盂内肿瘤有时发生肾盏不显影，有 10%～30% 上尿路肿瘤引起梗阻，使集合系统不显影，这是肿瘤有浸润的表现；②超声检查、CT 和磁共振成像：可识别肾盂的软组织病变，但不能直接识别输尿管的充盈缺损，虽然可以显示肾盂积水；3 种影像学方法都能鉴别血凝块、肿瘤和能透过 X 线的结石。此外，CT 和磁共振成像可以同时检查腹部和腹膜后组织的局部（淋巴结）或远处转移征象。

4. 心理和社会因素

（1）患者的心理状况：包括对疾病的认识和态度、康复的信心、病后精神、行为及情绪变化、患者的人格类型、应对能力等。患者对于手术过程能否顺利及术后有可能出现并发症存在恐惧、焦虑等心理反应。

（2）社会情况：包括职业及工作情况、目前享受的医保待遇、经济状况、家庭成员对患者的态度、对疾病的了解、社会支持系统状况。

（3）近期生活中的应激事件。

（三）护理问题

1. 知识缺乏

缺乏肾盂和输尿管肿瘤疾病有关知识。

2. 疼痛

与手术切口有关。

3. 焦虑

与肾盂肿瘤恶性程度及预后有关。

4. 部分生活自理缺陷

与手术及术后各种管道限制有关。

5. 潜在并发症

出血、气胸、感染等。

（四）护理目标

（1）患者能掌握肾盂和输尿管肿瘤的有关疾病知识。

（2）患者的疼痛减轻或缓解，舒适感增加。

（3）消除患者焦虑紧张的情绪。

（4）患者主诉生活需要能得到满足。

（5）护士密切观察患者出血情况、体温情况、有无呼吸困难等，如有异常及时通知医生及时处理。

（五）治疗原则

肾盂和输尿管肿瘤的治疗首先应考虑肿瘤的分级、分期、部位和数目，也应考虑肾功能和解剖情况。

1. 根治性肾盂输尿管全切除术

是传统的治疗方法，手术切除必须包括肾、输尿管及其膀胱出口。

2. 保守手术

主要用于低级低期肿瘤，有时局部复发还可行局部切除术。

3. 输尿管镜治疗

4. 经皮肾镜

适用于小的、低级的单个肿瘤。

（六）护理措施

1. 一般护理

（1）询问患者有无排尿异常及有无血尿，严重者及时通知医生协助诊断和治疗。

（2）入院后监测血压 2 次/d、体温 4 次/d 或遵医嘱。

（3）每周测量体重 1 次。

（4）术前健康教育包括肾癌疾病知识、术前准备、备皮、青霉素试验及肠道准备。

2. 心理护理

多数患者确诊肾癌后心理上难以承受这种打击。表现为焦虑、悲观消极失望、萎靡不振、厌食、失眠，严重者有轻生的想法。护士应多与患者沟通，了解其心理变化和心理需求，关心体贴患者，与患者建立良好的互患关系。给予心理支持和疏导，耐心向患者讲解有关肾癌的疾病知识，有针对性的解除其思想顾虑，使患者思想情绪稳定，鼓励患者改变他们的情绪和情感。另外，让患者与患者之间增加沟通，患者之间聊天，并多与恢复期的患者之间聊天，听取恢复期患者介绍有关疾病和手术前后治疗及恢复的经验。这样可以使术前患者对手术充满信心，减轻心理负担。还可以让术前患者多听音乐，阅读杂志，分散注意力，可以教患者缓慢深呼吸，全身肌肉放松，减轻紧张的心理压力。护士还应向患者讲解术后有可能使用氧气管、胃肠减压管、引流管、导尿管等，并讲明应用的目的，以取得患者合作。术前可以让家属多来探视患者，多陪伴患者。

3. 术后护理

(1) 按外科麻醉术后护理常规。

(2) 监测生命体征变化，每小时测量血压、脉搏、呼吸1次，待生命体征平稳后6h，改为每2h测量一次。

(3) 密切观察伤口有无渗血情况，准确记录伤口引流量，渗血量多时及时通知医生给予处理。保持引流管通畅，勿牵拉、打折，防止引流管脱出。

(4) 密切观察尿液的颜色、性质，准确记录24h尿量。如无尿或大量血尿及时通知医生给予处理。每日用0.2‰碘伏消毒尿道口1～2次，预防感染。

(5) 密切观察有无憋气、呼吸困难，若出现呼吸异常及时通知医生并行床旁X线检查，以鉴别有无气胸发生。

(6) 术后禁食，待肠功能恢复后开始进流食、半流食，逐渐过渡到普食。

(7) 术后6h半卧位，协助床上翻身活动。鼓励患者早下床活动，以促进咳痰，防止坠积性肺炎的发生。早下床活动，可以防止下肢深静脉血栓的形成。术后第1天可协助床边坐位、站立及室内活动。第2天可根据体力逐渐增加活动量和活动范围。

(8) 腹胀明显时可行药物治疗，必要时肛管排气。

(9) 伤口疼痛时，遵医嘱给予镇痛药物并观察用药后的反应。

(10) 协助患者做好生活护理，及时满足患者的生活需要。

4. 出院指导

(1) 嘱患者多饮水，每日在2000ml以上，防止尿路感染。

(2) 嘱患者加强营养，参加适宜的锻炼，保持心情愉快。

(3) 保护健侧肾功能，避免服用肾毒性药物。

(4) 3个月后门诊复查，定期复查胸片、B超、尿常规、肾功能、IVP及尿囊造影等。

（席 兰 张 新）

第四节　前列腺癌

一、概述

前列腺癌是老年男性生殖系统中较常见的恶性肿瘤，好发于50岁以上，发病率随着年龄增长而递增。前列腺癌缺乏特征性症状，症状随着病情发展而异。前列腺癌病因尚不明确，可能与以下因素有关：年龄因素、遗传因素、种族、饮食习惯、吸烟、职业、环境因素、输精管结扎等。

95％的前列腺癌为腺癌。在余下的5％中，90％为移行细胞癌，其他为神经内分泌（小细胞）癌或肉瘤。按Gleason评分系统将前列腺癌分为5级：

Gleason1：癌肿极为罕见，边界清楚，膨胀形生长，癌腺泡多为圆形，紧密排列，其胞质和良性上皮细胞胞质极为相近。

Gleason2：癌肿很少见，多发生在前列腺移行区，边界不清楚，癌腺泡呈简单圆形，不规则，疏松排列在一起。

Gleason3：癌肿最常见，多发生在前列腺外周区，呈浸润性生长，癌腺泡大小不一，形状各异，核仁大而红，胞质多呈碱性染色。

Gleason4：癌肿分化差，浸润性生长，癌腺泡不规则，形成微小乳头状和筛状，核仁大而红，胞质坏呈碱性或灰色反应。

Gleason5：癌肿分化级差，边界可为规则圆形或不规则状，伴浸润性生长并有坏死，癌细胞核大，核仁大而红，胞质染色可有变化。

二、护理评估

（一）健康史

（1）一般资料，如姓名、性别、年龄、民族、职业、婚姻状况、受教育水平、家族史、饮食习惯、吸烟史、家庭住址、联系人等。

（2）患者及家属对疾病和手术的心理反应。

（3）询问患者尿液排出情况，如排尿是否费力，夜尿次数有无明显增加，是否有膀胱刺激症状。

（4）患者进行全面体检及特殊检查，了解前列腺癌的分级、分期，患者药物的使用情况、有无合并证、既往史、家族史，

以评估患者接受手术的耐受力及治疗效果。

（5）评估患者自理能力，以便选择不同的护理方式给予帮助。

（6）评估患者的全身营养状况，有无消瘦、贫血、乏力。

（7）患者及家属是否得到有关前列腺癌疾病的健康指导。

（二）临床表现

（1）因前列腺癌多发生于远离尿道的外周腺体，早期无任何症状。

（2）排尿梗阻症状和排尿刺激症状，表现为尿流缓慢、尿无力、尿流中断、排尿不尽、尿频尿急、夜尿增多。上述症状可能是由于肿瘤的局部生长突入尿道或膀胱颈，或直接侵犯膀胱三角区所致。

（3）肿瘤压迫直肠可发生粪便变细及排便困难，甚至血便。骨转移时，可出现腰痛、盆骨底部疼痛，肺部转移可出现咳嗽、呼吸困难和咯血。肝脏转移可出现黄疸、腹水，压迫髂外静脉和下腔静脉可出现下肢水肿，压迫脊髓可发生下肢无力和排便失禁。

（4）晚期出现食欲不振、消瘦、便血、乏力症状及体征。

（5）直肠指诊中央沟消失、前列腺表面不平，可触及质硬不规则结节。

（三）辅助检查

1. 直肠指诊

是诊断前列腺癌主要手段，如果中央沟消失、结节坚硬、凹凸不平，患前列腺癌可能性大；需要行血清PSA检测及B超引导下前列腺穿刺活检进一步确诊。

2. 实验室检查

双侧输尿管梗阻或三角区受累以及腹膜后病变可以引起氮质血症。转移病变可

以引起贫血。存在骨转移时，可引起碱性磷酸酶升高。病变超出前列腺时可以引起血清酸性磷酸酶升高。

3. 前列腺特异抗原（PSA）测定

PSA 测定对前列腺癌诊断价值高；PSA 并非对前列腺癌存在特异性，如良性前列腺增生、尿道器械操作和尿道感染均能引起血清 PSA 升高。目前，通过监测 PSA 速度、PSA 密度、年龄相关的 PSA 范围和 PSA 存在的形式来精确 PSA 的检测，减低假阳性率。

4. 穿刺活检

经直肠 B 超引导下前列腺穿刺活检，对前列腺癌早期诊断具有重要意义。

5. 影像学检查

（1）超声检查：前列腺癌多表现为外周带低回声区，超声能更准确的对前列腺癌进行局部分期。

（2）X 线检查：对早期前列腺癌诊断意义不大，多为较晚期的前列腺癌。

（3）骨扫描：全身骨扫描可以观察各部位骨骼，了解转移灶部位；骨扫描在新诊断、未治疗的前列腺癌的无症状、PSA $<10ng/ml$ 的患者中可以省略。

（4）CT 和 MRI：需要行手术或放疗等局部治疗的高危前列腺癌患者可采用 MRI、CT 检查以除外淋巴结转移。

（四）心理和社会因素

1. 患者的心理状况

包括对疾病的认识和态度、康复的信心、病后精神、行为及情绪变化、患者的人格类型、应对能力等。患者对于手术过程能否顺利及术后有可能出现并发症存在恐惧、焦虑等心理反应，这会对手术产生不利影响，因此护士应采取心理疏导方法，主动关心患者，介绍成功病例，取得患者信赖，减轻其恐惧、焦虑心理。

2. 社会情况

包括职业及工作情况、目前享受的医保待遇、经济状况、家庭成员对患者的态度、对疾病的了解、社会支持系统状况。

3. 近期生活中的应激事件

三、护理问题

1. 焦虑
与疾病和手术有关。

2. 疼痛
与手术切口有关。

3. 潜在并发症
尿失禁、术后感染、出血，与手术有关。

4. 知识缺乏
与缺乏疾病的康复知识有关。

四、护理目标

（1）消除患者的紧张焦虑心理。

（2）患者主诉疼痛减轻，舒适感增加。

（3）护士严密观察患者排尿情况、体温变化及伤口引流情况，若有异常通知医生及时处理。

（4）患者能复述有关疾病的康复知识。

五、手术治疗方法

（1）经尿道前列腺电切术（TUR-P）术。

（2）根治性前列腺切除术。

（3）腹腔镜前列腺癌根治术。

（4）前列腺癌粒子植入术。

六、护理措施

（一）TUR-P 术

1. 术前护理

（1）缓解患者对手术的恐惧心理，护

士应针对老年患者的特点，反复耐心解释手术的必要性，详细告知治疗方案。尤其是术前准备工作的重要性与手术效果的关系，使患者消除紧张焦虑的心理，保持良好状态，积极配合做好术前准备。

（2）保持患者尿液通畅，并发尿潴留、尿路感染者，术前应留置导尿，以达到引流尿液控制感染的目的，以提高对手术的耐受性和效果。

（3）指导患者术前戒烟酒、多饮水、防止便秘，加强营养，适当活动，增加盆底肌训练。

（4）肠道准备，术前 1d 给予清洁肠道。

2. 术后护理

（1）术后监测生命体征。

（2）给予持续膀胱冲洗，观察引流液的颜色和性状，保持各种引流管引流通畅。

（3）术后静脉抗感染治疗，每日用 0.2‰的碘伏消毒尿道口 2 次，预防感染。

（4）出现膀胱痉挛时，嘱患者深呼吸，并适当给予止痛药物或解痉药物。

（5）术后 2～3d 拔除膀胱造瘘管，拔管后造瘘口出现漏尿现象及时通知医生更换敷料。Foley 尿管在术后 1 周左右拔除。

（6）术后嘱患者多饮水，保持排便通畅，便秘时可口服缓泻剂。

（7）指导患者进行盆底肌训练，尽快恢复排尿功能。

（二）根治性前列腺切除术

1. 术前护理

（1）心理护理：解患者对手术的恐惧心理，护士应针对老年患者的特点，反复耐心解释手术的必要性，详细告知治疗方案。尤其是术前准备工作的重要性与手术效果的关系，使患者消除紧张焦虑的心理，

保持良好状态，积极配合做好术前准备；部分患者对术后并发出现尿失禁和阳痿存在思想顾虑，可以向患者解释术后排尿的能力是可以通过盆底肌训练逐渐恢复的，如果能每日坚持、训练方法正确，50%的患者于术后 3 个月能控制排尿；手术保留一侧或双侧神经血管束，虽然可以保持勃起功能，但增加了肿瘤复发的可能性，因此术前护士应做好宣教，减轻患者思想顾虑，更好地配合手术。

（2）指导患者术前戒烟酒、多饮水、防止便秘，加强营养，适当活动，增加盆底肌训练。教会患者深呼吸和有效的咳嗽咳痰方法。

（3）肠道准备，术前 3d 口服肠道抗炎药，链霉素 1 g，2 次/d，甲硝唑 0.4 g，3 次/d，术前 1d 晚、术晨各洗肠 2 次。

（4）术前协助患者穿弹力袜，防止术后深静脉血栓发生。

2. 术后护理

（1）术后监测生命体征，每 30～60min 测量 1 次脉搏、呼吸、血压。

（2）记录 24h 尿量及伤口引流量，观察引流液的颜色和性状，保持各种引流管引流通畅。如出现伤口渗液、引流液突然增多，应及时通知医生处理。

（3）全麻术后去枕平卧 6～8h，8h 后可床上翻身活动，术后第 1 天根据病情适当床边活动，促进肠功能恢复。肠功能恢复后可进流食、半流食，逐步过渡到普食。

（4）术后静脉抗感染治疗，注意观察患者体温变化，如体温超过 38℃应复查血常规，并遵医嘱采取相应降温措施。

（5）每日用 0.2‰的碘伏消毒尿道口 2 次，指导患者下床活动时将引流袋别在低于引流位置，预防逆行感染。

（6）注意观察引流管有无扭曲、打折、

脱落，引流是否通畅。

（7）术后弹力袜连续穿72h并适当活动下肢，能有效防止下肢深静脉血栓形成。

（8）出现膀胱痉挛时，嘱患者深呼吸，并适当给予止痛药物或解痉药物。

（9）伤口引流管在引流量减少或无引流液时拔除，Foley尿管术后3周拔除。

（10）术后给予患者饮食活动的健康指导，保持大便通畅，便秘时可口服缓泻剂。

（11）指导患者定时进行盆底肌训练，尽快恢复排尿功能。盆底肌训练的方法简介如下：

训练时间：术前8～12d开始锻炼，前列腺癌根治术后1周就可练习提肛运动

训练次数：每日至少做30～45次，每次持续10s左右。最初可由每次2～3s开始，逐步达到每次10s。

具体方法：盆底肌训练是一个简单、易行的方法，不受体位影响，站、卧、平时、等车、行走都可进行。

① 指导患者全身放松10s，提肛运动10s，每天做30～45次，预防治疗尿失禁。

② 要均匀呼吸，腰、腹、大腿肌肉放松。

③ 带动会阴肌肉同时收缩，从而盆底肌上提，增加盆底肌支撑力，改善尿失禁。

健康教育：

① 医护人员指导患者采取以下方法：中断小便法：排便时刻意中断小便动作，此时起作用的肌肉为盆底肌，不宜常作，每日<2次；中断排气；生物反馈法：指导患者通过仪器进行锻炼，了解盆底肌运动；指诊法：食指插入肛门3～5cm，收缩盆底肌，若手指被挤压感表示收缩正常。

② 注意事项：正确指导训练；吃粗纤维食品；正确姿势提重物，避免腹部用力。多饮水，防止憋尿。

3. 出院指导

（1）患者出院后1～2周拔除尿管，护士应为患者准备消毒尿道口的碘伏、尿袋，并指导、示范如何消毒、更换引流袋。

（2）指导患者多饮水，每日饮水量约1500～2000ml，注意观察尿液颜色。

（3）每日规律进行盆底肌训练，出现膀胱痉挛症状时，可口服酒石酸托特罗定（舍尼亭）2mg。

（4）多食蔬菜、水果及粗纤维食物，忌烟酒，忌辛辣、刺激性食物，保持排便通畅。

（5）按时来院拔管，观察拔管后排尿情况，回去继续进行盆底肌训练。

（三）前列腺癌粒子植入术

放射性粒子种植治疗前列腺癌是放疗的一种形式。粒子治疗是利用特殊设备在CT或B超引导下通过特殊引导系统将放射源直接放入前列腺腺体内，通过放射性的核素使放射线对肿瘤细胞进行杀伤，以此来达到治疗肿瘤的目的。

1. 术前护理

（1）完善术前检查，做好健康教育。

（2）术前常规准备：会阴部备皮（重点阴囊根部至肛门皮肤），洗澡更衣，肠道准备，青霉素过敏试验，术前12h禁食、水。

（3）讲解麻醉的目的及术后注意事项。

（4）做好心理护理，解除焦虑情绪，以满足患者的心理需求。

2. 术后护理

（1）手术后留置尿管1～2d，留置尿管期间每日用0.2‰碘伏每日消毒尿道口1～2次。

（2）术后1d摄X线片，主要是为了了解术中植入粒子的数目、位置情况等。

（3）口服抗炎药 1 周。

（4）食用容易消化食物，避免粪便干燥，多饮水。注意尿、便颜色，有不适请与主管医生联系。

（5）门诊复查，半年内每月检查 1 次血 PSA，随后复查间隔遵医嘱。

（6）穿铅围裙至少 2 个月，不要抱小孩及宠物，4 个月内与家人尽量保持 0.5～1m 以上距离。

（7）若发现尿中有小的金属颗粒排出，不要用手拿，用镊子夹入容器中，远离人，暂时存放，并尽快与主管医生联系。

（四）治疗前列腺癌的最新技术

1. 靶向冷冻术

靶向冷冻术是一种创伤小且仅需 1～2h 的手术。通过这种手术，医生能够很精确地冷冻并破坏前列腺及其周围的癌组织，明显提高了手术治疗效果。

在美国，前列腺癌位居导致男性死亡最常见癌症中的第二位，仅次于肺癌。但如果能早期诊断的话，该肿瘤是可以治愈的。目前对前列腺癌的治疗方法有放疗、前列腺摘除等。Crittention 医院前列腺中心的医生们所进行的研究表明，改进后冷冻术能够明显提高手术治疗效果。为了确定更多的探头是否能够提高前列腺癌的疗效，同时还不增加术中及术后的并发症，FredLee 和 DukeBahn 医生对 5 个探头的标准冷冻术与 6～8 个探头的独特的温度监测系统，经直肠超声定位，准确地冷冻并破坏掉前列腺及其周围的癌组织。结果证实，与标准冷冻术相比，靶向冷冻术可使前列腺癌组织的清除率提高 3.5 倍，所产生的并发症更少。对这些患者进行 2 年的随访研究，在接受靶向冷冻术的患者中有 97.6% 的人术后处于无癌期。而接受标准疗法的患者仅有 83.4%，具有显著的统计学差异。

放射学家 Fred 认为，靶向冷冻术使前列腺癌的治疗向前迈进了一大步。借助超声影像、温度监测以及更多的探头，同时保证其周围组织不受影响。此外，用液氩代替液氮使得冷冻可在瞬间开始或终止，并且在术中获得更快速的、温度更低的冷冻效果。

2. 前列腺癌治疗方案

在确定前列腺癌的最佳治疗方案时需要考虑以下几个方面：疾病的进展、复发的危险性、治疗的成本、副作用以及对患者生活质量的总体影响。如果癌症处于早期阶段、生长缓慢且未出现任何症状，可以选择一种被称作为监视等候（在延缓治疗的同时监测肿瘤的生长）的方法，这尤其适合于那些无法耐受手术并发症的高龄患者。

有关前列腺癌的治疗多采用手术摘除前列腺及其周围组织，也就是根治性前列腺切除术。这种手术非常有效，但创伤较大；需住院数日，恢复期则长达数月，根治性前列腺切除术的费用在美国为 25 000～30 000 美元。其术后尿失禁达 23%，阳痿达 89%。

另一种创伤较小的治疗方法是放射治疗，在体外采用高能射线或永久性植入体内的放射小管（近距放射治疗）来杀死癌细胞。体外放射治疗的费用在美国约为 15 000 美元，疗程为 6～8 周，可引起乏力和肠紊乱。近距放射治疗的费用在美国平均为 14 000 美元，但可使患者和其家属同时曝露于放射线的危险之中，并且要引起明显的直肠症状。此外，前列腺的某些区域可能会照射不到，放射小管也可在近距放射治疗之后移至身体的其他部位。

尽管根治性前列腺切除术是治疗前列腺癌的金标准，但男性大多选择创伤较小、恢复较快、副作用及并发症均较少的治疗方案。靶向冷冻术就是一种创伤小、手术过程中失血少的手术，且仅 1% 的患者术后自述有尿失禁。手术医生发现，对那些癌症仅仅局限于前列腺的患者而言，靶向冷冻术是最有效的方法。在治疗过程中，首先对患者采用硬膜外麻醉，使其在手术过程中保持清醒状态但无痛感；然后用细导管将温热的液体导入尿道，以免低温冻伤；再通过一个小切口将纤细的冷冻探头插入前列腺。当冷冻探头顶端的液氩使癌组织的温度降至 −40℃ 或更低时，这些癌细胞便被破坏，大约 10min 之后，第一个冷冻周期便告结束，紧接着再进行另一次治疗以便杀死所有的癌细胞。

整个治疗过程需要 1~2h，患者当天或第 2 天即可出院。患者在术后很快便能恢复其正常的生活方式。和其他手术一样，靶向冷冻术亦可导致阳痿、膀胱出口梗阻、盆腔疼痛、尿急和直肠损伤。临床医生认为，患者应该了解靶向冷冻术与前列腺摘除术一样，术后阳痿的发生率高达 80%~90%。为了杀灭那些可能已扩散至前列腺包膜以外的癌细胞，医生需要对前列腺周围的组织进行冷冻；尽管这样可能损伤导致阴茎勃起的神经，但大多数医生仍然建议患者采取这种治疗方案以避免癌细胞的残留。

（张　新）

第五节　阴茎癌

一、概述

阴茎癌在男性恶性肿瘤的发病率中占有相当的比例。由于国家、地区、民族、宗教和卫生习惯等因素，发生率很不一致。欧美各国发病率较低，亚洲、非洲、拉丁美洲各国发病率较高，而犹太民族及信奉伊斯兰教的穆斯林国家发病率很低。在我国解放前阴茎癌发病率很高，为男性泌尿外科肿瘤第一位，解放后随着卫生条件的改善，目前发病率很低。在我国阴茎癌的发病高峰年龄为 41~60 岁。

（一）病因

阴茎癌常见诱发因素为包皮过长及包茎，此病在生后即行环切的男性几乎见不到。有学者提出包茎患者寄存在包皮内的包皮垢引起的慢性炎症可导致癌。也有学者提出病毒学说，认为此病与宫颈癌有关。

（二）病理

阴茎癌中鳞状细胞癌占 95% 以上，基底细胞癌和腺癌罕见。从肿瘤形态上还可分为原位癌、乳头状癌及浸润癌 3 种。

（三）播散类型

阴茎癌病变起始于龟头处溃疡或乳头样病变，逐渐生长累及整个龟头或阴茎体，可经淋巴途径播散达腹股沟淋巴结，并进一步扩散。临床上约 10% 的病例发生明显的远处转移，可累及肺、肝、骨或脑。

（四）治疗

1. 原发病灶

浸润性阴茎癌治疗目标为根治性切除术并尽可能保留阴茎的长度。对仅累及包皮者，可行单纯的包皮环切术；对病变累及龟头或远端阴茎者，行阴茎部分切除术，留有 2cm 的边界以减低局部复发；当病变累及近端阴茎体，或阴茎部分切除术保留的阴茎残端不足以保持性功能或直立排尿时，推荐行阴茎全切术及经会阴的尿道切除术。

2. 区域淋巴结

腹股沟淋巴结增大的患者在治疗原发病灶后，需要行双侧髂腹股沟淋巴结清扫术。

3. 放化疗

病变无法切除和多发腹股沟淋巴结转移者，应采用化疗和区域放疗。目前 4 种化疗药证实对阴茎癌有效：博来霉素、甲氨蝶呤、顺铂和氟尿嘧啶。

二、护理评估

（一）健康史

1. 一般情况

年龄、民族、职业、文化程度。

2. 现在健康状况

有无包茎或包皮过长，阴茎局部有无溃疡、感染，有无腹股沟淋巴结转移。目前的饮食、睡眠、排泄等情况。

3. 既往健康状况

包括既往个人卫生情况、患病史、创伤史、手术史、过敏史等。

（二）临床表现

阴茎癌多见于 40～60 岁有包茎或包皮过长的患者。由于肿瘤在包皮内生长，早期不容易被发现。病变呈乳头状或浸润型，前者初起时为丘疹或疣状，晚期呈菜花样。浸润型开始为红色光滑隆起硬块，向深部生长，周边溃疡。晚期阴茎癌常发生坏死、感染并分泌恶臭液体。

（三）辅助检查

应进行胸片、骨扫描、腹部及盆腔的 CT 扫描，以了解转移情况。

（四）患者的心理状况

心理状况包括对疾病的认识和态度、行为及情绪的变化、患者的人格类型、应对能力等。部分患者由于性器官的疾患，有强烈的自卑羞辱感，另外对拟行手术在心理上难以接受，表现为抑郁、孤僻、沉默寡言，与他人存在有群体隔阂。从性生理和性心理上看，阴茎是男性性别的最重要标志，阴茎切除术会使患者失掉这种性别角色特性。因此，手术会给患者的心理带来较大的负面影响，这体现在患者术后出现明显的抑郁情绪。

三、护理诊断

1. 预感性悲哀

与疾病及手术有关。

2. 潜在并发症

感染、下肢深静脉血栓形成。

四、护理目标

（1）在住院期间，患者心理压力减轻能接受治疗。

（2）护士严密观察患者体温变化、局部伤口情况，如有异常及时通知医生处理。

（3）护士严密观察患者下肢温、湿度及足背动脉搏动情况，如有异常及时通知医生处理。

五、护理措施

（一）术前护理

1. 心理护理

（1）及时发现并给予患者心理帮助，帮助患者减轻心理压力，提高对疾病的认知。心理护理时要特别注意场合，将患者的隐私锁定在最小范围。

（2）取得患者伴侣的支持与协助，妻子对丈夫的理解和支持本身就是一种最大的安慰，对减轻患者思想压力，解除患者的心理顾虑起着至关重要的作用。

（3）对行阴茎部分切除术的患者，应告之术后可站立排尿，对性生活影响不大，以减轻患者的心理负担。

（4）对阴茎全切术患者，应告诉患者手术是病情需要，在心理上给予安慰。术前要练习下蹲排尿，解除患者术后排尿困难的顾虑及焦虑。

2. 局部护理

部分患者由于未早期治疗导致病情延误，住院时龟头或阴茎处出现破溃感染并伴有恶臭液体。

（1）用硼酸粉或 1 : 5000 高锰酸钾溶液浸泡患处，每天 2 次，水温 39～41℃，每次 15～20min。

（2）协助患者及时更换被渗液浸湿的衣裤。

（3）术前在患处备皮要仔细，应避开破溃处，避免造成患者疼痛。

3. 皮肤准备

清理下腹部和会阴部皮肤，术前晚用肥皂水彻底清洁会阴、阴囊和阴茎皮肤。

4. 术前保证充足的睡眠及休息

（二）术后护理

（1）监测生命体征变化，每 30～60min 观察记录血压、心率、呼吸。

（2）因术中采用持续硬膜外麻醉，术后去枕平卧 6h，防止脑脊液外漏引起低颅压头痛等。

（3）术后保持尿管与尿道外口连接部的清洁，每天用 0.2‰碘伏棉球消毒尿道口，避免尿道外口感染。

（4）应用支被架，将患处被子支起，避免伤口处受压使患者不适。

（5）阴茎部分切除术后 3～5d 内，服用镇静剂和己烯雌酚，防止阴茎勃起引起

疼痛，也可避免术后出血。

（6）保持会阴部清洁、干燥，避免尿、便污染敷料，尿液浸湿敷料应及时更换。

（7）术后保持留置尿管通畅，防止扭曲、受压、脱落，如有堵塞应及时处理。

（三）双侧腹股沟淋巴结清扫术后护理

1. 管道护理

由于皮下脂肪去除，切口容易发生感染。早期要注意伤口加压包扎，伤口引流管接负压持续吸引，保持伤口引流管通畅，妥善固定引流管，注意管子有无滑脱，负压瓶盖有无松动，保持密闭，引流管不宜过长，避免扭曲、打折、受压而影响引流，注意观察记录引流量及性质。

2. 术后活动

患者因术后伤口加压包扎和伤口负压吸引管道，所以要绝对卧床数日，下肢需使用防血栓弹力袜预防深部血栓形成。护士要协助患者在床上活动。

（1）下肢因腹股沟伤口不能屈曲，要告诉患者做脚趾的活动，脚腕的屈伸和旋转，还可在脚跟处垫棉圈，预防压疮。

（2）教会患者用上肢平移身体的方法，用双上肢的肘部支撑床体，挪动臀部、肩部和头部一下肢，这样既可以减轻伤口疼痛，也可防止骶尾部长期受压引起压疮。

3. 心理护理

多数患者缺乏对伤口负压吸引治疗方法的了解，容易产生恐惧心理和紧张情绪。因此要关心、安慰患者，既要向其详细介绍伤口闭式引流对疾病治疗的必要性和安全性，又要讲明术后置管出现的疼痛、翻身活动不方便等，还要消除其恐惧心理，以取得患者配合。

（四）健康教育

指导患者多进食高蛋白、高热量、无刺激性食物。加强体育锻炼，以提高机体免疫力。多与朋友联系，参加一些娱乐活动，如晨练、散步，要保持心情愉快，树立战胜疾病的信心，每 3 个月或 6 个月到医院复查 1 次。

（徐　华）

第六节　睾丸肿瘤

睾丸肿瘤并不常见，仅占全身肿瘤的 1％，多发于青壮年。

一、病因

（一）先天性因素

（1）隐睾：隐睾的患者发生睾丸肿瘤的机会是正常人的 20～40 倍。据临床观察，隐睾患者在 10 岁后行睾丸下降固定术仍不能减少肿瘤的发生率，10 岁前行手术可明显减少肿瘤的发生，3 岁前手术可避免肿瘤发生。

（2）遗传：据统计在睾丸肿瘤患者中16％有肿瘤病家族史，真正机制尚不清楚。

（3）多乳症和睾丸女性综合病征。

（二）后天因素

后天因素可能与损伤、性激素和感染有关。

二、治疗

1. 治疗原则

（1）Ⅰ期：根治性睾丸切除术＋化疗（必要时行腹膜后淋巴结清扫术＋放疗）。

（2）Ⅱ期：根治性睾丸切除术＋腹膜后淋巴结清扫术＋化疗（放疗）。

（3）Ⅲ期：化疗为主。

2. 睾丸肿瘤的 PVB 化疗方案

（1）化疗前的检查：血、尿常规，肝、肾功能，胸片，心电图，肌苷清除率。

（2）体表面积的计算：体表面积（m^2）＝体重（kg）×0.0128＋身高（cm）×0.0061－0.1529。

（3）给药方法：根据患者的体表面积计算用药剂量。

（4）注意事项：每天记尿量，应用顺铂时保证尿量＞3000ml/24h，可在输液最后静脉滴注 20％甘露醇 250ml。如尿量＜3000ml 可应用呋塞米；化疗 1 周后复查血象和肝、肾功能；下 1 个疗程开始前注意胸片有无肺纤维化；化疗时会有恶心、呕吐等胃肠道反应，在化疗药输注前后应用枢丹注射液减少不良反应，并建议患者清淡类饮食。

（5）建议疗程：21d 为 1 个疗程。新病例应于 2 年内完成 8 个疗程，前 4 个疗程根据个体耐受情况最好连续进行（每月 1 次，共 4 个月）。

三、护理评估

（一）健康史

1. 一般情况

年龄、职业、婚姻状况、受教育水平。

2. 现在健康状况

出现睾丸部不适的时间、程度、有无伴随症状等，有无咳血及胸闷憋气，发作频率及其性质等，目前饮食、睡眠、活动等情况。

3. 既往健康状况

包括既往患病史、创伤史、手术史、过敏史等。

（二）临床表现

睾丸肿瘤多发生于 20～40 岁的青壮年，最常见的症状为无痛性睾丸肿大，为渐进性过程，常感到睾丸沉重。约 10% 的患者出现与转移相关的症状，背痛（累及神经根的腹膜后转移）是最常见的症状；其他症状包括咳嗽或呼吸困难（肺转移）、食欲减退、恶心或呕吐（十二指肠后转移）、骨痛（骨骼转移）和下肢水肿（下腔静脉梗阻）。

（三）辅助检查

（1）血、尿常规，肝功能，肾功能，血糖，血电解质，二氧化碳结合力，血沉。

（2）B超：能直接而准确地测定睾丸大小、形态，有无肿块，是睾丸肿瘤筛选诊断的重要手段。

（3）胸正、侧位片和腹部与盆腔 CT 用于检测肺和腹膜后这2个最常见的转移部位。

（4）肿瘤标志物：有4种肿瘤标志物用于睾丸生殖细胞瘤，即绒毛膜促性腺激素β亚单位（β-HCG）、甲胎蛋白（AFP）、乳酸脱氢酶（LDH）、胎盘碱性磷酸酶（PALP）。

（四）患者的心理状况

心理状况包括对睾丸癌的认识和态度，行为及情绪的变化，患者的人格类型、应对能力等。睾丸癌通常在青年中发生，对患者心理障碍影响持久，一旦确诊后心理负担沉重。

（五）社会情况

社会情况包括职业和工作情况，经济状况，家庭成员对患者的态度和对疾病的了解等。

四、护理诊断

1. 预感性悲哀
与患者对疾病的认识和手术有关。

2. 知识缺乏
与缺乏疾病相关知识有关。

3. 潜在并发症
出血、下肢深静脉血栓形成。

五、护理目标

（1）患者在住院期间，能接受疾病的事实并能正确面对。

（2）患者在住院期间，能复述疾病的相关知识。

（3）护士严密观察患者伤口引流量的变化，如有异常及时通知医生处理。

（4）护士严密观察患者足背动脉的温、湿度及搏动情况，如有异常及时通知医生处理。

六、护理措施

（一）术前护理

1. 术前宣教
睾丸癌常在青年中发生，患者的心理障碍较重，与患者建立良好护患关系，并帮助患者及家属了解治疗及手术过程，让其有一定心理准备，配合好手术及放化疗，以争取最大的治疗效果。

2. 术前体位训练
睾丸癌在根治手术中通常需要切除淋巴结，主要包括腹膜后淋巴结。术后缝合处皮肤会因绷紧而产生不适。因此，术前需要对患者进行卧床体位训练，以枕头垫衬腘窝减少过分活动来减少牵拉和缝线张力，让患者熟悉术后卧位及方法，为术后卧位舒适做好训练。

（二）术后护理

（1）监测生命体征变化，每30～60min观察记录血压、心率、呼吸情况，全麻8h后改为2h记录1次。

（2）睾丸癌在根治手术中通常需要切除淋巴结，主要包括腹膜后淋巴结。术后缝合处皮肤会因绷紧而产生不适。可枕头垫衬在腘窝处，以减少过分活动来减少牵拉和缝线张力。

（3）睾丸术后患者出血较多，特别是淋巴切除术患者出血危险性更大，应当注意观察伤口引流管引出量及伤口敷料渗血情况。

（4）保持尿管及伤口引流管的通畅，定时观察量、色、性质。

（5）行根治性淋巴清扫术者，根据患者病情绝对卧床数日，下肢需要使用防血栓弹力袜预防深部血栓形成。

（6）阴囊水肿时可用柔软干燥的毛巾将阴囊托起，以促进渗出液的吸收并增加患者的舒适感。

（7）用支被架将被子支起，减少伤口处受压引起的不适。

（8）化疗的护理：心理护理：患者的心理变化可因年龄、性别、职业、文化程度、病情及化疗反应的轻重而有所不同，半数以上的患者表现为忧郁、焦虑、恐惧、悲观等。护士应及时掌握患者的心理变化，鼓励患者说出自己的心里感受，了解患者的化疗反应，耐心向患者介绍化疗的目的和意义及可能出现的反应，使患者树立战胜疾病的信心，积极配合治疗。

保护静脉：化疗时使用血管一般由远端向近端，由背侧向内侧，可左右臂交替使用，尽量选择粗直血管。药液外漏及静脉炎的处理：①化疗中应该加强巡视，防止药物外渗，如果注射部位刺痛、烧灼、水肿或点滴不畅，则提示可能有药液外漏，应立即停止用药，拔针前应先回抽，然后更换注射部位；②发生渗漏后，漏药部分可采用等渗盐水10ml加普鲁卡因2ml加地塞米松5mg做环形封闭。③静脉炎发生后可用硫酸镁局部湿敷，或按血管走行用可的松软膏外涂或行理疗。

胃肠道反应及护理：化疗药物有一定的胃肠道反应，如恶心、呕吐、腹痛、腹泻等。因此，在化疗前应做好饮食指导，建议：①化疗前2h禁食，避免因胃饱胀呕吐、窒息和床单污染；②化疗注射后，宜进食少油腻、高蛋白、易消化、刺激小、富含维生素的食品；③化疗前后使用镇吐剂，可减轻胃肠道反应。

（三）健康教育

坚持放疗和化疗，树立战斗疾病的信心。加强体育锻炼，以提高机体免疫力。参加一些娱乐活动，如晨练、散步，保持心情愉快。最初2年内年每3个月随访1次，随后3年中每6个月随访1次，随后每年随访1次。随访包括对侧睾丸、腹部和淋巴结区域的仔细检查。实验室检查包括AFP、β-HCG、LDH水平和胸片。

（席　兰）

第九章　其他泌尿外科常见病护理技术

第一节　良性前列腺增生

前列腺增生症（BPH）是一种老年男性的常见病，发病年龄大都在 50 岁以后，随着年龄增长其发病率也不断升高。本病随全球人口老年化发病日渐增多。

一、病因及发病机制

病因尚未完全明确。目前，认为老龄和有功能的睾丸是发病的基础。前列腺间质细胞和上皮细胞相互影响，各种生长因子的作用，随着年龄增长而出现的睾酮、双氢睾酮以及雌激素水平的改变和失去平衡是前列腺增生的重要因素。

前列腺增生常发生在两侧叶及中叶，前叶很少发生，从不发生于后叶。前列腺增生的主要危害是尿道梗阻，但梗阻的程度与前列腺增生的大小不一定呈正比，而主要取决于增生的前列腺对尿道压迫的程度。特别是中叶可突入膀胱内，使膀胱出口抬高超过膀胱底部水平，极容易引起膀胱出口阻塞。梗阻早期膀胱有代偿功能，并不出现残余尿，晚期由于膀胱代偿功能衰竭，膀胱残余尿越来越多，使膀胱内压增高引起输尿管扩张和肾积水，使肾功能受损，严重者可出现慢性肾衰竭。由于梗阻后膀胱内尿液潴留，容易继发感染和结石。

二、临床表现

（1）尿频：尿频是最常见的早期症状，夜间更为明显。

（2）进行性排尿困难：是前列腺增生最主要的症状，但发展缓慢，主要表现为排尿迟缓、排尿费力，射程缩短，尿线细而无力，终末滴沥等。

（3）急性尿潴留：在排尿困难的基础上，如有受凉、饮酒、劳累等诱因可引起急性尿潴留和充溢性尿失禁。

（4）其他症状：前列腺增生组织表面常有静脉血管扩张充血，破裂后可引起血尿。并发感染或结石，可有膀胱刺激症状。少数患者晚期出现肾积水和肾功能不全症状。长期排尿困难可并发痔、脱肛及疝等。

三、辅助检查

（1）直肠指诊：直肠指诊可摸到增大的前列腺，表面光滑、质韧、有弹性，中间沟消失或隆起。

（2）B超检查：可测定前列腺的体积及膀胱残余尿。

（3）血清前列腺特异抗原（PSA）测定：排除合并前列腺癌的可能。

（4）尿流动力学检查：尿流率测定可初步判断梗阻的程度。若最大尿流率 $<15ml/s$，提示排尿不畅；$<10ml/s$ 提示梗阻严重。应用尿动力仪测定压力-流率等可

鉴别神经源性膀胱功能障碍、逼尿肌和尿道括约肌功能失调以及不稳定膀胱逼尿肌引起的排尿困难。

（5）膀胱镜检查：膀胱镜检查能直接观察前列腺各叶的增生情况，并可了解膀胱内有无其他病变，如肿瘤、结石、憩室等，从而决定手术治疗的方式。

四、处理原则

凡 50 岁以上男性有尿频、排尿困难、尿潴留，直肠指诊触及增大前列腺，可初步诊断为前列腺增生症。B 超和尿动力学检查可明确前列腺增生程度及膀胱尿道功能。

（一）非手术治疗

适于尿路梗阻较轻，或年老体弱，心肺功能不全等不能耐受手术者。

1. 药物治疗

有 α-肾上腺素能受体阻滞药、激素、降低胆固醇药物以及植物药等。

2. 其他疗法

激光治疗、经尿道高温治疗、经尿道气囊高压扩张术、体外高强度聚焦超声适用于前列腺增生体积较小者。前列腺支架网适用于不能耐受手术者。

（二）手术治疗

症状重的患者，手术治疗仍是最佳选择。手术只切除外科包膜以内的增生部分。方式有经尿道前列腺电切术（TURP）、耻骨上前列腺切除术、耻骨后前列腺切除术等。TURP 适用于绝大多数良性前列腺增生的患者，有电切镜设备和有经验者可采用，主要有前列腺电切综合征、尿道及膀胱颈狭窄及尿失禁等并发症。

五、护理诊断及医护合作性问题

（1）恐惧或焦虑：与自我观念（老年）和角色地位受到威胁、担心手术及预后有关。

（2）疼痛：与手术、导管刺激引起的膀胱痉挛有关。

（3）排尿形态异常：与膀胱出口梗阻、逼尿肌损害、留置导管和手术刺激有关。

（4）潜在并发症：TURP 综合征、出血、感染。

六、护理措施

（一）保持尿液排出通畅

1. 防止发生急性尿潴留

鼓励患者多饮水。摄入粗纤维食物，忌饮酒及辛辣食物，防止便秘。

2. 及时引流尿液

残余尿量多或有尿潴留导致肾功能不良者，应留置导尿持续引流，改善膀胱逼尿肌和肾功能。

3. 避免膀胱内血块形成

平卧 2d 后改半卧位，固定或牵拉气囊尿管，防止患者坐起或肢体活动时，气囊移位而失去压迫膀胱颈口之作用，导致出血。术后鼓励多饮水，并用生理盐水持续冲洗膀胱 3～7d。但须注意：①保持冲洗管道通畅，若引流不畅应及时施行高压冲洗抽吸血块，以免造成膀胱充盈或膀胱痉挛而加重出血；②冲洗速度可根据尿色而定，色深则快、色浅则慢。前列腺切除术后随着时间的延长血尿颜色逐渐变浅，反之则说明有活动性出血，应及时通知医生处理；③准确记录冲洗量和排出量，尿量＝排出量－冲洗量。

（二）膀胱痉挛的护理

逼尿肌不稳定、导管刺激、血块堵塞冲洗管等原因均可引起膀胱痉挛，从而引起阵发性剧痛、诱发出血。遵医嘱留置硬脊膜外麻醉导管按需要定时注射小剂量吗啡，效果良好，也可遵医嘱口服地西泮、硝苯地平、丙胺太林或用维拉帕米加入生理盐水内冲洗膀胱。

（三）心理护理

耐心向患者及家属解释各种手术方法的特点，消除患者的焦虑和恐惧心理，争取患者的主动配合。

（四）并发症的预防与护理

1. TUR 综合征

因术中大量的冲洗液被吸收使血容量急剧增加，形成稀释性低钠血症（水中毒），患者可在几小时内出现烦躁、恶心、呕吐、抽搐、昏迷，严重者出现肺水肿、脑水肿、心力衰竭等称为 TUR 综合征，术后注意观察有无 TUR 综合征，如有 TUR 综合征应减慢输液速度，给予利尿药、脱水药，对症处理。术后 3～5d 尿液颜色清澈，即可拔除导尿管。

2. 感染

因患者手术后免疫力低下加之留置导尿管，容易引起尿路感染和精道感染，应注意观察体温及白细胞变化，若有畏寒、发热症状，应注意观察有无附睾肿大及疼痛。早期应用抗生素，每日用消毒棉球擦拭尿道外口 2 次，以防感染。

3. 出血

加强观察。手术 1 周后，逐渐离床活动，保持大便通畅，避免腹压增高及便秘，禁止灌肠，以防前列腺窝出血。

（五）导管护理

注意各类导管的观察、固定、无菌操作、是否引流通畅和拔管时间。不同类型的引流管留置时间长短不一：耻骨后引流管术后 3～4d，引流量很少时可拔除；耻骨上前列腺切除术后 5～7d，耻骨后前列腺切除术后 7～9d 拔出导尿管；术后 10～14d，若排尿通畅可拔除膀胱造口管，拔管后用凡士林油纱布填塞瘘口，排尿时用手指压迫瘘口敷料以防漏尿，一般 2～3d 愈合。

（六）健康教育

（1）非手术治疗者，应避免受凉、劳累、饮酒、便秘，以防急性尿潴留。

（2）术后进食高纤维食物，预防便秘。术后 1～2 个月避免剧烈活动，防止继发性出血。

（3）术后前列腺窝的修复需要 3～6 个月，可能会有排尿异常现象，应多饮水，定期化验尿、复查尿流率及残余尿量。

（4）术后常会出现逆行射精，但不影响性交。少数患者出现阳痿，可采取心理治疗，查明原因，做针对性治疗。前列腺经尿道切除术后 1 个月、经膀胱切除术 2 个月后，原则上可恢复性生活。

（5）指导患者有意识地经常锻炼肛提肌，以尽快恢复尿道括约肌功能，防止溢尿。

（6）TURP 术后患者有可能发生尿道狭窄。术后如尿线变细应及时复诊，可定期行尿道扩张。

（张　新）

第二节　肾、输尿管结石

肾脏是大多数泌尿系统结石的原发部位，结石位于肾盏或肾盂中，输尿管结石多由肾脏移行而来，常停留或嵌顿于生理狭窄处，以输尿管下 1/3 处最多见。肾和输尿管结石单侧为多，双侧同时发生者约占 10％。结石可引起泌尿道直接损伤、梗阻、感染或恶性变。

一、临床表现

主要症状是疼痛和血尿，其程度与结石部位、大小、活动与否及有无损伤、感染、梗阻等有关。肾结石可能长期存在而无症状。

（1）疼痛：肾、输尿管结石引起的疼痛可分钝痛和绞痛。钝痛是较大的结石在肾盂或肾盏内压迫、摩擦或引起积水所致。绞痛则为较小的结石在肾盂或输尿管内移动和刺激，引起平滑肌痉挛所致。典型的绞痛常突然发生，如刀割样，沿患侧输尿管向下腹部、外阴部和大腿内侧放射。有时伴有面色苍白、出冷汗、恶心、呕吐，严重者出现脉弱而快、血压下降等症状。结石位于输尿管膀胱壁间段和输尿管口时，可引起膀胱刺激征及尿道和阴茎头部放射痛，这是因为输尿管末端肌肉与膀胱三角区的肌肉相连，并直至后尿道。

（2）血尿：患者活动或绞痛后出现镜下血尿或肉眼血尿，以前者常见。有些患者以活动后出现镜下血尿为其惟一的临床表现。

（3）其他症状：结石梗阻可引起肾积水，能触到增大的肾脏；继发急性肾盂肾炎或肾积脓时，感染时尿中出现脓细胞，可有发热、畏寒、脓尿、肾区压痛。结石引起两侧上尿路完全梗阻或孤立肾上尿路完全性梗阻时，可导致无尿，出现尿毒症。

二、辅助检查

（一）实验室检查

1. 尿液检查

尿液常规检查可见红细胞、白细胞或

结晶。必要时测定 24h 尿钙、尿磷、尿酸、肌酐、草酸等。尿细菌培养可助选择抗菌药物。

2. 血液检查

测定肾功能、血钙、磷、肌酐、碱性磷酸酶、尿酸和蛋白等。

（二）影像学检查

1. X 线检查

X 线检查是诊断肾及输尿管结石的重要方法。泌尿系 X 线平片（KUB）可发现 95％以上的尿路结石，辅以排泄性尿路造影（IVP），有助于确定结石的部位、有无梗阻及梗阻程度、对侧肾功能是否良好、区别来自尿路以外的钙化阴影、排除上尿路的其他病变、确定治疗方案等。逆行性肾盂造影则往往在其他方法不能确定结石部位或结石以下尿路系统病情不明时被采用。

2. 其他检查

B 超能发现平片不能显示的结石，还能显示肾皮质厚度和肾积水等，近年来在例行体检时发现不少无症状的肾结石。同位素肾图检查可判断泌尿系梗阻程度及双侧肾功能。

（三）输尿管镜及肾镜检查

对腹部 X 线平片未能显示结石，静脉尿路造影有充盈缺损而不能确诊时，可做此检查并进行治疗。

三、处理原则

根据患者的病史、疼痛、血尿情况及必要的 X 线及化验检查即可做出诊断。根据结石大小、部位、数目、形状、肾功能和全身情况、有无尿流梗阻和感染及其程度等制订治疗方案。

（一）非手术疗法

适用于结石直径＜0.6cm、表面光滑、无尿路梗阻、无感染，纯尿酸或胱氨酸结石的患者。90%的表面光滑、直径＜0.4cm的结石，可自行排出。

1. 大量饮水

稀释尿液减少晶体沉淀，且起到内冲洗作用。

2. 加强运动

做跳跃活动，有利于结石的排出。

3. 调整饮食

根据结石成分、生活习惯及条件适当地调整饮食，延缓结石增长速度。

4. 药物治疗

（1）调节代谢和尿 pH。

（2）中西医结合治疗：常用药物有金钱草、瞿麦、萹蓄、车前子、木通、滑石、鸡内金、石韦等可随症加减。也可用针刺，常用穴位有肾俞、膀胱俞、三阴交、阿是穴等。

（3）解痉止痛：主要治疗肾绞痛，常用药物有哌替啶及阿托品。此外，局部热敷、针刺、钙离子阻滞药、吲哚美辛、黄体酮等也可缓解肾绞痛。

（4）抗感染：根据尿细菌培养及敏感试验选用合适的抗菌药物。

（二）体外冲击波碎石术（ESWL）

在 X 线、B 超定位下，将高能冲击波聚焦作用于结石使之粉碎，然后随着尿液排出。此法最适宜于结石直径＜2.5cm、结石以下输尿管通畅、肾功能良好、未发生感染的肾、输尿管上段结石患者。必要时可重复治疗，但再次治疗间隔时间不少于7d。结石远端尿路梗阻、严重心脑血管病、急性尿路感染、出血性疾病、妊娠等不宜

使用此法。ESWL 并发症，常见有肾绞痛、血尿、尿路梗阻。

（三）手术疗法

1. 非开放手术

（1）经皮肾镜取石或碎石术（PCNL）：经腰背部细针穿刺直达肾盏或肾盂，扩张并建立皮肤至肾内的通道，插放肾镜，直视下取石或碎石。取石后要安置肾造口管引流尿液。这项技术已成为不亚于 ESWL 术的微创治疗结石的方法，适用于＞2.5cm 的肾盂结石及肾下盏结石。PCNL 并发症有肾实质撕裂或穿破、出血、漏尿、感染、动静脉瘘、损伤周围脏器等。对于复杂性肾结石，单一采用 PCNL 或 ESWL 都有困难，可以联合应用，互为补充。

（2）输尿管镜取石或碎石术：通常经尿道插入膀胱，沿输尿管直视下采用套石或取石。适用于中、下段输尿管结石，泌尿系平片不显影结石，因肥胖、结石硬、停留时间长而用 ESWL 困难者，亦用于 ESWL 治疗所致的"石街"。并发症有感染、黏膜下损伤、假道、穿孔、撕裂等，远期可有输尿管口狭窄、闭塞或逆流等。

（3）腹腔镜输尿管取石：适用于输尿管结石＞2cm，原来考虑开放手术；或经 ESWL、输尿管镜手术治疗失败者。

2. 开放手术

适用于结石远端存在梗阻、部分泌尿系畸形、结石嵌顿紧密、既往非手术治疗失败、肾积水感染严重或病肾无功能等尿路结石患者。手术方式有肾盂或肾窦内肾盂切开取石术、肾实质切开取石术、肾部分切除术、肾切除术、输尿管切开取石术。

四、护理评估

（1）健康史：询问有否肾绞痛病史及

血尿史，注意患者饮食中有否偏食动物蛋白、豆腐、菠菜、奶制品、动物内脏、浓茶等食物，有否泌尿系梗阻、感染和异物史，有否甲状腺功能亢进、痛风、长期卧床史。应注意30%～40%的肾结石患者病史可能不够清楚。

（2）身体状况：患侧肾区叩击痛，结石合并肾积水时常可触及肾下极，判断总肾和分肾功能情况。

（3）心理－社会状况：结石复发率高，结石梗阻常引起肾功能衰退，患者常产生抑郁、焦虑心理。结石治疗方法较多，患者更愿意接受非手术治疗或非开放手术，应予患者知情，并根据实际情况与患者共同做出对治疗的选择。

五、护理诊断及医护合作性问题

（1）疼痛：与结石刺激引起的炎症、损伤及平滑肌痉挛有关。

（2）排尿异常：与血尿有关。

（3）潜在并发症：感染、肾功能不全。

（4）知识缺乏：缺乏有关病因和预防复发的知识。

六、护理目标

（1）患者自述疼痛减轻，舒适感增强。

（2）患者恢复正常的排尿功能，血尿减轻或消失。

（3）患者未发生感染、肾功能不全等并发症，若发生能够得到及时发现和处理。

（4）患者能说出泌尿系结石的相关病因、预防结石复发的方法。

七、护理措施

（一）非手术疗法与护理

1. 多饮水、多活动

鼓励患者大量饮水，日饮水量应在3 000ml以上，睡前应饮水250ml。在病情允许情况下，适当做一些跳跃或其他体育活动，以促进结石排出（如对肾下盏内结石行倒立体位及拍击活动，有利于结石的排出）。

2. 观察排石效果

观察尿液内是否有结石排出，收集结石做成分分析，定期摄腹部平片判断结石位置。

3. 缓解疼痛

密切观察患者疼痛的部位、性质、程度、伴随症状有无变化及与生命体征的关系。指导患者采用分散注意力、深呼吸等非药物性方法缓解疼痛，不能缓解时，遵医嘱应用镇痛药物。

4. 并发症护理

（1）感染：注意观察患者生命体征、尿液颜色和性状及尿液检查结果，鼓励患者多饮水，遵医嘱应用抗菌药控制感染。

（2）肾功能不全：注意观察尿量及尿色，准确记录24h出入水量，控制饮水量。合理饮食与输液，主食以淀粉为主，保证热量充足；严格限制蛋白质摄入。蛋白质摄入以有必需氨基酸的优质动物蛋白为主，如牛奶、鸡蛋、肉类等，尽量减少植物蛋白的摄入，少用豆类食品；低盐、低磷、高钙饮食；不能进食者遵医嘱静脉补充营养，补液时应控制滴速。

（二）体外冲击波碎石术护理

（1）心理护理。耐心讲解碎石原理，说明定位的重要性，争取主动配合，不要在治疗中随意移动体位，事先告知患者治疗时多有较响的声音，同时说明治疗后出现血尿是正常反应，不必担心害怕。

（2）避免肠管内胀气。术前3d禁食容易产气食物，如豆制品、瘦肉、鸡蛋等，术晨禁饮、禁食。

（3）碎石经过输尿管排出时，患者可能出现绞痛感觉，可用解痉药和镇痛药。

（4）观察排尿情况术后多有血尿，应详细记录开始和终止的时间，一般不需要处理可自行消失；严密观察并记录初次排尿时间，间隔时间，了解碎石后有无尿道梗阻及急性尿潴留；每次排尿于玻璃瓶或金属盆内，可看到或听到结石的排出，用纱布过滤尿液，仔细观察有无碎石排出。

（5）鼓励患者多饮水，以冲洗尿路，利于碎石的排出。每日饮水 3000ml 以上。必要时遵医嘱静脉推注呋塞米（速尿）。

（6）经常变换体位，适当活动，增加输尿管蠕动，促进碎石排出。结石位于肾中盏、肾盂、输尿管上段者，碎石后取头高足低位，上半身抬高，结石位于肾下盏者碎石后取头低位。左肾结石取右侧卧位，右肾结石取左侧卧位，同时叩击肾区，利于碎石由肾盂、肾盏进入输尿管。

（三）开放性手术与护理

（1）术前了解双侧肾功能情况，一侧肾功能不良者，更应严密掌握健侧肾功能。有感染者按医嘱给抗生素控制感染。输尿管结石患者在进手术室前或在手术台上术前摄尿路平片做结石的最后定位。

（2）术后肠蠕动恢复后，可进普食，并鼓励患者多饮水，每日 2000～3000ml，起到内冲洗作用。了解排尿情况，准确记录 24h 尿量。

（3）术后患侧卧位。观察出血情况。术后 48h 取半卧位，以利引流，观察有无漏尿情况。

（4）保持引流通畅。护士必须了解引流管插入的部位及目的。妥善固定引流管。密切观察引流量、性质、颜色。定时更换引流袋，避免感染。肾盂造口者，不做常规冲洗，以免引起肾感染。必须冲洗造口管时，应严格行无菌操作，并在医生指导下进行或协助医生进行。

（5）保持伤口敷料干燥与无菌，尿液浸湿敷料时应及时更换。

（6）切开肾实质者，应绝对卧床 2 周，密切注意血尿情况及血压、脉搏的变化，防止出血。

（四）非开放性手术与护理

术前应向患者做好解释工作，术后可能会出现血尿，血尿严重应报告医生及时处理。手术前后常规应用抗生素预防感染。发生输尿管穿孔主要表现为尿外渗，容易继发感染，应特别注意观察，必要时切开引流尿外渗。经皮肾镜取石术所置肾盂造口管应妥善固定，保持通畅。经内镜钳夹碎石术后的患者，应适当变换体位，以利排石。

八、护理评价

（1）患者疼痛程度是否减轻或消失，有无痛苦表情。

（2）患者排尿形态和功能是否正常。

（3）患者是否出现并发症，若出现是否得到及时发现和处理。

（4）患者是否已了解预防尿路结石复发的方法。

（席 兰）

第三节 膀胱结石

一、病因及病理

膀胱结石中，原发性结石明显少于继发性结石。原发性膀胱结石有地区性，多见于 10 岁以下的男孩，似与营养有关。老年人膀胱结石常为前列腺增生症的并发症。

二、临床表现

主要表现为尿路刺激症状，如尿频、尿急和终末性排尿疼痛。典型者，尿流突然中断伴剧烈疼痛且放射至会阴部或阴茎头，改变体位后又能继续排尿或重复出现尿流中断。患儿每当排尿时啼哭不止，用手牵拉阴茎。结石损伤膀胱黏膜可引起终末血尿，合并感染时出现脓尿。

三、辅助检查

较大或较多的结石常在排尿后，行双合诊可在直肠或阴道中触及，膀胱区摄 X 线平片多能显示结石阴影，B 超检查可探及膀胱内结石声影，膀胱镜检查可直观结石及其他病变，如膀胱炎、前列腺增生、膀胱憩室等。

四、处理原则

多数结石可经膀胱镜机械、液电、弹道、超声气压碎石。结石过大、过硬或有膀胱憩室时，可行耻骨上膀胱切开取石术。对合并有膀胱感染者，应同时积极治疗炎症。

五、护理诊断及医护合作性问题

（1）疼痛：与结石刺激引起的炎症、损伤及平滑肌痉挛有关。

（2）有感染的危险：与结石直接损伤和侵入性诊疗有关。

六、护理措施

（一）非手术治疗患者的护理

（1）碎石术后观察和记录碎石后排尿及排石情况。

（2）经膀胱镜碎石后，注意观察有无出血及出血量，观察下腹部情况，注意有无膀胱穿孔症状。

（二）耻骨上膀胱切开取石术后的护理

（1）切口护理。保持切口清洁干燥，敷料被浸湿时要及时更换。

（2）预防感染，嘱患者多饮水，应用抗生素预防感染。

（3）遵医嘱适当应用止痛药。

（4）保持引流通畅。

（徐　华）

第四节　肾移植

慢性肾小球肾炎、慢性肾盂肾炎、糖尿病性肾小球硬化、多囊肾等肾病发展慢性肾衰终末阶段，经一般治疗无明显效果时。年龄 6～50 岁效果最佳，但目前已延长到 60 岁以上。

一、护理诊断及医护合作性问题

（1）焦虑或恐惧：与陌生的医院环境、医疗费用昂贵、担心肾移植效果及术后疼痛等有关。

（2）营养失调，低于机体需要量：与长期低蛋白饮食、胃肠道吸收不良和营养素摄入不足等有关。

（3）潜在并发症：排斥反应、移植肾脏功能衰竭、感染、出血、尿瘘及尿路梗阻等。

二、护理措施

（一）肾移植术前准备及护理

1. 肾移植受者的准备

（1）透析治疗：除常规透析外，移植

术前24h内须加透析1次。

（2）输血：移植术前3个月内输1～3个单位血，以提高存活率。

（3）移植前手术：如胆囊、胃肠道、下尿路、肾脏等必要时的移植前手术。

（4）做好各种辅助检查：按医嘱做好血常规、尿常规、血生化（肝功能、肾功能、电解质、二氧化碳结合力、乙肝两对半等）、血型、肾脏B超、肾脏CT、两侧髂血管彩超、淋巴细胞毒试验、HLA配型等检查。

（5）营养护理：在保证热量供给的前提下，给予低钠、低蛋白饮食，行血液透析者，根据其血尿素氮水平，补充蛋白质和必需氨基酸。

（6）心理护理：术前向患者及家属讲解手术方案和将采取的治疗措施，以减轻或消除患者的焦虑和恐惧，使患者保持良好的情绪，对手术后可能出现的不良情况或并发症有充分的思想准备。

2. 病室的准备

（1）病房消毒隔离：术前1d用过氧乙酸擦拭室内一切物品、地板和墙窗，并进行空气消毒，术日再用过氧乙酸擦拭，保持病室通风良好。

（2）物品准备：①床上用品及患者用品：被套、大单、中单、病员衣裤和腹带等用品须经高压蒸汽灭菌；②消毒物品：75％乙醇100ml、酒精棉球1小瓶、84消毒液3000ml等；③仪器：体温表、血压计、比重计、听诊器、吸引器、氧气及各种监护仪器等完好并处于备用状况；④消毒隔离物品：严格消毒隔离制度，准备入室者所用的隔离衣、帽、口罩及鞋等；⑤其他物品：无菌尿瓶、带盖贮尿瓶、量杯、输液架、紫外线灯和磅秤等。

（3）专用药柜：备齐免疫抑制剂、漱口液、抗生素、抗排斥药物、肝素、止血药、降压药、白蛋白、速尿及抢救药品。

3. 供者的准备

（1）病史及体格检查：通过了解病史和体格检查评估供者身心状况。

（2）辅助检查：血、尿、粪常规检查均需在正常值范围。按医嘱进行电解质、肾功能、血气分析、血糖、肝功能、胸腹部平片、肝肾B超检查、心电图检查、双肾泌尿系静脉造影和肾动脉造影等检查，评估供者的各脏器及系统功能情况。

（3）感染方面检查：进行尿、痰、粪细菌、真菌以及咽部分泌物涂片和培养，血中病毒感染化验，IgG、IgM抗体、EB病毒等检查，以了解有无感染存在。行抗PPD及PCR检查了解有无结核菌感染。HIV阳性不能作为供体，HBV、HCV阳性者一般不作为供者。

（4）心理护理：向供者讲解手术方案，消除供者紧张焦虑的情绪，以利术后康复。

（5）其他准备：同围术期护理中的术前护理。

（二）肾移植术后患者的处理及护理

1. 严格消毒隔离

（1）执行消毒隔离制度：每日用消毒液擦拭病室门、窗、桌椅、地板及其他用品。每日用紫外线照射消毒病室3次，每次30min。医护人员进入病室前应换好隔离鞋，用消毒液洗手后戴口罩、帽子，穿好隔离衣，接触患者前，用消毒液洗手。每病室准备洗手液1盆，每日更换1次，隔离鞋每日用消毒溶液浸洗1次。

（2）患者用品消毒：患者的衣物、床单等用品均须经高压灭菌后使用；患者的餐具均须经煮沸消毒后使用；血压计、听诊器、便器等物品不得交叉使用。

（3）控制人员出入：禁止非医护人员进入病室，有感染灶的医护人员不宜参与移植患者的治疗护理工作。患者不得随意外出，若需要外出检查、治疗等，必须戴口罩及帽子。

（4）控制物品出入：严禁家属随意携带物品进入病室，食品必须经护士检查认可后方可食用。

（5）预防交叉感染：对于非单人病室，必须做好床边隔离，防止交叉感染。若患者发生感染，尽量安排单人病室。

2. 一般护理

（1）术后体位：卧床 1 周，以保持移植肾血流和预防肾破裂。为减少切口疼痛和血管吻合处的张力，预防血管吻合处血肿，利于切口愈合，术后取平卧位，移植侧下肢髋、膝关节各屈曲 15°～25°，禁止突然变化体位。切口拆线后，可起床适当活动，活动应遵循循序渐进的原则，逐渐从室内扩展至室外。

（2）饮食护理：①术后半年内以低盐饮食为主，如患者出现腹泻、多尿，则给予正常食盐量饮食，以防低钠血症；如无高血压、水肿、少尿等情况，可适当增加食盐量至每日 6～8g；②控制蛋白质的摄入，如患者无感染和排斥反应，成人 1～1.2g/（kg·d），儿童为 2～3g/（kg·d），以免增加肾脏的负担；③肠蠕动恢复，肛门排气后，给予高热量、高蛋白、高维生素、容易消化的软食，并鼓励患者多饮水；④忌食油腻食品，限制摄入胆固醇含量高的食品。

（3）输液护理：静脉输液时，不经手术侧的下肢及行动静脉造瘘的上肢选择穿刺点。

（4）口腔护理：口腔 pH 过高时，容易发生细菌感染；pH 过低时，容易发生真菌感染，因此应根据患者口腔 pH 值选择合适的漱口液。每日口腔护理 2 次，并定期做痰培养，根据菌株对症治疗。

（5）保持大便通畅：如患者术后 2～3d 未解大便，应给予少量缓泻剂，以防因便秘引起腹压增高而影响吻合口愈合。

3. 病情观察

（1）生命体征监测：根据医嘱进行生命体征的监测，术后每小时监测并记录 1 次，平稳后改每 4h1 次。如血压、体温有异常者，应高度重视，并及时报告医生。

（2）尿液颜色、比重、pH 值监测：注意观察尿液的颜色，术后每 1～2h 测尿比重及 pH 值 1 次，平稳后改为每日 1～2 次。如有异常要及时报告医生。

（3）体重监测：术后每日测体重 1 次，如条件有限，应在术后 7d 协助患者在床边测量体重。

4. 引流管护理

注意检查各种导管是否通畅，有无扭曲、堵塞、脱落等现象。固定好引流管，以保证引流管位置正确，并经常挤压负压引流管使其保持负压状态。留置尿管时间不宜过久，一般为 3～5d，每日清洗尿道外口 2～3 次，膀胱冲洗 2 次。

5. 切口护理

换药前先洗手再戴手套，切口敷料保持清洁干燥，腹带每日更换 1 次，如渗出多时，应及时更换。

6. 多尿的护理

术后 24h 内约有 60% 的患者出现多尿现象，每小时尿量可达 800～1000ml 或以上，容易引起水、电解质平衡紊乱，甚至危及患者生命。因此，应根据医嘱及时补充水、电解质，以维持水、电解质平衡。

7. 少尿或无尿的护理

应严格控制入水量，补液速度要慢，

以防心衰发生。给高热量、高维生素、高脂肪、低盐或无盐饮食，并忌含钾药物及食物。如患者在短时间内增加输液量后，尿量随之增加，常表示体液不足，应遵医嘱调整输液速度，补足血容量后再应用利尿药，尿量即可增加。

8. 排斥反应的观察与护理

排斥反应可以发生在术后任何时候，因此应加强对术后患者的观察，以便及时发现和处理。排斥反应主要表现是：腹胀、关节酸痛、畏寒、疲倦、头痛、体温升高、体重增加、尿量减少、移植肾肿胀、质地变硬、压痛等。

（三）肾移植术后发症的预防及护理

1. 血管吻合处血肿

血肿形成时局部有压痛，并出现血压下降、心率增快等低血容量的表现，如血肿压迫输尿管时，可出现尿闭。术后应注意观察，如发现异常应报告医生及时处理。

2. 尿瘘

尿瘘一般能自行愈合，如不能自行愈合，给予手术处理。如出现尿瘘，应做负压吸引和留置导尿管，并保持伤口敷料干燥和导尿管通畅。

3. 尿路梗阻

术后由正常排尿转为尿闭，一般由尿路梗阻引起，应及时报告医生及时处理。

4. 消化道出血

急性排斥反应和用大量激素"冲击"治疗后容易引发消化道应激性溃疡出血。因此移植术后应遵医嘱应用氢氧化铝凝胶、西咪替丁（甲氰咪胍）等保护胃黏膜及抗酸药。发生出血时，应及时报告医生，并根据医嘱给予用药、输血等治疗。

5. 感染

是移植患者主要的死亡原因之一，伤口、肺部、尿路、皮肤、口腔等为好发部位。护理措施：①严格执行消毒隔离；②严密监测体温；③协助患者翻身、叩背，鼓励患者咳嗽排痰，每周进行痰、咽拭子培养1~2次；④做好口腔护理；⑤呼吸困难患者应及时行肺部X线检查，以了解肺部情况。

6. 高血压

是肾移植术后常见的并发症，应注意观察，并及时报告医生。对顽固性高血压，可先采取减轻体重、控制钠的日摄入量等非药物疗法。

7. 蛋白尿

术后患者常因肾小管缺血损害而出现不同程度的蛋白尿，故应每天观察和做尿蛋白定量测定。纤维蛋白尿一般持续2~3周或以后渐渐消失，如由排斥反应引起，可因移植肾毛细血管内纤维蛋白原溶解作用增强而再度出现。

8. 精神症状

术后患者可出现兴奋、情绪波动、烦躁、多疑、敏感、迫害妄想或拒绝治疗等精神症状。患者如出现精神失常时，应严密观察，加强看护，防止意外发生，并耐心做好心理护理。

（四）肾移植术后患者的健康教育

1. 自我监测

指导患者每日晨起和午睡后测量体温，并做好记录；每日早餐前，大小便后测量体重1次；每日记录日尿量、夜尿量和24h总尿量，以了解移植肾的浓缩功能；学会检查移植肾的大小、软硬度及触痛等。

2. 用药指导

根据医嘱指导患者掌握用药的方法、剂量、注意事项和不良反应的观察，出现不良反应，应及时就诊。并告知患者要根据医生的意见更改药物用量。

3. 保护移植肾

移植肾一般置于髂窝内，距体表较近，应告之患者注意保护移植肾。

4. 预防感染

告诉患者注意防寒保暖，尽量不去人多嘈杂的环境，外出时戴口罩；注意饮食卫生，忌食不干净和变质食物；注意个人卫生，饭前、便后要洗手，早晚及饭后刷牙漱口，勤换内衣裤，保持床上用品清洁干爽及皮肤清洁。

5. 定期复查

出院后第1个月每周复查2次，第2个月每周复查1次，第3个月每2周复查1次，术后半年每月复查1次。病情变化时，应随时就诊。

（席　兰）

第十章　骨科常用护理技术

第一节　骨科一般护理

一、观察要点

（1）肢体血液循环、皮肤温度、感觉、运动。肢体是否置于功能位。

（2）生命体征的改变。有无并发症，如皮肤完整性、肺部、泌尿系感染、便秘等。

（3）感染征象，如体温、局部红、肿、热、痛等。

二、护理措施

（1）手术前后及麻醉后患者护理常规同外科手术前后及麻醉后患者护理常规。

（2）患者应卧硬板床，必要时卧气垫床，保持床铺的整洁干燥，预防压疮发生。

（3）对新牵引或打石膏的患者应列为交班项目。

（4）触摸末梢浅表动脉搏动，除骨筋膜室综合征的患者外，均应抬高患肢，卧位时上肢悬吊于牵引床架上，下肢垫软枕，高于心脏水平20cm，以预防肢体肿胀。正确的安置体位，对牵引、石膏固定、长期卧床的患者，应保持关节功能位。

（5）保持固定效果，观察石膏、夹板、牵引装置是否妥当正确。

（6）骨病患者应保护患肢，根据骨骼破坏程度予以制动，或石膏托固定，防止发生病理性骨折。

（7）脊柱骨折合并截瘫者，应按时翻身。翻身时保持躯干成一直线，避免屈曲、扭转使椎体错位加重损伤。

（8）对长期卧床者，加强基础护理、心理护理、营养调配，协助咳嗽排痰，预防坠积性肺炎。嘱多饮水，多吃粗纤维食物，如芹菜、韭菜、香蕉等食物，预防便秘、泌尿系感染并发症。

（9）指导患者正确进行功能锻炼，防止肌肉萎缩和关节僵直。

三、健康教育

（1）饮食指导：患者多吃富含钙食物，如新鲜牛奶、鱼虾、新鲜蔬菜等。

（2）功能锻炼：功能锻炼的原则是全身和局部情况兼顾，以恢复患肢的固有生理功能为主，功能锻炼以主动运动、活动为主，辅以必要的被动活动。功能锻炼应循序渐进，以患者不感到疲劳和疼痛为度，活动计划应根据患者锻炼后的不同反映予以及时修订。术后功能锻炼可分3期：①初期术后1～2周；②中期从手术切口愈合、拆线到去除牵引或外固定物的一段时间；③后期从骨、关节等组织的伤愈时到全身、局部恢复正常功能。

（3）定期复查：遵循医嘱及时复查。

（孔祥媛）

第二节　牵引术后护理

牵引就是在持续正向牵引力的同时设置一个对抗牵引力，大小相等，方向相反，以达到整复和维持复位目的。

一、牵引的作用

（1）复位：使错位的骨折、脱位的关节整复和维持复位。

（2）固定：使有炎症的肢体抬高制动，牵拉固定关节，减轻关节面承受的压力，减轻疼痛。

（3）矫正畸形：使挛缩的肢体、关节得到治疗。

（4）解除肌肉痉挛：减轻神经、血管受压，改善静脉回流，消除肢体肿胀，为骨与关节的手法或手术治疗创造条件。

（5）便于患肢伤口的观察、冲洗和换药。

二、牵引的种类

有皮肤牵引、兜带牵引和骨牵引3种。

（一）皮肤牵引

利用紧贴皮肤的胶布或海绵带对肢体施加牵引力。牵引重量以不超过5kg为宜。此种牵引多用于四肢牵引，有称间接牵引法。

（二）兜带牵引

是皮肤牵引的一种，指利用布带或海绵兜带托住身体突出部位施加牵引力。有颌枕带牵引、骨盆带牵引法、骨盆兜悬吊牵引、脊柱兜带悬吊牵引。

（三）骨牵引

利用穿入骨内的不锈钢针或颅骨牵引弓，直接牵拉骨骼，故又称直接牵引法。

三、牵引用物

（1）牵引床：一般采用特制骨科硬板牵引床。

（2）牵引架：牵引架种类众多，有勃朗-毕洛式架、托马式架、琼斯架、机械螺旋式架和双下肢悬吊牵引架等。

（3）牵引器具：包括牵引绳，滑车，牵引砝码，牵引弓，牵引针，进针器具（包括手钻、手摇钻和锤子等），扩张板，床脚垫。

四、牵引常见的并发症

（1）皮肤水疱、皮肤溃疡、压疮：水疱多因胶布粘贴引起；溃疡多发生在沿着胶布边沿的部位；牵引患者长期卧床，骶尾部及内外踝等骨突部局部受压，血液循环受阻，容易发生压疮。

（2）血管和神经损伤：骨牵引穿针时，进针部位错误，定位不准，可引起血管神经损伤。

（3）牵引针、弓的脱落：颅骨牵引钻孔太浅，未钻透颅骨外板，螺母未拧紧或术后未定期再拧紧，导致颅骨牵引弓脱落。

（4）牵引针眼感染：针眼处血痂被清除，或牵引针松动来回滑动可引起针眼感染。

（5）关节僵硬：患肢长期固定不动又缺乏功能锻炼，使静脉血和淋巴液回流不畅，患肢组织中有浆液纤维性渗出物和纤维蛋白沉淀，使关节内、外组织发生纤维粘连，导致功能障碍。

（6）足下垂：腓总神经受压后可导致足背伸无力，而发生垂足畸形。下肢水平牵引时，踝关节呈自然足下垂位，若不将踝关节置于功能位，加之关节不活动，跟腱与关节挛缩，产生足下垂畸形。

（7）颅内血肿：颅骨牵引钻孔太深，钻透颅骨内板，损伤血管，可形成颅内血肿。

（8）呼吸、泌尿系统并发症：年老体弱者容易发生泌尿系统感染及坠积性肺炎。

五、牵引患者的护理措施

（1）做好心理护理：向患者和家属说明牵引的目的，应采用的体位，掌握患者的思想情况，对不良心理反应及时疏导和帮助，使之愉快地配合治疗，维持有效牵引。

（2）观察肢端血运：注意皮肤色泽、温度、桡动脉或足背动脉搏动、毛细血管充盈情况、指（趾）活动情况、有无被动伸指（趾）痛和麻木。

（3）保持有效的牵引：①抬高患肢，骨牵引者保持三点一线，发现问题，随时调整。躯干、骨盆、患肢的位置必须统一要求，躯干要直，骨盆要放正，两者的中轴在同一直线上；②皮牵引患者应注意胶布及绷带有无过紧、松散或脱落，随时给予调整；③牵引重量不得随意增减，着地、碰床；牵引绳不能负重；④颅骨牵引者将颅骨牵引弓的螺母定期拧紧，防止脱落；⑤定期测量患肢长度，并与健侧对比，以免重量过大导致过度牵引。

（4）皮肤护理：皮牵引时，应在骨隆突部位垫棉垫，防止摩擦，如患者对胶布过敏或粘贴不当出现水疱，应及时处理。发生溃疡，小面积按一般换药法处理，大面积，须除去胶布暂停皮牵引。

（5）预防骨牵引针眼感染：牵引针两端套上木塞或胶盖小瓶，以防挂伤人及被褥。针眼处每日滴 75% 乙醇 2 次，无菌敷料覆盖。穿针处如有分泌物或痂皮，应用棉签将其擦去，防止痂下积脓。已有感染者则应设法使之引流通畅，感染严重时须拔去钢针，改换位置牵引。牵引针向一侧偏移，可用碘酒和乙醇消毒后调至对称，或及时告知医生。

（6）牵引肢体的保暖：必要时戴棉袜套。

（7）肢体功能锻炼：促进血液循环，防止关节僵硬，保持关节的正常活动度。

（孔祥媛）

第三节　石膏绷带固定术与护理

医用石膏是天然生石膏，加热脱水成为熟石膏。临床应用的是制作好的石膏卷遇到水分时软化，需要 10～20min，结晶而硬化。完全干燥硬固需要 24～72h。临床上利用石膏此特性，根据骨折的不同位置，制作各种形状的石膏，以达到固定骨折，制动肢体的目的。

一、膏绷带固定前的准备

（1）打石膏之前，应向患者解释打石膏的目的及反应，肢体可能有发热的感觉。将一切用物准备齐全，根据肢体的长度、周径，预定石膏的长宽尺寸及数量，各种衬垫以及其他需要用品，如绷带、剪刀、水盆等。

（2）工作人员穿塑料围裙。需要 2 人，1 人操作，1 人协助，大型石膏需增加 1 人扶持患者体位。

（3）将患者拟行固定的肢体擦洗干净，如有伤口，应更换敷料，不用胶布固定。纱布、棉垫都要纵行放置。摆好患者的体位，注意让患者舒适、保暖，肢体应由专人扶持保护。

（4）用塑料布遮盖其他部分，以防石

膏糊玷污。骨隆突部在包石膏前必须先放好衬垫以免皮肤和软组织受坚硬石膏所压，常用的衬垫有棉纸、棉垫等，其他部位放置内衬即可。

二、石膏绷带固定技术

（1）浸泡石膏：将石膏卷平放于准备好的温水中，浸透后取出。

（2）包扎石膏：将肢体或关节置于功能位或特需的位置，并用支架悬吊或由专人扶持，以保持伤肢正确位置。从肢体近端开始，将石膏绷带紧贴肢体迅速包扎，下一圈绷带应盖住上一圈绷带的下 1/3，使其凝合成整体。在边缘、关节及骨折部加强 2～3 层，以防断裂。

（3）石膏的塑形、修理和包边：石膏包扎后，要进行修理，使表面光滑、边缘整齐。充分暴露不在固定范围内的关节。四肢石膏绷带应暴露手指、足趾，以便观察肢体感觉、运动和血液循环情况。

（4）石膏的剪开、开窗与拆除。①剪开：先用笔在石膏表面标记切开路线，将石膏剪自石膏与衬垫之间插入，将石膏剪开；②开窗：用笔标记后，用刀或锯沿内斜方向切开石膏，边切边向上提拉；③拆除：用石膏刀、剪或锯将石膏全层剖开。

三、石膏的类别

常用的石膏类别主要有石膏托、石膏管型、石膏床、石膏背心、石膏围腰、石膏围领、髋人字石膏、蛙式石膏及肩人字形石膏。

四、石膏固定术的常见并发症

（1）压疮：石膏绷带包扎压力不均匀，使石膏凹凸不平或关节塑形不好；石膏未干透前用手指支托石膏，压出凹陷或石膏

放在硬物上，造成石膏变形，石膏内衬不平整等，都可使石膏内壁对肢体某部位造成固定的压迫，进而形成压疮。

（2）肢体远端血液循环障碍及骨筋膜室综合征：石膏固定后，石膏与肢体间腔隙容量有限且无弛张余地。因此，包扎过紧或肢体进行性肿胀，可造成肢体远端血液循环障碍及骨筋膜室内压力增高，导致肌肉缺血、坏死，进而导致肢体坏疽或缺血性肌挛缩。

（3）关节僵硬：大型石膏固定范围较大，固定时间较长，肢体经长期固定，关节内外组织发生纤维粘连，同时关节囊和周围肌肉挛缩，造成关节活动不同程度障碍。

（4）泌尿系结石：长期卧床发生失用性骨质疏松，大量钙盐从骨骼中逸出进入血液，且从肾排出，不利于骨的修复和骨折愈合，且容易造成泌尿系结石。

（5）化脓性皮炎：因固定部位皮肤不洁，有擦伤及软组织挫伤，或因局部压迫而出现水疱，破溃后可形成化脓性皮炎。

（6）石膏综合征：石膏背心固定术的患者，由于上腹部包裹过紧，影响进食后胃的容纳和扩张，可导致腹痛、呕吐。胸部石膏包裹过紧，可出现呼吸窘迫、发绀等。

五、石膏绷带固定后的护理

（1）石膏尚未干燥之时，容易折断、受压而凹陷。因此，移动患者时，应给予石膏以适当支托。用手掌支托，不能用手指，以免在石膏上压出凹陷。不可将未干透的石膏直接放在硬床上，也不可局部受压或改变固定关节的角度，以免石膏向内突出，引起压迫。将石膏固定的肢体放在覆盖防水布的软枕上，抬高患肢，以利于静脉回流。

（2）为了加速石膏干固，可适当提高室温，夏天通风，或用吹风机吹、灯泡、烤箱、红外线照射烘干等。因石膏传热，温度不宜过高，以免烫伤。小儿神志不清，麻醉未醒或不合作者，不要烘烤。

（3）维持石膏固定的位置。石膏完全干固之后，在搬运、翻身或改变体位时，仍须注意保护石膏，以防在关节部位产生应切力折断。

（4）会阴部及臀部附近，尤其是小儿的蛙式石膏，容易被大小便污染，应保持石膏的清洁。如果石膏外面染上污垢，应立即用毛巾沾肥皂及清水擦洗干净。擦洗时，水不可过多，以免石膏软化。

（5）注意石膏内渗血情况，沿血迹边界用不同色笔圈划标记，并注明日期、时间。如发现血迹边界不断扩大，则为继续出血的征象，须向医生报告。

（6）注意观察肢体远端的血运、感觉和运动情况，如有剧痛、感觉麻木或血液循环障碍等异常情况，应及时将石膏纵行全层剖开松解，并继续观察患肢血液循环，如无改善应立即拆除石膏，并报告医生紧急处理。

（7）观察石膏边缘皮肤有无擦伤及刺激现象，受压点给予按摩。告之患者不要将任何物品伸入石膏下面抓痒，以免皮肤破损。如有局部压迫症状或石膏内有腐臭气味，及时开窗处理或更换石膏。

（8）寒冷季节要注意石膏固定肢体部位的保暖，以免受冷影响患肢远端血运。

（9）指导患者功能锻炼，固定部位的肌肉在石膏内做等长舒缩活动，加强未固定关节部位的功能锻炼，定时翻身，预防失用性骨质疏松、关节僵硬。

（10）石膏拆除后用油脂涂抹石膏内皮肤，6～8h或以后用温皂液清洗，局部肌肉按摩每日2～3次。

（孔祥媛）

第十一章　骨折患者的护理技术

第一节　概述

骨折（fracture）是指骨的完整性破坏或连续性中断。多由暴力、意外损伤或骨骼疾病引起，如车祸、爆炸、跌伤以及骨结核、骨肿瘤、骨髓炎等。

一、病因与发病机制

1. 直接暴力

暴力直接作用在骨折部位。如小腿遭到直接撞击后，重物撞击小腿胫腓骨骨干部位而发生骨折。直接暴力发生的骨折常伴有周围软组织损伤。

2. 间接暴力

暴力通过传导、杠杆、旋转作用或肌收缩牵拉，使肢体受力部位以外的骨骼发生骨折。如跌倒时，手掌撑地，暴力向上传导，可发生桡骨远端骨折，肌肉突然强烈收缩，可引起肌肉附着点撕脱骨折。

3. 积累劳损

骨骼的某一部位经长期、反复、轻微的直接或间接外力集中作用，而引起的骨折，又称应力性骨折。此类骨折多无移位，愈合缓慢。如长距离行军造成第二跖骨及腓骨干下 1/3 的疲劳性骨折。

4. 骨骼疾病

骨骼病变后，受到轻微外力时即断裂，称病理性骨折。如骨髓炎、骨肿瘤、严重骨质疏松症等，由于骨骼处于病理状态，受到轻微外力即可发生骨折。

二、分类

1. 依据骨折处是否与外界相通可分为

（1）闭合性骨折：骨折处皮肤或黏膜完整，骨折部位不与外界相通。

（2）开放性骨折：骨折附近的皮肤或黏膜破裂，骨折部位与外界相通。

2. 依据骨折的程度反形态可分为

（1）不完全骨折：骨的完整性或连续性部分破坏或中断。①裂缝骨折：骨质裂纹，无移位；②青枝骨折：骨折如同青嫩的树枝被折断。

（2）完全骨折：骨的完整性或连续性全部中断。①横形骨折：骨折线与骨干纵轴几乎垂直；②斜形骨折：骨折线与骨干纵轴不垂直，产生一定角度；③螺旋形骨折：骨折线呈螺旋形，由于外力扭转所致；④粉碎性骨折：骨折碎块达 3 块以上，其中骨折线呈 T 形或 Y 形者称为 T 形或 Y 形骨折；⑤嵌插骨折：密质骨嵌插入松质骨内；⑥压缩骨折：骨质因外力压缩而变形；⑦骨骺分离：通过骨骺的骨折，骨骺断面可带有部分骨组织；⑧凹陷性骨折：骨折片局部下陷，多见于颅骨。

3. 根据骨折后或复位后是否稳定可分为

（1）稳定性骨折：骨折端不容易移位或复位后经适当外固定不易发生再移位者，

如横形骨折、青枝骨折、嵌插骨折、裂纹骨折、压缩骨折等。

（2）不稳定性骨折：骨折端容易移位或复位后经适当的外固定仍易发生再移位者，如斜形骨折、螺旋形骨折、粉碎性骨折等。

4. 骨折段的移位

由于暴力的大小、作用的方向及性质，骨折远侧段肢体的重量，骨折周围肌肉牵拉力，不恰当的搬运或治疗，致使多数骨折均有不同程度的移位。

（1）成角移位：两骨折段之纵轴线交叉成角，以角顶方向为成角方向。

（2）侧方移位：以近位骨折端为基准，远端骨折端移向侧方。

（3）缩短移位：两骨折段互相重叠或嵌插，使骨缩短。

（4）分离移位：两骨折段在同一纵轴上相互分离。

（5）旋转移位：骨折段围绕骨的纵轴发毕旋转。

三、病理生理

骨折的病理生理变化主要指骨折的愈合过程。骨折的愈合一般经历 3 个时期，血肿炎症机化期、原始骨痂形成期、骨板形成塑形期。

1. 血肿炎症机化期

骨折引起骨髓腔、骨膜下组织破裂出血，在骨折断端及周围形成血肿，其在伤后 6～8h 凝结成血块。由于创伤部位部分组织坏死导致无菌性炎症反应。炎症反应刺激毛细血管增生、成纤维细胞、吞噬细胞等侵入，形成肉芽组织，并进而演化为纤维结缔组织，连接骨折两断端，称为纤维连接。该过程大约在骨折后 2～3 周完成。

2. 原始骨痂形成期

骨内膜和骨外膜的成骨细胞在骨折端内、外形成的骨样组织逐渐骨化，形成新骨，即膜内化骨。由骨内、外膜紧贴骨皮质内、外形成的梭形新骨，称为内骨痂和外骨痂。骨痂填充于骨折断端，逐渐被塑造成疏松的纤维组织并转化成软骨、增生钙化形成桥梁骨痂，这些骨痂不断钙化并逐渐加强，达到临床愈合，该过程一般需 4～8 周。

3. 骨板形成塑形期

原始骨痂中新生骨小梁逐渐增加，排列逐渐规则和致密，骨折断端坏死组织经破骨和成骨细胞的侵入、爬行替代、清除死骨和形成新骨的过程，骨折部位形成骨性连接。随着肢体运动和负重，髓腔重新沟通，逐渐恢复骨的正肢体运动和负重，髓腔重新沟通，逐渐恢复骨的正常结构。这一过程约需 8～12 周。

骨折的愈合可分为一期愈合和二期愈合。临床骨折愈合过程多为二期愈合，上述过程即为二期愈合的主要生物学过程。

（1）一期愈合：骨折一端的毛细血管及哈弗斯系统直接跨过骨折线进入另一骨折端，新骨沿哈弗斯系统逐渐修复的过程，称为一期愈合。

（2）二期愈合：通过内外骨痂的形成、改建使骨折愈合称为骨折的二期愈合。

骨折临床愈合标准为局部无反常活动，无压痛及纵向叩击痛，X 线片显示骨折线模糊，有连续性骨痂通过骨折线。

四、临床表现

大多数骨折可引起局部症状，严重骨折可导致重要器官组织的损伤，引起全身反应。

（一）全身表现

1. 休克

由骨折导致大出血、重要脏器损伤、剧烈疼痛等所致。是骨折的常见并发症，多见于多发性骨折、股骨骨折、骨盆骨折、脊椎骨折和严重的开放性骨折。

2. 发热

骨折后发生严重损伤伴大量内出血时，血肿吸收可导致体温升高，一般不超过38℃。开放性骨折时出现持续性发热，应考虑继发感染。

（二）局部表现

1. 骨折的一般表现

①疼痛与压痛：由于骨及合并其他组织的损伤，引起疼痛。疼痛在触诊、移动患肢时加剧。骨折部位可有固定压痛；②局部肿胀、瘀斑：骨折时，骨髓、骨膜及周围软组织内出血、肿胀，可产生张力性水疱。严重时可使骨筋膜室内压力增高；③功能障碍：骨折后，骨骼的支架作用断裂、疼痛、肿胀等，可引起相应部位部分或全部功能丧失。

2. 骨折的特有体征

①畸形：由于骨折段移位，致受伤部位正常形态改变，主要表现肢体短缩、成角、旋转畸形；②反常活动：骨折后，在肢体没有关节的部位出现异常的假关节活动；③骨擦音或骨擦感：骨折断端相互摩擦产，扛的轻微音响及摩擦感。

以上3种骨折体征再现其中1种，可诊断为骨折。但未见此3种体征时，也不排除骨折。

（三）并发症

1. 早期并发症

（1）休克：严重创伤，骨折后引起的大出血或内脏损伤可发生休克。

（2）感染：开放性骨折有发生化脓性感染和厌氧菌感染的危险。一般感染后18～24h即可观察到细菌生长繁殖。污染较重

或伴有严重的软组织损伤者，清创不彻底有发生化脓性感染的可能。

（3）脂肪栓塞综合征：指骨折部位的骨髓组织被破坏，髓腔内血肿张力过大，脂肪滴进入破裂的静脉窦内，血液中出现大量脂肪栓子，通过血循环进入各组织器官，引起毛细血管的栓塞，产生相应的症状，引起肺、脑、肾等脂肪栓塞。典型的临床表现为肺通气障碍、进行性低氧血症、呼吸窘迫、神志不清、昏迷、抽搐等。

（4）神经血管损伤：由于肌肉、骨骼创伤直接损伤或石膏绷带过紧压迫所致。较多见的有上肢骨折损伤桡神经、正中神经和尺神经。腓骨小头和腓骨颈骨折损伤腓总神经。血管损伤容易发生在肱动脉和腘动脉。

（5）骨筋膜室综合征：骨筋膜室是指由骨、骨间隙、肌间隔和深筋膜形成的密闭腔隙。骨筋膜室综合征指由于骨折部位的骨筋膜室内压力增加，导致肌和神经因急性缺血、水肿、血液循环障碍而产生的一系列早期综合征。多见于前臂掌侧和小腿。典型表现为骨折肢体持续性剧烈疼痛、持续加重、麻木、肤色苍白，以及肢体活动障碍，被动活动时肢体剧痛。骨筋膜室压力增高来源于2方面，一方面来源于骨折出血所致的血肿及组织水肿；另一方面因局部包扎过紧或石膏压迫所致。若处理不及时，可发生神经组织的损害、缺血性肌挛缩、坏疽等，甚至可并发休克、感染、急性肾衰竭。

2. 中晚期并发症

（1）坠积性肺炎：主要发生于骨折长期卧床的患者，多发生在年老、体弱的患者。

（2）压疮：严重性、多发性骨折，长期卧床，身体骨隆凸部位受压，局部微循

环障碍可引起压疮。

（3）骨化性肌炎：由于关节扭伤、脱位或关节附近骨折，形成骨膜下血肿，血肿机化关节附近的软组织内广泛骨化，造成严重关节活动功能障碍。多发生于肘关节。

（4）创伤性关节炎：关节内骨折，关节面遭到破坏，又未能解剖复位，使关节面磨损引起。

（5）关节僵硬：指患肢长期固定，静脉和淋巴回流不畅，关节周围组织中浆液纤维性渗出和纤维蛋白沉积，发生纤维粘连，并伴有关节囊和周围肌挛缩，导致关节活动障碍。

（6）急性骨萎缩：指损伤所致关节附近的痛性骨质疏松，又称反射性交感神经性骨营养不良。常发生于手、足部骨折后，典型表现为疼痛和血管舒缩紊乱，可持续数月之久。

（7）缺血性骨坏死：因骨折段的血液供应不足或中断，发生该骨折段缺血、坏死。最常见于股骨颈骨折后股骨头缺血性坏死。

（8）缺血性肌挛缩：见于重要动脉损伤、外固定过紧，或骨筋膜室综合征处理不当，筋膜间隙压力过高，造成肌肉和神经缺血引起坏死和功能障碍。是骨折最严重的并发症之一，典型畸形为爪形手和爪行足，造成严重残废。

五、实验室及其他检查

1. X 线检查

X 线摄片能显示骨折的类型和移位等。X 线摄片需要正、侧位，并包括邻近关节，必要时拍摄健侧对应部位的 X 线片。

2. CT 和 MRI 检查

有些部位的损伤依靠普通 X 线片难以确诊，需要 CT、MRI 检查，如复杂骨折或深在部位的损伤，如髋关节、骨盆、脊柱的骨折脱位。MRI 对明确脊柱骨折合并脊髓损伤、关节软骨损伤等具有独特的优势。

3. 实验室检查

血常规、尿常规、血钙磷水平的检查可帮助确诊，监测术前、术后生理过程变化，早期发现并发症等。

六、诊断要点

根据 X 线、CT、MRI、实验室检查结果，以及症状体征不难诊断。

七、治疗要点

骨折的治疗包括院前急救和医院治疗。

1. 急救

目的在于抢救生命，保存患肢，安全而迅速地运送，得到及时治疗。

（1）抢救休克：监测生命体征，输血输液，保持呼吸道通畅，减少搬动，注意保暖。

（2）伤口包扎：开放性骨折采用加压包扎止血，必要时用充气止血带。

（3）妥善固定：避免血管、神经及重要脏器损伤，减轻患者疼痛。原则上现场不予复位。

（4）迅速转运患者：经初步处理，妥善固定后，应尽快转运至就近的医院进行治疗。

2. 骨折的复位

骨折复位是将移位的骨折段恢复正常或接近正常的解剖关系，重建骨骼的支架作用。早期正确的复位，是骨折愈合的必要条件和骨折固定及功能锻炼的基础。

（1）复位标准：①解剖复位，骨折段复位后，恢复了正常解剖关系，对位（指两骨折端的接触面）、对线（指两骨折端在纵轴上的关系）完全良好；②功能复位，骨折愈合后虽未达到解剖复位，但对肢体功能无明显影响者，称功能复位。

（2）复位方法：①闭合复位，是指通过非手术方法，达到骨折端复位，包括手法复位和牵引复位；②切开复位，是指通过手术将骨折复位。

3. 骨折的固定

良好的固定是骨折愈合的关键。可分为外固定和内固定 2 类。

（1）外固定：用于骨折经手法复位后的患者，常用外固定方法有夹板固定、石膏绷带固定、牵引固定、外固定器固定和外展架固定等。

（2）内固定：指用金属或可降解材料，将切开复位的骨折固定在适当位置。采用的金属内固定物有接骨板、螺丝钉、髓内钉、加压钢板等。

4. 手术治疗

用于开放性骨折或损伤严重经非手术治疗难以康复的骨折。手术包括清创、组织修复、皮瓣移植等。

5. 功能锻炼

（1）骨折早期：指伤后 1～2 周内。功能锻炼主要形式是患肢肌作舒缩运动，其目的是促进患肢血液循环，消除肿胀，防止肌萎缩。

（2）骨折中期：一般指骨折 2 周后，在医护人员的帮助下或借助于康复器械逐步活动骨折处的上下关节。

（3）骨折后期：骨折愈合坚固，内外固定已拆除。功能锻炼的方式是加强患肢和关节的主动活动，消除肢体肿胀和关节僵硬，各种物理和药物治疗作为辅助治疗，尽快恢复各关节正常功能。

（4）其他辅助治疗：药物治疗、营养治疗也有促进骨折愈合的作用。

八、护理要点

1. 骨科患者的一般护理

（1）预防和纠正休克：注意调节室温并保暖，以改善微循环。根据医嘱补液、输血、积极处理出血部位，维持正常血压。

（2）取合适体位：根据骨折的部位、程度、治疗方式、有无合并其他损伤等采取不同的体位。患肢肿胀时，遵医嘱垫软枕或悬吊牵引抬高患肢，促进静脉回流、减轻水肿。患肢制动时，需要固定关节于功能位，如股骨转子间骨折牵引者，患肢需要取外展内旋位，足踝保持于功能位，避免受压，以免长时间固定造成足下垂。长期卧床患者，如无禁忌者可经常变更卧姿，预防压疮和坠积性肺炎的发生。

（3）加强观察：观察患者的意识和生命体征、尿量和末梢循环，如皮肤温度和色泽、毛细血管再充盈时间、患肢骨折远端皮温脉搏情况、有无感觉和运动障碍等。

（4）减轻疼痛：①药物镇痛，按医嘱给予镇痛药物，并注意观察药物效果及不良反应；②物理方法止痛，在受伤早期可用局部冷敷、抬高伤肢等方法减轻伤肢水肿，起到减轻疼痛的作用。病情稳定后热疗和按摩可减轻肌痉挛引起的疼痛；③护理操作时要注意轻柔准确，避免粗暴剧烈。

（5）预防感染：①监测患者的体温和脉搏。体温升高和脉搏明显增快时，提示有感染发生。若骨折处疼痛减轻后又进行性加重或呈搏动性疼痛，皮肤红、肿、热，伤口有脓液渗出时，应考虑继发感染，及时报告医生处理；②加强伤口护理：严格按无菌技术清洁伤口和更换敷料，保持敷料清洁干燥；③遵医嘱合理应用抗生素。

2. 指导功能锻炼

病情允许可进行早期功能锻炼以恢复

肢体功能。

（1）肌肉等长舒缩练习：除医嘱要求制动的患者外，术后 6h 应开始股四头肌的等长收缩练习。健侧肢体关节应进行功能锻炼。伤后 2 周，指导患者活动骨折部位上、下的关节。

（2）伤后 3～6 周，骨折端接近临床愈合，可适当加大活动量及活动时间，逐步恢复患肢关节肌肉的功能。

（3）后期，骨折达到临床愈合，针对骨折部位、特点进行功能锻炼。如股骨干骨折应重点锻炼膝关节活动，疼痛减轻后可逐渐进行患肢的行走锻炼，行走时护士应提供安全保护。先指导患者在平地上行走，然后上下楼梯。

3. 健康指导

指导家属正确摆放卧床患者的体位，以预防肢体畸形。合理安排患者作息时间，科学安排膳食。指导患者出院后继续功能锻炼。指导患者识别并发症，如有问题及时复查并评估患肢功能恢复情况。

（李乐彩）

第二节　四肢骨折

四肢骨折包括上肢骨折、下肢骨折，常见的有锁骨骨折、肱骨干骨折、肱骨髁上骨折、尺桡骨骨折、股骨颈骨折、股骨干骨折、胫腓骨骨折。

一、锁骨骨折

锁骨是上肢与躯干的连接和支撑装置，呈 S 形。中外 1/3 是锁骨的力学薄弱部，骨折时容易受损。锁骨后方有锁骨下血管、臂丛神经，骨折可损伤这些血管、神经。

（一）病因与发病机制

锁骨骨折多数病例由间接暴力引起。

多见于侧方摔倒时，肩手或肘部着地。力传导至锁骨，发生斜形或横形骨折。直接暴力可由胸上方撞击锁骨，导致粉碎性骨折，较少见。骨折后若移位明显，可引起臂丛神经及锁骨下血管的损伤。

（二）临床表现

锁骨骨折后，出现肿胀、瘀斑和局部压痛，为减少肩部活动导致的疼痛，患者常用健手托住肘部；头部偏向患侧，以减轻胸锁乳突肌牵拉骨折近端而导致疼痛。查体时，常有局限性压痛和骨摩擦感。

（三）实验室及其他检查

上胸部的正位和 45°斜位 X 线检查可发现骨折移位情况。CT 可查锁骨外端关节面。

（四）诊断要点

根据理学检查和临床症状，可对锁骨骨折作出诊断。在无移位或儿童的青枝骨折时，单靠物理检查有时难以作出正确诊断，须经 X 线或 CT 进一步检查。

（五）治疗要点

1. 非手术治疗

儿童的青枝骨折及成人的无移位骨折可不作特殊治疗。采用三角巾悬吊患肢 3～6 周。成人有移位的中段骨折，采用手法复位后横形"8"字绷带固定 6～8 周。

2. 手术治疗

当骨折移位明显，手法复位困难，有骨片刺入深部组织手法复位可能造成严重后果，手法复位失败，对肩部活动要求高者，多采取手术治疗。切开复位时，根据骨折部位、类型及移位情况选择钢板、螺钉或克氏针进行固定。

（六）护理要点

1. 保持有效的护理

横形"8"字绷带或锁骨带固定者，宜睡硬板床，采取平卧或半卧位，使两肩外展后伸。同时要观察皮肤的颜色，如皮肤苍白发紫，温度降低，感觉麻木，提示绷带固定较紧。要尽量使双肩后伸外展，并双手叉腰，症状一般能缓解，如不缓解，应调整绷带。

2. 健康指导

（1）功能锻炼：骨折复位 2～3d 后可开始做掌指关节、腕肘关节的旋转舒缩等主动活动。受伤 4 周后，外固定被解除，此期功能锻炼的常用的方法有关节牵伸活动，肩的内外摆动，手握小杠铃做肩部的前上举、侧后举和体后上举。

（2）出院指导：告知患者有效固定的重要意义，横形"8"字绷带或锁骨带固定后，经常做挺胸、提肩、双手叉腰动作，缓解对腋下神经、血管的压迫。强调坚持功能锻炼的重要性，循序渐进地进行肩关节的锻炼。定期复查，监测骨折愈合情况。

二、肱骨干骨折

肱骨外科颈下 1～2cm 至肱骨髁上 2cm 段内的骨折，称为肱骨干骨折。常见于青年和中年人。

（一）病因与发病机制

肱骨干骨折可由直接暴力或间接暴力所致。直接暴力指暴力从外侧肱骨干中段打击，至横形或粉碎性骨折，多为开放骨折。间接暴力多见于手或肘部着地，向上传导的力，加上身体倾倒时产生的剪式应力，可导致肱骨中下 1/3 的斜形或螺旋形骨折。骨折后是否移位取决于外力作用的大小、方向、骨折的部位和肌肉牵拉方向等。可引起骨折端分离或旋转畸形。大多数有成角、短缩及旋转畸形。

（二）临床表现

骨折后，出现上臂疼痛、肿胀、畸形和皮下瘀斑，功能障碍。肱骨干可有假关节活动、骨摩擦感、骨传导音减弱或消失和患肢缩短。合并桡神经损伤时，可出现垂腕、拇指不能外展、手指掌指关节不能背伸、前臂不能旋后、手背桡侧皮肤感觉障碍等。

（三）实验室及其他检查

正、侧位 X 线片可确定骨折类型、移位方向。应包括骨折的近端及肩关节，或远端及肘关节。

（四）诊断要点

根据伤后患者的症状和体征，以及 X 线正侧位片可明确骨折的类型和移位方向。

（五）治疗要点

1. 手法复位外固定

在局麻或臂丛神经阻滞麻醉的基础上，沿肱骨干纵轴持续牵引，按骨折移位的相反方向，行手法复位，X 线摄片确认复位成功后，减少牵引力，小夹板或石膏固定维持复位。成人固定 6～8 周，儿童固定 4～6 周。

2. 切开复位内固定

手术可以在臂丛阻滞麻醉或高位硬膜外麻醉下进行。在直视下达到解剖对位后，并用加压钢板螺钉内固定。也可用带锁髓内针或 Ender 针固定。

3. 康复治疗

复位后均应早期进行功能锻炼。术后

抬高患肢，进行手指主动屈伸活动。2～3周后，即可做腕、肘、肩关节的主动活动。

（六）护理要点

1. 固定的患者护理

可平卧，要保持固定不移位，悬垂石膏固定患者取坐位或半卧位，以保证下垂牵引作用。内固定术后宜取半卧位，患肢下垫枕，减轻肿胀。伴有桡神经损伤者，注意观察神经恢复情况。石膏或夹板固定者，密切观察患肢血运。术后观察伤口渗血情况。

2. 功能锻炼

骨折1周内，做患侧上臂肌肉的主动舒缩活动、握拳、伸曲腕关节、小幅度的耸肩运动。伴桡神经损伤者，可被动进行手指的主动屈曲活动。2～3周后可做肩关节内收外展活动。4周后可做肩部外展、外旋、内旋、后伸，手爬墙等运动以恢复患肢功能。

3. 健康指导

向患者解释，肱骨干骨折复位后可遗留20°以内向前成角，30°以内向外成角，不影响功能。伴桡神经损伤者伸指伸腕功能障碍，要鼓励坚持功能锻炼。嘱其分别在术后第1、3、6个月复查X线，伴桡神经损伤者，应定期复查肌电图。

三、肱骨髁上骨折

肱骨髁上骨折指在肱骨干与肱骨髁交界处发生的骨折。多发生于10岁以下儿童。容易损伤神经和血管，导致前臂缺血性肌挛缩，引起爪形手畸形。

（一）病因与发病机制

1. 伸直型骨折

肘关节处于过伸位跌倒时，手掌着地，暴力经前臂向上，加上身体前倾，向下产生剪式应力，尺骨鹰嘴向前的杠杆力，使肱骨干与肱骨髁交界处发生骨折。骨折远端向后上移位，近折端向前下移位，尺神经、桡神经可因肱骨髁上骨折的侧方移位受伤。

2. 屈曲型骨折

此型较少见，由间接暴力引起。跌倒时，肘关节屈曲，肘后方着地，暴力向上传导至肱骨下端，导致髁上屈曲型骨折。较少合并血管和神经损伤。

（二）临床表现

肘部明显疼痛、肿胀、皮下瘀斑和功能障碍，伸直型骨折肘部向后突出，近折端向前移，并处于半屈位。局部明显压痛，有骨摩擦音及假关节活动，与肘关节脱位相比较肘后三角关系正常。如果合并有正中神经、尺神经、桡神经、肱动脉损伤，则出现前臂和手相应的神经支配区的感觉减弱或消失，以及相应的功能障碍。如复位不当可导致肘内翻畸形。

（三）实验室及其他检查

肘部正、侧位X线摄片可以明确骨折部位、类型、移位方向，为选择治疗方法提供依据。

（四）诊断要点

根据X线片和受伤病史可以明确诊断。

（五）治疗要点

1. 手法复位外固定

若受伤时间短，血循环良好，局部肿胀不明显者，可行手法复位后外固定。给予局部麻醉或臂丛神经阻滞麻醉。在持续牵引下，行手法复位，使患肢肘关节屈曲90°～60°给予后侧石膏托固定4～5周，X

线摄片证实骨折愈合良好，即可拆除石膏。

2. 持续牵引

对于手法复位不成功，受伤时间较长，肢体肿胀明显者，可行尺骨鹰嘴牵引，牵引重量1～2kg，牵引时间控制在4～6周。

3. 手术复位

对于骨折移位严重，手法复位失败，有神经、血管损伤者，采取手术复位。复位方法有，经皮穿针内固定，切开复位内固定。

（六）护理要点

1. 保持有效的固定

观察固定的屈曲角度，离床活动时要用三角巾悬吊患肢于胸前。发现固定体位改变时，要及时给予纠正。

2. 严密观察

重点观察患肢的血液循环、感觉、活动情况，以利于及时发现外伤后肱动脉、正中神经、尺桡神经的损伤。

3. 康复锻炼

复位固定后当日可作握拳、屈伸手指练习，1周后可作肩部主动活动，并逐渐加大运动幅度。3周后去除外固定，可作腕、肘、肩部的屈伸练习。伸直型骨折注意恢复屈曲活动，屈曲型骨折注意恢复增加伸展活动。

四、尺桡骨干双骨折

尺、桡骨干骨折可由直接暴力、间接暴力、扭转暴力引起，青少年多见，占各类骨折的6%。

（一）病因与发病机制

1. 直接暴力

由重物打击、机器或车轮的直接碾压，导致同一平面的横形或粉碎性骨折。

2. 间接暴力

跌倒时手掌着地，暴力通过腕关节向上传导，暴力作用首先使桡骨骨折。若暴力较强，则通过骨间膜向内下方传导，可引起低位尺骨斜形骨折。

3. 扭转暴力

跌倒时前臂旋转，手掌着地，或手遭受机器扭转暴力，导致不同平面的尺桡骨螺旋形骨折或斜形骨折。可并发软组织撕裂、神经血管损伤，或合并他处骨折。

（二）临床表现

伤侧前臂出现疼痛、肿胀、成角畸形及功能障碍，主要不能进行旋转活动。局部明显压痛，严重者出现剧痛、患肢肿胀、手指屈曲。可扪及骨折端、骨摩擦感及假关节活动。听诊骨传导音减弱或消失。严重者可发生骨筋膜室综合征。

（三）实验室及其他检查

正位及侧位X线片可见骨折的部位、类型以及移位方向，以及是否合并有桡骨头脱位或尺骨小头脱位。

（四）诊断要点

可依据临床检查、X线正侧位片确诊。

（五）治疗要点

1. 手法复位外固定

可在局部麻醉或臂丛神经阻滞麻醉下进行，重点是矫正旋转移位，恢复骨膜紧张度，紧张的骨间膜牵动骨折端复位。复位成功后，用小夹板或石膏托固定。

2. 切开复位内固定

不稳定骨折或手法复位失败者倾向于切开复位，螺钉钢板或髓内针内固定术治疗。

（六）护理要点

1. 保持有效的固定

注意观察石膏或夹板是否有松动和移位。

2. 维持患肢良好血液循环

术后抬高患肢，观察患肢皮肤的颜色、温度、有无肿胀及桡动脉搏动情况。如出现剧痛，手部皮肤苍白、发凉、麻木，被动情况。如出现剧痛，手部皮肤苍白、发凉、麻木，被动伸指疼痛，桡动脉搏动减弱或消失等表现时，提示骨筋膜室综合征的发生，如有缺血表现。立即通知医生处理。

3. 康复锻炼

术后 2 周开始练习手指屈伸活动和腕关节活动。4 周后开始练习肘、肩关节活动。8～10 周后 X 线片证实骨折愈合后，可进行前臂旋转活动。

五、桡骨远端骨折

桡骨远端骨折（Colles 骨折）指距桡骨远端关节面 3cm 内的骨折，约占全身骨折的 6.7%～11%，多见于有骨质疏松的中老年人。

（一）病因与发病机制

多由间接暴力引起，通常跌倒时腕关节处于背伸位、手掌着地、前臂旋前，应力由手掌传导到桡骨下端发生骨折。骨折远端向背侧以及桡侧移位。

（二）临床表现

骨折部疼痛、肿胀、可出现典型畸形，由于骨折远端向背侧移位，侧面看呈"银叉"畸形，骨折远端向桡侧移位，并有缩短桡骨茎突上移畸形，正面看呈"枪刺刀样"畸形。检查局部压痛明显，腕关节活动障碍，皮下出现瘀斑。

（三）实验室及其他检查

X 线片可见骨折端移位表现有：桡骨远骨折端向背侧移位，远端向桡侧移位，骨折端向掌侧成角。可同时有下尺桡关节脱位及尺骨茎突撕脱骨折。

（四）诊断要点

根据 X 线检查结果和受伤史可明确诊断。

（五）治疗要点

1. 手法复位外固定

局部麻醉下手法复位，后用超过腕关节的小夹板固定或石膏夹板在屈腕、尺偏位固定 2 周，消肿后，腕关节中立位继续用小夹板或改用前臂管型石膏固定。

2. 切开复位内固定

严重粉碎性骨折有明显移位者，桡骨下端关节面破坏；手法复位失败，或复位后不能维持固定者，应切开复位，用松质骨螺钉或钢针固定。

（六）护理要点

1. 保持有效的固定

骨折复位固定后不可随意移动位置，注意维持远端骨折端旋前、掌曲、尺偏位。避免腕关节旋后或旋前。肿胀消除后要及时调整石膏或夹板的松紧度。

2. 密切观察患肢血液循环情况

如有无腕部肿胀、疼痛、颜色异常、皮温降低等。

3. 康复锻炼

复位当天或手术后次日可做肩部的前后摆动练习，2～3d 后可做肩肘部的主动活动。2～3 周后可进行手和腕部的抗阻力练习。后期做腕部的主动屈伸练习和前臂的旋前、旋后牵引练习。

六、股骨颈骨折

股骨颈骨折指由股骨头下到股骨颈基底的骨折，多见于中、老年人，女性多于男性。由于局部血供特点，骨折治疗中容易发生骨折不愈合，并且常出现股骨头坏死，老年容易发生严重的全身并发症。

（一）病因与发病机制

股骨颈骨折是在站立或行走时跌倒发生，属间接暴力，低能损伤，老年人多有骨质疏松，轻微扭转暴力即可造成骨折。青壮年在受到高能暴力时可发生股骨颈骨折。

1. 按骨折线走行和部位分类

分为股骨头下骨折、经股骨颈骨折、股骨颈基底骨折。

2. 按骨折线的倾斜角分类

分为外展骨折、中间型骨折、内收型骨折。

3. 按骨折移位程度分类

分为不完全骨折和完全骨折。不完全骨折是指骨的完整性有部分中断，股骨颈部分出现裂纹。完全骨折是指骨折线贯穿股骨颈，骨结构完全破坏，包括无移位的完全骨折，部分移位的完全骨折，完全移位的完全骨折，最后一型的关节囊和滑膜破坏严重。

（二）临床表现

患侧髋部疼痛，内收型疼痛更明显，不能站立。患肢成典型的外展、外旋、缩短畸形，大转子明显突出。嵌插骨折患者，有时仍能行走或骑自行车，容易漏诊。

（三）实验室及其他检查

1. X 线检查

髋部正侧位 X 线摄片显示骨折的部位、类型和方向。

2. CT 或 MRI 检查

不清楚或骨折线隐匿时进行，或卧床休息 2 周后再行 X 线检查。

（四）诊断要点

有移位的股骨颈骨折诊断不难。外伤史不明显，仅有局部微痛或不适，而且髋关节可屈伸，甚至可以步行，X 线检查不容易发现骨折线，应进一步进行 CT 或 MRI 检查，以明确诊断。

（五）治疗要点

1. 非手术治疗

适用于年老体弱或外展、嵌插稳定型骨折。①持续皮牵引、骨牵引或石膏固定患肢于轻度外展位，牵引治疗。后卧硬板床 6～8 周；②手法复位。

2. 手术治疗

对于内收型骨折和有移位的骨折在给予皮牵引或骨牵引复位后，经皮多枚骨圆针或加压螺纹钉内固定术。内收型有移位的骨折，手法、牵引难以复位的，应采取切开复位内固定治疗。青少年股骨、颈骨折应尽量达到解剖复位，采用切开复位内固定治疗。

3. 人工股骨头或全髋关节置换术

适用于 60 岁以上老年人，全身情况较好，有明显移位或股骨头旋转，陈旧性骨折股骨头缺血坏死者。

（六）护理要点

1. 维持正确的体位

正确的体位是治疗股骨颈骨折的重要措施，应解释清楚，取得配合。平卧硬板床，保持患肢外展 30°中立位，并用牵引维持，防止外旋、内收。尽量避免搬动髋部。

2. 保持确实有效的牵引

患肢做皮牵引或骨牵引时，应保持患肢和牵引力在同一轴线上。不能随意加减重量。牵引时间一般为 8～12 周。

3. 密切观察病情变化

股骨头骨折患者多为老年人，要密切观察病情变化。

4. 预防并发症

股骨头骨折患者行非手术治疗时需长期卧床，易发生坠积性肺炎、泌尿系统感染、压疮等。因此要鼓励深呼吸、有效咳嗽，嘱患者多喝水，骨隆突处垫软垫。

5. 功能锻炼

非手术者早期可在床上做股四头肌的静力收缩，去掉牵引后，可做直腿抬高运动。3 个月后可依拐杖行走，6 个月后可不依靠拐杖行走。对于术后内固定者，2d 后可扶患者床上坐起，3～4 周后可扶拐行走，3 个月后可稍负重行走，6 个月后可负重行走。

七、股骨干骨折

股骨干骨折是指由小转子下至股骨髁上部位骨干的骨折。

（一）病因与发病机制

由强大的直接暴力或间接暴力所致，多见于 30 岁以下的男性。直接暴力可引起横形或粉碎形骨折，间接暴力多为坠落伤，可引起斜形骨折或螺旋形骨折。

（二）临床表现

股骨干骨折后出血多，当高能损伤时，软组织破坏，出血和液体外渗，肢体明显肿胀。常导致低血容量性休克。患侧肢体短缩、成角、旋转和功能障碍，可有骨擦感。如果损伤腘窝血管和神经，可出现远端肢体的血液循环、感觉、运动功能障碍。常见的并发症有低血容量性休克、脂肪栓塞综合征、深静脉血栓、创伤性关节炎等。

（三）实验室及其他检查

X 线正侧位摄片应包括其近端的髋关节和远端的膝关节。骨折早期进行血气监测，可监测脂肪栓塞的发生。

（四）诊断要点

根据受伤史及受伤后患肢缩短、外旋畸形、X 线正侧位片可明确骨折的部位和类型。

（五）治疗要点

1. 儿童股骨干骨折的治疗

3 岁以下儿童股骨干骨折常用 Bryant 架行双下肢垂直悬吊牵引。牵引重量以臀部稍悬空为宜。牵引时间为 3～4 周。由于儿童骨骼愈合塑形能力强，骨折断端即使重叠 1～2cm，轻度向前外成角是可以自行纠正的。但不能有旋转畸形。

2. 成人股骨干骨折的治疗

一般采用骨牵引，持续股骨髁上或胫骨结节骨牵引，直到骨折临床愈合，一般需 6～8 周。牵引过程中要复查 X 线，了解复位情况。非手术治疗失败或合并有神经、血管损伤或伴有多发性损伤不宜卧床过久的老年人可采用切开复位内固定，钢板、螺钉、带锁髓内针固定。

（六）护理要点

1. 牵引的护理

小儿垂直悬吊牵引时，经常触摸患儿足部温度、颜色及足背动脉的搏动情况，以防血液循环障碍及皮肤破损。为有效产生反牵引力，注意牵引时臀部要离开床面，两腿牵引重量要相等。成人牵引时要抬高床尾，保持牵引力方向与股骨干纵轴成直线。定期测量下肢长度和力线以保持有效牵引。骨牵引针处每日消毒，严禁去除血痂。注意检查足背伸肌功能，腓骨头处加垫软垫，以防腓总神经受损伤。防止发生压疮。

2. 功能锻炼

（1）小儿骨折：炎性期卧床进行股四头肌的静力收缩。骨痂形成期，患儿从不负重行走过渡到负重行走。骨痂成熟期，由部分负重行走过渡到完全负重行走。

（2）成人骨折：除疼痛减轻后进行股四头肌等长收缩外，还要练习踝关节、足关节等小关节的活动。去除外固定后，可进行行走训练，适应下床行走后，逐渐进行负重行走。

八、胫腓骨干骨折

胫腓骨干骨折指胫骨平台以下到踝上的部分发生的骨折。在长骨骨折中最多见，双骨折、粉碎性骨折及开放性骨折居多。

（一）病因与发病机制

1. 直接暴力

主要的致病因素，如重物撞击、直接暴力打击、车轮碾轧等，胫腓骨骨折线在同一平面，呈横形、短斜形，高能损伤有严重肢体软组织损伤，骨高度粉碎。常见开放性骨折。

2. 间接暴力

常见于弯曲和扭转暴力，如高处坠落足着地、滑倒等。局部软组织损伤轻，可发生长斜形、螺旋形骨折，双骨折时腓骨的骨折线高于胫骨骨折线，亦可造成开放性骨折。

3. 胫骨骨折分类

胫骨骨折可分为 3 类，①胫骨上 1/3 骨折，骨折远端向上移位，腘动脉分叉处受压，可造成小腿缺血或坏疽，容易损伤腓总神经；②胫骨中 1/3 骨折，可导致骨筋膜室综合征；③胫骨下 1/3 骨折，由于血运差，软组织覆盖少，影响骨折愈合。

（二）临床表现

疼痛、肿胀、畸形和功能障碍。伴有腓总神经、胫神经损伤时，出现足下垂。如果继发有骨筋膜室综合征，远端肢体出现疼痛、肿胀、麻木、肢体苍白、感觉消失。但儿童青枝骨折及成人腓骨骨折后可负重行走。

（三）实验室及其他检查

正侧位的 X 线检查可明确骨折的部位、类型、移位情况。

（四）诊断要点

根据受伤史，膝踝关节和胫腓骨 X 线片，对小腿肿胀明显者，警惕有无骨筋膜室综合征。

（五）治疗要点

1. 非手术治疗

适合于稳定性骨折。熟悉骨折软组织损伤情况，包括可能的重要血管、神经损伤，可按逆创伤机制实施手法复位，复位后长腿石膏外固定，利用石膏塑形维持骨折的对位、对线。对于骨折手法复位失败，软组织损伤严重，合并骨筋膜室综合征者，可行跟骨骨牵引。

2. 手术治疗

切开复位内固定适于不稳定骨折，多段骨折及污染不重、受伤时间较短的开放性骨折。切开复位后，螺丝钉或加压钢板、带锁髓内钉内固定。

（六）护理要点

1. 牵引和固定的护理

石膏固定要密切观察患肢的疼痛程度和足趾背伸和跖屈以及末梢循环情况。如怀疑神经受压，应立即减压。保持有效的牵引，做好皮肤护理，预防压疮。外固定后要把小腿抬高置于中立位。每日2次消毒固定针针眼周围皮肤，预防固定针感染。内固定时要观察伤口渗血渗液，以防感染。采用螺丝钉或钢板固定后，要注意预防关节僵硬。

2. 功能锻炼

早期进行股四头肌的等长收缩，足趾和髌骨的被动及主动活动。跟骨牵引者，要进行髌骨被动活动和抬臀运动，以防跟腱挛缩。内固定早期做膝关节屈曲活动。除去外固定后，逐渐负重活动。

（李乐彩）

第三节　脊柱骨折与脊髓损伤

脊柱骨折占全身骨折的5%～6%，以胸腰段脊柱骨折发生率最高，其次为颈、腰椎，胸椎最少。脊髓损伤常由脊柱骨折、脱位所致，我国因脊髓损伤所致的截瘫发病率为6.7～23/100万。脊髓损伤或马尾神经损伤是脊柱骨折的严重并发症，常导致患者完全性截瘫或不完全性截瘫，造成终生残疾，严重时可危及患者生命。

一、脊柱骨折

（一）病因

间接暴力是导致脊柱骨折的主要原因，

少数因直接暴力所致。脊柱运动有6种：在X轴上有屈、伸和侧方移动；在Y轴上有压缩、牵拉和旋转；在Z轴上有侧屈和前、后方向的移动。暴力的方向可以通过X、Y、Z轴，有3种力量作用于中轴，即轴向的压缩、轴向的牵拉和在横断面上的移动。

（二）分类

临床上根据致伤机制、损伤部位、稳定性等有不同的分类方法。

（1）根据受伤时暴力作用的方向分类：①压缩骨折：可分为屈曲压缩力和垂直压缩力造成的2类骨折，垂直压缩骨折，椎间盘突入椎体中，椎体粉碎骨折，称之为爆裂骨折；②屈曲—分离骨折：为椎体水平状撕裂性损伤。此型损伤产生前柱压缩，而后、中柱产生张力性损伤，可伴韧带或椎间盘的脊柱三柱均发生损伤，称之为Chance骨折；③旋转骨折：一般伴有屈曲损伤或压缩损伤。屈曲损伤见于矢状面或冠状面的损伤；压缩损伤，即在轴向旋转载荷时产生的椎体侧方压缩骨折，常合并对侧旋转损伤；④伸展-分离骨折：脊柱呈过伸位承受外力，如向前跌倒，前额着地。颈椎过伸位损伤可表现为椎弓骨折、棘突骨折、椎体前下缘骨折。

（2）Armstrong-Denis分类：它是目前国内外通用的分类方法。根据三柱理论将脊柱分为前柱、中柱和后柱。前柱包括前纵韧带、椎体及椎间盘的前半部，中柱包括椎体及椎间盘的后半部与后纵韧带。后柱包括椎体附件及其韧带。依据此法脊柱骨折共分为：

①压缩骨折：椎体前柱受压，椎体前缘高度减小而中柱完好，脊柱仍保持其稳定性。

②爆裂骨折：脊柱的前中柱受压爆裂，

可合并椎弓根或椎板纵行骨折。椎体前缘及后缘的高度皆减小，椎体的前后径及椎弓根间距增宽。此型骨折因后柱不受影响，仍保留了脊柱的稳定性。

③后柱断裂：脊柱后柱受张力断裂，致棘间韧带或棘突水平横断；并可延伸经椎板、椎弓根、椎体的水平骨折，故可累及中柱损伤。此型亦称为 Chance 骨折，属不稳定性骨折。

④骨折脱位：脊柱三柱受屈曲、旋转或剪力作用完全断裂，前纵韧带可能保持完好。此类骨折损伤极为严重，可导致脊髓损伤，预后差。

⑤旋转损伤：旋转暴力经椎间盘的损伤，损伤椎间盘明显狭窄而椎体高度无明显改变。损伤间盘的上下椎体边缘有撕脱骨折。

⑥压缩骨折合并后柱断裂：不同于后柱断裂，因中柱未受张力作用损伤。

爆裂骨折合并后柱断裂。

（三）临床表现

1. 一般情况

受伤部位局部疼痛、肿胀、瘀血；脊柱可有畸形，活动受限；脊背部肌痉挛。

2. 胸、腰椎损伤表现

站立、翻身困难或疼痛加剧，出现后突畸形，棘突间隙加宽。若伴肋骨骨折时可有呼吸受限，若腹膜后血肿刺激了腹腔神经节，使肠蠕动减慢，可表现为腹痛、腹胀甚至出现肠麻痹症状。

3. 颈椎骨折表现

屈伸运动或颈部回旋运动受限；合并脊髓损伤时，可致患者四肢瘫或截瘫，出现四肢的感觉、运动、肌张力、腱反射及括约肌功能异常等。

4. 其他表现

注意多发伤，若合并有颅脑、胸部、腹部脏器的损伤，出现相应症状。

（四）实验室及其他检查

X 线片提示损伤部位、类型、移位和骨折-脱位的严重程度等。CT 可从轴状位清楚地显示椎体、椎弓和关节损伤情况以及椎管容积的改变。MRI 对于有脊髓和神经损伤者显示椎骨、椎间盘对脊髓的压迫，脊髓损伤后的血肿、液化和变性等。

（五）治疗要点

1. 急救处理

正确的急救搬运方法是采用担架或木板等运送，使伤员头、颈、躯干、四肢保持平直状态，避免躯干扭曲而加重脊柱的损伤。伴有其他严重多发伤，如颅脑、胸腹腔器官损伤或休克时，应优先处理。

2. 胸、腰椎骨折的治疗

（1）单纯压缩性骨折：①椎体压缩不到 1/5 或年老体弱不能耐受复位及固定者可仰卧于硬板床上，骨折部位垫厚枕使脊柱过伸，3d 后开始锻炼腰背肌；②椎体压缩超过 1/5 的青少年和中年伤者，可采用两桌法或双踝悬吊法复位，复位后石膏背心固定 3 个月。

（2）爆裂型骨折、Chance 骨折等不稳定性骨折：均需要手术去除突入椎管的骨折片及椎间盘组织，作植骨和内固定术。

3. 颈椎骨折的治疗

（1）稳定型颈椎骨折：轻者可用枕颌带悬吊卧位牵引复位，有明显压缩脱位者，采用持续颅骨牵引复位。牵引重量 3～5kg，复位并牵引 2～3 周后用头胸石膏固定 3 个月。

（2）爆裂型骨折并有神经症状者：原则上应早期手术切除碎骨片、减压、植骨及内固定。但若有严重并发伤，需要待病情稳定后再手术。

（六）护理要点

1. 病情监测

评估患者生命体征和意识，对有颅脑损伤的患者应用格拉斯哥昏迷量表评估意识障碍程度。评估排尿和排便情况，有助于判断脊髓损伤的平面。评估感觉和运动情况，注意双侧对比。

2. 保持皮肤完整性，预防压疮

（1）轴式翻身：间歇性解除压迫，每 2～3h 翻身 1 次，可采取仰卧和左右侧卧位交替，侧卧时两腿间垫软枕或气垫，以有效预防压疮。翻身时注意保持身体平直。

（2）保持床单清洁和个人清洁卫生：注意皮肤干燥，定时按摩受压部位，保证足够的营养摄入。

3. 并发症的预防和护理

（1）脊髓损伤：注意观察患者皮肤颜色、温度；搬运患者避免脊髓损伤。

（2）失用性肌萎缩和关节僵硬：保持适当体位，预防畸形；定时进行全身关节全范围的被动活动和按摩以促进循环；有计划的进行腰背肌功能锻炼；鼓励进行日常生活能力的训练。

二、脊髓损伤

（一）病因与发病机制

脊髓损伤是脊柱骨折、脱位的严重并发症，多发生于颈椎下部和胸腰段，常由交通、工伤事故所致，在战时或地震伤中尤为多见。脊髓损伤最常见的原因是闭合性钝性外伤，多为脊髓受压、挫伤，较少为脊髓横贯性完全断裂。胸腰段损伤时下肢感觉和运动产生障碍，成为截瘫，颈段脊髓损伤时双上肢也同时出现神经功能障碍，成为四肢瘫。

根据脊髓损伤的程度和部位可分为：脊髓震荡、脊髓挫伤与出血、脊髓断裂、脊髓受压、马尾神经损伤。脊髓震荡是最轻微的脊髓损伤，脊髓在受到强烈震荡后即刻发生损伤平面下的弛缓性瘫痪，数分钟或数小时可完全恢复。脊髓休克指较重的脊髓损伤后即刻发生损伤平面下的弛缓性瘫痪，2～4 周后可根据脊髓实质性损坏程度的不同而发生损失平面以下不同程度的痉挛性瘫痪。

（二）临床表现

1. 脊髓损伤

损伤后发生脊髓休克，2～4 周后出现痉挛性瘫痪。不同脊髓节段损伤后表现不同：

（1）颈髓损伤：上颈髓损伤患者不仅出现四肢瘫，为痉挛性瘫痪，还表现为呼吸极度困难，出现发绀；下颈髓损伤患者可出现自肩部以下的四肢瘫，上肢表现为弛缓性瘫痪，下肢表现为痉挛性瘫痪，胸式呼吸消失，腹式呼吸变浅，大小便功能丧失。患者可出现中枢性高热或持续低温。

（2）胸髓损伤：表现为截瘫。胸髓损伤平面以下的感觉、运动和大小便功能丧失，浅反射不能引出，深反射活跃或亢进，下肢肌张力增高，出现髌阵挛、Babinski 征、Chaddack 征阳性。

（3）腰髓损伤：L_1 以上的横贯性损伤表现下肢肌张力增高，腱反射亢进，出现病理征；L_2 以下的损伤则表现下肢肌张力减低，腱反射消失，无病理征。

2. 脊髓圆锥损伤

第一腰椎骨折可致脊髓圆锥损伤，出现会阴部皮肤鞍状感觉缺失，充盈性尿失禁，大小便失禁，肛门反射及球海绵体反射消失。

3. 马尾神经损伤

L2 椎体以下为马尾神经。在此平面以下的神经受损，发生弛缓性瘫痪，表现为感觉和运动功能障碍，膀胱和直肠功能障碍，但无病理性锥体束征。

4. 并发症

呼吸衰竭和呼吸道感染是颈脊髓损伤的严重并发症。泌尿生殖道的感染、结石、压疮、体温失调等为脊髓损伤常见的晚期并发症。

（三）实验室及其他检查

1. X 线、CT 检查

可以明确脊柱骨折、脱位的部位。

2. MRI 检查

清晰显示 X 线、CT 等不能发现的脊髓形态学变化，尤其能观察脊髓信号强度、改变范围和脊髓萎缩情况等，显示椎管内软组织的病变轮廓。

3. 脊髓造影

椎管内注入对比剂，摄影检查对比剂的流动是否有阻断现象。

4. 脊髓损伤电生理检查

包括体感诱发电位检查和运动诱发电位检查，了解脊髓的功能。

（四）诊断要点

1. 脊髓损伤平面的诊断

按照深浅感觉、运动、深浅反射、病理反射顺序仔细检查，以确定脊髓损伤平面。

2. 脊髓损伤性质的诊断

需要鉴别是上神经元瘫痪还是下神经元瘫痪；是脊髓休克还是脊髓振荡；是完全性还是不完全性脊髓损伤。

（五）治疗要点

1. 非手术治疗

（1）固定：采用颌枕带牵引或持续的颅骨牵引，以防止因损伤部位移位导致脊髓的再损伤。

（2）药物治疗：伤后 8h 之内应用类固醇药物大剂量疗法，减轻脊髓水肿和神经细胞的变性。甲基泼尼松龙剂量，首次剂量 30mg/kg，15min 静脉输入；间隔 45min 后，再以每小时 5.4mg/kg 静脉输入，持续 23h。

（3）高压氧治疗：于伤后数小时内进行，以增加脊髓血氧饱和度，改善脊髓缺氧。高压氧按照 0.2MPa 氧压，每次应用时间为 1.5h，10 次为 1 个疗程。

2. 手术治疗

包括脊柱骨折的复位，目的是解除脊髓压迫，重建脊柱的稳定性。

3. 防治脊髓损伤并发症

积极预防压疮、泌尿系统感染和呼吸道感染等并发症。

（六）护理要点

1. 急救护理

脊髓损伤多伴有严重的合并证，要首先抢救生命，然后作局部处理。

（1）保持呼吸道通畅和有效通气，必要时作气管切开或呼吸机辅助呼吸。

（2）迅速建立输液通道，输液或输血，保证有效的循环血量。

（3）准备好急救药品和器械，如升压药、强心药、呼吸兴奋剂、氧气及电动吸引器等。

2. 密切观察病情变化

（1）观察生命体征，尤其对于颈椎骨折合并脊髓损伤者，注意体温和呼吸的变化。

（2）观察患者情绪、神志，有无烦躁不安和淡漠等异常现象。

（3）观察患者瘫痪肢体感觉、运动、反射等功能的恢复情况，观察脊髓休克的发生情况。

3. 排尿护理

脊髓损伤患者，常失去自主控制排尿的能力，应帮助其进行膀胱功能训练。详细记录尿量，注意保持导尿引流管通畅，定期冲洗膀胱以防感染，并定时做夹管以训练膀胱逼尿肌功能，拔除尿管后鼓励患者自行排尿。

4. 积极预防并发症

（1）预防便秘：脊髓损伤后，容易发生麻痹性肠梗阻而出现腹胀、便秘等症。应给予高热量、高蛋白、高纤维素饮食，以流质和半流质食物为主。每日按摩腹部3～4次，必要时使用开塞露和灌肠疗法。

（2）做好皮肤护理防止压疮：保持皮肤清洁干燥，保证床铺整洁，避免潮湿刺激；由于患者长期卧床，需要定时协助其翻身、更换体位并按摩受压部位。

（3）维持正常体温：颈脊髓损伤患者对环境温度的变化，丧失调节和适应能力，常产生高热或低温，注意患者的保暖。

（4）预防静脉血栓：适当抬高下肢以促进静脉回流，鼓励患者及早做下肢屈伸运动。

（5）积极预防感染：定期翻身、拍背以防止肺部感染；每天多饮水、定期更换尿管以防止泌尿系统感染；必要时使用抗菌药物。

5. 功能锻炼

在病情允许下，协助患者做主动和被动锻炼，以防止关节僵硬和肌萎缩。

（李乐彩）

第四节　骨盆骨折

骨盆骨折主要由直接暴力挤压骨盆所致。

一、病因与分类

导致骨盆骨折的常见原因有交通事故、高处坠落和跌倒，其中跌倒是导致老年人骨盆骨折的最常见原因，年轻人骨盆骨折更多见于高处坠落和交通事故。

1. 按骨折位置与数量分类

（1）骨盆边缘撕脱性骨折：肌肉剧烈收缩后导致骨盆边缘肌附着点撕脱性骨折，骨盆环不受影响。常发生于青少年足球运动员运动中所致的创伤，最常见的类型有髂前上棘撕脱骨折、髂前下棘撕脱骨折、坐骨结节撕脱骨折等。

（2）骶尾骨骨折：包括骶骨骨折和尾骨骨折。骶骨骨折常是复合性骨折的一部分，尾骨骨折常于滑倒跌坐时发生，移位不明显。

（3）骨盆环单处骨折：有骶骨骨折、闭孔环骨折、轻度耻骨联合分离和轻度骶髂关节分离，骨盆环无变形。

（4）骨盆环双处骨折伴骨盆变形：多见于交通事故，暴力较大，有双侧耻骨上、下支骨折，一侧耻骨上、下支骨折合并耻骨联合分离，耻骨上、下支骨折合并骶髂关节脱位，耻骨上、下支骨折合并髂骨骨折，髂骨骨折合并骶髂关节脱位，耻骨联合分离合并骶髂关节脱位。

2. 按暴力的方向分类

暴力主要包括外旋、内旋和垂直剪力。每一种外力可造成不同类型的骨盆骨折，通常可分为4种。

（1）暴力来自侧方的骨折（LC骨折）：

骨盆受侧方挤压及内旋暴力损伤，发生同侧骶骨翼缩骨折；耻骨支横形骨折，同侧骶骨翼部压缩性骨折及髂骨骨折；髂骨骨折，对侧耻骨骨折，骶结节和骶棘韧带断裂以及对侧骶髂关节轻度分离等。

（2）暴力来自前方的骨折（APC骨折）：骨盆受前后方向的挤压暴力作用，如暴力较大，髂骨外旋，造成骶棘韧带和骶髂前韧带撕裂，骨盆呈翻书状分离。

（3）暴力来自垂直方向剪力的骨折（VS骨折）：由高处跌下，重力落于骨盆的前下方伸向后侧，造成骨盆后侧所有韧带完全撕裂，耻骨联合分离，髂骨明显移位，骨盆环极不稳定。

（4）暴力来自混合方向的骨折（CM骨折）：骨盆受前后方向、侧方及垂直暴力联合作用，导致骨盆损伤。

二、临床表现

1. 全身症状

VS骨折、LC骨折和APC骨折合并有关节分离及韧带断裂者多为严重多发伤，常常合并低血压和休克，如为开放性损伤，病情更加严重。

2. 局部症状

肿胀、皮肤擦伤、疼痛或伴有皮下瘀血。若两侧的耻骨棘不在同一平面或上下有移位，则提示耻骨联合分离或移位。

3. 特有体征

骶髂关节脱位时，两侧髂前上棘不在同一个平面上，骨盆变形，常有下列体征。

（1）骨盆分离试验与挤压试验阳性：压缩型骨盆后环损伤，其脐棘距变短，髂后上棘更为突出且压痛；分离型伤侧髂骨外翻时脐棘距增大，髂后上棘较对侧为低平，亦压痛。

（2）肢体长度不对称：胸骨剑突与两髂前上棘之间的距离或脐孔与两侧内踝之间的距离不对称。向上移位的一侧长度较短。

（3）会阴部瘀斑：是耻骨和坐骨骨折的特有体征。

4. 并发症

常伴有严重合并证，如腹膜后血肿、腹腔内脏损伤，如肝脾破裂、膀胱或后尿道损伤、直肠损伤、骶髂神经丛和坐骨神经损伤。

三、实验室及其他检查

1. X线检查

X线平片可确定骨折的部位、类型、移位情况和损伤程度。

2. CT检查

显示局部微小损伤较X线平片可靠，如骶骨裂缝骨折、骶髂关节粉碎形骨折和坐骨结节撕脱骨折等。还能显示软组织阴影，有助于进一步判断骨盆损伤的稳定性。

3. 螺旋CT检查

螺旋CT三维重建技术应用于骨盆骨折的诊断，暴露病变的最佳视角观察。

四、治疗要点

1. 治疗原则

根据全身情况决定抢救顺序，应先处理颅脑、胸部、腹部等重要脏器以及盆腔大血管的损伤；积极救治创伤性休克，待生命体征稳定后再进行其他处理。注意腹腔手术时，切勿打开后腹膜血肿。

2. 早期救治

重度骨盆骨折患者应送入重症监护室治疗，积极抢救危及生命的合并伤。急诊抢救可按McMurtry提出的ABCDEF救治方案顺序进行，即A（airway气道）：开通气道；B（bleeding出血）：控制出血，快速补液；C（CNS 中枢神经系统）：保持 $PaCO_2$ 在 30～35mmHg（4～4.67kPa）；D（digest 消化）：消化系统损伤的处理；E（excretion 排泄）：泌尿生殖系统损伤的处理；F（fracture 骨折）：骨折的处理。

3. 骨盆骨折的处理

稳定型骨盆骨折，可采用非手术治疗，包括卧床、手法复位、下肢骨牵引和骨盆悬吊牵引等。不稳定型骨盆骨折，主要采用手术治疗（外固定器和切开复位）。

（1）骨盆边缘性骨折：无移位者不必特殊处理，少数骨折片移位明显者需要手术处理。

（2）骨盆环单处骨折：此类骨折无明显移位，不影响骨盆稳定性，卧床休息数周即可。疼痛严重者可用多头带做骨盆环形固定以减轻疼痛。

（3）耻骨联合分离：若为单纯性耻骨联合分离且较轻者，可用骨盆兜悬吊固定，但本方法治疗时间长、愈合差，目前多主张手术治疗，在耻骨弓缘用重建钢板作内固定。

（4）骶尾骨骨折：轻者非手术治疗，以卧床休息为主。有移位的骶骨骨折，将手指插入肛门内向后推挤骨折片复位，亦可采用 2 枚骶骨棒进行内固定。近几年欧美国家采用 Jackson 腰骶部内固定技术治疗骶尾骨骨折，取得了比较好的效果。

（5）骶髂关节脱位：对髂骨移位不大者，可持续牵引复位。对移位较大者，需行闭合复位，必要时可采用松质骨螺钉于骶髂关节后侧固定。

（6）骨盆环双处骨折：不稳定性骨折，多采用手术复位及内固定，减少骨盆骨折后遗症的发生。

（7）骨盆外固定器的应用：对于合并重要器官或盆腔大血管损伤而有生命危险的骨盆骨折，早期行骨盆外固定器固定可使骨折端稳定、控制出血、迅速减轻疼痛。另外，对垂直剪力型骨折及难复位的骶髂关节脱位，还可采用骨盆外固定器结合股骨髁上牵引治疗。

五、护理要点

1. 急救护理

协助医生先处理危及生命的并发症，及时处理腹腔脏器的损伤，迅速建立静脉通道，积极进行输液、输血、抗休克等处理。

2. 病情观察

严密观察患者的生命体征和意识状态，及时发现和处理并发症。骨盆骨折常合并静脉丛和动脉出血，应注意观察患者心率、血压、意识、尿量等情况，及时发现和处理低血容量性休克。

3. 维持排尿、排便通畅

注意患者有无血尿、少尿及无尿；有无腹胀和便秘。对留置导尿管者，注意加强尿道口和导尿管的护理，保持尿管通畅；鼓励患者多食膳食纤维、新鲜蔬菜等以利通便。

4. 保持皮肤完整性，预防压疮

保持床单和个人卫生清洁，注意皮肤干燥；协助患者定时更换床单和个人卫生清洁，注意皮肤干燥；协助患者定时更换体位并按摩受压部位；保证足够的营养摄入。

5. 预防感染

定期翻身、拍背以防止肺感染；每天多饮水、定期更换尿管以防止泌尿道感染；骨盆外固定器应注意防止针道处感染，必要时使用抗菌药物。

6. 协助和鼓励患者适当的活动

在病情允许下，制订适当的锻炼计划

并指导其实施。长期卧床的患者，须练习深呼吸、进行肌肉的等长舒张和收缩等。行牵引的患者需要 12 周以后才能持重。

（孔祥媛）

第五节　手外伤

一、病因与发病机制

1. 刺伤

多由钉、针、竹尖、玻片等刺伤。伤口小而深，可伤及深部组织，并造成异物存留及深部组织感染。

2. 锐器伤

日常生活工作中的刀、玻璃、电锯等切割伤。伤口整齐，污染较轻，但出血较多，常造成神经、肌腱、血管的切断伤或指端缺损、断指或断肢。

3. 钝器伤

重物或高速旋转的叶片，如轮机、电扇等可造成组织挫伤，严重者可导致皮肤撕脱，肌腱、神经损伤和骨折，甚至手指或全手严重毁损。

4. 挤压伤

多因门窗、车轮、机器滚轴等挤压所致。如甲下积血、甲床破裂、多发性开放性骨折和关节脱位等。

5. 火器伤

鞭炮、雷管爆炸伤和枪弹伤等引起。伤口不整齐，损伤范围广泛，污染严重，坏死组织多，容易发生感染。

二、检查与诊断

1. 创口的检查

了解创口的部位和性质，判断皮肤缺损和活力情况，如皮肤的颜色、温度、血流以及皮瓣的形状、大小等。

2. 肌腱检查

手部肌腱分为屈肌腱、伸肌腱，断裂后手的休息位发生改变，屈肌腱断裂表现为该手指伸直角度加大，而伸肌腱断裂则表现为屈曲角度增大。

3. 血管损伤的检查

了解手的主要血管，如尺、桡动脉的搏动是否消失，通过观察手指的颜色、温度来判断动脉、静脉血流循环情况。

4. 神经损伤的检查

手部的运动和感觉功能分别由正中神经、尺神经和桡神经支配。观察患肢手指的感觉和运动功能，判断神经损伤情况，如环指尺侧及小指掌背侧感觉障碍，则提示尺神经受损。

5. 骨与关节损伤的检查

骨折后除有局部出现肿痛、功能障碍外，手指尚有明显短缩、旋转、成角畸形及异常活动，应摄 X 线片协助诊断。

三、处理原则

1. 急救处理

局部加压包扎止血、减少创口污染、防止加重损伤和迅速转送。

2. 早期清创

开放性创口，应争取在伤后 6～8h 内进行清创，减少感染机会。清创时要切除失去活力的组织，力求保存健康的皮肤；深部组织应既要保证清创彻底，又尽可能保留肌腱、神经、血管等重要组织；骨折和脱位者必须复位固定，以恢复手部的支架。

3. 创口处理

创口整齐，无明显皮肤缺损者采用直接缝合，但若创口纵行越过关节者，不能直接缝合，需采用"Z"字形缝合法。张力过大或有皮肤缺损，而基底部软组织良好者，可采用自体游离皮肤移植修复。皮肤缺损而伴有重要深部组织外露者，可根据情况，选择应用带蒂皮瓣或吻合血管的游离皮瓣移植修复。污染严重，感染可能性大的创口，可在清除异物和坏死组织后用生理盐水纱布湿敷，敞开引流观察 3～5d 后作延期缝盐水纱布湿敷，敞开引流观察 3～5d后作延期缝合或植皮。

4. 术后处理

用石膏托将手固定于功能位，同时露出指端便于观察血液循环、感觉及运动情况。应用抗生素控制感染和对症治疗。

四、护理要点

1. 急救护理

迅速监测患者的生命体征。对出血较多的患者，做好血型测定、交叉配血、输血及各种药物敏感试验，并在术前注射破伤风抗毒素。抬高患肢，减轻肿胀。

2. 局部血液循环观察

密切观察指端皮肤的颜色、温度、色泽、感觉及毛细血管回流等情况。如发现皮肤苍白或青紫、皮温降低或指腹萎陷，应立即报告医生。

3. 保持有效固定

手术后患肢固定于功能位，但掌侧神经、肌腱缝合术后，关节需维持在最大限度的屈曲位，使缝合处张力最小，有利于神经再生和肌腱愈合。石膏托固定未干前要注意避免变形，患手消肿后如石膏松动，应及时更换，以免影响治疗效果。严格遵守限定固定的时限。

4. 及时发现感染征象

注意观察创口周围有无发红、肿胀、渗出液，渗出液的质和量，必要时作细菌培养和抗生素药敏试验。敷料处有无异味，患者有无主诉伤口剧痛等。

5. 功能康复

功能锻炼，避免关节僵硬、肌肉萎缩、影响手功能康复。在石膏固定期间，活动未固定的手指及上肢各关节。

（万喜超）

第十二章　胸外科疾病的护理

第一节　胸外科手术的术前准备

手术前准备做得好，就为手术成功奠定了基础。

一、一般准备

改善患者的一般状况，要视患者的具体情况而定。对于慢性疾病，一般状况要尽可能改善得好一些，相对时间也需长一些。而对于那些患有恶性肿瘤的患者，改善一般状况也应该是相对的，时间应尽可能短，一般不要长于1周，以免肿瘤继续生长。这其中不包括术前要进行放疗、化疗的患者。一般应从以下几方面着手：①改善患者的营养状态，纠正贫血及水、电解质紊乱；②对于有失眠或思想负担比较重的患者，在做好思想工作的同时，适当应用镇静剂改善睡眠；③手术前应清除感染灶，如拔除龋齿、切除反复感染的扁桃体，各种慢性感染，如胆管、泌尿系的炎症，均应在术前得到有效控制或做根治性处理；④改善心肺功能，如戒烟、鼓励深呼吸和咳嗽训练；⑤控制肺部炎症及上呼吸道感染；⑥积极治疗合并的疾病，如糖尿病、高血压、溃疡病等。

（一）开胸患者的术前检查

开胸患者的术前检查一般分为2部分：一般检查和特殊检查。

1. 一般检查

住院患者需做一般的常规检查。主要包括血、尿、粪3大常规，心电图和胸部X线检查及外科手术所需的出、凝血功能的评价，包括凝血酶原时间测定，部分凝血活酶时间测定，纤维蛋白原含量分析等。对于估计要输血的患者，要查血型，还要做有关血源性传染病的抗原分析检查：乙型肝炎、丙型肝炎、梅毒、艾滋病的实验室检查以及肝、肾功能，电解质等检查。即使是急诊手术，也要及时留取标本检查，术后再出结果。

2. 特殊检查

即针对不同疾病进行的相关检查，如针对肺癌患者所做的胸部CT、支气管镜检查，针对食管癌患者所做的上消化道造影以及为除外骨转移和为肿瘤定性所做的放射性核素骨扫描和PET（正电子发射电子计算机断层扫描）检查等。

（二）循环系统的术前准备

对于任何一个需要开胸的患者，均需要仔细检查其有无心脏问题。对已有心脏病的人要进行认真的准备。

心脏病患者，尤其对手术影响较大的严重心脏病患者，同时罹患恶性肿瘤等其他疾病时，在未做心脏手术前，进行非心脏手术治疗，仍然是一个比较棘手的问题，其手术危险性及术后并发症发生率明显高于非心脏病患者。这类患者行开胸手术，手术的危险性比同类患者高。但经过认真准备，妥善处理，开胸非心脏手术的心脏病患者也可顺利渡过手术及围术期关，取得比较理想的效果。

1. 术前评估

在患者准备住院手术时，对明确有心脏病的患者，应同时做好心血管系统的准备。普通心脏病以严重主动脉办狭窄、心力衰竭及冠状动脉粥样硬化性心脏病（冠心病）对患者的影响最大。同时，冠心病是最常见的一种，本节重点介绍此内容。

对冠心病高发年龄患者应仔细检查，对于很多患者，准备做开胸手术，也许是第一次给他们系统评价心血管提供了机会。不但要了解有无冠心病，而且要了解有关冠心病的历史、症状的严重程度。评价患者的心功能。有无不稳定性冠状动脉疾病，是否存在有症状的心律失常，以此来确定患者是否能耐受手术，使患者顺利渡过手术和围术期。

2. 术前准备

针对有心脏手术的患者，冠状动脉供血不足对开胸手术的耐受力较差。希望通过药物治疗准备后行开胸手术，在做手术准备的同时兼行心脏准备。因为围术期心肌梗死是开胸手术死亡的最大威胁。所以通过对围术期心肌缺血和手术后心肌梗死可能性的估价，进行有针对的治疗，减少可能发生严重后果的危险性。

准备时间要尽可能短，可给予扩张冠状动脉药物及钙拮抗药，原来服用β受体阻滞剂者要继续服用。服用扩张冠状动脉药物及钙拮抗药的目的是要扩张冠状血管，增加心肌血液供应，服用β受体阻滞剂者可以减少心脏做功，因而，可以缓解心肌

氧供矛盾，增加心脏储备能力。尤其对不稳定型心绞痛，更应注意。另外，可适当用极化液，

1，6-二磷酸果糖、肌苷、维生素类心肌营养药，辅以镇静药物，争取术前不发生心绞痛。

冠心病合并心律失常，多与心肌缺血有关。无其他全身特殊原因可查的房性期前收缩，也常是严重心血管疾患的一个标记，不可轻视，房性期前收缩一般不给予抗心律失常药。频发、多源、R-on-T型室性期前收缩应给予美西律（慢心律）、普罗帕酮（心律平）或利多卡因积极治疗，使其改善，一般性室性期前收缩对手术并不构成多大威胁。窦性心动过缓应在活动后查心率或做阿托品试验，心率不升者，最好在安装临时起搏器24h后再做手术，以确保安全。

术前准备期间宜卧床休息，少食多餐，营养丰富，低脂以减少血液黏稠度。对有糖尿病、高血压的患者要控制好血糖和血压。对心功能不佳的患者，可给予吸氧。术前1周内要禁用阿司匹林。

对冠心病患者施行胸、腹、脑、颈部的大手术，全身麻醉时插管、拔管期间是对心脏和血流动力学影响最大的时期，此期间容易发生低血压和心律失常。因此术前应和麻醉医生商讨共同制订手术方案。采用静脉复合全身麻醉，用芬太尼等阿片类对心脏影响小的麻醉药，吸入性麻醉药多对心脏有抑制作用，应尽可能少用。麻醉中应避免心率急骤变化，不使血压大起大落。术中血压一般不应低于原有血压的70%，以保证冠状动脉充分灌注。冠状动脉的狭窄段平时主要靠压力维持灌注。一旦血压骤降，远段血流锐减，容易致心肌梗死发生。手术中是否使用硝酸甘油仍无

一致意见，如使用，一定要注意血管扩张后造成低血压。

（三）呼吸系统的准备

胸外科医生常说"不论切肺不切肺，开胸前均应想到肺"。

1. 术前肺功能的评价

术前进行肺功能评价是进行任何手术都不可缺少的一个项目。许多作者都认为有多种因素不但影响术后肺并发症的发生，而且可直接影响到手术的安全性。不论回顾性还是前瞻性研究，均已表明手术的类型、手术部位、吸烟、肺本身疾病，如慢性阻塞性肺疾病（COPD）、哮喘等，手术后都对呼吸系统有影响，是增加呼吸系统并发症发生的确定性危险因素。

胸部手术、肺切除术、上腹部手术危险性均大于其他部位手术。切口的类型也在很大程度上影响肺的并发症发生。胸骨正中切口比侧开胸切口对呼吸的影响要小，其原因是这种切口术后疼痛比侧开胸切口要轻。垂直开腹切口比水平开腹切口（尽管国人很少使用）容易发生肺不张、低氧血症、肺部感染，其机制也与切口所造成的疼痛差异有关。

吸烟：术前对患者吸烟史要有充分的了解，要详细了解吸烟的量及时间。吸烟可以引起呼吸系统许多方面的改变，进而造成呼吸功能的改变。这些改变主要是：气管支气管黏膜上皮的改变，清除异物能力下降，痰量增加，小气道功能失常，就可能增加肺并发症发生的可能性。另外，从理论上讲，吸烟能够使碳氧血红蛋白升高，阻碍组织的氧传输利用。

吸烟是 COPD、肺气肿的主要原因，这使得术前肺功能不正常。许多研究已经表明，吸烟不但能增加手术后肺不张的发生，而且是术后肺部感染的主要原因之一。研究证实，每日至少吸一包烟的人和术后脓性痰增加密切有关。吸烟时间长的、每日吸得多的，其肺并发症发生率要比吸烟史短的、吸得少的要高。所以吸烟以吸烟指数（每天吸烟的支数乘以其吸烟的年数即是吸烟指数）这一单位计量。研究认为吸烟指数＞400 的吸烟者比吸烟少的吸烟者，术后肺并发症的发生率至少要高出10％以上。

2. 肺实质疾病的评价

COPD 是术后肺并发症的主要原因。相比之下，限制性肺通气障碍，由于肺的气流量储备及其他机制，对手术的影响逊于前者。

通过肺功能测量来估计手术的危险度已施行多年，但到目前为止还没有哪一项或哪几项一起可以准确预测危险及危险分级。因此，在很大程度上，只能作为参考，危险性也是相对的，不但与测定值有关，而且与医生的处置有关。过去肺功能的减低多作为禁忌开胸的指标，现多作为参考，对于参考值线以下者，只作为并发症可能增加的因素。

3. 术前准备

（1）加强呼吸功能锻炼：术前要有专人对患者进行呼吸功能系统评价，并指导其进行呼吸、咳嗽训练。

（2）戒烟：研究表明，术前 6 个月就戒烟，肺并发症的发生率与不吸烟的患者相当。因此，对要进行胸部手术的患者，术前在短时间内戒烟，效果是很难显示的，要做好防治肺并发症的准备，加强呼吸道护理，要收到较好的效果，术前要戒烟 8 周以上，但这对于已经住院准备手术的患者是很不现实的。但是对于术前进行放疗、化疗或行其他择期手术的患者，应该值得考虑。

（3）控制感染：肺瘀血、胸腔积液等术前要对症处理，及时改善。上呼吸道感染、慢性支气管炎均可影响肺功能及机体的恢复，手术前应及时控制感染，促进患者肺功能的改善。

（4）充分供氧：保持患者呼吸道通畅，重症患者每日可定时吸氧，增加肺功能储备。肥胖者体位宜斜坡卧。肥胖患者当半坐位时，腹腔内容物向上挤压，膈的活动受限，影响潮气量，而头高脚低斜坡床则无此弊。

（李乐彩）

第二节　胸外科术后并发症的处理

一、开胸术后的并发症

（一）手术后出血

任何手术都可能发生术后出血，胸部手术后出血的危险性显然要比其他小手术出血要大得多，所以应予重视。

1. 手术后出血的评价与处理

手术后出血的原因主要有：①患者凝血机制不好，术前服用抗血小板或抗凝药物，比如阿司匹林、华法林；②有家族性凝血机制不良，如血友病 A、B 等；③经受再手术的患者，手术时间长，尤其是使用体外循环的患者；④手术技巧因素。缝针间隙太大，打结滑脱。此类问题如发生在处理大血管时，术后会产生致命的大出血；⑤手术创面大，病灶与壁层胸膜或纵隔面粘连，手术剥离时造成创面的广泛出血或渗血；⑥肋间血管出血。胸部切口两端切割或撑开所造成，关胸时或在做闭式引流时损伤肋间血管造成；⑦术中血压偏低，

当时未发现。由于术中血压低，显示不出血，关胸后补足了血容量，恢复了血压，各创面开始出血；⑧高血压。在手术后常常发生阵发性血压增高，紧接着出现胸腔纵隔引流液增多，很明显由于高血压收缩压增高引起血管内压力增高，冲刷掉已经形成的血凝块而引起；⑨有输血反应的患者可在术后出现自发出血。

药物治疗手术后出血应该是对因治疗。寻找出血的原因之后才能对症处理。如果怀疑有凝血功能障碍，应该行 PT、APTT 测试，评价凝血功能障碍是属于内源性还是外源性。使用新鲜血浆可以改正。

如果血小板功能障碍，要做血小板计数。如血小板低，要输血小板 10 U；如血小板计数正常，在急诊情况下一般不能做血小板功能试验，应该怀疑血小板功能障碍，使用阿司匹林也属于这种情况，也是输注血小板指征。

肝素的问题在心脏外科是一个主要问题。但随着胸外科手术指征不断扩大，使用体外循环进行手术的普通胸科手术也在不断增加，肝素的问题也应考虑。怀疑肝素的问题要做激活凝血时间实验（ACT），如果为阳性，要给予鱼精蛋白中和肝素。

（1）纤溶过强：可发生在长时间体外循环的患者。一旦怀疑，应做血浆纤维蛋白水平测试。此外，从患者体内抽出血液，允许其自行发生血凝块，但随着更长一段时间，凝块会发生自行溶解。治疗方法是给予抗纤溶药。

（2）低纤维蛋白原血症：出血时间和凝血时间均延长，血浆纤维蛋白原大量消耗后所造成。化验血浆纤维蛋白原相当低，可以静脉输入 10U 冷沉淀。尽管冷沉淀主要是为血友病患者使用的凝血因子 Ⅷ 的产物，但它也有很高的纤维蛋白原含量，是

新鲜血浆的 15 倍。

（3）弥散性血管内凝血：可发生在长时间休克，尤其是脓毒败血症。当怀疑这种情况，化验血浆纤维蛋白原低，血浆纤维蛋白溶解产物增高，优球蛋白溶解试验阳性，血小板计数减少。用肝素治疗。

2. 再手术的指征

出血是胸部手术后常见并发症，处理及时与否对预后影响极大，患者可完全恢复不留后遗症，也可因此致命或留下终身残疾。因此，对胸部手术后出血要及时、果断处理。对手术后不久突然出现的严重失血性休克，患者烦躁，血压下降，脉细速，有可能是大血管扎线滑脱，应迅速输血，就地急速抢救，经原切口进胸，见到出血后用手指压迫止血或以血管钳夹住，而后转移至手术室处理。

术后闭式胸膜腔引流管引流血液每小时在 250ml 左右，连续 3h，结合临床有循环不稳定的情况，应在补充血容量的同时，进胸止血。

术后闭式胸膜腔引流管引流血液每小时在 100ml 以上，连续 6～8h，结合临床有循环不稳定的情况，应进胸止血。

再手术的指征并不是绝对的，具体患者具体分析，术者应充分考虑手术过程，评价胸片和患者的血流动力学对再手术应该起主要作用。当患者术后一直有较多的引流液，然后突然停止，应该考虑凝血块堵塞。或当引流液的血红蛋白含量接近血液者，血压下降并伴有中心静脉压下降，少尿或无尿的患者，均应视为再开胸的有力佐证。

3. 再手术的准备

对于一名青年医生，最紧张就是自己单独遇见术后需再手术的患者。年轻医生首先应该向上级医生报告，紧急召回所有需要参加手术的人员。要向患者家属交代病情，并填写再手术同意书，和血库联系备好血、血浆及其他血液制品。向护士交代做术前准备，向手术室递交手术通知单，并随时联系手术室确定做好手术准备的时间。

（二）胸腔积液

胸腔手术后都有液体形成，手术后早期要引流好，刚拔管后要注意检查，以防液体聚集增多。

由于胸膜腔负压的独特生理，使得胸外科完全不同于其他外科，而且由于胸膜腔负压，也使得胸膜腔容易积聚液体，引起胸腔积液。手术后出现胸腔积液是必然的，一般术后放置闭式胸膜腔引流有助于胸膜腔内液体的及时排出。但闭式引流拔除以后，胸膜腔仍有液体，尤其是液体较多时，要认真对待，积极处理。

术后胸腔积液常见原因：①术中积血未能彻底排尽；②手术剥离广泛，手术创面大；③胸膜腔未完全充填，有空腔存在；④术中膈被切破时（如食管癌手术）；⑤肿瘤浸润（癌性胸腔积液镜检多能发现癌细胞）；⑥胸导管损伤而出现的乳糜胸（乳白色，乳糜试验阳性）。

胸腔积液量不多，患者不发热，白细胞不高时，可鼓励患者加强肺功能锻炼，待其自然吸收。积液量多应及时穿刺抽出，对于局部包裹性积液最好在 B 超定位下穿刺。肿瘤引起的癌性胸腔积液，应在抽尽液体后注入抗癌药物及促进胸膜粘连的药物，以控制再渗出。乳糜胸时应尽早放置闭式引流，加强营养支持。

胸科手术后一定要注意胸膜腔是一个潜在的腔，而不能有实际的腔，如果胸膜腔有未填充的间隙存在，出现积液是必然的，所以消灭残腔应放在首位。一旦有积液，要积极处理，尽早让积液消失，预防脓胸形成。

（三）肺部感染、肺不张

胸部外科手术后，由于手术对肺的碾挫，造成局部损伤，麻醉药物可引起气管支气管分泌物增加，纤毛清除能力下降，分泌物黏稠，不容易咳出，加之患者惧痛，限制呼吸运动，咳嗽无力，支气管内分泌物以及小的凝血块排出不畅，引起支气管堵塞，痰液就会聚集在肺或支气管内，阻塞支气管，造成肺不张，如果有细菌在其中繁殖，就会引起肺部感染。体检可在相应肺区有呼吸音减弱或有水泡音，通过 X 线或 CT 检查可以确诊。

治疗：①鼓励患者咳嗽排痰；②做痰细菌培养，用敏感抗生素；③重视胸部理疗，如翻身拍背、气管按摩，必要时气管内吸痰；④肺不张在必要时采取经鼻孔插入气管内导管吸痰或经纤维支气管镜吸痰的方法，效果满意。

（四）脓胸

肺切除术后发生脓胸近年来已不多见，但仍未能完全消除。单纯性脓胸多见于术后 1 周。发病原因多系：①术中胸腔污染，如癌瘤、脓肿或结核性空洞在手术操作中不慎破溃，污染了胸腔。如果在关胸前未彻底冲洗胸腔或患者体质极弱、抵抗力低，胸膜腔可以感染形成脓胸；②术后闭式胸膜腔引流不畅和胸腔积液感染所致；③肺切除后余肺表面细小支气管瘘较长期不闭合，则容易感染胸膜腔而形成脓胸，如肺段切除后的粗糙面及楔形切除术后的肺缝合边缘。尤其在术后呼吸功能不全时，需要用呼吸机作持续辅助呼吸，由于肺内总

有一定的压力，使切口更不容易愈合导致脓胸形成。开胸术后脓胸多为混合感染。临床症状有发热、脉速。血常规化验白细胞往往升高。胸部 X 线检查表现为胸腔积液。有的病例表现为包裹性胸腔积液。胸膜腔穿刺抽出脓性积液或积液培养有致病菌，则可诊断为脓胸。

处理：术后一旦形成脓胸，一般均需及早做闭式引流术。

（五）术后呼吸功能不全

开胸手术术后都可发生呼吸功能不全，以肺手术后多见，详见肺切除术后并发症。

（六）循环系统意外

开胸术后由于循环系统意外而死亡的患者，大多由于急性心肌梗死或肺动脉栓塞。肺手术后发生率高于食管手术，约占肺切除总数的 0.5%，但这种意外并不与肺切除范围成正比，且多发生在肺叶或肺段切除术后。一般多于术后 3～5d 在无任何预兆的情况下突然发生，若发生大的肺动脉栓塞，很少有能抢救而复生者。

二、食管切除术后并发症及其处理

（一）吻合口瘘

食管胃（肠）胸内吻合口瘘是最严重的并发症之一。据近年来的统计资料，吻合口瘘的发生率为 3%～5%。约 50% 的患者死亡。因此，预防和处理吻合口瘘对减少食管切除术后并发症和降低手术死亡率具有重要意义。

食管胃胸内吻合口瘘的发生主要与吻合技术有关，如吻合口边缘对合不良，缝线结扎过紧、过松或滑脱，或缝线距吻合口切缘太近，食管和（或）胃黏膜回缩脱

开，或吻合口区有张力，最终导致吻合口瘘的发生。吻合口区的血液循环不良，局部组织水肿或感染。由于食管的供养血管呈节段性分布，在分离肿瘤的过程中如果食管被游离太长或剥离过多，就有可能影响食管近侧断端的血液循环。

在游离胃时，如不慎损伤胃网膜右血管，或过度牵拉、揉捏胃壁组织，使胃黏膜下层或肌层间的血管撕裂或断裂，在局部形成血肿，造成胃壁的缺血性损伤，从而影响吻合口的愈合而导致吻合口瘘。有的病例术后发生胃壁穿孔，其最可能的原因是术中损伤胃壁血管，使局部胃壁发生缺血、坏死所致。

食管胃吻合口瘘的发生时间多在术后 2～7d，以 4～6d 发生最为常见。吻合口瘘发生于术后 3d 之内，多系吻合技术不良引起；发生于术后 1 周以上者，多系吻合口的组织愈合不良所致。吻合口瘘发生的时间越早，造成的感染和生理紊乱便越严重，患者的病死率就越高。

胸内吻合口瘘一旦发生，患者的临床症状多很重。早期吻合口瘘的病例，可出现急性张力性血气胸、高热、呼吸困难，甚至发生感染性休克及突然死亡。有的病例在开始进食后可能表现为剧烈胸痛，应该高度警惕吻合口瘘。在手术后 4～5d 以后发生胸内吻合口瘘的患者，因肺已经复张或胸膜腔已形成粘连，多表现为局限性脓胸或脓气胸。胸部 X 线片检查可见胸腔积液或为液气胸征象。有的病例在 X 线胸片上表现为吻合口周围高密度增高影、包裹性积液或出现气液面，或表现为严重的胸膜反应或纵隔阴影加宽。胸膜腔穿刺可抽出有腐败气味的混浊液体。口服亚甲蓝溶液后进行胸膜腔穿刺，则穿刺液为蓝色。钡餐后进行胸部 X 线检查，有时可见钡剂溢入胸膜腔。

胸内吻合口瘘发生之后，"胸胃"内容物不断漏入胸膜腔，术侧胸膜腔内压力升高，纵隔向健侧移位。患者因患侧肺受压而表现为呼吸困难、脉搏加快。随着营养难以维持，体液和电解质不断丢失而导致水、电解质和酸碱平衡紊乱，出现脱水、贫血以至全身水肿。胸腔感染和全身营养状况的不断恶化，最终死于全身衰竭。胸内吻合口瘘的治疗原则为早期诊断、早期治疗。要根据术式、吻合部位、吻合口瘘发生的时间、瘘口大小和患者的全身状况而定。如吻合口瘘发生的时间早，患者的全身情况允许，可以考虑修补或切除原吻合口进行重新吻合。但风险大，要严格掌握适应证。若吻合口瘘较大，胸膜腔感染较重，则应切除原吻合部、将"胸胃"还纳腹腔进行胃造瘘、食管外置和胸膜腔引流。并予以抗感染治疗和全身支持疗法。待患者的胸膜腔感染控制、全身情况稳定后，再择期行结肠代食管术。如果吻合口瘘发生后患者全身情况差，胸膜腔感染严重，常用的处理方法仍然是行闭式胸膜腔引流术，并用抗生素溶液反复冲洗胸膜腔，若瘘口小，有愈合的机会。

（二）乳糜胸

乳糜胸是食管癌切除术后的另一严重并发症，胸导管与食管解剖关系密切，在主动脉弓水平以及其上下方游离食管癌并进行食管胃吻合时，容易损伤胸导管而引起乳糜胸，发生率为 0.6%～2.5%。乳糜胸多出现在术后 4～5d 患者开始进食时。亦可在术后 24h 内表现出来。个别患者在手术后 2 周发生乳糜胸。早期乳糜胸的特征是大量血色胸腔积液并含有少量脂肪滴。也有乳白色者。在临床上，患者表现为胸闷、气短、呼吸困难、心悸及脉搏增快，严重者出现休克。胸部 X 线检查可见胸腔内有大量积液，纵隔向对侧移位。将胸膜腔穿刺抽出的液体进行以下检查，可明确诊断：①涂片后用苏丹红染色并在显微镜下检查，可见脂肪滴；②加乙醚后震荡，转为澄清液，乳白奶状颜色旋即消失；③有大量淋巴细胞；④培养无细菌生长。如采取保守治疗，50％以上的患者死亡。因此，近年来对术后乳糜胸多主张手术治疗，疗效满意。手术可在膈上 5cm 左右处的降主动脉与奇静脉之间解剖出胸导管，将胸导管连同周围的脂肪组织用粗丝线或中号丝线予以大块结扎，之后仔细观察胸导管的解剖部位和食管床有无乳糜液漏出。凡可疑部位均应结扎或缝扎。

（三）喉返神经损伤

在颈部，喉返神经位于颈动脉的后内侧。在气管与食管之间的沟槽内走行。喉返神经与食管上段紧邻，行食管上段癌切除术时容易受损伤，术后声带麻痹的发生率曾经高达 31.6％，近年来已降至 3％左右。喉返神经的损伤多在一侧，导致同侧声带麻痹，患者声音嘶哑。术后早期进食时常误咽及呛咳，而且影响有效咳嗽和排痰功能，增加了肺部并发症的发生率。但一侧喉返神经损伤很少直接造成患者死亡。在进行胸段或颈段食管癌切除术时，注意保护喉返神经，预防其损伤。在主动脉弓下分离食管中段癌时，要尽量紧靠食管进行分离；在分离颈段食管癌时，宜先在胸顶用手指紧贴食管进行钝性分离，直至预定的切断部位，之后再做颈部斜切口，将已经游离的颈段食管引出。使用这种方法可减少喉返神经的损伤。

（四）术后膈疝

食管癌切除、食管胃胸内吻合术后，膈疝的发生率 0.28％～0.84％。主要原因是由于膈的切口缝合不牢固，缝合过于疏松或缝线结扎不紧而脱落等手术操作技术不良所致，偶为膈的切口愈合不良。此外，患者剧烈咳嗽使腹压增加，可诱发膈疝。发病时间长短不等，患者的主要临床症状为胸闷、呼吸困难、脉率增快以及有急性肠梗阻的症状。

膈疝的诊断要依据临床表现和 X 线检查。多数患者在术侧下胸部可闻及肠鸣音。胸部 X 线检查可见胸腔内有充满气体的或有气液面的肠管阴影。纵隔向健侧移位。有时，需要进行钡剂灌肠检查得以确诊。术后膈疝一经确诊，应做好术前准备工作，及时进行手术探查，还纳腹腔内容物，并予以修补。

（五）主动脉吻合口瘘

食管癌切除术后并发主动脉吻合口瘘的病例少见。文献报道几乎无存活者。主动脉吻合口瘘发生的主要原因可能是食管胃胸内吻合口瘘（包括吻合区的胃或食管溃疡穿孔）与胸内大血管直接接触，继而腐蚀穿通与其毗邻的胸主动脉而引起大出血。患者可有胸闷、烦躁、低热、呼吸短促等内出血症状。一般最初呕血量较少，称为"信号性呕血"。信号性呕血后，可能由于主动脉瘘口收缩、血块堵塞或低血压而暂时停止出血。随后不断呕血，直至大出血，患者因大量呕血引起窒息而当场死亡。手术应经左胸，应用体外循环，修补主动脉瘘口。同时，食管外置、胃回纳腹腔行胃造瘘。已有外科手术治疗成功的病例报道。因此，为避免食管癌切除术后主动脉吻合口瘘，关键在于预防，如提高食管胃吻合技术，避免吻合口与主动脉直接接触，在进行主动脉弓上吻合时，尽可能使吻合口远离主动脉弓。在做主动脉弓下食管胃吻合术时，可利用胃大弯侧的网膜将吻合口与胸主动脉隔开。

三、肺切除术后并发症

（一）肺不张

肺叶或肺局部切除术后发生患侧余肺叶不张，并非少见，但发生在健侧一叶肺不张则较少见。全肺切除术后发生对侧肺不张则更为少见，但也极其严重。

（二）支气管胸膜瘘

目前肺切除术后发生支气管胸膜瘘已极少，总的发生率不到1%。发生时间一般在术后7～10d。原因不外缝合支气管残端技术上的欠缺以及残端支气管黏膜有病变。诊断：患者刺激性咳嗽明显，痰中常带陈旧血，患侧出现液气胸。胸膜腔穿刺所得为感染性内容，与咳出的痰类似。穿刺后向胸膜腔内注入2ml亚甲蓝液，如果咳出蓝染的痰液，则进一步证实为瘘。处理：一旦发生支气管胸膜瘘，胸膜腔很快感染而形成脓胸，必须及时做闭式胸膜腔引流术及给予抗生素治疗，手术治疗参见脓胸。

（三）术后呼吸功能不全

主要发生在术前肺功能较差及由于癌症不得已而做全肺切除术者。对这类患者术前即应有足够的估计和准备。开胸手术完毕，不要拔气管导管，返回病房即开始用呼吸机辅助呼吸，一般5～7d可脱离呼吸机而顺利恢复。如果术前肺功能较好，术后因分泌物多，咳痰不畅，或肺部出现炎症而引起呼吸功能不全，则应及早在床旁做气管镜吸痰或气管切开，并选用适当抗生素，一般可以恢复，极少数患者出现严重呼吸功能不全，尤其在一侧全肺切除术后，常因此而导致死亡。

（李乐彩）

第三节 肺癌的护理

原发性支气管肺癌简称肺癌，是起源于支气管黏膜或腺体的恶性肿瘤。早期常有刺激性咳嗽，痰中带血等呼吸道症状，是一种严重威胁人民健康和生命的疾病。

一、病因和发病机制

迄今尚未明确，一般认为肺癌发生与下列因素有关。

1. 吸烟

公认吸烟是肺癌的重要危险因素。国内调查证明80%～90%男性肺癌与吸烟有关，女性19.3%～40%肺癌发病与吸烟有关，且被动吸烟也容易引起肺癌。烟草中含有多种致癌物，其中苯并芘最为重要。吸烟量越大，年限越长，开始吸烟年龄越早，肺癌死亡率越高。

2. 职业致癌因子

已被公认的致癌物有石棉、无机砷化合物、铬、镍、二氯甲醚、煤烟、焦油和石油中的多环芳烃、烟草加热产物等，长期接触这类物质，可诱发肺癌。

3. 空气污染

室内小环境污染，如被动吸烟、燃料燃烧和烹调过程中产生的致癌物，对女性腺癌的发生不可忽视。室外大环境污染，如汽车废气、工业废气、公路沥青等使城市肺癌发病率明显高于农村。

4. 电离辐射

来源于自然界或医疗照射的大剂量电离辐射可引起肺癌。

5. 饮食与营养

动物实验证明，维生素 A 及其衍生物、β 胡萝卜素能抑制化学致癌物诱发的肿瘤，人体摄入维生素 A 不足与肿瘤发生有一定关系，尤以肺癌突出。

6. 其他

家族遗传、肺部慢性病灶、机体的免疫功能低下、内分泌失调等因素与肺癌的发生也有一定关系。

二、分类

（一）按解剖部位分类

1. 中央型肺癌

发生在段支气管以上至主支气管的癌肿称中央型肺癌，约占 3/4。

2. 周围型肺癌

发生在段支气管以下的癌肿，称周围型肺癌，约占 1/4。

（二）按组织学分类

根据细胞分化程度和形态特征分为以下几种类型：

1. 鳞状上皮细胞癌（简称鳞癌）

其为最常见的类型，约占肺癌的 40%~50%，与吸烟关系密切，以中央型肺癌多见。鳞癌生长缓慢、转移晚，手术切除机会多，5 年生存率较高，但放疗和化疗不如小细胞癌敏感。

2. 小细胞未分化癌（简称小细胞癌）

其为是恶性程度最高的一种，约占肺癌的 1/5，患病年龄较轻，常在 40~50 岁，多有吸烟史。癌肿生长快，侵袭力强，远处转移早。对放疗和化疗比较敏感。

3. 大细胞未分化癌（简称大细胞癌）

此癌可发生于肺门附近或肺边缘的支气管，转移较小细胞癌晚，手术切除机会较多。

4. 腺癌

腺癌约占肺癌的 1/4，在周围型肺癌中腺癌最多见，与吸烟关系不大。腺癌血供丰富，故局部浸润和血行转移较早。本型对放疗、化疗敏感性均差。

三、临床表现

（一）由原发肿瘤引起的症状

1. 咳嗽

此为常见的早期症状，肿瘤在气管内有刺激性干咳或少量黏液痰，继发细菌感染时，痰量增多呈黏液脓性。肿瘤增大引起支气管狭窄时，咳嗽加重，多为持续性，且呈高音调金属音，是一种特征性的阻塞性咳嗽。

2. 咯血

部分患者以咯血为首发症状，多为痰中带血或间断血痰，常不容易引起患者的重视而延误早期诊断。如癌肿侵蚀大血管则有大咯血。

3. 喘鸣

由于肿瘤引起支气管部分阻塞，约有 2% 患者可闻及局限性喘鸣。

4. 胸闷、气急

肿瘤阻塞支气管及肿大的肺门淋巴结压迫土支气管引起气道狭窄；或转移胸膜、心包引起胸腔积液、心包积液；或有膈肌麻痹、上腔静脉阻塞及肺部广泛转移，均可影响肺功能而引起胸闷、气急。

5. 发热

多为继发感染所致，癌肿组织坏死也可引起发热。

6. 体重下降

由于肿瘤毒素、感染、疼痛所致的食欲减退和消耗增加等原因，可表现为消瘦或恶病质。

（二）肿瘤局部扩展引起的症状

1. 胸痛

胸痛约30％的肿瘤直接侵犯胸膜、肋骨和胸壁，引起持续、固定、进行性胸痛。

2. 呼吸困难

肿瘤压迫大气道，可引起呼吸困难。

3. 咽下困难

肿瘤侵犯或压迫食管，可引起咽下困难，还可引起气管－食管瘘，导致肺部感染。

4. 声音嘶哑

肿瘤直接压迫或肿大的纵隔淋巴结压迫喉返神经所致（多见左侧）。

5. 上腔静脉阻塞综合征

肿瘤侵犯纵隔，压迫上腔静脉，使头部静脉回流受阻，出现头面部、颈部和上肢水肿及前胸部瘀血和静脉曲张，可引起头痛、头晕等。

6. Horner综合征

位于肺尖部的肺癌称肺上沟癌，可压迫颈部交感神经，引起病侧眼睑下垂、瞳孔缩小、眼球内陷，同侧额部与胸壁无汗或少汗，称Horner综合征。压迫臂丛神经可引起同侧肩关节、上肢内侧疼痛和感觉异常，夜间尤甚。

（三）肺外转移引起的症状

脑转移引起头痛、呕吐、共济失调，一侧肢体无力或偏瘫等。肝转移可有肝大、肝区疼痛、腹水等；骨转移可有局部疼痛和压痛，与咳嗽、呼吸无关；淋巴结转移常见右锁骨上淋巴结，逐渐增大，固定而坚硬，可以融合，多无痛感。

（四）癌作用于其他系统引起的肺外表现

其又称副癌综合征，主要有杵状指（趾）、肥大性骨关节病、分泌促肾上腺皮质激素引起Cushing综合征、分泌抗利尿激素引起稀释性低钠血症、分泌促性腺激素引起男性乳房发育；此外，还可出现神经肌肉综合征等。

（五）体征

早期可无阳性体征。随着病情进展，患者出现消瘦、器官转移，肿瘤致部分支气管阻塞时，有局限性哮鸣音、肺不张、肺炎及胸腔积液体征。肺癌晚期患者可有声音嘶哑、前胸浅静脉怒张、锁骨上及腋下淋巴结肿大，部分患者有杵状指（趾）。

四、实验室和其他检查

1. 影像学检查

是发现肺癌的重要方法，可通过透视、正侧位胸片、CT、磁共振、支气管和血管造影等检查，为诊断治疗提供依据。

2. 痰脱落细胞检查

清晨留取深部咳出的新鲜痰液送检3～4次，阳性率在70％～80％。

3. 纤维支气管镜检查

对肺癌的诊断具有重要意义，可直视下观察肿瘤的病理改变及支气管活检，提供组织学诊断依据。

4. 其他检查

经胸壁穿刺活检、胸水检查、转移病灶活检、开胸肺活检等。

五、诊断要点

依靠详细的病史询问、体格检查和有

关的辅助检查进行综合判断。

肺癌治疗效果与肺癌的早期诊断密切相关,对40岁以上,长期吸烟或从事某些职业(如石棉)的人群,有下列情况者,应作为疑癌患者进行相关检查。①无明显原因的刺激性咳嗽持续2~3周,治疗无效;②原有慢性呼吸道疾病,咳嗽性质改变;③持续或反复在短期内痰中带血而无其他原因可解释者;④反复发作的同一部位的肺炎,特别是段性肺炎;⑤无明原因肺脓肿,无中毒症状、抗感染治疗效果不明显;⑥胸部听诊闻及局限性哮鸣音或原因不明的杵状指(趾)及四肢关节疼痛;⑦X射线胸片局限性肺气肿或段、叶性肺不张,或孤立性圆形病灶和单侧肺门阴影增大;⑧无中毒症状的胸腔积液,尤其是血性、进行性增加者;⑨以及有上述肺外临床表现者。

六、治疗要点

1. 手术治疗

非小细胞性肺癌,治疗首选手术,尽早切除病变肺叶加局部淋巴结清除,手术后辅以放疗或化疗。小细胞肺癌90%以上在就诊时已有胸内或远处转移,目前国内主张以化疗为主,辅以手术。

2. 化学药物治疗(简称化疗)

小细胞癌对化疗最敏感,腺癌化疗效果最差。为增强疗效,减轻毒性,多采用间歇、短程、联合用药。常用药物有环磷酰胺(CTX)、异丙环磷胺(ZFO)、甲氨蝶呤(MTX)、长春新碱(VCR)、阿霉素(ADR)等。

3. 放射治疗(简称放疗)

放射线对癌细胞有杀伤作用。放疗分根治性和姑息性2种。根治性放疗,用于病灶局限,因解剖部位原因不宜手术或患者不愿手术等。姑息性放疗。目的在于抑制肿瘤的发展,延迟肿瘤扩散和缓解症状。放疗对控制转移性疼痛、压迫症状有肯定疗效。单纯的放疗效果差,故目前多主张放疗加化疗。

4. 其他局部治疗

经支气管动脉灌注加栓塞治疗,经纤维支气管镜电刀切割癌体或行激光治疗等,缓解患者的症状和控制肿瘤的发展有较好的效果。

5. 生物反应调解剂及中药治疗

小剂量干扰素、转移因子、集落刺激因子及中药配方能增强机体对化疗、放疗的耐受性,提高疗效。

七、护理评估

评估患者的健康及营养状况,主要痛苦及应对方法,有无并发症。心理评估:早期症状不明显,接受各种检查使患者容易产生揣测、焦虑心理。一旦确诊,患者惊恐、沮丧,性格转为内向,行为变得退缩。随着病情恶化,治疗效果欠佳,药物反应明显,容易产生绝望心理,表现出悲伤、自卑、神经质,甚至有轻生自杀的念头。

八、护理诊断

1. 疼痛

其与癌组织浸润、压迫及转移有关。

2. 恐惧

其与疼痛及预后差有关。

3. 气体交换受损

其与肺组织损害导致气体交换面积减少有关。

4. 营养失调:低于机体需要量

与肺癌导致机体消耗过多、化疗反应致食欲下降,摄入不足有关。

5. 潜在并发症

化疗药物毒性反应。

6. 组织完整性受损

其与接受放疗损伤皮组织或长期卧床导致局部循环障碍有关。

九、护理措施

（一）疼痛

1. 倾听患者对疼痛的诉说，观察其非语言表达，对疼痛的部位、性质、程度、加重、缓解的原因作出准确的评估。

2. 减轻患者思想压力。患者的焦虑、紧张、烦躁及恐惧，会加重疼痛，应理解患者的痛苦，用同情、安慰、鼓励的语言和举止，支持患者，减轻患者的心理压力，提高痛阈。

3. 放松疗法。指导患者自我采用自我放松术，如听音乐、看电视、读书看报、与人交谈、教会患者自我按摩穴位等方法，转移患者注意力，使疼痛减轻。

4. 提供安静环境，调整舒适体位。

5. 物理止痛。如按摩、针灸、理疗、变换体位，支托痛处等措施，增加患者的舒适度。

6. 遵医嘱药物止痛。遵循用药原则，把握好用药阶段，严格掌握用药时间及剂量，并密切观察病情、镇痛效果及药物副作用。

（二）恐惧

1. 鼓励患者表达自己的心理感受，倾听患者诉说。

2. 多与患者沟通，建立良好的护患关系，尽量解答患者提出的问题，为患者提供有益的信息。在未确诊前，劝说患者接受各种检查，确诊后根据患者心理承受能

力，采用适当的语言将诊断结果告知患者，以缩短患者期待诊断的焦虑期，不失时机地给予心理援助，引导患者面对现实，正确认识病症，利用求生欲望，达到使患者用意念调动潜在力量，与疾病进行斗争的目的。对不愿或害怕知道诊断结果的患者，应协同家属采取保护性医疗措施，合理隐瞒，以防患者精神崩溃影响治疗。

3. 精神上给予安慰，帮助患者正确面对当前的情况，并以镇静的心态、熟练的操作，协助医生采取措施，缓解患者疼痛、呼吸困难等症状，及时引导患者体验治疗效果，使患者产生信任感，增强治疗的信心。

4. 帮助建立良好的社会支持网，鼓励家庭成员、亲朋好友及工作单位人员定期探视患者，使患者感受到家庭、单位和亲友的关爱，激发珍惜生命、热爱生活的热情，克服恐惧、绝望的心理，保持积极、乐观的情绪，调动机体潜能与疾病作斗争。

（三）气体交换受损。

（四）营养失调：低于机体需要量

1. 评估患者的进食情况及营养状况，监测并记录患者进食量。

2. 和营养师一起评估患者所需营养，制订饮食计划，为患者提供高热量、高蛋白、高维生素、容易消化的饮食，满足机体营养需要。

3. 向患者及家属宣传增加营养与促进健康的关系，促进主动进食。

4. 改善进食环境，增加食物的色香味和品种多样化，满足患者的饮食习惯，调整心情，增加食欲。

5. 保持患者口腔清洁、卫生，增加

食欲。

6. 有吞咽困难者给予流质饮食，取半卧位以免发生吸入性感染和窒息。

7. 必要时输血、血浆、复方氨基酸等，以增强抗病能力。

（五）潜在并发症：化疗药物毒性反应

1. 化疗前向患者解释化疗的目的、方法及可能产生的毒副作用，使患者有充分的思想准备，配合化疗。

2. 化疗期间宜少量多餐，避免过热、粗糙、刺激性食物。化疗前后 2h 避免进食，若有恶心、呕吐时宜减慢药物滴速或遵医嘱应用甲氧氯普胺（胃复安）10mg 肌内注射。若化疗明显影响进食，出现口干、皮肤干燥等脱水表现，宜静脉输液，补充水、电解质和机体所需营养。

3. 严密观察血象。每周检查 1～2 次血象，当白细胞总数降到 $3.5 \times 10^9/L$ 时应报告医生，当下降到 $1 \times 10^9/L$ 时遵医嘱输白细胞，保护性隔离，以防感染。

4. 注意保护和合理使用静脉血管。静脉给药时，在输注化疗药物前后应输无药液体，以防药液外漏致组织坏死，并可减少对血管壁的刺激。如化疗药液外漏，应立即停止输液，迅速用 0.5% 普鲁卡因溶液 10～20ml 局部封闭，并用冰袋冷敷，局部外敷氟氢松或氢化可的松软膏，以减轻组织损伤。切忌热敷，以免加重组织损伤。

5. 化疗后患者涎腺分泌常减少，出现口干，口腔 pH 值下降，易致牙周病和口腔真菌感染。常用盐水或复方硼砂溶液漱口，若出现真菌感染时用碳酸氢钠溶液漱口并局部敷制真菌素。

6. 鼓励患者多饮水，既可补充机体需要，又可稀释尿内药物浓度，防止肾功能损害。

7. 对化疗引起的脱发、皮肤干燥、色素沉着等应作好解释，停药后毛发会再生。

（六）组织完整性受损

1. 向患者说明放疗的目的、方法、副作用及注意保护照射部位皮肤。

2. 在皮肤照射部位涂上标记物，照射后切勿擦去，照射时协助患者取一定体位，不要随便移动，以免损伤其他部位皮肤。

3. 皮肤照射后出现皮肤反应如红斑、皮肤脱屑、色素沉着等，应避免搔抓、压迫和衣服摩擦，洗澡时不用肥皂或搓擦，忌贴胶布，不要用红汞、碘酒涂擦，避免阳光照射或冷热刺激。如有渗出性皮炎可暴露，局部涂用具有收敛、保护作用的鱼肝油软膏。

4. 协助患者采取舒适体位，经常变换体位，保持床单洁净平整，防止局部组织长期受压而致压疮或感染。

5. 如出现放射性食管炎，有吞咽痛或吞咽困难者，可给予氢氧化铝凝胶口服。进流质或半流质饮食，避免刺激性食物。

6. 如出现放射性肺炎，应及早给予抗生素，糖皮质激素治疗，协助患者有效咳痰。干咳者给予镇咳药，呼吸困难者给予吸氧。

十、保健指导

宣传吸烟对机体的危害，提倡不吸烟或戒烟。改善劳动和生活环境，避免有害气体和粉尘吸入。防治肺部慢性疾病，对防治肺癌有积极意义。对肺病高危人群、地区要健全肿瘤防治网，做到早发现、早治疗。给予心理援助，介绍肺癌的治疗方法及前景，使之摆脱痛苦，正确认识疾病，增加治疗信心，提高生命质量。合理安排休息，补充足够营养，适当进行运动，保持良好精神状态，提高机体免疫力，避免呼吸道感染，促进疾病的康复。督促患者按时用药，定期复查，并注意观察药物副作用。

（任海霞）

第四节 食管癌的护理

食管癌是我国常见的恶性肿瘤之一。据统计，食管癌病死率占人体恶性肿瘤死亡的 21.8%，仅次于胃癌而居第二位。男性发病串多于女性，发病年龄多见于 40 岁以上。全国食管癌调查的死亡率平均为 14.59/10 万，河南省最高（33.32/10 万），江苏省次之。还有山西、河北、福建、陕西、安徽、湖北等 8 个省，死亡率平均高于全国平均水平，死亡率最低是云南省，为 1.05/10 万。

一、概述

（一）解剖特点

成人食管长约 28～30cm，有 3 个生理缩窄部：第一个在环状软骨下缘平面，即食管入口处；第二个在气管分叉平面，左主支气管及主动脉弓在其前外侧；第三个在膈肌的食管裂孔处。临床上将食管分为 3 段：①上段自食管起点到主动脉弓上缘；②中段自主动脉弓上缘至下肺静脉下缘平面；③下肺静脉下缘至胃贲门部的食管为下段。食管由黏膜、黏膜下层、肌层和外膜构成。食管无浆膜层，是容易引起术后吻合口瘘的因素之一。

（二）病因

食管癌的病因目前还不甚明了，可能与下列因素有关：①食物及饮水中亚硝胺化合物可诱发食管癌；②食管中真菌的致癌作用；③微量元素缺乏；④不良的饮食习惯，如食物过粗硬、过热，进食过快，缺乏营养及维生素等；⑤遗传因素，据调查，有阳性家族史者可高达 60%；⑥食管自身的病变，如食管白斑、瘢痕狭窄、贲门失弛缓症等。

（三）病理

食管癌长自食管黏膜，多数为鳞状上皮细胞癌，食管下段和贲门部则由黏膜下层腺组织发生腺癌。偶见鳞癌及腺癌并发。食管癌可发生在任何部位，但以中段多见，下段次之，上段较少。早期病灶很小，局限于食管黏膜内（原位癌），逐渐增大累及食管全周，可突入腔内造成不同程度梗阻，也可能形成溃疡，穿透食管壁，侵犯纵隔或心包。临床上食管癌可分为 4 种类型。

1. 髓质型

浸润食管壁全层，并向管腔生长而造成食管阻塞。本型临床上最常见，恶性程度最高，预后较差。

2. 蕈伞型

肿瘤突出于食管腔内，形如蘑菇，引起食管腔内梗阻，本型手术切除率较高，恶性程度最低。

3. 缩窄型

又称硬化型，癌肿环形生长，形成管腔狭窄，梗阻较严重，其上端食管明显扩张。

4. 溃疡型

癌肿形成凹陷的溃疡，深入肌层，常累及食管周围组织。本型食管腔梗阻较轻，手术切除率低。

二、临床表现

（一）症状

食管癌早期无明显症状，但可有咽下

食物硬噎感、胸骨后刺痛感及食管内异物感。随着病情发展，症状逐渐加重。典型症状是进行性加重的吞咽困难及由此引起的呕吐、消瘦、脱水等表现，初期症状是进干硬食物感到不畅或呃逆，继则进软食或半流质也感不畅，更严重者，进流质也感困难。甚至水和唾液也不能下咽。由于长时间的进食障碍，致使体重减轻、脱水、贫血、低蛋白血症，甚至恶病质。晚期则可出现持续性的胸背疼痛，声音嘶哑、呛咳、呕血、锁骨上淋巴结肿大，肝、肺等组织出现转移以及恶病质的表现。

（二）体征及辅助检查

1. 体检

需要注意锁骨上淋巴结有无肿大，肝脏有无肿大和有无胸腔积液、腹腔积液等体征。

2. X线钡剂食管造影

典型病例表现病变段食管有不规则的狭窄、充盈缺损，甚至可见到肿瘤的块影，其上方食管扩张。

3. 食管脱落细胞学检查

是应用罩有丝网的气囊导管，经口腔插入胃内，然后将气经充气，向外拔出，取出导管后，将黏附于丝网上的黏液或血性液作涂片，检查癌细胞。适用于早期食管癌的诊断及大面积的普查，阳性率可高达90%。

4. 食管镜检查

可以观察病变的部位、形态及范围，并可摄影、录像、刮片细胞学检查及取活体组织检查。

5. 电子计算机断层扫描（CT）检查

对中晚期病例有助于观察食管癌外侵及淋巴结转移情况，有助于治疗方法的选择。

6. 活组织检查

对疑有转移的淋巴结或软组织块，施行活体组织检查，可确定或排除肿瘤有无转移，放射性核素^{32}P检查可鉴别恶性肿瘤。

三、治疗原则

（一）手术治疗

是食管癌的首选方法，是切除病变上方5cm以下的全段食管，然后用胃或结肠代食管术，对于不能切除的晚期病例，可采用姑息性的手术，如食管-胃吻合术、食管腔内置管术、空肠造瘘术等。

（二）放射治疗

适用于手术有禁忌证或估计手术切除肿瘤病灶时有困难的病例。对术中切除不完全的病变，局部可留置银夹标记，在术后2～4周内再作放射治疗。

（三）药物治疗

包括化疗及中医中药治疗，可使晚期患者缓解症状，常与其他疗法综合应用，以提高疗效。

四、护理诊断

1. 营养失调

与进食减少和癌肿消耗有关。

2. 组织灌注量的改变

与手术失血有关。

3. 清理呼吸道无效

与手术麻醉有关。由于手术创伤及手术并发症引起。

4. 体液不足

与进食困难、摄入不足有关。

5. 有感染的危险

与食物反流、手术污染有关。

6. 口腔黏膜受损

与食物反流、术后一段时间内不能进食有关。

7. 焦虑

与疾病的进展、担忧术后能否正常进食有关。

8. 潜在并发症

水、电解质紊乱、肺内感染、吻合口瘘。

五、护理目标

①生命体征保持平稳；②维持呼吸道通畅；③保持水、电解质平衡；④改善营养及全身情况；⑤患者和家属心态平稳；⑥减少口腔黏膜损害。接受诊断和治疗；⑦恢复正常饮食，学会各种饮食疗法；⑧预防和及时处理并发症。

六、护理措施

（一）术前护理

①术前应尽力改善患者营养情况，协助安排其饮食，提供高蛋白质摄入；②口腔护理，对口臭和呕吐后的患者要作特别护理，给予漱口；③术前向患者说明手术治疗的意义、手术的情况、手术后应该注意和配合的事项，使其有充分思想准备，并能积极主动配合。教会患者作深呼吸、咳嗽排痰、练习侧卧位以及配合插入鼻胃管，并介绍插管的必要性和重要作用；④必要时术前日晨禁食，冲洗食管或洗胃，有利于减轻组织水肿，降低术后感染及吻合口瘘的发生率；⑤护理人员应了解每个患者不同的思想情况，针对所表现的问题作细致的解释工作。热情地关心他她们，用科学道理对每个问题给予耐心的解答，帮助其解决一些具体困难；⑥术前应作胸

部X线检查、肺功能及动脉血气分析。要戒烟，有慢性咳嗽、换多的患者应作痰细菌培养与药敏试验。需要作体位引流排痰，选用有效的抗生素控制感染。术前有高血压、心绞痛或心律失常者，应对其心脏功能作充分的估计，并用药物控制，待情况稳定后方可手术。

（二）术后护理

（1）手术后，应加强对血压、脉搏、心律的监测，发现有异常情况，应及时通知医生。

（2）对麻醉未清醒者，应防止呕吐物误吸，由于手术创伤大，加之胃已拉入胸腔内使肺受压缩，患者术后常有不同程度的呼吸困难，故术后1～2d内应持续给氧。同时应鼓励患者作深呼吸，协助排痰。可用超声雾化吸入抗生素及糜蛋白酶，以助稀释痰液，有利于痰液咳出。在术后2d内，每4h应给予镇痛剂，并置患者于半卧位，使其感到舒适，又能使双肺膨胀较完全。术后第3天拔除胸腔引流管后，应鼓励患者下床活动。

（3）注意胃肠减压管的通畅，保持其负压吸引状态。观察与记录胃肠减压引流物的性状与量。若短时间内引出大量鲜血或血性液，则提示吻合口或胃内出血，应降低吸引力并通知医生处理。胃肠减压管不通畅，可使尚未恢复蠕动功能的胃肠道积聚大量气体与液体，不利于吻合口的愈合。而且胸、胃的膨胀，加重了对肺的压迫及功能损害。应设法以少量消毒液冲洗胃肠减压管，若仍不通畅，应立即通知医生处理。胃肠减压应持续3～4d，持肛门排气后拔去。

（4）胃肠蠕动恢复正常前禁忌饮水或进食。一般需要禁食4～5d，应经常作口腔

护理，保持黏膜湿润及清洁。胃肠减压管拔除后 12～24h 内不宜饮水。此后可少量饮水，一般 2h 一次，每次 60～100ml。如无不适，给流质饮食，并逐日增量，至 7～8d 给全流质饮食。一般术后第 10 天起可进半流质饮食，但应根据病情而定，不强求一致。食管吻合术后可有胸闷或进食后呼吸困难，常为胃拉入胸腔，压迫肺所致。故应少食多餐，经 1～2 个月后多可缓解。贲门癌切除术后，由于胃被反流至食管，常有恶心、呕吐症状，平卧时加重。故患者在饭后 2h 内不要卧床，睡眠时应将枕头垫高。进食时出现呕吐，可能由于进食太快、太多或因吻合口水肿引起。严重者应禁食，给予静脉补液，待 3～4d 水肿消退后再继续进食。术后 3 周内仍有下咽困难，应建议作食管碘油造影，以排除吻合口狭窄。手术后早期严禁暴食或进硬质食物、质硬药丸或药片等，以免导致晚期吻合口瘘。

（5）食管癌剖胸手术者，术后均常规作闭式胸腔引流，应用重力引流或负压吸引装置，将胸腔内的气体、渗血与渗液排出，以利肺膨胀，减少胸腔感染的机会。

（6）吻合口瘘是食管癌手术后最严重的并发症，死亡率高达 50%。吻合口瘘的表现为呼吸困难、胸腔积脓及全身中毒症状，包括黄疸、高热、休克、白细胞计数升高甚至菌血症。如患者出现上述情况，应立即处理。瘘口愈合之前，一般应坚持禁食 6 周左右。

七、健康指导

（1）术后患者应注意营养调配，每天应摄取一些高营养饮食以保持身体良好的营养状态。

（2）告诉患者术后进干、硬食物时可能会出现轻微哽噎症状，这与吻合口扩张程度差有关。如进半流质饮食仍有下咽困难，应来院复诊。

（3）嘱患者加强口腔卫生防护。结肠代食管术的患者可能嗅到粪便气味，该症状与结肠液逆流入口腔有关，一般半年后症状逐渐缓解。

（4）嘱术后反流症状严重者，睡眠时最好取半卧位，并服用抑制胃酸分泌的药物。

（任海霞）

第五节　胸部创伤患者的护理

胸部创伤可由穿透性或非穿透性外力所引起，并可导致严重的且常常是致命的损伤。胸部创伤可以导致以下的一种或多种情况：肋骨骨折、浮动胸壁、皮下气肿、气胸、血胸或血气胸，各级破裂和（或）任何胸内器官的穿透伤（肺、气管、食管、心脏或大血管）。

胸部创伤患者的初期治疗和护理，包括建立通畅的气道、进行呼吸辅助、建立静脉通路、控制出血、稳定血流动力学参数、确定现有损伤的程度和预防感染。

一、肋骨骨折

（一）概述

肋骨共有 12 对，肋骨骨折常为闭合性损伤，以第 4～7 肋为多见。第 1～3 肋有锁骨及肩胛骨保护；第 7～10 肋不连接于胸骨弹力较大；第 11～12 肋为浮动肋，故骨折少见。

肋骨骨折多由于胸部钝性创伤所引起，少数情况也可以是胸部穿透伤。胸部在受撞击时，折断的肋骨可以移位而导致邻近结构如胸膜、肺等的损伤。肋骨骨折的结果，除骨折部位特别是在受压或深呼吸时的疼痛外，常常表现为局部或广泛的皮下气肿、气胸、血胸、血气胸和（或）呼吸困难。根据骨折的数目、程度及病理生理的改变，临床上分为单纯性肋骨骨折和多根、多处肋骨骨折（包括连枷胸）。

（二）护理评估

1. 临床症状的评估与观察

（1）询问病史及骨折原因：常因外来暴力引起，有直接或间接暴力。

（2）评估患者的疼痛：肋骨骨折主要的临床表现为胸骨疼痛在呼吸和咳嗽时加重；局部压痛有骨摩擦感是主要体征。

（3）评估患者的呼吸运动：患侧呼吸音减弱，可能由于疼痛限制呼吸运动而引起。如多根、多处肋骨骨折，该处胸壁软化浮动，呼吸运动时与其他部分胸壁活动相反；呼气时向外凸出，严重影响呼吸功能，称反常呼吸运动。

（4）评估患者皮下气肿的情形：触诊时皮下气肿的组织有捻发感，定时在该处皮肤上做记号并评估后期消退情况。

2. 辅助检查

体检发现骨折部有压痛或挤压痛。做X线检查是最直接、最可靠的诊断方法，可显示骨折部位、数量、程度及血气胸。

（三）护理问题

1. 疼痛

与骨折引起的不舒服有关。

2. 低效性呼吸型态

与疼痛、胸壁完全受损及可能合并有肺实质损伤有关。

3. 气体交换障碍

与肺实质损伤及怕痛有关。

4. 有感染的危险

与怕痛致分泌物瘀积在肺内有关。

（四）护理措施

1. 缓解疼痛

移动患者要小心，以减少不必要的疼痛。咳嗽时协助按压胸部，减少胸部张力，减轻疼痛。保守疗法：非必要时并不采取黏性胶布条、弹性绷带或胸带来固定肋骨，以免影响肺的扩张，尤其应重视止痛药物的应用，如果口服止痛药效果不佳，可加用肌内注射或使用镇痛泵以及肋间神经封闭法，从而缓解疼痛、预防肺部并发症。

2. 维持正常的呼吸功能

（1）半卧位，卧床休息：膈肌下降利于肺复张，减轻疼痛及非必要的氧气需要量。

（2）吸氧：根据缺氧状态给予鼻导管及面罩吸氧，并及时发现患者有无胸闷、气短、烦躁、发绀等缺氧症状以及皮肤、黏膜的情况。

（3）协助患者翻身，鼓励深呼吸及咳痰。及时排出痰液可给予雾化吸入及化痰药，必要时吸痰排出呼吸道分泌物，预防肺不张及肺炎的发生。

3. 病情观察

（1）观察患者呼吸频率深浅及型态变化，随时询问有无胸闷、气短、呼吸困难等不适主诉。如发现患者有浮动胸壁，要用大棉垫胸外固定该部胸壁，以减轻反常呼吸运动。

（2）定时监测生命体征，定期胸部X线检查，以观察有无血气胸等合并证。

（3）皮下气肿的处理：皮下气肿在胸腔闭式引流第3～7天可自行吸收，也可用粗针头做局部皮下穿刺，挤压放气。纵隔气肿加重时，要在胸骨柄切迹上作一2cm

横行小切口。

4. 预防感染

（1）保持伤口清洁干燥，更换伤口敷料时严格遵守无菌操作。保持胸腔引流管通畅，防止发生逆行感染。

（2）防止肺部感染：及时有效清除呼吸道分泌物，以及观察分泌物的性状，评估是否有感染的症状及征象，若有立刻通知医生处理。

（3）遵医嘱应用抗生素，并了解抗生素的不良反应。

5. 心理护理

（1）减轻焦虑：适时地给予解释及心理支持。

（2）教会患者腹式呼吸和有效咳嗽、排痰。

6. 危重患者的护理

（1）严密监测病情变化，必要时做好急救准备。如患者窒息，应立即清除呼吸道分泌物及异物。如心跳停止，应立即行心肺复苏术。

（2）做好气管插管、气管切开、呼吸机使用的配合及护理。

（3）协助医生尽快明确有否复合性损伤及其性质，再排除食管或腹部脏器损伤之前，禁忌给患者饮水。

二、气胸

（一）概述

胸膜腔内积气称为气胸。气胸是由于利器或肋骨断端刺破胸膜、肺、支气管或食管后，空气进入胸腔所造成。气胸分3种。

（1）闭合性气胸：即伤口伤道以闭，胸膜腔与大气不相通。

（2）开放性气胸：胸膜腔与大气相通。

可造成纵隔扑动：吸气时，健侧胸膜腔负压升高，与伤侧压力差增大，纵隔向健侧移位；呼气时，两侧胸膜腔压力差减少，纵隔移向正常位置，这样纵隔随着呼吸来回摆动的现象，称为纵隔扑动。

（3）张力性气胸：即有受伤的组织起活瓣作用，空气只能入不能出，胸膜腔内压不断增高如抢救不及时，可因急性呼吸衰竭而死亡。

（二）护理评估

1. 临床症状评估与观察

（1）闭合性气胸：小的气胸多无症状。超过30％的气胸，可有胸闷及呼吸困难；气管及心脏向健侧偏移；伤侧叩诊呈鼓音，呼吸渐弱，严重者有皮下气肿及纵隔气肿。

（2）开放性气胸：患者有明显的呼吸困难及发绀，空气进入伤口发出"嘶嘶"的响声。

（3）张力性气胸：重度呼吸困难，发绀常有休克，颈部及纵隔皮下气肿明显。

2. 辅助检查

根据上述指征，结合X线胸片即可确诊，必要时做患侧第2肋间穿刺，常能确诊。

（三）护理问题

1. 低效性呼吸型态

与胸壁完全受损及可能合并有肺实质损伤有关。

2. 疼痛

与胸部伤口及胸腔引流管刺激有关。

3. 恐惧

与呼吸窘迫有关。

4. 有感染的危险

与污染伤口有关。

（四）护理措施

1. 维持或恢复正常的呼吸功能

（1）半卧位，卧床休息。膈肌下降利于肺复张、疼痛减轻及增加非必要的氧气需要量。

（2）吸氧：根据缺氧状态给予鼻导管及面罩吸氧，并及时发现患者有无胸闷、气短、烦躁、发绀等缺氧症状以及皮肤、黏膜的情况。

（3）协助患者翻身，鼓励其深呼吸及咳痰，及时排出痰液，可给予雾化吸入及化痰药，必要时吸痰，排出呼吸道分泌物，预防肺不张及肺炎的发生。

2. 皮下气肿的护理

皮下气肿在胸腔闭式引流第 3～7 天可自行吸收，也可用粗针头做局部皮下穿刺，挤压放气。纵隔气肿加重时，要在胸骨柄切迹上作一 2cm 的横行小切口。

3. 胸腔引流管的护理

（1）体位：半卧位，利于呼吸和引流。鼓励患者进行有效的咳嗽和深呼吸运动，利于积液排出，恢复胸膜腔负压，使肺复张。

（2）妥善固定：下床活动时，引流瓶位置应低于膝关节，运送患者时双钳夹管。引流管末端应在水平线下 2～3cm，保持密封。

（3）保持引流通畅：闭式引流主要靠重力引流，水封瓶液面应低于引流管胸腔出口平面 60cm，任何情况下不得高于胸腔，以免引流液逆流造成感染。高于胸腔时，引流管要夹闭。定时挤压引流管以免阻塞。水柱波动反应残腔的大小与胸腔内负压的大小。其正常时上下可波动4～6cm。如无波动，患者出现胸闷气促，气管向健侧移位等肺受压的症状，应疑为引流管被

血块堵塞，应挤捏或用负压间断抽吸引流瓶短玻璃管，促使其通畅，并通知医生。

（4）观察记录：观察引流液的量、性状、颜色、水柱波动范围，并准确记录。若引流量多≥200m/h，并持续 2～3h 以上，颜色为鲜红色或红色，性质较黏稠、容易凝血则疑为胸腔内有活动性出血，应立即报告医生，必要时开胸止血。每天更换水封瓶并记录引流量。

（5）保持管道的密闭和无菌：使用前注意引流装置是否密封，胸壁伤口、管口周围用油纱布包裹严密，更换引流瓶时双钳夹管，严格执行无菌操作。

（6）脱管处理：如引流管从胸腔滑脱，立即用手捏闭伤口处皮肤，消毒后油纱封闭伤口协助医生做进一步处理。

（7）拔管护理：24h 引流液＜50ml，脓液＜10ml，X 线胸片示肺膨胀良好、无漏气，患者无呼吸困难即可拔管。拔管后严密观察患者有无胸闷、憋气、呼吸困难、切口漏气、渗液、出血、皮下气肿等症状。

4. 急救处理

（1）积气较多的闭合性气胸：经锁骨中线第 2 肋间行胸膜腔穿刺，或行胸膜腔闭式引流术，迅速抽尽积气，同时应用抗生素预防感染。

（2）开放性气胸：用无菌凡士林纱布加厚敷料封闭伤口，再用宽胶布或胸带包扎固定，使其转变成闭合性气胸，然后穿刺胸膜腔抽气减压，解除呼吸困难。

（3）张力性气胸：立即减压排气。在危急情况下可用一粗针头在伤侧第 2 肋间锁骨中线处刺入胸膜腔，尾部扎一橡胶手指套，将指套顶端剪一约 1cm 开口起活瓣作用。

5. 预防感染

（1）密切观察体温变化，每 4h 测体温 1 次。

（2）有开放性气胸者，应配合医生及时清创缝合。更换伤口及引流瓶应严格无菌操作。

（3）遵医嘱合理应用化痰药及抗生素。

6. 健康指导

（1）教会或指导患者腹式呼吸及有效排痰。

（2）加强体育锻炼，增加肺活量和机体抵抗力。

三、血胸

（一）概述

胸部穿透性或非穿透性创伤，由于损伤了肋间或乳内血管、肺实质、心脏或大血管而形成血胸。成人胸腔内积血量在 0.5L 以下，称为少量血胸；积血 0.5～1L 为中量血胸；积血 1L 以上，称为大量血胸。内出血的速度和量取决于出血伤口的部位及大小。肺实质的出血常常能自行停止，但心脏或其他动脉出血需要外科修补。根据出血的量分为少量血胸、中量血胸、大量血胸。

（二）护理评估

1. 临床症状的评估与观察

患者多因失血过多处于休克状态，胸膜腔内积血压迫肺及纵隔，导致呼吸系统循环障碍，患者严重缺氧。血胸还可能继发感染引起中毒性休克，如合并气胸，则伤胸部叩诊鼓音，下胸部叩诊浊音，呼吸音下降或消失。

2. 辅助检查

根据病史体征可做胸穿，如抽出血液即可确诊，行 X 线胸片检查可进一步证实。

（三）护理问题

1. 低效性呼吸型态

与胸壁完全受损及可能合并有肺实质损伤有关。

2. 气体交换障碍

与肺实质损伤及有关。

3. 恐惧

与呼吸窘迫有关。

4. 有感染的危险

与污染伤口有关。

5. 有休克的危险

有效循环血量缺失及其他应激生理反应有关。

（四）护理措施

1. 维持有效呼吸

（1）半卧位，卧床休息。膈肌下降利于肺复张，减轻疼痛及非必要的氧气需要量。如有休克应采取中凹卧位。

（2）吸氧：根据缺氧状态给予鼻导管及面罩吸氧，并及时发现患者有无胸闷、气短、烦躁、发绀等缺氧症状以及皮肤、黏膜的情况。

（3）协助患者翻身，鼓励深呼吸及咳痰。为及时排出痰液可给予雾化吸入及化痰药，必要时吸痰以排出呼吸道分泌物，预防肺不张及肺炎的发生。

2. 维持正常心排血量

（1）迅速建立静脉通路，保证通畅。

（2）在监测中心静脉压的前提下，遵医嘱快速输液、输血、给予血管活性药物等综合抗休克治疗。

（3）严密观察有无胸腔内出血征象：脉搏增快，血压下降；补液后血压虽短暂上升，又迅速下降；胸腔闭式引流量，>200ml/h，并持续 2～3h 以上。必要时开胸止血。

3. 病情观察

（1）严密监测生命体征，注意神志、瞳孔、呼吸的变化。

（2）抗休克：观察是否有休克的征象及症状，如皮肤苍白、湿冷、不安、血压过低、脉搏浅快等情形。若有立即通知医生并安置一条以上的静脉通路输血、补液，并严密监测病情变化。

（3）如出现心脏压塞（呼吸困难、心前区疼痛、面色苍白、心音遥远）应立即抢救。

4. 胸腔引流管的护理

严密观察失血量，补足失血及预防感染。如有进行性失血、生命体征恶化应做开胸止血手术，清除血块以减少日后粘连。

5. 心理护理

（1）提供安静舒适的环境。

（2）活动与休息：保证充足睡眠，劳逸结合，逐渐增加活动量。

（3）保持排便通畅，不宜下蹲过久。

四、心脏损伤

心脏损伤是暴力作为一种能量作用于机体，直接或间接转移到心脏所造成的心肌及其结构的损伤，直至心脏破裂。心脏损伤又有闭合性和穿透性损伤的区别。

（一）闭合性心脏损伤

心脏闭合性损伤又称非穿透性心脏损伤或钝性心脏损伤。实际发病率远比临床统计的要高。许多外力作用下都可以造成心脏损伤，包括：①暴力直接打击胸骨传递到心脏；②车轮碾压过胸廓，心脏被挤压于胸骨椎之间；③腹部或下肢突然受到暴力打击，通过血管内液压作用；④爆炸

时高击的气浪冲击。

1. 心包损伤

指暴力导致的心外膜和或壁层破裂和出血。

（1）分类：心包是一个闭合纤维浆膜，分为脏、壁两层。心包伤分为胸膜-心包撕裂伤和膈-心包撕裂伤。

（2）临床表现：单纯心包裂伤或伴少量血心包时，大多数无症状，如果出现烦躁不安、气急、胸痛，特别当出现循环功能不佳、低血压和休克时，则应想到急性心脏压塞的临床征象。

（3）诊断：①ECG：低电压、ST 段和 T 波的缺血性改变；②二维 UCG：心包腔有液平段，心排幅度减弱，心包腔内有纤维样物沉积。

（4）治疗：心包穿刺术、心包开窗探查术、开胸探查术。

2. 心肌损伤

所有因钝性暴力所致的心脏创伤，如果无原发性心脏破裂或心内结构，包括间隔、瓣膜、腱束或乳头肌损伤，统称心肌损伤。

（1）原因：一般是由于心脏与胸骨直接撞击，心脏被压缩所造成的不同程度心肌损伤，最常见的原因是汽车突然减速时方向盘的撞击。

（2）临床表现：主要症状取决于创伤造成心肌损伤的程度和范围。轻度损伤可无明显症状；中度损伤出现心悸、气短或一过性胸骨后疼痛；重度可出现类似心绞痛症状。

（3）检查方法：ECG：轻度无改变，异常 ECG 分 2 类：①心律失常和传导阻滞；②复极紊乱。X 线片：一般无明显变化。UCG：可直接观测心脏结构和功能变化，在诊断心肌挫伤以评估损伤程度最简

便、快捷、实用。

（4）治疗：主要采用非手术治疗。①一般心肌挫伤的处理：观察24h，充分休息检查ECG和CPK-MD；②有CDA者：在ICU监测病情变化，可行血清酶测定除外CAD。③临床上有低心排血量或低血压者：常规给予正性肌力药，必须监测CVP，适当纠正血容量，避免输液过量。

3. 心脏破裂

闭合性胸部损伤导致心室或心房全层撕裂，心腔内血液进入心包腔和经心包裂口流进胸膜腔。患者可因急性心脏压塞或失血性休克而死亡。

（1）原因：一般认为外力作用于心脏后心腔容易发生变形并吸收能量，当外力超过心脏耐受程度时，即出现原发性心脏破裂。

（2）临床表现：血压下降、中心静脉压高、心动过速、颈静脉扩张、发绀、对外界无反应；伴胸部损伤，胸片示心影增宽。

（3）诊断：①ECG：ST段和T段的缺血性改变或有心梗图形；②X线和UCG：可提示有无心包积血和大量血胸的存在。

（4）治疗：紧急开胸解除急性心脏压塞和修补心脏损伤是抢救心脏破裂唯一有效的治疗措施。

（二）穿透性心脏损伤

该损伤以战时多见，按致伤物质不同可分为火器伤和刃器伤2大类。

1. 心脏穿透伤

（1）临床表现：主要表现为失血性休克和急性心脏压塞。前者早期有口渴、呼吸浅、脉搏细、血压下降、烦躁不安和出冷汗；后者有呼吸急促、面唇发绀、血压下降、脉搏细速、颈静脉怒张并有奇脉。

（2）诊断：①ECG：血压下降ST段和T波改变；②UCG：诊断价值较大；③心包穿刺：对急性心脏压塞的诊断和治疗都有价值。

（3）治疗：快速纠正血容量，并迅速行心包穿刺或同时在急诊室紧急气管内插管进行开胸探查。

2. 冠状动脉穿透伤

是心脏损伤的一种特殊类型，即任何枪弹或锐器在损伤心脏的同时也刺伤冠状动脉，主要表现为心外膜下的冠状动脉分支，造成损伤远侧冠状动脉供血不足。

（1）临床表现：单纯冠脉损伤，可出现急性心脏压塞或内出血征象。冠脉动脉瘘者心前区可闻及连续性心脏杂音。

（2）诊断：较小分支损伤很难诊断；较大冠脉损伤，ECG主要表现为创伤相应部位出现心肌缺血和心肌梗死图形。若心前区出现均匀连续性心脏杂音，则提示外伤性冠状动脉瘘存在。

（3）治疗：冠脉小分支损伤可以结扎；主干或主要分支损伤可予以缝线修复，如已断裂则应行CAB术。

（三）护理问题

1. 疼痛
与心肌缺血有关。

2. 有休克的危险
与大量出血有关。

（四）护理措施

1. 维持循环功能，配合手术治疗
（1）迅速建立静脉通路。
（2）在中心静脉压及肺动脉楔压监测下，快速补充血容量，积极抗休克治疗并做好紧急手术准备。

2. 维持有效的呼吸

（1）半卧位，吸氧，休克者取平卧位或中凹卧位。

（2）清除呼吸道分泌物，保持呼吸道通畅。

3. 急救处理

（1）心脏压塞的急救：一旦发生，应迅速行心包穿刺减压术。

（2）凡确诊为心脏破裂者，应做好急症手术准备，充分备血。

（3）出现心脏停搏立即行心肺复苏术。

（4）备好急救设备及物品。

4. 心理护理

严重心脏损伤者常出现极度窘迫感，应提供安静舒适的环境采取积极果断的抢救措施，向患者解释治疗的过程和治疗计划，使患者情绪稳定。

（任海霞）

第六节　心脏外科疾病患者的护理

一、先天性心脏病

先天性心脏病是指先天发育异常而未能自愈的一组心脏病，临床上将先天性心脏病分为发绀型和非发绀型 2 大类。

发绀型先天性心脏病是静脉血液通过心腔内异常通道从右心向左心分流，未经氧合的静脉血与动脉血相混，使体循环血液中氧含量减少，临床上出现发绀症状。以法洛四联症（TOF）最常见，其次有：法洛三联症、大动脉转位（TGA）、三尖瓣闭锁、肺静脉异位引流、右室双出口（DORV）、Eisenmenger 综合征等。

非发绀型先天性心脏病较常见，心内外无明显分流或合并左向右分流即左心的

氧合血通过心脏异常通路流入右心。常见的有动脉导管未闭、房间隔缺损、室间隔缺损、肺动脉瓣狭窄、主动脉瓣狭窄、主动脉缩窄等。

（一）动脉导管未闭（PDA）

PDA 是指出生后动脉导管未闭合形成的主动脉和肺动脉之间的异常通道，最常见的先天性心脏病之一，约占先心病总数的 15%。

1. 病因与发病机制

动脉导管在胎儿发育时期是胎儿血液循环的主要通道，一般在出生后数小时动脉导管即开始功能性关闭，多数婴儿在出生 4 周后导管逐渐闭合，12 周后才完全闭锁，逐步退化为动脉导管韧带，如不能闭合，则形成 PDA。

压力高的主动脉血流通过导管分流到压力低的肺动脉内，增加了肺循环血量。左心室为维持全身血液循环，需要增加心排血量 2～4 倍，左心负荷增加，导致左心室肥大，甚至左心衰竭。肺循环血容量的增加，导致肺小动脉反应性痉挛，后继发管壁增厚、纤维化，使肺动脉压力升高，当肺动脉等于或超过主动脉压时，左向右分流消失，逆转为右向左分流，临床上出现发绀，导致 Eisenmenger 综合征，因肺动脉高压右心衰竭而死亡。

2. 临床表现

（1）导管细小者症状常不明显，多在查体时发现。导管粗，分流量大者，可有反复呼吸道感染、肺炎、呼吸困难甚至心衰竭。

（2）胸骨左缘第 2 肋间闻及连续性机械样杂音，向锁骨上及颈部传导，可触及震颤。多数患者脉压增宽，有水冲脉、股动脉枪击音，晚期重度肺动脉高压患者轻度活动即可出现气促和发绀。

3. 护理

（1）严密监测血压，预防反跳性高血压发生。

（2）手术并发症有喉返神经麻痹、乳糜胸、膈神经麻痹，故应注意观察胸腔引流的色、量，观察呼吸动度及有无声音嘶哑等症状。

（二）房间隔缺损

胚胎发育过程中，房间隔发育不良或吸收过度导致两心房间存在通路，称房间隔缺损（ASD）。

1. 病因与发病机制

在胚胎时期原只有一个心房，约在第4周末，心房开始变成双叶状，在双叶之间有一新月形嵴由心房壁的后上方向前下方生长，为原发房间隔，如房间隔发育不全则形成两心房间通路。

由于左心房压力高于右心房压力，故左心房血液通过缺损向右心房分流，婴幼儿期，左右心房压力接近，分流量小，临床症状不明显，随着年龄增长，房压差增大，左向右分流量逐渐增多，使右心房、右心室及肺动脉血流增加，导致右心房、右心室肥大；甚至心衰竭。合并肺动脉高压产生逆向分流时，临床上可出现发绀。

2. 临床表现

一般到青年期才出现明显症状。

（1）劳累后心悸、气促、心房颤动、容易于疲劳。

（2）新生儿患者可出现发绀，多见于巨大房缺患者，啼哭时发绀加重。

（3）患者多无明显发育异常，叩诊可发现心浊音界扩大。

（4）肺动脉瓣区可闻及Ⅱ～Ⅲ级吹风样收缩期杂音。

3. 护理

严密观察心率、心律变化，预防房性心律紊乱的发生。

（三）室间隔缺损

胚胎期室间隔发育不全，左右心室间形成异常通道，称室间隔缺损（VSD）。是常见的先天性心脏病之一，通常分为干下型、嵴上型、膜周型及肌部型4型。VSD可以是其他复杂畸形的一部分，如TOF、TGA及房室管畸形等。

1. 病因与发病机制

在胚胎发育过程中，心室原只有一个腔，约在第4周，心室两侧扩大，中有一嵴，即原始室间隔，由下向上生长和心内膜垫向心室生长的部分对合，成为心室间隔，如此隔发育不全，就成形左、右心室间的通路。

VSD产生左向右分流，分流量取决于左、右心室压力阶差、缺损大小和肺血管阻力。分流量大，肺动脉压力和肺血管阻力逐渐上升，肺小动脉早期发生痉挛，管壁内膜和中层增厚，阻力增大，形成阻塞性肺动脉高压，导致左向右分流减少，甚至出现右向左逆向分流，即Eisenmenger综合征。

2. 临床表现

（1）缺损小可无临床症状，多在查体时发现心脏杂音而疑诊。

（2）缺损大者在出生后2～3个月开始出现症状，婴儿期反复发生呼吸道感染，甚至左心衰竭。2岁后症状好转，但活动后出现心悸、气促、生长发育滞后、心前区隆起，容易患肺炎。

（3）心前区可扪及收缩期震颤，胸骨左缘第3～4肋间可闻及收缩期喷射性杂音。

（4）当发生肺动脉高压时，杂音可由

全收缩期而显著变短，甚至完全消失，可出现发绀和右心衰竭。

3. 护理

（1）有肺动脉高压患者，术前宜做心导管检查，严格掌握手术适应证。控制肺动脉高压可静脉持续小剂量应用硝普钠、前列腺素 E、芬太尼等药物。

（2）术前注意预防呼吸道感染。

（3）VSD 合并严重肺高压者伴有肺小血管梗阻病变而导致气体弥散功能不全，肺顺应性下降，因此术后做好呼吸道护理是关键。①术后应用呼吸机采用同步间歇指令通气加压力支持通气（SIMV＋PSV）模式，且加用 3～5cmH$_2$O PEEP，可防止呼气末肺泡完全萎陷，维护一定通气/血流比率，能增进气体交换；②气道湿化和及时清除呼吸道分泌物是保持呼吸道通畅的重要手段；③吸痰前后均需要用人工呼吸囊纯氧加压吸入 1～2min，防止缺氧而引起心搏骤停；④拔除气管插管后加强肺部物理治疗，如翻身、拍背、咳痰、吹气球、呼吸治疗仪治疗等，鼓励患者早期活动。

（四）法洛四联症

法洛四联症（TOF）为最常见的发绀型先天性心脏病，约占先天性心脏病的 1/3，占发绀型先天性心脏病的 50%，包括主动脉骑跨、右室流出道狭窄、室间隔缺损和右心室肥大联合心脏畸形。

1. 病因与发病机制

右室流出道狭窄使右心排血受阻，右心室压力上升（同时主动脉向右侧骑跨，右心室静脉血直接进入主动脉），产生右向左分流，致使动脉血氧饱和度下降，出现发绀、肺循环血流量减少。为代偿缺氧，红细胞数和血红蛋白量都显著增多。

2. 临床表现

（1）患儿早期即出现发绀，尤其哭闹时显著，喂养困难，且逐年加重。

（2）喜蹲踞是 TOF 的特征姿态。蹲踞时体循环阻力增加，右向左分流量减少，同时因回心血量增加，肺循环血流量增加，低血氧得以缓解，缺氧症状减轻。

（3）口唇、甲床发绀，杵状指（趾）。

（4）发育迟缓。

3. 护理

（1）TOF 患者由于术前血流动力学的改变，右向左分流，给体内各脏器造成缺氧现象，一般术前吸氧 3～5d，有助于改善各脏器缺氧状况。

（2）术前发绀严重或有晕厥史者应每日吸氧 3～4 次，每次 15～30min，必要时给予持续低流量吸氧，防止患儿哭闹，喂奶、吃饭时勿过饱、过急，避免缺氧性发作的发生。

（3）TOF 患者红细胞增多，血液浓缩，容易产生血栓，故要鼓励患者多饮水，尤其是有发热、腹泻或天热多汗情况下，更需要补充液体，以免引起血管栓塞。

（4）TOF 术后最常见的并发症即低心排综合征。临床上出现血压低、心率快、脉细弱、末梢皮肤湿冷、苍白、花纹、尿少、心排指数＜2.0L/（min·m^2）。术后严密监测生命体征，保证血管活性药物准确输入。

（5）有些 TOF 患者由于侧支循环丰富，易并发肺部感染，且体外循环灌注后，容易出现肺水肿等肺部并发症，故加强肺部护理很重要。

二、心外科术后常见并发症的护理

（一）心衰竭

心衰竭是心脏手术后早期最常见的并

发症，其发病迅速，如不及时抢救，可危及患者生命。

1. 病因

（1）心源性术前心室发育不良、心肌肥厚和心腔扩大明显；术中心肌保护不善或心内畸形矫正不彻底等；术后单位时间内输入晶体或胶体过多，使心脏负担加重、心律失常、急性人工瓣膜障碍或瓣周漏、残余漏等。

（2）其他贫血、感染、低蛋白血症、儿茶酚类药物过量。

2. 症状和体征

（1）左心衰：呼吸困难、不能平卧、端坐呼吸，两肺布满干湿啰音及哮鸣音、心率增快、面色苍白、四肢湿冷、烦躁不安、咳嗽、咳白色或粉红色泡沫痰、尿量减少等。

（2）右心衰：颈静脉怒张、肝大、腹水、下肢浮肿、末梢发绀、CVP升高等。

（3）全心衰：具有左心衰和右心衰的症状和体征。

3. 护理措施

（1）密切观察生命体征：重点注意心电、血压、呼吸等生命体征的变化，定时巡视和根据病情调整，血管活性药及各晶体、胶体液的输入速度。

（2）给予半卧位：减少回心血量，减轻心脏负担及使横膈下降，有利于患者呼吸。

（3）保持镇静：安慰患者，解除其紧张心理，对有烦躁者可选用安定、鲁米那等镇静药物，如合并支气管痉挛，遵医嘱使用吗啡等镇静剂。

（4）保证氧供：延长术后呼吸机支持呼吸时间，对已拔除气管插管者可加大氧流量至 $5\sim7L/min$，使 $SaO_2\geqslant95\%\sim98\%$，若仍有缺氧表现，应及时再行气管插管接呼吸机或麻醉机供氧。

（5）强心：增加心肌收缩和心脏排血量，常用的药物有西地兰 $0.1\sim0.2mg$ 稀释后静脉注射，氨力农 $50mg$ 稀释后静脉注射或加入生理盐水 $100ml$ 中以 $5\sim10mg/$（$kg\cdot min$）的速度静脉滴注，并密切观察心率、血压变化。若有血压不稳，可用多巴胺和（或）多巴酚丁胺持续静脉滴注。

（6）利尿：选用速尿 $10\sim20mg/$次静脉注射，以快速排尿、减轻心脏前负荷、消除水肿。要求尿量 $\geqslant1ml/$（$kg\cdot h$）。

（7）扩血管：血压正常时用硝普钠 $2\sim5\mu g/$（$kg\cdot min$），或酚妥拉明 $5\sim10mg$ 加入 $250ml$ 液体中缓慢静脉滴注，使用血管扩张剂最好用输液泵控制滴速，以利于及时正确调整用药剂量。以减轻心脏前后负荷和改善末梢循环，临床上常与血管活性药合用。

（8）对因治疗：如属人造瓣膜急性功能障碍或瓣周漏等外科因素导致的顽固性心衰，则需要再次手术。

（二）心律失常

心律失常是心血管手术后早期常见的并发症，最容易发生在术后 $24\sim72h$ 以内，常突然发生，变化迅速。严重的心律失常影响血液动力学而危及患者生命，必须立即处理。

1. 病因

（1）术前：术前已存在心律失常（如房颤、室早等）者，术后大多仍然存在。另外，术前有明显心肌肥厚者，术后也易出现室性心律失常。

（2）术中：低温麻醉、体外循环、心肌缺血和再灌注损伤，以及手术操作使传导系统受损等。

（3）术后：缺氧、低血钾、低镁、碱

中毒、血容量不足等。

2. 类型

（1）室上性心动过速：心率>100/min，律齐，QRS波的形态和时限正常，P波常不明显。常出现在术后早期，如成人心率>160/min并持续时间过长，可导致心排量和血压下降。

（2）心房扑动或快速房颤：P波消失，为F或f波代之，主要见于术前已有房扑或房颤者。通常当心室率>140/min时，可影响血压。

（3）室性期前收缩、室速或室颤：室性期前收缩QRS波宽大畸形，时限>0.12s，其前无P波，T波与QRS波方向相反，代偿完全。常见于术后早期24h内，频发室早影响心排量，若室早>6/min或RonT容易诱发室速或室颤而危及生命。

（4）心动过缓和传导阻滞：心率<60/min，心电图可显示Ⅱ度或Ⅲ度AVB或病态窦房结综合征，常见于一些先心病（如室缺）术后。术后早期心室率<50/min，可影响血压，患者会出现头昏、胸闷、乏力等症状。

3. 护理措施

（1）持续动态心电监护：术后早期72h内常规持续动态心电监护，以便及时发现异常，并能及时处理。

（2）备齐各类抗心律失常药：对临床上常用的抗心律失常药物要备足，并要熟练掌握常用抗心律失常药物的剂量、给药途径和方法，必要时预先配好待用。

（3）备好抢救仪器和物品：术中放置心外膜起搏导线，做好使用起搏器患者的监护，术后常规备好起搏器、床旁除颤器和心肺复苏必需物品，熟悉起搏器、除颤器的性能和使用方法，掌握心肺复苏的技术及步骤。

（4）保证静脉通路：术后早期应至少保证2条（或以上）可靠的静脉通路，必要时留置静脉套针或置管，用输液泵控制抗心律失常药的输入速度。

4. 常见心律失常的处理原则

（1）室上性心动过速：成人心率在160/min以上或儿童心率在180/min以上可选用异搏定2~5mg稀释后静脉注射，注意静注速度要缓慢，并密切监测心率及血压的变化，当心率减至120次/min或有血压下降，可中止注射。一般首剂≤5mg，必要时可间隔15min左右重复给予。

（2）心房扑动或快速房颤：首选西地兰0.1~0.2mg+25%葡萄糖20ml静脉缓慢注射。

（3）室性期前收缩、室速或室颤：室性期前收缩<2~3/min时，严密观察；>3/min或呈室速时迅速静脉注射利多卡因50mg，并在250ml液体内加入250~300mg以1~2mg/min速度静脉持续滴注，控制后可降至0.5~1mg/min速度滴注，当出现室颤时，即予心前区叩击及心肺复苏抢救。

（4）心动过缓和传导阻滞：常选用异丙肾上腺素、阿托品等药物来加快心率，如系手术损伤传导系统所致，则需要安装心脏起搏器助搏。目前体外循环手术常规安放临时起搏导线以备用。

（三）低心排综合征

低心排综合征是心脏排血量减少导致重要脏器灌注不足的休克综合征状，是体外循环心脏大手术后常见的并发症，如果处理不当，可危及患者生命。

1. 病因

（1）术前已存在心室发育不良、心肌萎缩或显著肥厚，心泵功能已有明显损害。

（2）手术创伤直接损伤心肌，心肌保护不良，心肌缺血再灌注损伤，心内畸形纠正不彻底。

（3）术后水电、酸碱平衡失调，缺氧，容量不足，心律失常，心衰竭，心包填塞等。

2. 症状和体征

（1）烦躁不安或表情淡漠。

（2）面色苍白，末梢湿冷。

（3）血压下降＜12kPa，脉压减小＜2.67kPa。

（4）心率增快，脉搏细速。

（5）CVP 早期常下降，后期多升高。

（6）尿量减少。

（7）呼吸急促、发绀，PaO$_2$ 下降。

（8）心排指数＜2.1L/（min·m^2）。

3. 护理措施

（1）严密监测生命体征、血液动力学各项指标及其变化趋势，观察患者末梢循环状态（温度、湿度），观察、记录尿量及其变化趋势，定时检查各静脉径路的通畅性和安全性。

（2）补充血容量：CVP 低、容量不足时要尽快补足，可采用专用的静脉径路、粗针头，必要时行深静脉置管，输新鲜血或血浆，并根据 CVP 和血压值调节输入速度，大量输血（浆）后注意补钙，一般500ml 全血或血浆补钙1.0g。

（3）应用血管活性药物：在容量补足的基础上联合应用多巴胺、多巴酚丁胺 2～10μg/（kg·min）（不宜超过15μg/（kg·min））和硝普钠或立及丁等药物，并用输液泵或注射泵调控其输入速度。应用硝普钠时注意血压的变化，输液管道要注意避光，1 次配液不宜太多，配好的硝普钠液一般使用不宜超过 12h。

（4）应用强心、利尿剂：如西地兰、

氨力农、速尿等，西地兰 0.2mg 静注 1～2次/d；氨力农 50mg 静注 2 次/d 或持续静滴 2 次/d，速尿 20～100mg/次，保持尿量≥1ml/（kg·h），并注意补钾。

（5）心理护理：对精神紧张、烦躁不安的患者做好解释、安慰工作，稳定患者情绪，减少耗氧量。

（四）急性呼吸衰竭

呼吸衰竭是指呼吸功能严重损害，导致缺氧和（或）二氧化碳潴留而引起的一系列临床综合征。

1. 病因和诱因

（1）高龄、术前已有肺功能明显下降。

（2）体外循环时间过长或灌注不当。

（3）术中或术后早期输入库血或液体过多。

（4）术后低心排。

（5）感染。

2. 症状和体征

（1）呼吸系统：呼吸困难、鼻翼煽动、点头呼吸、张口呼吸、缺氧、发绀。听诊呼吸音减弱，可闻及干湿啰音。

（2）神经系统：缺氧严重者会有意识改变、神志模糊、烦躁、头痛甚至昏迷。

（3）循环系统：心率增快，心律失常，血压增高，面色潮红。

（4）血气分析：PaO$_2$＜8kPa 伴或不伴PaCO$_2$＞6.67kPa，SaO$_2$＜90％，对于使用呼吸机的患者 PaO$_2$/FiO$_2$＜300。

（5）胸部 X 片：肺纹理增粗、片状阴影，严重者呈云雾状改变。

3. 护理措施

（1）严密观察患者生命体征及血液动力学指标，特别详细观察呼吸频率、幅度、缺氧的客观表现，听诊呼吸音，必要时拍胸片，了解患者肺部情况，并注意观察患者神志、意识、表情的变化。

（2）使用呼吸机时，设定和调整呼吸机基本参数和报警范围，使呼吸机合拍，出现报警，及时查找原因处理，以保证患者的氧供。

（3）定时做血气分析，及时纠正酸碱失衡。

（4）去除病因，控制感染，预防心衰竭、心律失常等并发症的发生。

（5）心理护理：对使用呼吸机、神志清醒者，常和患者交谈，讲清使用呼吸机的必要性和配合的重要性，介绍以往治疗成功的病例，增加患者对治疗的信心，对已撤离呼吸机者，交待清主动咳痰、锻炼自主呼吸的重要性，并经常鼓励患者，促其早日康复，同时做好患者的各项护理工作。

（五）急性肾衰竭

急性肾衰竭是心血管外科术后早期严重的并发症，常合并其他重要脏器的功能衰竭，大多为多尿型，少数为少尿或无尿型，后者死亡率较高，必须加强预防和早期发现。

1. 病因

（1）术前有肾功能不全。

（2）术中循环灌注压过低、肾缺血时间较长，微栓栓塞肾小动脉。

（3）术后血容量不足，心脏停搏或有低心排综合征，血管收缩药物使用过量。

2. 主要临床特征

（1）尿量进行性减少，<0.5ml/（kg·h），尿比重降低，甚至固定在 1.010。

（2）血清尿素氮>18.75mmol/L，血清肌酐>176.8mmol/L，并伴有电解质紊乱：高血钾、高镁、高磷、低氯、低钙。

（3）患者可出现恶心、食欲不振、腹胀、烦躁不安表现。

3. 护理措施

（1）保持尿管通畅，观察尿液的量及性状。每小时记录尿量及尿比重，并正确记录出入量。

（2）监测肾功能。每日 2 次做血液生化检测，及时了解电解质及尿素、肌酐值的变化。

（3）加强利尿在尿量减少的早期常用速尿 100～300mg 加入 250ml 液体中静脉滴注或速尿 100～200mg 静脉注射，维持尿量≥1ml/（kg·h）。

（4）饮食护理根据不同的病程给予不同的饮食，尿毒症症状明显时给予高热量，高维生素，相对低蛋白饮食。

4. 透析疗法

（1）早期腹膜透析：肾功能不全发生于术后 1 周内，通常选用腹膜透析，腹透时机越早越好。在腹透过程中，按医嘱在腹透液中准确加用肝素、高渗糖、抗生素，并按时腹透，以保证腹透管通畅和腹透有效，严格无菌操作及准确记录透析液量。

（2）床旁血液透析：对于急性无尿型肾衰，循环稳定者或腹透效果不佳者，可给予床旁血透，一般选用静脉——静脉通道透析，这对循环系统影响较小。在血透期间要密切观察患者生命体征的变化，及时补充胶体，维持血压稳定，并注意补充钾、镁离子，防止因钾、镁离子下降过快而引起心律失常。

（六）脑损伤

脑损伤是指心脏手术后并发大脑器质性损害所致的神经、精神症状。轻者可在短时内恢复，严重者可致残甚至死亡。

1. 病因

（1）术中、后较长时间低血压，或发生心跳呼吸骤停。

（2）体外循环中微栓阻塞脑部微小血管。

（3）术中或术后发生脑栓塞或出血。

2. 临床表现

（1）轻者：头昏、头痛，视力障碍，谵妄，烦躁不安。

（2）重者：意识模糊、瞳孔不等大、偏瘫、失语、抽搐等，甚至昏迷。

3. 护理措施

（1）密切观察神志变化：患者术后进入 ICU 即检查神志情况，并做好记录，对未清醒者，每 15～30min 观察，记录 1 次，同时注意瞳孔的变化。一般在术后 2～4h 内患者应清醒，对于不明原因长时间未醒者，应高度警惕有无颅内异常情况存在，必要时行急诊 CT 检查。对于清醒者，要注意四肢活动情况，并询问患者主观感觉，发现异常，及时处理。特别是对已清醒后又出现神志朦胧或不清者，应立即行 CT 检查，明确诊断，以利正确处理。

（2）降低颅内压，减轻脑水肿：对于有缺氧性脑昏迷、脑水肿者，及早予脱水、利尿、激素等药物治疗，脑局部降温并经常检查冰帽和及时添加冰，以降低颅内压，减轻脑水肿和改善脑细胞代谢。

（3）高压氧治疗：有脑气栓及缺氧性脑昏迷者，尽早进入高压氧舱治疗。

（4）病情观察：密切观察血压、心率、意识等变化及其对治疗的反应。

（5）保证氧供：保持呼吸道通畅，保证氧疗效果。

（6）镇静、控制抽搐：选用安定、鲁米那、氯丙嗪等，并防止患者坠床或碰伤。

（7）基础护理：对有偏瘫及肢体瘫痪患者，加强基础护理，协助拍背咳痰、翻身和肢体功能锻炼，并选用气垫床，保持床单清洁、平整，防止褥疮等护理并发症。

（8）心理护理：对神志清醒者，加强护患交流，做好解释、安慰工作，鼓励患者，增强其战胜疾病的信心，争取配合，促进早日康复。

（李乐彩）

参考文献

[1] 董红艳，赵小义，邓荆云．急救护理．武汉：华中科技大学出版社，2011.

[2] 李群芳，邓荆云，张爱琴．内科护理．武汉：华中科技大学出版社，2011.

[3] 蒋红，高秋韵．临床护理常规．上海：复旦大学出版社，2010.

[4] 孙红，卢金香，张德玲，等．现代护理理论与实践．天津：天津科学技术出版社，2010.

[5] 鲍连美，张晓峰，王谦，等．临床实用护理手册．天津：天津科学技术出版社，2010.

[6] 陈湘玉．新编临床护理指南护理常规卷．南京：江苏科学技术出版社，2010.

[7] 陈欣怡，康琳．内科临床护理手册．石家庄：河北科学技术出版社，2010.

[8] 余晓齐，何琨．外科护理学．郑州市：河南科学技术出版社，2010.

[9] 高颖慧，陈书变，姜秀珍．临床护理与技术．天津：天津科学技术出版社，2009.

[10] 刘伟，任素杰．外科护理学．北京：北京科学技术出版社，2009.

[11] 魏陶军，宁方霞，段元娥，等．实用临床常见疾病护理．昆明：云南科学技术出版社，2009.

[12] 徐传庚．护理心理学．北京：中国医药科学技术出版社，2009.

[13] 钟玉杰．护理学基础．北京：北京科学技术出版社，2009.

[14] 路笃诚．内科危重症与护理．西安：陕西科学技术出版社，2009.

[15] 孟凡敏，迟秋艳，孙秀芳，等．实用临床护理与技术．天津：天津科学技术出版社，2009.

[16] 沈兴艳，刘淑艳，单晓红．实用临床医疗护理技术．哈尔滨：黑龙江科学技术出版社，2009.

[17] 孙文菊，王庆芳，贾凤菊．内科疾病诊疗指南与护理．北京：中医古籍出版社，2009.

[18] 陈健尔．护理人文学．杭州：浙江大学出版社，2008.

[19] 黄燕波．实用泌尿外科护理及技术．北京市：科学出版社，2008.

[20] 刘玉云，徐冬梅，刘峰．临床护理与实践．天津：天津科学技术出版社，2008.

[21] 魏娟．内科护理学．北京：北京科学技术出版社，2008.

[22] 喻思红．护理技术．北京：高等教育出版社，2007.

[23] 冯丽华，张清．内科护理学．北京：人民军医出版社，2007.

［24］马传贵．综合临床诊疗与护理．长春：吉林科学技术出版社，2007.

［25］范秀珍．护理学基础．北京：人民卫生出版社，2006.

［26］李小萍．基础护理学．北京：人民卫生出版社，2006.

［27］田玉凤．实用临床护理指南．北京：人民军医出版社，2006.

［28］李小寒，尚小梅．基础护理学．第 4 版．北京：人民卫生出版社，2006.

［29］曹伟新．外科护理学．第 4 版．北京：人民卫生出版社，2006.

［30］胡中亚．外科护理技术．南京：东南大学出版社，2006.